# 甲状腺肿瘤的
# 诊断与中西医治疗

燕树勋　王　颖　万　红　陈继东　王培颖　主编

U0350293

世界图书出版公司

**图书在版编目（CIP）数据**

甲状腺肿瘤的诊断与中西医治疗/燕树勋等主编
. --北京：世界图书出版公司，2020.5
　ISBN 978-7-5192-7416-0

　Ⅰ．①甲… Ⅱ．①燕… Ⅲ．①甲状腺疾病—腺癌—中
西医结合疗法 Ⅳ．①R736.1

　中国版本图书馆 CIP 数据核字（2020）第 065124 号

| | |
|---|---|
| 书　　　名 | 甲状腺肿瘤的诊断与中西医治疗 |
| （汉语拼音） | JIAZHUANGXIAN ZHONGLIU DE ZHENDUAN YU ZHONGXIYI ZHILIAO |
| 主　　　编 | 燕树勋　王　颖　万　红　陈继东　王培颖 |
| 总　策　划 | 吴　迪 |
| 责　任　编　辑 | 韩　捷　崔志军 |
| 装　帧　设　计 | 霍　杰 |
| 出　版　发　行 | 世界图书出版公司长春公司 |
| 地　　　址 | 吉林省长春市春城大街 789 号 |
| 邮　　　编 | 130062 |
| 电　　　话 | 0431-86805551（发行）　　0431-86805562（编辑） |
| 网　　　址 | http：//www.wpcdb.com.cn |
| 邮　　　箱 | DBSJ@163.com |
| 经　　　销 | 各地新华书店 |
| 印　　　刷 | 长春市农安县胜达印刷厂 |
| 开　　　本 | 787mm×1092mm　1/16 |
| 印　　　张 | 22.75 |
| 字　　　数 | 554 千字 |
| 印　　　数 | 1—5000 |
| 版　　　次 | 2021 年 1 月第 1 版　2021 年 1 月第 1 次印刷 |
| 国　际　书　号 | ISBN 978-7-5192-7416-0 |
| 定　　　价 | 98.00 元 |

版权所有　翻印必究
（如有印装错误，请与出版社联系）

# 编 委 会

**主　编**　燕树勋　王　颖　万　红
　　　　　陈继东　王培颖

**副主编**　党　辉　石　玉　陈如泉
　　　　　张卜瑷　左新河　邵灿灿
　　　　　许莉军　石红霞　王　萍

**编　委**　潘　研　巴明玉　吴　峰
　　　　　符　宇　余丹丹　王泽瑾
　　　　　闫　诏

# 前　言

　　甲状腺肿瘤是头颈部常见的肿瘤，症状为颈前正中肿块，随吞咽活动，部分患者还有声音嘶哑和吞咽困难、呼吸困难。甲状腺肿瘤种类多，分良性和恶性，一般来说，单个肿块、生长较快的恶性可能性大，年龄越小的甲状腺肿块恶性可能性越大。由于症状明显，患者一般都能及时就医。在甲状腺恶性肿瘤中，主要包括甲状腺乳头状癌和甲状腺滤泡状癌。近年来，甲状腺肿瘤的发病率以 5.3% 的速度在持续快速增长。其发病年龄相对年轻，女性发病率明显高于男性。截至 2012 年，甲状腺肿瘤患者的发病率在女性全身恶性肿瘤中升至第 5 位，一些沿海地区上升趋势尤为明显。中国女性甲状腺肿瘤患者的发病率从 15～19 岁开始快速上升，至 45～54 岁达到高峰。在未来的 20 年内，甲状腺癌的发病率和死亡率还将呈现上升趋势，女性较男性人群的增加更为显著。因此，甲状腺肿瘤的准确诊断和选择合适的治疗方案显得尤为重要。

　　本书共两篇 21 章，第一篇主要内容为甲状腺疾病的概述、甲状腺的解剖及生理功能、甲状腺肿瘤的实验室检查、甲状腺肿瘤的影像学检查、甲状腺肿瘤的放射性核素检查、甲状腺穿刺及病理、甲状腺肿瘤的临床分期和特点、甲状腺良恶性肿瘤的诊断和鉴别诊断、甲状腺疾病中医治疗相关理论、甲状腺肿瘤常用中药与方剂、甲状腺肿瘤的中医特色疗法、软坚散结法在甲状腺肿瘤中的应用、无水乙醇注射治疗甲状腺囊肿、甲状腺肿瘤的西医治疗方法、甲状腺良性肿瘤的诊治、甲状腺癌的诊治、甲状腺肿瘤术后的中医治疗与调理、甲状腺肿瘤的预防与护理；第二篇为典型病例，收集整理了甲状腺肿瘤中药膏治疗病例、甲状腺癌术后病例及甲状腺癌术后并发症病例，文后同时附有近年来与甲状腺肿瘤相关的专家共识与指南，供读者参考学习。

　　本书读者对象为内分泌科及其相关科室专业人员，以及广大基层医疗机构，包括县级医院、乡镇医院以及社区医疗服务中心的临床医生；同时还包括广大研究生、进修生、医学院校学生等，可作为其工作和学习的工具书及辅助参考资料。

本书编写过程中，得到了多位同道的支持和关怀，他们在繁忙的医疗、教学和科研工作之余参与撰写，在此表示衷心的感谢。

由于时间仓促，专业水平有限，书中存在的不妥之处和纰漏，敬请读者和同道批评指正。

编　者

2019 年 12 月

# 目　　录

## 第一篇　基础与临床

**第一章　概述** ……………………………………………………………… 1

第一节　甲状腺疾病治疗发展史 ………………………………………… 1

第二节　甲状腺肿瘤的流行病学研究 …………………………………… 9

第三节　甲状腺肿瘤的病因学研究 ……………………………………… 14

第四节　中医对甲状腺肿瘤的认识 ……………………………………… 16

第五节　中医药防治甲状腺疾病的研究思路与方法 …………………… 21

第六节　甲状腺疾病中医药治疗的特色与优势 ………………………… 24

**第二章　甲状腺的解剖及生理功能** …………………………………… 28

第一节　甲状腺的解剖 …………………………………………………… 28

第二节　甲状腺的生理功能 ……………………………………………… 36

**第三章　甲状腺肿瘤的实验室检查** …………………………………… 59

第一节　甲状腺激素测定 ………………………………………………… 59

第二节　甲状腺自身抗体测定 …………………………………………… 62

第三节　甲状腺肿瘤标志物测定 ………………………………………… 64

第四节　甲状腺的动态试验 ……………………………………………… 65

第五节　尿碘测定 ………………………………………………………… 67

**第四章　甲状腺肿瘤的影像学检查** …………………………………… 69

第一节　甲状腺超声检查 ………………………………………………… 69

第二节　甲状腺 CT 检查 ………………………………………………… 77

第三节　甲状腺 MRI 检查 ……………………………………………… 79

**第五章　甲状腺肿瘤的放射性核素检查** ……………………………… 81

第一节　甲状腺摄 $^{131}$I 功能试验 ……………………………………… 81

第二节　甲状腺显像 ……………………………………………………… 82

第六章　甲状腺穿刺及病理 ……………………………………………… 88

　　第一节　甲状腺穿刺术 …………………………………………… 88

　　第二节　甲状腺肿瘤的病理特点 ………………………………… 89

第七章　甲状腺肿瘤的临床分期和特点 ………………………………… 93

第八章　甲状腺良恶性肿瘤的诊断和鉴别诊断 ………………………… 97

　　第一节　甲状腺肿瘤的诊断要点 ………………………………… 97

　　第二节　甲状腺肿瘤的鉴别诊断 ………………………………… 102

第九章　甲状腺疾病中医治疗相关理论 ………………………………… 107

　　第一节　从肝论治 ………………………………………………… 107

　　第二节　从心论治 ………………………………………………… 109

　　第三节　从脾论治 ………………………………………………… 119

　　第四节　从肺论治 ………………………………………………… 120

　　第五节　从肾论治 ………………………………………………… 123

第十章　甲状腺肿瘤常用中药与方剂 …………………………………… 128

　　第一节　常用中药 ………………………………………………… 128

　　第二节　常用方剂 ………………………………………………… 133

第十一章　甲状腺肿瘤的中医特色疗法 ………………………………… 146

　　第一节　针灸治疗 ………………………………………………… 146

　　第二节　气功疗法 ………………………………………………… 150

　　第三节　饮食疗法 ………………………………………………… 151

　　第四节　五音疗法 ………………………………………………… 153

第十二章　软坚散结法在甲状腺肿瘤中的应用 ………………………… 156

第十三章　无水乙醇注射治疗甲状腺囊肿 ……………………………… 159

第十四章　甲状腺肿瘤的西医治疗方法 ………………………………… 161

　　第一节　核素碘治疗 ……………………………………………… 161

　　第二节　放射治疗 ………………………………………………… 165

　　第三节　外科治疗 ………………………………………………… 166

　　第四节　分子靶向治疗 …………………………………………… 172

　　第五节　介入治疗 ………………………………………………… 175

第十五章　甲状腺良性肿瘤的诊治 ……………………………………… 181

　　第一节　甲状腺良性肿瘤的分类 ………………………………… 181

　　第二节　甲状腺良性肿瘤的中医诊治 …………………………… 184

　　第三节　甲状腺良性肿瘤的西医诊治 …………………………… 187

第十六章　甲状腺癌的诊治 ……………………………………………… 196

　　第一节　甲状腺癌的分类 ………………………………………… 196

第二节　甲状腺癌的中医诊治 ………………………………………………… 199

第三节　甲状腺癌的西医诊治 ………………………………………………… 203

**第十七章　甲状腺肿瘤术后的中医治疗与调理** ………………………… 224

第一节　甲状腺肿瘤术后的证候分析及辨证论治 …………………………… 224

第二节　甲状腺肿瘤术后并发症的中医治疗 ………………………………… 228

第三节　富碘中药在甲状腺肿瘤术后的临床应用 …………………………… 233

第四节　甲状腺肿瘤术后的中医施护 ………………………………………… 239

第五节　甲状腺癌术后中医康复优势 ………………………………………… 241

**第十八章　甲状腺肿瘤的预防与护理** …………………………………… 245

第一节　甲状腺肿瘤的饮食护理 ……………………………………………… 245

第二节　甲状腺肿瘤围术期护理 ……………………………………………… 246

第三节　甲状腺肿瘤的心理护理 ……………………………………………… 247

第四节　甲状腺肿瘤的健康教育与预防 ……………………………………… 252

# 第二篇　典型病例

**第十九章　甲状腺肿瘤中药膏治疗病例** ………………………………… 255

**第二十章　甲状腺癌术后病例** …………………………………………… 256

病例1　风热犯表证 …………………………………………………………… 256

病例2　肝火旺盛证 …………………………………………………………… 256

病例3　气血亏虚证 …………………………………………………………… 257

病例4　气阴两虚证 …………………………………………………………… 257

病例5　气郁痰阻证 …………………………………………………………… 258

病例6　阴阳两虚证 …………………………………………………………… 258

病例7　气滞血瘀证 …………………………………………………………… 259

病例8　瘀毒阻滞证 …………………………………………………………… 259

**第二十一章　甲状腺癌术后并发症病例** ………………………………… 260

病例1　术后焦虑 ……………………………………………………………… 260

病例2　术后抑郁 ……………………………………………………………… 260

病例3　术后胃肠道不适 ……………………………………………………… 261

病例4　术后月经过少 ………………………………………………………… 261

病例5　术后肺转移 …………………………………………………………… 262

病例 6　术后颈部不适 ……………………………………………………… 262

病例 7　术后声音嘶哑 ……………………………………………………… 263

病例 8　术后失眠 …………………………………………………………… 263

附录 1　甲状腺乳头状癌肿瘤微环境及超声诊断新技术展望（2017 版） …… 264

附录 2　甲状腺结节和分化型甲状腺癌诊治指南（2013 版） ……………… 269

附录 3　甲状腺良性结节、微小癌及颈部转移性淋巴结热消融治疗专家共识及
　　　　操作指南（2018 版） …………………………………………………… 297

附录 4　$^{131}$I 治疗分化型甲状腺癌指南（2014 版） ……………………… 300

附录 5　超声引导下甲状腺结节细针穿刺活检专家共识及操作指南（2018 版）
　　　　………………………………………………………………………… 321

附录 6　分化型甲状腺癌术后 $^{131}$I 治疗临床路径专家共识（2017 版） ……… 325

附录 7　复发转移性分化型甲状腺癌诊治共识（2015 版） ………………… 330

附录 8　甲状腺微小乳头状癌诊断与治疗中国专家共识（2016 版） ……… 342

参考文献 ……………………………………………………………………… 350

# 第一篇 基础与临床

## 第一章 概述

## 第一节 甲状腺疾病治疗发展史

**一、甲状腺疾病在中国的发展简史**

甲状腺疾病的发展在中国已经有了很长的历史，中医学最早关于甲状腺的记载，尚不清楚，但对甲状腺疾病的记载却很早，其中以"颈瘿"之名为最多。

春秋战国时期，《山海经》中已记录的 38 种疾病中就有"瘿"。该书曾列举"数斯""无条""杜衡"等鸟兽植物，食之可以"已瘿""不瘿"，也就是说不仅可以治疗瘿，而且可以预防瘿。在《山海经》中的《海外北经》中记载了"拘缨之国在其东，一手把缨。一曰利缨之国。"郭璞曰："缨，亦作瘿。"袁珂云："缨，瘤也。多生于颈，其大者如悬瓠，有碍行动，故须以手拘之，此拘缨之国之得名也。"这里形象地描述了地方性甲状腺肿病，考其方位，当在中原的北方，很可能即今天的晋陕甘北部一带。

从《庄子·内篇·德充符第五》中有"瓮盎大瘿说齐桓公之……而视全人。其脰肩肩"的记事，说明当时已有颈下生瘿大如瓮盎的患者。《吕氏春秋》中说："轻水所，多秃与瘿人。"不仅记载了瘿病的存在，而且观察到瘿的发病与地理环境密切有关。

《管子·地员》曰："其种楄葛，楲茎黄秀恚目。"注："患目谓谷实怒开也。"亦是自人生气瞪起眼睛类比而来的。说明当时人们可能意识到甲状腺疾病可以导致突眼。

在中国古代文献，最早的甲状腺疾病名称，现在无法确定。而所谓的"颈瘿"，均可以肯定是"单纯性甲状腺肿"。《小品方》说："其瘿病疼当颈下，当中央，不偏两旁也。"现在专家们推测，最早的甲状腺疾病的名称可能是被称为"木瘿""瘣""腕"。《说文解字》："小阜也"。《声类疏证》："小块也。""瘿"病名最早见于战国时代的医学著作中，在方中出现的"石瘿""劳瘿""忧瘿""泥瘿""气瘿"的命名,主要是受五行学说的影响。

《神农本草经》中也记载了海藻"主瘿瘤气"。《黄帝内经》中将瘿分为气瘿和血瘿两种,有关于地方性甲状腺肿与水土关系的论述。

汉代许慎《说文解字》中的"瘿,颈瘤也。"刘熙《释名·释疾病》中的"瘿,婴也,在颈婴喉也。"也说明瘿是颈部的肿瘤。

《三国志·魏书》引《魏略》谓:贾逵"发愤生瘿,后所病稍大,自启愿欲令医割之",而曹操劝告贾逵:"吾闻'十人割瘿九人死'",这说明,在公元3世纪前,已经进行过手术治疗瘿病的探索。

东晋陈延之《小品方》中,有"其病喜当颈下,当中央不偏两边也。乃不急捶捶然,则是瘿也。"又说"人息气结瘿者,但垂腌腌无核也。……其饮沙水喜瘿。有核累累耳,无根,浮动在皮中。对于瘿病形态的描述,前者相当于囊性甲状腺瘤,而后者则相当于地方性甲状腺肿。"

晋代葛洪《肘后备急方》中总结了很多有科学价值的经验,如用海藻治疗瘿疾,是世界上最早用含碘食物治疗甲状腺疾病的记录。

西晋张华《博物志》中说:"山居之民,多瘿肿疾,由于饮泉之不流者,今荆南诸山郡东,多此疾。由践土之无卤者,今江外诸山县偏多此病也。"

隋朝巢元方《诸病源候论》中说:"瘿者,由忧郁气结所生。亦日饮沙水,沙随气入于脉,搏颈下而成之,初作与瘿核相似,而当颈下也。皮宽不急,垂腌腌然是也。郁怒结成瘿者,但垂核腌腌无脉也。饮沙水成瘿者,有直盛无根,浮动在皮中。"又云:"有三种瘿:有血瘿,可破之;有息肉瘿,可割之;有气瘿,可具针之。"《养生方》云:"诸山水黑中,出泉流者,不可久居,常食令人作瘿,动气增患。"这里的瘿实际上主要是指地方性甲状腺肿和甲状腺瘤。

"瘿囊"是由于水土因素、饮食失宜、情志失调所致的颈部肿块,肿块较大,弥散对称,其状如囊,下坠至胸,触之光滑柔软为特征的疾病。相当于现代医学的单纯性甲状腺肿,包括地方性甲状腺肿和散发性甲状腺肿。

唐代孙思邈《备急千金要方》中论述了瘿瘤病的针灸取穴治疗,并记载了很多的有效药物,如海藻、昆布、羊靥。书中记载了治疗瘿的处方及灸法24种。

唐代王焘《外台秘要》有治疗瘿的处方及灸法31种,有些方药至今仍应用于临床。其中除昆布、海藻等海产药物被广泛应用在处方外,同时还配合清热、化痰、活血、散结等药物,并在方药中应用羊靥、鹿靥、猪肠等,说明古代医家已经意识到甲状腺物质的缺乏可能导致甲状腺疾病的发生。

宋代赵佶《圣济总录》中说:"瘿之初结,胸膈满闷,气筑咽喉,噎塞不通,颈项渐粗,囊结不解,若此之类,皆瘿初结之症也。"《圣济总录》中论述了五瘿。《圣济总录·瘿瘤门》指出瘿病以山区发病较多,"山居多瘿颈,处险而瘿也"。并从病因的角度将五瘿作了归类,"石瘿、泥瘿、劳瘿、忧瘿、气瘿是为五瘿。石与泥则因山水饮食而得之;忧、劳、气则本于七情"。

宋代王怀隐《太平圣惠方》指出:"夫瘿气咽喉肿塞者,由人忧虑之气在于胸膈,不能消散,搏于肺脾故也。"与所谓的"气瘿"意思相同。相当于甲状腺功能亢进症。

宋代严用和《济生方》中说："夫瘿瘤者，多由喜怒不节，忧思过度而成斯疾焉，大抵人之气血，循环一身，常欲无留滞之患，调摄失宜，气凝血滞，为瘿为瘤。"强调情志郁结、气凝血滞是瘿瘤发生的基础。

宋代陈无择《三因方》将"瘿瘤"分为五瘿："年数深远，浸大浸长，坚硬不可移者，名曰石瘿。皮色不变者名曰肉瘿。筋脉露结者名曰筋瘿。赤脉交结者名曰血瘿。随忧愁消长者名曰气瘿。"其中："皮色不变，即为肉瘿"相当于现代医学的甲状腺瘤、甲状腺囊腺瘤等。"坚硬不可移，名曰石瘿"是气郁痰结血瘀日久成毒所致的以一侧或双侧颈前坚硬如石，触之凹凸不平，坚硬有根，可随吞咽而上下为特征的疾病。相当于现代医学的甲状腺癌。

宋代张杲《医说》中曰："华亭有一老僧，昔行脚河南管下，寺僧童仆，无一不病瘿，时有洛僧共寮，每食取携行苔脯同餐，经数月，僧颈赘尽消，若未尝病。寺仆叹讶。乃知海岸咸物能愈是疾。"《医说》此文是引《癸辛杂识》的，著者周密亦是宋人。《医说》所载可以说是距离知道碘的作用"只隔一尘"了。但由于时代的局限性，只能用咸能软坚散结的理论加以概括。

元代杨果在《仙吕·赏花时》中，给我们留下了一则地方性甲状腺肿的资料。"晚风林，萧萧响，一弄儿凄凉旅况，见壁指一似桑榆侵着道旁，草桥崩柱摧梁，唱道向红蓼滩头，见个黑足吕的渔翁鬓似霜，靠着那驼腰拗桩，瘿累垂脖项，一钩香饵钓斜阳。"这是在元曲中描述的地方性甲肿病。

金代张从正《儒门事亲》谓："瘿囊肿闷，为水土之使然也。""海带、海藻、昆布三味，皆海中之物，但得二味，投之于水瓮中，常食亦可消矣"，以之作为防治瘿病的方法。

明代朱棣《普济方》在收集的方药中，也有治疗瘿瘤的药物。

明代李梴《医学入门》称"瘿病"为"瘿囊"。认为发病与情志失调有关。所谓"原因忧虑所致，故又曰：瘿气，今之所谓瘿囊者是也。"

明代薛己认为，瘿和瘤实为一类，提出皆是痰气所结而成，只是所生成的部位不同。认为：肝统筋，怒动肝火，血燥筋挛为筋瘤；心主血，劳役火动，阴火沸腾，外邪所搏为而为肿为血瘤。

在《外科发挥》中的医案里首次提到了根据整体症状与局部症状出现的先后顺序不同来分类："因怒项肿，后月经不通，四肢水肿，小便如淋，此血分证也。有先因小便不利，后身发肿，致经水不通，名曰水分。"

明代李时珍《本草纲目》明确指出黄药子酒"凉血降火，消瘿解毒"的功效，并记载了用黄药子酒治疗瘿病时"常把镜自照，觉消便停饮"及"以线逐日度之，乃知其效也"的观察疗效方法。

明代陈实功《外科正宗》提出瘿瘤的主要病理是气、痰、瘀壅结的观点，"夫人生瘿瘤之症，非阴阳正气结肿，乃五脏瘀血、浊气、痰滞而成"，采用的主要治法是"行散气血""行痰顺气""活血消坚"。该书所载的海藻玉壶汤等方，为后世治疗瘿病提供了非手术治疗的经验。

清代高秉钧《疡科心得集》对"瘿病"也做了描述："瘿者阳也，色红而高突，或蒂小而下垂。"

清代沈金鳌《杂病源流犀烛》中说："瘿瘤者，气血凝滞，年数深远，渐长渐大之症。何为瘿？其皮宽，有似樱桃，故名瘿。亦名瘿气，又名影袋。何谓瘤？其皮急，有似石榴，故名瘤，亦名瘤赘，是瘿瘤本异症也。其症皆隶五脏，其原皆由肝火。盖人怒动肝邪，血涸筋挛，又或外邪搏击，故成此二证。惟忧恚耗伤心肺，故瘿多着颈项及肩。"指出水土因素与饮食失调与发病有关。

清代吴谦的《医宗金鉴》中有用动物甲状腺体治疗甲状腺疾病的记载，但这只是在少数医家手中应用，没有得到广泛开展。

在清代及以后的中医著作中，有很多论述甲状腺疾病的治疗方药，为当今的中医临床治疗甲状腺疾病提供了治疗学的基础。

**二、甲状腺疾病在其他国家的发生**

古巴比伦和古埃及医学、古希腊医学、古拜占庭医学都在古代西方医学中产生了重要的影响。从5世纪末，拜占庭医学继承了古希腊罗马的文化和医学，在医学方面有了进一步的发展，出现了一批有重要影响的医学家，其中艾修斯(Aetius)所著《Tetra-biblion》的16卷已记录了甲状腺疾病。

在欧洲，最早记述甲状腺的是罗马名医Galen(公元131—201年)，其后解剖学的鼻祖Vesalius(1514—1564年)在他所著的《人体的构造》中曾经详细描述，又被Eustachiius(1520—1574年)称为"喉头分泌腺"(glandula laryngea)。至于现今的名字仍是从1656年T Wharton(1614—1673年)以后才应用，原来是"盾"的意思。

1619年，Hieronymous Fabricius ab Acquapen-dente意识到甲状腺肿是由这个腺体的增大而引起的。

1656年，Thomas Wharton将其命名为甲状腺。

1786年，帕里(CH Parry)记述甲状腺肿。

1792年，福德勒(FE Fodere)记述甲状腺肿和呆小病。

进入19世纪后，医学家们对甲状腺和甲状腺疾病的研究和临床报道逐渐增多，并得到迅速发展。

1832年英国医学会(British Medical Association)成立。英国通过解剖法(Anatomy Act)。库珀(AP Cooper)发表《甲状腺解剖学》(The Anatomy of the Thymus Gland)。

1836年英国的形态学家King曾经较为详细地描述了甲状腺的滤泡，并对其血液循环和淋巴进行了观察。同年，Cruveilhier明确了甲状腺无腺管，他和Virchow指出甲状腺包含有囊泡(vesicles)。

1. 甲状腺　1835年爱尔兰人格拉夫(RJ Graves，1796—1853年)曾记载了眼球突出同时伴甲状腺肿大的疾病，当时称为Graves病。人类对甲状腺素的研究比较早，1895年德国化学家鲍曼(E Baumann，1846—1896年)第一个发现甲状腺内存在碘的化合物。

1914年格德尔纳科斯赫(JF Gundernatsch)证明甲状腺内的有效成分能使生长停滞的蝌蚪成熟和分化增速。这一实验已经成为公认的杰作。1915—1919年美国生物化学家肯达尔(EC Kendall 1886—1972年)从3吨新鲜甲状腺中提取出0.23 g结晶物质，含碘量65%，结晶物质被称为甲状腺素，不久就证明其具有甲状腺的功能。

1926年英国生物化学家哈林顿(Charles Harington，1897—1972年)在肯达尔工作的基础上获得了 0.027 μg 的甲状腺素，并阐明其化学结构式是酪氨酸的衍生物。

1926 年哈林顿发现了甲状腺素的构造式并与巴格尔(G Barger)发明了合成方法。

1927 年英国化学家巴格尔(G Barger，1878—1939 年)化学合成了甲状腺素。

2. 甲状腺疾病病因　研究甲状腺疾病的病因，西方的医学很重视环境、食物、饮水和其他应激物对甲状腺疾病产生的影响。

1811 年，法国药剂师库尔图瓦利首次发现单质碘，后来由 Glussac 命名为碘元素。

1816 年，英国的 Prout 在自己的身上试验了碘的毒性，并应用它治疗甲状腺肿。

1820 年，Coindet 在法国同样进行了碘酊的系统研究，证实了其治疗效果。

1833 年，Broussingault 描述了碘盐能预防和治疗甲状腺肿。此后由于大量采用这种方法，产生了甲状腺疾病中西医结合治疗很多的毒性反应，甚至出现死亡的病例，引起了人们对甲状腺治疗的思考。

1870 年，很多英国人开始注意甲状腺功能减退的性质，Fagge 提出甲状腺功能丧失是引发散发性和先天性克汀病的病因。Willian Guill 和 Willam Ord 澄清并明确了黏液性水肿患者甲状腺的临床和病理作用。但是，直到 1891 年，Murray 指出，羊的甲状腺浸剂经过处理后进行皮下注射，可以治愈黏液性水肿的患者。

1873 年，WW Gull(1816—1890 年)叙述了 5 例发生于女性成年期的类呆小病。1877 年，WM Ord 论述了黏液性水肿与甲状腺疾病的变化。

1883 年 F Semon(1849—1912 年)指出：黏液性水肿、呆小病加甲状腺缺乏的恶病质都是由于缺少甲状腺分泌。

1891 年，Horsley 的学生 GR Murray 用羊的甲状腺甘油浸剂皮下注射治疗黏液性水肿，次年，又发现口服治疗同样有效。

1892 年 Fox 和 Mackenzie 发现粗制的动物甲状腺经口服后，可以出现很好的治疗效果。

1893 年，Muller 提出了甲状腺参与食物氧化和蛋白质代谢。从 1802 年开始，Flajani 曾经多次描述了伴有突眼的甲状腺功能亢进，后有 Stellwag、Von Graefe 等人，多次对甲亢眼征进行详细的描述，很多检查甲亢的方法就是以这些医生的名字命名的。

1895 年，E Baumann 叙述了甲状腺碘质(thyreoiodine)是甲状腺的精华。

1896 年，Baumann 对甲状腺疾病进行了系统的研究，并介绍了碘与各种甲状腺功能异常的关系，对如何正确使用碘制剂提供了理论依据。

1899 年，E Hertoghe 着重指出良性甲状腺功能减退的变相。

3. 甲状腺手术　对于甲状腺手术的记述，在 19 世纪中叶，已经有甲状腺结节、动脉结扎等手术方法的使用，但由于当时条件所限，其手术后死亡率在 40% 以上，使人们对手术有所恐惧。

1842 年，格鲁吉亚的 Long 最早在手术中采用硫乙醚(sulfuric ether)进行麻醉。

1846 年，Morton 在美国麻省总医院提出了乙醚的效应，并改进了手术，减少了患者的痛苦。

1867 年，Lister 在 Lancet 杂志上发表了 5 篇抗脓毒系统的学术论文，在几个月以后，甲状腺手术后发生脓毒血症合并症随之减少。

随着石炭酸气瘴装置的广泛应用，甲状腺手术在很多地方开展起来，这种用乙醚麻醉的手术一直持续使用了20多年，直到1883年，Neuber改用手术人员戴无菌帽、穿无菌手术衣，才是真正的无菌手术年代的开始。

1877年，维也纳的Billroth进行了很多甲状腺的手术，使甲状腺手术的死亡率下降到8%。特别值得强调的是他对喉返神经分离的要求，使很多手术者避免了不必要的神经损伤。同时，也证明了手术与甲状腺的关系。

1883年，JL Reverdin和ET Kocher分别叙述了甲状腺摘除术后发生的甲状腺缺乏的恶病质。

Kocher以保存组织和避免损伤作为手术操作时的要求，使当时的甲状腺外科手术达到了新的水平，在1889年，甲状腺手术的死亡率降至2.4%，到19世纪末，已经降到0.18%。

1905—1908年ET Kocher研究甲状腺生理、病理和甲状腺外科手术。

随着甲状腺手术技术的提高，甲状腺疾病的手术治疗在外科治疗中仍占有重要的地位。

### 三、现代医学对甲状腺疾病的研究

20世纪是现代医学飞速发展的时期，人们对于甲状腺疾病的认识也更加深入，随着无菌技术的广泛使用和手术技巧的改进，甲状腺疾病的诊疗取得新的进展，这些进展主要体现在以下几个方面：

1. 基础研究 现代医学对甲状腺的基础研究，开始于20世纪初。1910年，Carlson和Woelfe提出了甲状腺滤泡细胞分泌到胶状质随后吸收进入血液的概念。此后，Uhlenhuth进一步发现甲状腺实质细胞具有特异行为，与其他腺体细胞相比，在细胞质内所贮存的产物不同。Severinghaus指出：在任何时候，不同滤泡的甲状腺活性有不同时期的特点。

1909年，Hopkins对甲状腺血管的特征进行了研究。

1929年，Wilson通过研究弄清了甲状腺的淋巴网络。

1932年，Nonidez发现了甲状腺的滤泡旁细胞。

2. 人与动物的比较医学研究 1912年，Gudernatsch注意到甲状腺激素对两栖类动物变形的影响。

3. 甲状腺激素

1895年，德国化学家E Baumann第一个发现甲状腺内存在含碘的有机化合物。

1911年，Oswald采用生物化学的方法分离二碘酪氨酸。

1915年，美国生物化学家EC Kendall从3吨新鲜的甲状腺中提取了0.23 g结晶物质，含碘量达65%，结晶物质被称为甲状腺素（thyroxin）。不久后，被证明有甲状腺的功能。

1920年，Byron对黏液性水肿蛋白质的水潴留以及$T_4$对蛋白质的转换和动员水的作用。

1921年，Plummer在体内体外实验中认识到$T_4$的主要作用是使所有细胞的代谢活动加速。

1926 年，英国生物化学家 Harington 观察到它包括 4 个碘原子，在 EC Kendall 工作的基础上，获得 0.27 μg 的甲状腺素，并阐明其化学结构是酪氨酸的衍生物。

1927 年，英国化学家 Barger 化学合成了该种激素，并推测其在机体内的合成具有二碘酪氨酸的氧化耦连的相似步骤。

1927 年，Aub 开始观察甲状腺与钙的代谢，首先提出了甲状腺功能亢进症与钙丢失有关，并与 Meyer 和 McTiterman 合作进行研究后指出，$T_4$ 不是通过其他系统，而是直接作用于体细胞。

1934 年，Blumgart 指出了胆固醇与代谢率逆转的比例关系，还指出了切除甲状腺对晚期心绞痛患者有肯定的疗效，明确了对甲状腺功能减退患者可以减少氧的需要量。

1977 年诺贝尔生理学或医学奖获得者吉尔曼，为了提取促甲状腺激素释放激素，收集了 500 多万个、重达 400 吨的羊下丘脑，费时 16 年，历经了无数次的失败和挫折后，终于提取了 1 mg 促甲状腺激素释放激素。

4. 促甲状腺激素　是维持机体甲状腺功能正常的重要垂体，由腺垂体 TSH 细胞分泌的。TSH 对甲状腺具有经常性的调节作用。促进甲状腺细胞的增生及增长，促进甲状腺激素的合成与分泌。同时，TSH 受下丘脑分泌的促甲状腺激素释放激素兴奋性调解和血中甲状腺激素负反馈的影响，就构成了下丘脑 - 垂体 - 甲状腺轴。

5. 促甲状腺激素释放激素　1955—1956 年 GLullemin 和 Schally 提取出下丘脑分泌的促甲状腺激素释放激素，它对于了解中枢神经对甲状腺的作用具有重要的意义。

6. 碘　1818 年，一位日内瓦医生 Jean - Francois Coin - det 提出由于一些海藻在治疗甲状腺肿方面效果较好，碘可能起重要作用。他请求 Jean - Baptiste Du - mas 在海绵中寻找碘，1895 年，德国化学家 Dumas 第一个发现在甲状腺中存在碘的有机化合物。Coin-det 将碘（大部分是碘的化合物的形式）给甲状腺肿患者服用，取得了较好的疗效，几乎同时，其他瑞士医生也证明了这一点。

1941 年 Robertson 报道，在中国抗日战争期间云南省滇缅公路附近居民因为所食用的食盐和蔬菜中缺乏碘，有半数的成年人患有甲状腺肿，有的人甚至是在 6 个月以前刚刚到达云南的。但是，食用四川省产的盐的人则未有发生，因为四川所产的盐不缺乏碘。

7. 放射性碘　放射性碘的发现与使用得益于核物理学的发展，1946 年核反应堆的建立，开始为医学界提供廉价的 $^{131}I$，并明确了放射 $^{131}I$ 具有 γ 和 β 射线，其半衰期为 8 天。

此后，在 1948—1950 年；Herta、Hamilton、Soley 和 Chapman 等在甲状腺毒症的诊断及治疗中积累了丰富的经验，并延续到今天。但对放射性 $^{131}I$ 治疗甲状腺疾病的问题一直存在争议，直到甲状腺疾病中西医结合治疗学 1995 年后逐渐被人们所接受。《西塞尔内科学》（第 16 版）中说："总的来讲，由于放射性碘无短期并发症以及其有效性，它是目前最有效的治疗方法。"1999 年 2 月，《国际甲状腺研究进展杂志》（德国出版）刊登的丹麦学者 L Hegedus《放射性碘治疗良性甲状腺疾病》一文中说："由于抗甲状腺药物治疗甲状腺功能亢进症的缓解率不能预计，而且外科手术中相对较多，即使对于有适应证的人也是如此，所以包括我们在内的许多中心已将放射性碘作为大多数患者的首选治疗，在几乎所有的甲状腺功能亢进症患者中放射性碘被认为是安全和合适的……"四川大学华西医学院核医学科从 20 世纪 50 年代开始进行甲亢的放射治疗，从 1958 年开展这项工作迄今已达 5 万人次，一次治愈率达到 70% 以上，少见严重的不良反应。但它毕竟存在放射线的慢性损伤，对于相当多的人来说仍有一些恐惧心理。

8. 抗甲状腺药物　药物治疗在人们的心中一直被认为是一种比较方便的治疗方法，在 20 世纪 20 年代以前，应用药物剂量的碘化物，可能引起甲状腺肿和黏液性水肿，或者引起碘甲亢。对于开始治疗有效的患者，也可能发生不可预料的碘中毒过敏反应和碘脱逸现象，此后，人们开始寻找新的抗甲状腺药物。直到 20 世纪 40 年代早期，Richter 和 Clisby 对大鼠做苯硫脲（phenylthiourea），引起实验性大鼠甲状腺肿和甲状腺功能降低。将垂体切除或口服干甲状腺片等预防这种增生。1944 年 Astwood 阐明了苯硫脲对甲状腺的作用机制，为其在临床上广泛应用创造了条件。现在甲巯咪唑和乙巯咪唑已经成为治疗甲状腺疾病的常用药物。鉴于出现过量使用会导致甲减的问题，现在一些学者主张对有些甲亢患者在应用抗甲状腺药物的同时，也要适当应用小剂量的甲状腺激素。

9. 促甲状腺激素受体　从 20 世纪 90 年代开始，分子生物学技术在临床各科得到广泛应用。1990 年前后，对于促甲状腺激素受体（TSH - R）基因调节的认识取得了进展。

1994 年，Vassart 观察了 TSH - R 可能与自免疫的联系，尤其是对 Graves 眼病。1995 年，Sunthornthep - varakui 等报道了先天性甲状腺功能减退伴有 TSH 抵抗的病例，这种病例 TSH 水平升高。

10. 甲状腺激素的合成缺陷、先天异常　有些甲状腺疾病患者存在先天不足，这是由于甲状腺球蛋白和分泌存在缺陷，产生了先天性甲状腺肿及血中的 $T_4$ 减低。

11. 血清结合蛋白　从 20 世纪 90 年代开始，血清结合蛋白的缺乏与甲状腺疾病的发生有一定的关系。主要表现在其合成的缺乏与遗传有一定的关系；基因突变以及家族性缺乏白蛋白的高甲状腺素血症的白蛋白的突变，对甲状腺疾病的发生有重要的影响。

12. 甲状腺激素抵抗　甲状腺激素抵抗的研究近年来也开始受到重视，Refetoff 等在 1993 年综述论及甲状腺受体 β 的突变特点是常染色体显性遗传，定位在羧基末端的第三区。突变减少甲状腺激素的结合和（或）转向活化，非活化的突变受体与 DNA 结合，使正常受体功能受到阻断。这些个体虽然有血中甲状腺激素的增加，TSH 不正常，但少有甲状腺亢进的临床表现。

13. 甲状腺疾病临床研究及奖项　公元 650 年中医学家广泛应用海藻、昆布、海蛤等制成丸散，治疗地方性甲状腺肿。937 年曾进行瘿瘤（甲状腺肿）切除术。1894 年，在我国工作的西方医生报道过突眼性甲状腺肿和黏液性水肿。1961 年，刘世豪在北京协和医院建立了内分泌学科，20 世纪 50 ~ 70 年代完成全国地方性甲状腺肿的流行病学调查并开展防治工作。天津医科大学朱宪彝教授带领的研究队伍在地方性甲状腺肿方面做出了贡献。

1909 年，瑞士的 ET Kocher 由于在甲状腺生理学和甲状腺外科手术方面的杰出成就，获得诺贝尔生理学或医学奖。

1912 年，美国甲状腺外科之父梅奥（C Mayo）做了 278 例手术，无一例死亡。

1923 年，他与内科医生普鲁麦（H Phummer）合作创用碘溶液做术前准备，极大地提高了甲亢手术的效果。

美国的 RS Yalow 在 1977 年因发展放射免疫分析法而获得诺贝尔生理学或医学奖。

1937 年,澳大利亚外科医生登希尔(T Dunhill)等创造了局部麻醉下甲状腺大部分切除术。

14. 中西医结合治疗甲状腺疾病　中医治疗甲状腺疾病有着悠久的历史,但由于诊疗手段的限制,特别是对甲状腺相关激素检查方面显得非常不足。现在,中医界在治疗甲状腺疾病方面基本上是按照现代医学对甲状腺疾病的诊断标准,然后按照中医辨证论治的方法进行治疗。主要方法是辨证分型治疗、名老中医经验的继承、单方单药的临床研究、中西医药物的配伍使用、使用中药减少西药治疗的不良反应、使用中药对甲状腺手术后或放化疗后的辅助性治疗、对于不能耐受西医治疗的甲状腺癌患者的保守治疗、对一些相对并发症较少患者的单纯中药治疗等,临床报道不一,重点是改善患者的临床症状,减少药物的不良反应,提高生存质量。因此,中西医结合治疗甲状腺疾病就显得非常重要。

在中国中西医结合学会中设立了内分泌学专业委员会,联系全国的中医、中西医结合医疗机构从事甲状腺疾病的诊疗工作。

# 第二节　甲状腺肿瘤的流行病学研究

## 一、生物地球化学性疾病——碘缺乏病的流行病学特征

1. 碘缺乏病的分布　一般的规律是山区患病率高于平原,内陆高于沿海,农村高于城市。河流上游的高山地区,患病率高的主要原因是:①土壤碘流失严重,含量低;②海洋上空的碘蒸气随风扩散时,远离海洋且海拔高的地区降水中碘含量少;③高山偏远地区不易获得外来的含碘食盐和食物。碘缺乏带来的不仅仅是甲状腺肿的流行,更重要的是对儿童智力的发育带来危害。

WHO 推荐的成年人每日碘摄入量为 150 μg。尿碘是监测碘营养水平的公认指标,尿碘中位数(MUI)100～200 μg/L 是最适当的碘营养状态。一般用学龄儿童的尿碘值反映地区的碘营养状态。甲状腺肿的患病率和甲状腺体积随着碘缺乏程度的加重而增加;补充碘剂后,甲状腺肿的患病率显著下降。

2. 年龄、性别与发病的关系　甲状腺肿在儿童时期开始发生,尤其是学龄期儿童,如果有碘缺乏,会发生甲状腺肿,且随着年龄增加及身体发育对甲状腺激素的需要,在青春发育期发病率急剧升高,40 岁以后逐渐下降。重病区发病年龄有提前和后移现象。女性患病率一般高于男性,15～20 岁年龄组两性别差异最大。女性在青春发育期、月经来潮时、妊娠期、哺乳期对碘的需要量较男性多,如处于碘缺乏状态,则会发生甲状腺肿。

3. 水碘与发病的关系　一般规律是水碘在 5 μg/L 以下时,随饮用水中碘含量的减少,甲状腺肿的患病率急剧增高,称之为"低碘性甲状腺肿";水碘在 5～40 μg/L 时,随

水碘增加，甲状腺肿的患病率缓慢下降；水碘在 40～90 μg/L 时，甲状腺肿的患病率降至最低，并保持平稳；水碘高于 90 μg/L，甲状腺肿的患病率又开始回升，称之为"高碘性甲状腺肿"。特别指出的是，缺碘可引起甲状腺肿，摄入过量的碘则可发生高碘性甲状腺肿。

## 二、甲状腺结节

对甲状腺结节的单因素分析发现，女性甲状腺结节的患病率明显高于男性。有调查显示，随年龄增长，甲状腺结节患病率呈显著上升趋势；男性和女性的甲状腺结节大小以及数量的构成比之间无显著差别。甲状腺多发性结节的发病率在吸烟人群中明显增加，这可能和烟草中存在促甲状腺增生物质有关。

通过体检（颈部触诊）发现的甲状腺结节，在碘充足人群中的发现率约为 5%，不同年龄和性别会有所差异。但是临床中会遇到更高比例的隐匿性甲状腺结节的患者，可高达 68%。这些偶然发现的无症状结节，通常很小，很多是在做与甲状腺无关的影像学检查中被发现的。甲状腺结节的患病率和多结节率随着年龄和 BMI 增加而增加，女性更为常见。

患者大多数无症状。甲状腺结节或甲状腺肿大的症状有：喉部异物感；吞咽困难；呼吸困难；发音困难或声音嘶哑；疼痛（由于结节急剧增大造成）。甲状腺结节是否导致症状取决于其大小和位置。尤其是当结节超过 3 cm 以及靠近气管时，更容易出现异物感。67% 的甲减或甲状腺结节的患者会主诉吞咽问题。

## 三、亚临床甲状腺疾病

亚临床甲状腺疾病易发展成临床甲状腺疾病。由于对亚临床甲状腺疾病的观察和随访都缺乏足够的研究资料，对亚临床疾病的自然转归和干预效果缺乏证据。矿区人群不同于普通社区人群，其作业环境污染物较多，工作强度和压力较大，处于长期慢性应激状态。研究证实，应激能增加甲状腺疾病的发病率，甲状腺疾病的发生率比较高。女性中患甲状腺疾病者是男性的 8 倍，但是发病机制尚未明了。亚临床甲状腺疾病的患病率随年龄的增加呈现上升趋势。女性甲状腺结节和亚临床甲减患病率明显高于男性；亚临床甲减患病率随年龄增加而升高。而男性亚临床甲亢患病率高于女性。

## 四、甲状腺功能亢进症

患者以女性占大多数；发病高峰年龄有前移征象。有研究显示，在缺碘和适碘地区，食盐碘化后甲亢的发病率升高。沿海平原地区和山区在全民食用碘盐后甲亢发病率都有所上升，但山区的甲亢发病率上升程度较沿海平原地区更为显著，其机制为缺碘严重的山区居民甲状腺对碘的需求在食用碘化盐前长期处于碘饥饿状态，较沿海居民对碘的摄入敏感；全民食用碘盐后，缺碘被纠正，食盐加碘有效地提高了缺碘地区人群的碘营养水平。但是随着碘营养水平提高，由于甲状腺代偿作用，分泌大量的甲状腺激素，导致甲亢发病率上升，且山区较沿海甲亢发病率上升程度大。高碘地区亚临床甲亢的患病率低于缺碘和适碘地区的发病率；女性、促甲状腺激素受体抗体（TRAb）阳性和 TSH 小于 0.01 mIU/L 是亚临床甲亢发展为临床甲亢的危险因素；碘摄入量对亚临床甲亢的发展和转归无影响。下丘脑－垂体性甲状腺功能亢进症包括垂体促甲状腺激素（TSH）瘤和垂体选择性甲状腺激素抵抗综合征(PRTH)两类,以血清甲状腺激素升高伴 TSH 正常或升高为基本特征,患者均有典型的甲亢表现,TSH 瘤的发病机制尚不明了,主要与 pit - 1 基因异常有关,患者血中 TSH - α 亚单位明显增高。PRTH 主要源于甲状腺激素受体 β 基因突变,多数患者 TSH 对 TRH 刺激有反应。

### 五、甲状腺功能减退症

有甲亢既往史、1 型糖尿病、甲状腺疾病家族史或曾因头颈部恶性肿瘤进行外放疗等因素,可能使亚临床甲减发生的概率增加。大约 20% 服用抗甲状腺药物的患者发生亚临床甲减。在亚临床甲减患者中,大约 75% 仅有轻度 TSH 升高(5 ~ 10 mIU/L);50% ~ 80% 抗甲状腺过氧化酶抗体(TPO - A)阳性,与年龄、性别和血清 TSH 水平有关;亚临床甲减患者中每年有 2% ~ 5% 发展为临床型甲减。甲减可以发生在各个年龄,从刚出生的新生儿至老年人都可发生甲减,以老年为多见,随年龄增加其患病率增高。甲减在男女中都可发病,但女性多见,男:女为 1:(4 ~ 5)。

英国一个关于甲减的大规模长期流行病调查发现,自发性甲减每年的发病率女性为 3.5:1000,男性为 0.8:1000。甲状腺抗体阳性和 TSH 升高的女性,甲减发生率明显增加到 43:1000。妊娠合并甲减最常见的原因是自身免疫性甲状腺疾病——慢性淋巴细胞性甲状腺炎(桥本病)。先天性甲状腺功能减退症呈散发性分布,进行新生儿筛查是发现此症的唯一有效手段,使患儿得到早期诊治。

### 六、甲状腺炎

有研究显示,自身免疫性甲状腺炎的发病可能与饮食中碘的含量过高有关。近年来,亚急性甲状腺炎(亚甲炎)的诊出率较前有所增高,亚急性甲状腺炎有一定的流行病学特征。有研究发现,在亚急性甲状腺炎患者的体液中存在高浓度的腮腺炎病毒抗体,有时本病与腮腺炎、睾丸炎并存。慢性淋巴细胞性甲状腺炎与 Graves 病密切相关,共同构成自身免疫性甲状腺疾病(AITD)。这一组疾病共同分担着许多相似的基因及环境等发病因素,并经常发生在同一家族中。从一种疾病形式进展到另一种的某些个体在临床上并非少见。自身免疫性甲状腺疾病涉及了有关遗传、环境及内源性因素之间的复杂相互关系。硬化性甲状腺炎罕见,多见于女性,男女之比约为 1:2,以 30 ~ 60 岁为多。无痛性甲状腺炎(PT)的发生与地理、环境和季节等因素有关,属于破坏型甲状腺炎,被认为是慢性淋巴细胞性甲状腺炎的一种特殊类型,属于自身免疫性疾病。有报道发现 HLA - DR3 和 DR5 患者易患无痛性甲状腺炎。部分患者 TgAb 和 TPOAb 滴度升高(约占 50%),甲状腺刺激性抗体(TSAb)阳性(约占 10%),在女性中可并发于风湿性关节炎和淀粉样变。对产后甲状腺炎患者随访 2 年,持续性甲减的发生率约为 20%;产后甲状腺炎患者是否发生持续性甲减与产后甲状腺炎的病程特点和 TSH 水平有关;应当对产后甲状腺炎进行筛查,时机可选择在产后 6 个月。

### 七、甲状腺癌

甲状腺恶性肿瘤中,主要包括甲状腺乳头状癌(papillary thyroid carcinoma, PTC)和甲状腺滤泡状癌(follicular thyroid carcinoma, FTC)。本文就甲状腺肿瘤近年来的流行状况及危险因素研究做一综述。

（一）流行现状

近年来，甲状腺肿瘤患者的发病率以 5.3% 的速度在持续快速增长。其发病年龄相对年轻，女性发病率明显高于男性。截至 2012 年，甲状腺肿瘤的发病率在女性全身恶性肿瘤中升至第 5 位。一些沿海地区上升趋势尤为明显。中国女性甲状腺肿瘤的发病率从 15～19 岁开始快速上升，至 45～54 岁达到高峰，女性各年龄段发病率均明显高于男性。在未来的 20 年内，甲状腺癌患者的发病率和死亡率还将呈现上升趋势，女性较男性人群的增加更为显著。

（二）相关危险因素

甲状腺肿瘤的发病率的快速升高是多种因素共同作用的结果，环境、自身因素、遗传和地方医疗卫生技术水平是主要影响因素。

1. 环境、饮食及生活方式　由于饮食摄入和生活方式大多不可测量或高度可变，而且，随着时间推移独立个体之间会逐渐出现显著变化，导致收集数据困难，很多因素没有得到可靠的依据证实。

（1）环境因素：主要涉及辐射、微量元素及化学致癌物。辐射是目前甲状腺肿瘤唯一被肯定的危险因素。一般辐射被认为是暴露在放射物质生活环境，或是在工作中长期接触潜在的放射性危害，此类人员甲状腺肿瘤的发病率明显升高。在医疗过程中，患者多次短时间的暴露于辐射环境中，如口腔科 X 线照射可能是致使甲状腺肿瘤发生的危险因素。然而由于各种辐射剂量的暴露所影响的人群日益广泛，各种放射性检查与甲状腺肿瘤的关系还有待于深入研究。微量元素主要指碘，碘是甲状腺肿瘤发生的重要危险因素。加碘盐政策实施以来，一些国家和地区显示甲状腺肿瘤的发病率显著上升，碘过量可导致甲状腺细胞损伤。环境污染、工作压力等综合因素也增加了桥本甲状腺炎（Hashimotos thyroiditis，HT）等一系列甲状腺疾病，而 HT 被认为与甲状腺癌的发生关系密切，且以女性为主。化学致癌物如多氯联苯、二噁英、阻滞药以及农药等可引起的内分泌紊乱，可能改变 $T_3$、$T_4$ 和促甲状腺激素（TSH）的动态平衡。在过去 15 年中这些化学物质在环境中的数量显著增加，提示潜在的环境化学作用可能会影响甲状腺健康。

（2）饮食：硝酸盐的摄入与 PTC 及 FTC 的发生呈正相关。饮用被硝酸盐污染过的饮食或水源，食用亚硝酸含量较高的动物制品，尤其是加工过的肉制品，会增加甲状腺肿瘤的患病风险。其作用机制可能是硝酸盐竞争性地抑制甲状腺摄取碘，导致甲状腺摄取碘减少，产生的甲状腺激素 $T_3$、$T_4$ 减少，促甲状腺激素（TSH）的产量增加从而破坏了甲状腺的动态平衡。加工过的鱼类产品由于改变碘含量或添加添加剂等原因可能增加甲状腺肿瘤的发生风险。

（3）生活习惯因素：绝经后女性睡眠状况差与甲状腺肿瘤的发生相关。睡眠障碍可能引起促甲状腺激素水平升高，同时，睡眠可对一些食欲调节激素（如瘦素和生长素释放肽）产生影响，食欲增加后随之而来的就是体质指数增加风险，从而导致甲状腺肿瘤的患病风险增加。而无吸烟、饮酒习惯及服用含碘制剂的人群患甲状腺肿瘤的风险可能相对较低。

2. 自身影响因素

（1）体质指数：肥胖一直被认为与胰腺癌、结肠癌以及妇女绝经后得乳腺癌有关。近年来发现肥胖同样是甲状腺肿瘤发生的独立危险因素。体质指数的增加和甲状腺肿瘤的发病风险呈正相关关系。腰围较大（男性 > 102 cm，女性 > 88 cm），会带来患甲状腺肿瘤的风险。体质指数的增加对肥胖者尤其是女性身心健康造成影响，使其生活质量下降，精神压力增大，处于一种应激状态。而过度应激时产生的刺激因素能破坏甲状腺的细胞形态，干扰甲状腺激素的正常分泌，从而影响甲状腺的功能，破坏免疫系统的正常调节，严重者会激发自身免疫，导致甲状腺疾病的发生。

（2）激素水平：促甲状腺激素（TSH）作为促细胞分裂药，其水平增高可刺激甲状腺癌细胞生长分裂，与甲状腺癌的恶性度和发病率呈正相关。TSH 已由甲状腺肿瘤的相关因素被公认为是分化型甲状腺肿瘤的独立危险因素。女性甲状腺癌患者的雌激素受体和孕激素受体表达较高，其中以甲状腺分化癌组织中的受体含量最高，甲状腺肿瘤可能是雌激素依赖性肿瘤。甲状腺癌组织中有雌激素受体（ER）的表达，雌激素 $E_2$ 受体的调节基因介导甲状腺细胞的细胞周期进程，是甲状腺癌或甲状腺增生的潜在动力，体内雌激素水平越高，越有助于甲状腺癌的发生。

（3）女性生理生育：目前对于女性生理生育与甲状腺肿瘤发生的关系说法不一。Kitahara 等研究指出，女性激素和生殖因素，包括绝经年龄，月经周期规律，初产年龄及足月妊娠次数等，对甲状腺肿瘤的发生没有明显的作用。有较多怀孕史女性，哺乳期使用抑制剂者患甲状腺肿瘤的风险相对较大；首次妊娠年龄晚，或行过流产术者可增加患甲状腺肿瘤的风险；长期使用口服避孕药或更年期使用雌激素替代疗法治疗者也会增加患分化型甲状腺癌的风险。

（4）甲状腺相关疾病：许多甲状腺癌患者，在出现甲状腺癌之前，常有其他甲状腺疾病，如地方性或散发性甲状腺肿、甲状腺良性结节、自身免疫性慢性甲状腺炎和 Graves 病等，说明自身免疫与甲状腺肿瘤密切相关。流行病学调查显示结节性甲状腺肿相比甲状腺单个结节更易引发甲状腺肿瘤。甲状腺结节越大，则引发恶性肿瘤的可能性越大。甲状腺良性疾病如何演变或影响甲状腺肿瘤的发生，还需进一步从组织学研究方面加以证实。

（5）其他疾病：乳腺癌与甲状腺肿关系密切。乳腺癌患者患甲状腺肿瘤的风险是其他类型肿瘤的 2 倍。糖尿病及血脂变化与甲状腺癌发生之间存在密切相关性，2 型糖尿病患者的甲状腺癌发病率明显上升。其作用机制可能是通过作用于甲状腺相关激素分泌实现的：①2 型糖尿病患者血糖及血脂异常会导致 $FT_3$ 降低和 TSH 增高；②血糖、血脂异常、甲状腺激素水平异常及甲状腺癌发病率之间呈现出正相关。

3. 基因突变及遗传因素

（1）基因突变：DNA 的甲基化是导致抑癌基因失活的重要机制。P27 基因表达的下降，可能会导致 P27 蛋白的缺失或表达下降，从而引起甲状腺细胞异常增生，促进甲状腺肿瘤的发生和发展。BRAF、Runx2、Runx3 及 S100A4 等基因，在甲状腺乳头状癌淋巴结转移、多癌灶形成及其对周边组织的侵犯过程中都起着重要作用。

（2）遗传因素：甲状腺癌家族史是甲状腺非髓样癌复发的独立危险因素，子一代中甲状腺非髓样癌的侵袭性大于亲代，具有亲子关系的家系要比仅具有同胞关系的家系有更高的病灶双侧性和复发率。家族聚集性分析显示 PTC 患者的一、二级亲属和一般人群的患病率均有统计学差异，存在一级亲属 > 二级亲属 > 一般人群的规律。在一级亲属中，特别是在兄弟姐妹中患有甲状腺肿瘤的家族史的，会显著增加 PTC 的患病风险。

4. 医疗卫生技术水平　检测手段的增强与广泛应用可能是导致甲状腺肿瘤发病率增加因素之一。较高的社会经济地位能够获得更多的医疗保健，如疾病筛查、疾病预防与保健等。一些研究表明较高的社会经济地位、较高的社会经济状况确实与甲状腺癌的发病率升高有关。虽然针对甲状腺疾病的普查和检出会造福部分患者，但甲状腺疾病也可能成为一种"过度诊疗"的疾病。

甲状腺肿瘤患者的发病率升高是多因素共同作用的结果。目前，尚缺乏大规模的甲状腺肿瘤流行病学调查和病因学研究。面对逐年升高的甲状腺肿瘤发病趋势，应该加强甲状腺疾病流行病学的调研工作，积极寻找患病的危险因素，分析危险因素的流行情况以及预测肿瘤的发展趋势，为甲状腺肿瘤的防治提供科学依据。加强预防和针对高危人群进行定期体检，也是甲状腺肿瘤防治的重要途径。

# 第三节　甲状腺肿瘤的病因学研究

甲状腺癌为女性最常见的恶性肿瘤之一，发病率逐年递增。目前，国内外对于甲状腺癌的治疗一直存在诸多争议。不同国家关于甲状腺癌的诊治指南标准也不尽一致，本文就目前国内外病因学研究结果及诊治现状予以综述。

## 一、甲状腺癌流行病学及病因学特点

甲状腺癌发病率以每年 6.2% 的速度逐年递增。在 15~24 岁年龄期间甲状腺癌占所有恶性肿瘤的比重可高达 7.5%~10%。全球五大洲肿瘤登记报告研究显示世界多个国家和地区甲状腺癌的发病率均呈逐年上升趋势。甲状腺癌发病率升高的原因一直以来都存在争议。有学者认为发病率的升高主要由于近年来诊断技术的提高而非真性升高，其主要体现在甲状腺乳头状癌的构成比改变和直径小于 2 cm 的甲状腺癌发病率的增加。然而，有学者采用年龄 – 时期 – 出生队列模型分析后发现直径 2 cm 以上甚至大于 4 cm 的肿瘤发病率依然呈现明显的增长趋势，由此推测甲状腺癌发病率升高的真正原因并不能单纯归因于诊断技术的提高。增加的诊断性的电离辐射接触、碘负荷及代谢异常、职业接触多环芳烃类物质，特别是多溴联二苯醚等都可能是甲状腺癌潜在的危险因素。世界范围内不同种族、人群甲状腺癌的发病率不同，提示甲状腺恶性肿瘤发生与基因遗传、社会因素等相关。1998—2002 年亚洲不同国家甲状腺癌的发病率研究显示不同国家地区其发病率不同，韩国发病率最高，印度发病率最低。韩国 2008 年国家癌症统计显示甲状腺恶性肿瘤发病率为 54.5/10 万，位居韩国癌谱的第 2 位；女性患者 91.9/10 万，已成为女性癌谱的第 1 位。同时研究还发现过量摄入硝酸盐是甲状腺疾病的又一个重要致病因素。在我国目前尚缺乏全国范围的流行病学资料。

甲状腺癌由数种不同生物学行为以及不同病理类型的肿瘤组成，通常包括分化型甲状腺癌（differentiated thyroid carcinoma，DTC）（包括乳头状癌、滤泡状癌）、髓样癌和未分化型甲状腺癌。

据美国国家癌症数据库（national cancer database，NCDB）统计在 10 年间 53 856 例甲状腺癌患者中，80% 为乳头状癌，11% 为滤泡状癌，4% 为髓样癌，2% 为未分化癌。我国吉林大学第一附属医院 10 年间发现的 1018 例甲状腺癌患者中，91.91% 为乳头状癌，4.411% 为滤泡状癌，2.25% 为髓样癌，0.61% 为未分化癌。乳头状癌的比重较 NCDB 报道更高。而在 2004 年 WHO 新的甲状腺癌分类中对其进行了细化，提出了一些特殊变型，如一些具有神经内分泌功能的亚型等，并首次正式提出了低分化癌的概念，包括岛状型、实体型、小梁型等，根据其生物学行为定义为除去乳头状和滤泡状癌后于分化型与未分化型之间能产生甲状腺球蛋白的甲状腺癌。但其诊断标准和治疗规范尚存争议，仍不明确。

**二、病因学**

1. 内分泌因素　据 1960 年国际抗癌联盟（UICC）综合资料，低碘、致甲状腺肿物质、切除部分甲状腺和放射线等实验性处理，均可引起小鼠和大鼠的甲状腺功能低下，致 TSH 的持续作用，结果甲状腺组织增生、形成肿瘤。其病理特征与人类甲状腺肿瘤相似。这种肿瘤最初仅能在甲状腺功能低下的动物接种传代，以后可移植于正常宿主。近年研究在分化性甲状腺癌组织中发现高雌激素受体水平，表明甲状腺癌的发生可能与雌激素水平有关。

2. 结节性甲状腺肿、甲状腺腺瘤与甲状腺癌的关系　综合国内外文献报道，甲状腺恶性肿瘤仅占全身癌肿的 1.0% ~ 1.3%，但在甲状腺肿流行地区甲状腺癌发生率可增加至 2.5% ~ 4.0%。甲状腺肿流行地区的缺碘，显然是甲状腺癌发生的重要因素，且以甲状腺滤泡状癌和未分化癌为多见，而在非甲状腺肿流行地区则多见为甲状腺乳头状癌。世界文献统计单个结节的癌变率为 10% ~ 25%，多个结节为 0.62% ~ 7.5%。

3. 癌基因突变　随着在分子和蛋白水平上对肿瘤研究的进展，现已发现不少癌基因与甲状腺肿瘤的发生、发展和转归有关。在人类肿瘤中 ras 原癌基因的突变最为普遍，60% 的 K‐ras 基因在放射性相关的甲状腺肿瘤中被激活。缺碘地区的甲状腺乳头状癌其 ras 基因突变率比非缺碘地区低。H‐ras 和 N‐ras 的 61 密码子突变也见于多种甲状腺癌中。多数研究认为 ras 突变在甲状腺癌发生的早期起作用，但对细胞恶性变则并不起决定性作用。此外，尚发现乳头状甲状腺癌基因（PTC）、Gsp 和 C‐fos、Met、Trk‐T1 等癌基因在某些甲状腺癌中，出现重排、转录、突变和激活；与甲状腺癌有关的抑癌基因 Rb、P53 可呈现基因突变。这些研究的进展，将为甲状腺肿瘤的病因、诊断、预后预测和基因治疗带来一定帮助。

4. 炎症　Lacour、Welch、Chesky 等认为甲状腺原发恶性淋巴瘤可能由淋巴性甲状腺炎而来。但 1965 年 Hirabayashi 认为淋巴性甲状腺炎系自身免疫疾病，因此甲状腺炎是对甲状腺癌本身所产生的抗原物所引起的局部或弥散性炎症，即炎症是果而不是因。

### 三、病理与病程

1. 病理　甲状腺癌中以乳头状癌最常见,占50%～70%。高分化的乳头状癌在形态学上不易与乳头状腺瘤区别,若甲状腺内小血管或淋巴管内可见瘤细胞,或瘤细胞浸出包膜,应诊断为癌。其他滤泡状癌占20%,髓样癌占5%～7%,未分化癌占10%～15%。

2. 病程

(1)大多数甲状腺腺瘤生长缓慢,有时还可停止生长或囊性变、钙化等,但长期静止的腺瘤可癌变,发生转移。

(2)甲状腺癌的生物特性差异很大,乳头状癌生长较慢,可超过10～20年,但容易淋巴结转移。滤泡状癌生长较快,容易发生血行转移(肺、骨)。未分化癌生长迅速,发生转移早而广泛,3/4尸检有血行转移,有时甚至是临床上第一个证候。

(3)异位甲状腺:甲状腺肿的结节由于纤维化,致使结节脱离甲状腺叶,似为异位甲状腺,需与区别。

# 第四节　中医对甲状腺肿瘤的认识

## 一、古中医对于甲状腺肿瘤的认识

中医学对本病早有认识,主要归属于"瘿病",如战国时期《吕氏春秋》中已有"轻水所,多秃与瘿人"。何谓瘿?《杂病源流犀烛》谓:"其皮宽,有似樱桃,故名瘿。"《说文解字》注曰:"瘿,颈瘤也。"可见就是指甲状腺肿瘤,在此尚有"瘿囊""瘿瘤"之分。所谓"有核瘟疒"就可能是指结节性甲状腺肿。在《三因方》中有五瘿之分,其中"坚硬不可移者,可曰石瘿",更是与甲状腺癌相近。

甲状腺肿瘤在传统医学中称谓不一,在中国传统医学中,虽统称为"瘿病",但巢元方区分为血瘿、息肉瘿、气瘿三种,孙思邈则划分为石瘿、气瘿、劳瘿、土瘿、忧瘿,陈无择则提出石瘿、肉瘿、筋瘿、血瘿、气瘿的五类分类法,其中息肉瘿、石瘿、肉瘿均是甲状腺肿瘤性质及质地的具体描述。藏医学也统称为"瘿瘤",在分类中,《四部医典》所载之"肉瘿坚硬体大""核瘿坚硬深痛",均与甲状腺肿瘤,尤其是甲状腺瘤之临床表现贴切。

### (一)甲状腺肿瘤病因病机

中医学对瘿病的认识源远流长,历代医家一致认为水土因素、情志内伤是导致本病发生的重要因素。早在《吕氏春秋》中已指出"轻水所,多秃与瘿人",表明此病与地理环境有关;《诸病源候论》则明确指出:"瘿者,亦有饮沙水""常食令人作瘿病"的因素,可见对水土因素早有认识。在瘿病的分类名称中也列有泥瘿、土瘿之名。而情志内伤的气郁是瘿病的又一主要因素,在《圣济总录》已明确"(瘿病)妇女多有之,缘忧患有甚于男子也"。对瘿瘤的病机,在《外科正宗》已指出"非阴阳正气结肿,乃五脏瘀血、浊气、痰滞而成。"是气滞、痰凝、血瘀壅结所致。因情志内伤，肝气疏泄失司，郁结不化，脾气随之受累，运化失司，津液失去布敷，凝聚成痰，痰凝与气郁相互搏结，交阻于颈，遂成瘿瘤，继之气郁而累及血循，血行不畅，瘀阻经络，痰凝又更阻碍血运，痰瘀交凝，瘿肿更趋坚硬，所以《济生方》一言以概之，曰："夫瘿瘤者，大抵人之气血，循环一身，常欲无滞留之患，调摄失宜，气凝血滞，为瘿为瘤"。可见，气、痰、瘀三者壅结颈前是瘿瘤的基本病理。

（二）甲状腺肿瘤中医治疗原则

对瘿病的治疗，历代也积累了比较丰富的经验，如金代张从正在《儒门事亲》中提出用海带、海藻、昆布防治瘿病，李时珍在《本草纲目》中载有用黄药子酒治疗瘿病等，至今这几味中药仍是治疗甲状腺肿瘤的要药，延用不衰。在《千金方》《千金翼方》《外台秘要》等古医籍中已记载有数十首治瘿的方剂，已有用羊靥、鹿靥的以脏治脏的方剂，金代张从正则已提出"海带、海藻、昆布三味，皆海中之物，但得二味，投入于水瓮中，常食亦可消矣"的防治措施，近代医家不仅充分认识到含碘中药对瘿瘤的利弊关系，并进一步采用消瘤抗癌的药物与辨证施治有机的结合，进一步提高了疗效。

1. 肝郁痰凝型

（1）主症：情志抑郁，咽部作憋，颈前瘿肿，质柔如胶，光滑圆润，随吞咽上下，胸闷胁胀，舌苔薄白或白腻，舌质淡红，脉弦细滑。

（2）治法：理气消瘿，化痰散结。

2. 痰瘀交阻型

（1）主症：颈部瘿肿，质中偏硬，呈圆或椭圆形，边界尚清，可随吞咽上下，伴有咽部不适，胸闷气憋，或有月经不调，苔薄腻，舌质偏暗，脉弦细涩。

（2）治法：化痰软坚，活血散结。

3. 血瘀石瘿型

（1）主症：颈前瘿病，质硬如石，难以推移，或见颌下瘰疬，咽喉阻塞，吞咽不畅，甚则声音嘶哑，形瘦清癯，面黯不泽，苔薄或少，舌色紫黯，可见瘀斑，舌下青筋暴露，脉沉细涩。

（2）治法：活血化瘀，散结消瘿。

4. 阴虚火郁型

（1）主症：颈前瘿肿，扪之质硬，心悸烦躁，面部烘热，咽干口苦，手颤失眠，舌苔薄黄，或苔少舌红，脉弦细数。

（2）治法：养阴清热，化痰软坚。

**二、现代中医对于甲状腺肿瘤的研究进展**

甲状腺癌中医辨证目前尚未形成统一的标准。相关权威文献分为1～4型不等。中华中医药学会发布的《肿瘤中医诊疗指南》认为本病早期以邪实为主，晚期以气血亏虚为主，临床分为四型，即肝气郁结证、痰湿凝结证、痰瘀互结证、阴虚内热证，分别予四逆散、四海疏郁丸、海藻玉壶汤、知柏地黄丸加减。《中医外科学》将石瘿分为二型：颈部肿块短期内增大较快，坚硬如石，但全身症状尚不明显，多为痰瘀内结证；疾病后期，或颈部他处发现转移性结块，多为瘀结伤阴证。《实用中西医结合外科学》把石瘿分为气郁痰凝证、气滞血瘀证、阴虚火郁证三型。为了解甲状腺癌的中医证型及组方用药特点，医家们也将现代数理统计方法带入了文献研究。司富春等对 1979 年 1 月到 2008 年 7 月 CNKI 收录的中医诊治甲状腺肿瘤文献共计 183 篇进行统计，在 41 个证型中肝郁气滞、痰瘀互结、气滞痰结、气滞血瘀、痰湿瘀阻、痰气瘀结出现频次较多，共占 53.06%；病机以实证偏多，占 87.86%，主要有气滞、痰浊、血瘀、火热等；共得方剂 200 首，以清热化痰、滋阴养血、疏肝解郁组方，成方则以祛痰剂、理气剂和清热剂为主；共录入中药 242 味，排名前 10 位的药物分别为夏枯草、海藻、牡蛎、昆布、浙贝母、柴胡、半夏、玄参、当归、莪术。刘宇等通过整理 1994 年 1 月到 2014 年 3 月 CNKI 和万方数据库收录的中医、中西医诊治甲状腺癌文献 39 篇，通过频数分析总结本病的中医证型和方药特点，探析其辨证论治规律，共得证型 23 个，其中阴虚、气滞血瘀、肝郁气滞为常见证型；常用药物依次为补虚类、清热类、化痰止咳类、活血化瘀类、理气类，共占总频次的 75.7%。王芷乔等对 183 例甲状腺癌术后患者进行了横断面调查，其中气阴两虚证 63 例（34.43%）、肝郁气滞证 48 例（26.23%）、痰瘀互结证 45 例（24.59%）、脾肾阳虚证 27 例（14.75%）。何丽美等对 110 例甲状腺癌术后患者进行症状的频数分析与聚类分析，得到实证以肝郁痰阻多见，虚证以气虚、阴虚多见，对临证处方中常用中药进行频数分析，得到祛邪药以软坚化痰、理气药为主，扶正药以补气、补阴药为主；文献统计结果表明，术后患者不同于术前痰瘀实证，多为虚实夹杂以虚为主，以益气养阴、扶正祛邪为治疗大法。结论认为本病术前、术后的病机特点存在一定差异，必须重视甲状腺癌术后患者的康复治疗，这对于规范术后患者辨治有一定积极意义。

1. 甲状腺癌辨证论治　王斌等对甲状腺癌术后中医药治疗的优势进行分析，认为中医药对术后患者的康复十分重要，术后中医药治疗可提高免疫力、改善术后并发症，还可减轻口服甲状腺素片的不良反应；降低甲状腺素片的用量，抑制 TG，提高患者"带癌"生存率。周仲瑛以清热解毒、软坚散结、化痰祛瘀、益气养阴为法，治疗甲状腺癌淋巴结转移未手术患者，起到稳定病情的作用。魏澹宁等认为，痰瘀互结而胶着难祛是癌毒反复的根本，治疗关键就在于化痰与祛瘀并行。痰瘀初结、热象不显之时可拟海藻玉壶汤之意化痰散瘀；随着病势进展，痰从火化、痰瘀胶着而成热毒，治疗应祛瘀化痰、泻肝经实火，并予滋阴之品偿气阴之耗。此类制方思路对甲状腺癌转移的中医药治疗有借鉴意义。

多数医家认为本病虚证、实证均可见，不可专一论之。郭志雄认为甲状腺癌可分为痰瘀交阻、肝郁痰凝、血瘀寒凝、阴虚火郁四型。痰瘀交阻型当化痰软坚、消散瘿瘤，可选海藻玉壶汤加消瘰丸化裁；肝郁痰凝型当理气消瘿、化痰散结，可选柴胡疏肝散加三棱煎化裁；血瘀寒凝型当活血散寒、软坚散结，可选小活络丹加补阳还五汤化裁；阴虚火郁型当清心养阴、化痰软坚，可选自拟清心软坚汤加二至丸化裁。周立娟等将甲状腺癌分为肝郁痰湿、气滞血瘀、毒热壅结、心肾阴虚四型。肝郁痰湿证治宜理气消瘿、化痰散结，海藻玉壶汤加减；气滞血瘀证治宜理气化痰、行瘀散结，通气散坚丸加减；毒热壅结证治宜清热解毒、散结消瘿，清肝芦荟丸加减；心肾阴虚证治宜养心益肾、化痰散结，生脉散合二至丸加减。周敏等对唐汉钧教授治疗甲状腺癌术后 88 例患者共计 264 张处方进行统计分析，发现使用频次高的药物多为扶正类，如党参、白术、淫羊藿、山茱萸、何首乌等，又重用莪术、丹参、苍术、紫苏梗等祛邪药，以上集中体现了唐教授扶正与祛邪兼顾的治疗思路。

有医家对本病的虚实辨证进一步细化，认为不同分期、不同治疗手段均对证候造成一定影响。刘艳娇等认为石瘿可分气滞痰凝、痰结血瘀、痰毒蕴结、气血两虚证。其中气血两虚证多见于术后或放疗后的患者，可予八珍汤或二至丸加减。贾英杰认为石瘿早期属痰湿气滞，晚期属气血不足、正气亏虚，临床可分为肝郁痰结、痰瘀交阻、毒热蕴结、气血两虚证进行辨治，分别予四海疏郁丸、海藻玉壶汤、清肝芦荟丸、生脉散合扶正解毒汤加减治疗。

有医家分术前、术后对本病的病机分别论述。黄挺等认为甲状腺癌术后证多属虚实夹杂，在气阴两虚、气血不足或阴阳虚衰的基础上夹有气滞、痰凝、瘀毒内结，可分为阴虚火旺、气阴两虚、痰瘀互结四型辨证施治。阴虚火旺证可与天王补心丹、沙参麦冬汤等加减，气阴两虚证可与生脉饮加减；痰瘀互结证可与海藻玉壶汤加减。朴炳奎认为本病属痰气交阻而成，临床应分清实火、虚火及正气虚实。甲状腺癌初期可分为痰气凝结、热毒内盛、痰瘀互结三型；中晚期可分为气血双亏、痰瘀阻滞，气阴两虚、余毒未清，心肾阴虚三型；术后则多为气血不足。魏澹宁等治疗本病早期调畅气机、疏肝健脾；发展期当以痰瘀并治为重，兼祛除热毒；中晚期滋阴助阳，重温补脾肾。许芝银将本病分为痰瘀凝结、脾肾阳虚、肝肾阴虚三型进行论治。

甲状腺癌属于头颈部肿瘤，火曰炎上、风性上行，本病不同证型有着共同的病机特点，即风火痰瘀毒结聚为患，日久耗伤气阴。周维顺认为在本病治疗过程中，应始终重视热毒这一因素，肿瘤局部炎症、感染、癌毒的释放都可表现出热毒的征象。因此，清热解毒类抗癌中药可发挥抑癌和清除癌毒的作用，对荷瘤机体亦有广泛的调节作用。霍介格等以升降散加减治疗头颈部肿瘤，以疏理气机、调节升降，并根据火热伤阴的特点，加入甘寒凉润、养阴生津之品，疗效较佳。陈如泉针对此类患者癌毒残留、气阴两虚的病机，拟定益气养阴、软坚散结、扶正解毒的基本治则，在沙参麦冬汤或者二至丸的基础上加减化裁，酌加香附、郁金疏肝理气；龙葵、半枝莲抗癌解毒。现代药理学研究认为二至丸对神经内分泌免疫网络具有一定调节作用，这与二至丸调补肝肾之意是基本相符的，同时二至丸对阴虚小鼠也有一定抗瘤作用。

2. 甲状腺癌中医药治疗临床疗效观察　甲状腺癌的中医药治疗疗效肯定。江树舒等将30例分化型甲状腺癌术后患者随机分为治疗组和对照组各15例。对照组采用内分泌治疗；治疗组同时应用益气化瘀基本方(黄芪、山药、菟丝子、黄精、女贞子、丹参、山慈菇等)加减治疗。结果两组均能升高$FT_3$、$FT_4$，抑制TSH，治疗前后比较，差异有统计学意义($P<0.05$)，治疗组甲状腺功能变化幅度略大于对照组。这表明中医药能够作为甲状腺癌内分泌治疗的辅助治疗，减少西药用量。吴峰等对67例甲状腺癌患者进行了观察，在接受手术、内分泌治疗后给予扶正消瘿汤2个月。结果患者TG水平降低率为91.04%，临床证候总有效率79.10%。李旭枝等予平消胶囊辅助治疗分化型甲状腺癌术后[131]I放疗患者30例，结果治疗组临床症状明显改善，卡氏评分、WBC计数明显高于对照组($P<0.05$)。提示平消胶囊能够显著改善患者放疗后临床症状，保护骨髓造血功能，

提高患者生活质量。

中医药对患者局部损伤的修复也起到了很好的促进作用。章卫国等报道了行气活血、化瘀散结解毒中药治疗甲状腺癌左胸壁及左肺转移的病案。

刘咏英等运用中药鸦胆子油乳剂静脉滴注治疗1例术后10年复发的患者，3个疗程后，患者病情明显好转，生活质量提高。加味二骨散联合双膦酸盐治疗甲状腺癌骨转移癌也被证明具有良好的协同作用。

血清TG水平和颈部B超是预测甲状腺癌复发的重要指标。刘尚全选择甲状腺癌患者42例，对照组24例仅常规服用甲状腺素制剂，中药组18例在此基础上接受益气养血、软坚散结兼活血化瘀治疗。1个月后随访乏力、口干、头眩、纳少等症状改善情况，两组比较差异有统计学意义（$P < 0.05$）。治疗后TG水平较治疗前明显减低（$P < 0.05$）。

在降低血清TSH水平以及尿碘含量方面，中医药也显示出了一定优势。研究表明，甲状腺癌的发生与血清TSH水平呈正相关，尿碘浓度可反映碘的营养状况，也可用来监测肿瘤的发生发展趋势。

李树锋等使用海藻玉壶汤联合左甲状腺素片治疗甲状腺癌患者，发现治疗后血清TSH水平以及尿碘含量明显降低，效果优于单纯中药组或左甲状腺素片单独治疗组（$P < 0.05$）。

甲状腺癌术后患者易出现乏力、心烦抑郁、局部瘢痕增生、声音嘶哑等症状，中医药干预有良好疗效。刘晨等选取386例分化型甲状腺癌术后患者，治疗组在对照组西医治疗基础上（左甲状腺素钠片）予消痰散结方（含制天南星、法半夏、山慈菇、浙贝母等），至少用药9个疗程。治疗组术后1年内自觉症状及卡氏评分疗效明显优于对照组（$P < 0.05$）。李光善等将符合脾肾两虚证的60例甲状腺癌术后甲减患者随机分为两组，对照组28例采用左甲状腺素钠片常规治疗，治疗组32例在对照组治疗基础上加用升陷汤加减，两组均治疗3个月。结果治疗组总有效率为87.5%，对照组为64.3%，两组比较差异有统计学意义（$P < 0.05$）。两组治疗后汉密尔顿抑郁量表评分均较同组治疗前改善（$P < 0.05$）。方兆风在辨治中加入动物类中药，治疗甲状腺癌根治术后颈部凸起性瘢痕，软化效果满意。此外，针灸及耳穴压豆也可用来治疗术后失声及恶心呕吐，疗效满意。

头颈部的肿瘤放疗，常能消耗食管的阴液，破坏气机，影响津液的上输，并灼伤口腔、食管黏膜，产生咽痛、口干等气阴两虚的症状。中医药对于恶性肿瘤放化疗阶段涎腺的功能保护及增效减毒也有一定作用。王明军等用清燥救肺汤加减治疗放疗性咽喉炎60例，治疗组（清燥救肺汤加减）总有效率91.67%，对照组（雾化吸入生理盐水1.5 mL加地塞米松针剂5 mg，α-糜蛋白酶4000U）总有效率81.67%，两组差异有统计学意义（$P < 0.05$）。魏世华等观察了沙参麦冬汤对头颈部肿瘤放射性口腔损伤的疗效，通过唾液流量及pH以及免疫功能测定，证明沙参麦冬汤具有生津润喉、养阴降火的功效。李林等研究表明，生肌愈疮散对大鼠放射性溃疡具有促进创面愈合作用，其主要通过减轻炎性反应，促进血循环，正向调节III型前胶原、透明质酸含量而起作用。肖跃红等用倍连膏合珍珠散治疗放疗后皮肤并发症27例，总有效率100%。吴宇收集接受放疗的头颈部恶性肿瘤患者88例，随机分为治疗组45例（加味当归六黄汤＋复合维生素B口服＋复

方硼砂溶液含漱)和对照组43例(复合维生素B口服+复方硼砂溶液含漱),疗程8周。治疗组有效率为86.67%,对照组为41.86%,两组差异具有统计学意义($P<0.01$),且治疗组起效时间早于对照组,两组差异有统计学意义($P<0.05$)。

# 第五节　中医药防治甲状腺疾病的研究思路与方法

传统中医药理论运用朴素的唯物论和自发的辩证法思想来解释人类生命的起源,阐述人体的生理、病理、病因,以及疾病的诊断、防治等基本理论知识,在指导临床实践及医学的发展中起着重要作用。由于历史条件所限,其认识方法还存在着一定局限性。随着现代科学技术的迅猛发展,多学科的相互渗透,中医药理论应朝着客观化、科学化及现代化的方向发展。在中医整体观、辨证施治的指导下,汲取中医和西医诊治甲状腺疾病的精华,加以有机结合,运用多学科手段,从器官、细胞、分子水平更深刻地认识人体甲状腺的生理病理,使甲状腺疾病基础理论有新突破和发展,更有效地指导临床实践,不断地提高诊治甲状腺疾病的疗效。

## 一、纠正中医药治疗甲状腺疾病没有作为的观点

人们在评价中医药对甲状腺疾病的治疗作用时,常有人认为,西医学具有抗甲状腺药物、甲状腺素制剂等特效药物,中医药没有什么治疗效果,研究中医药没有什么意义。毋庸讳言,在绝大多数情况下中药治疗甲状腺功能亢进症等作用较为缓和,不如西药来得迅速、确切。但这并不能否定中医药对甲状腺疾病的治疗作用。即使仅仅改善症状也属有效治疗。我们要看到中医药治疗甲状腺疾病的有效性和优越性。

中医药治疗甲状腺疾病具有一定的优势,第一是作用温和而持久,第二是具有综合治疗作用。就碘缺乏病而言,应用丰富含碘中药,其防治该病的疗效是肯定的。弥散性甲状腺肿伴甲亢即Graves病,中药疗效不及直接抑制甲状腺素合成的抗甲状腺药物,但中药具有减少抗甲状腺药物不良反应、治疗甲亢并发症、迅速改善症状、减少该病复发等优越性。

## 二、正确评价中医药对甲状腺疾病的临床治疗疗效

人们在评价中医药对甲状腺疾病的治疗疗效时,要看到中医、中西医结合治疗甲状腺疾病的有效性和优越性。甲亢病中医、中西医结合治疗的优势与特点:①在治疗甲亢过程中,能缩短起效时间,缩短了控制症状所需的时间,迅速缓解症状,减少并发症的发生或治疗甲亢并发症,未见毒副反应或减少西药的毒副反应,消除甲状腺肿、降低心率、增加体重、消除疲倦,中西医结合治疗能增强抗甲状腺药物的疗效;②中西医结合治疗甲亢明显优于单独应用<sup>131</sup>I治疗,而且可以缩短疗程,减少<sup>131</sup>I的用量,减轻<sup>131</sup>I患者的甲减发生率。减少<sup>131</sup>I治疗甲亢危象的发生,提高<sup>131</sup>I治疗适应证及治愈率,显示有良好的协同作用;③甲亢患者的近期疗效以服用西药组为明显,而远期疗效则以服用中

药组为显著。中西药同时服用，既克服了单纯用中药疗程长、见效慢的不足，又抑制了只使用西药复发率高的缺点，从而提高了甲亢患者的治愈率。山东省立医院分泌科赵家军教授在治疗弥散性甲状腺肿伴甲状腺功能亢进（Graves 病）时，将抗甲状腺药物与中药免疫调节剂相结合，取得良好效果。研究者把 658 例 Graves 病患者分为两组，对其中的 132 例单独用抗甲状腺药物（对照组）；其余的 526 例（结合组）除给予抗甲状腺药物治疗外，还给予调节免疫功能的中药（人参、黄芪、女贞子、三棱等）进行治疗，并对腹泻、大便次数明显增多的患者再加用抗生素（环丙沙星、氧氟沙星等）。结果表明，使用此种综合治疗可加快患者症状的缓解过程，甲状腺功能恢复正常时间对照组为（4.5±2.7）个月，结合组为（2.9±1.7）个月；复发率明显减少，两组分别为 23.6% 和 47.0%。此外，患者的突眼、甲状腺肿大明显减退，有的完全恢复正常。研究者应用核固红染色、TUNEL 标记、流式细胞仪检测，发现加用中药治疗后，可诱导 Graves 病患者甲状腺细胞凋亡，改善 Graves 病患者的免疫功能。研究者应用 ELISA 法测定 Graves 病耶尔森菌抗体阳性率及交叉吸收试验，发现 0:3 型耶尔森菌质粒 DNA 与人促甲状腺素（TSH）受体基因有高度同源性，为治疗 Graves 病并合理应用抗生素进一步提供了理论依据。桥本甲状腺炎西药除出现甲减进行替代治疗和激素治疗外，尚缺乏其他治疗手段与方法。而中药对该病体现出了作用全面的特点，具有活跃微循环、调节免疫功能、改善甲状腺功能、治疗并发症等诸多方面作用，可能具有防治控制该病发生、发展的潜在优势。

桥本甲状腺炎发病率呈上升趋势，西医学的治疗手段十分有限，还有药物的不良反应问题，中医、中西医结合治疗方法不仅非常必要，更有不容忽略的优势。它从患者的局部病变和全身症状着手；全面整体调节，又无明显毒副反应。有报道称，医生在治疗桥本甲状腺炎患者时，均加用适量甲状腺激素，6 周后见效，疗程较短，疗效好，尤其对心脏病患者负担减轻。以中药为主，配合小剂量甲状腺激素，选用艾灸、外敷、手术等必不可少的综合治疗手段。既可缩短疗程，又能避免一些不必要的毒副反应。

对于中医药在甲状腺疾病临床治疗和科研方面的现状也必须一分为二的分析。首先从整个甲状腺疾病中医治疗领域的状况看，近年来，随着甲状腺疾病发病率的上升，尤其是 Graves 病与慢性淋巴性甲状腺炎等，患病者以 20~40 岁的青年居多，对他们的健康危害增大。甲状腺疾病的中医药防治及研究工作没有受到应有重视，应像从事糖尿病防治研究那样，形成一支较强的专业队伍，将防治甲状腺疾病列入各种级别科研攻关课题或重点课题。我们也应该看到，中医对甲状腺疾病的医疗、科研存在着低水平重复、疗效不稳定的现象。主要表现在以下几个方面：一是辨证的单一性。往往只注意某种甲状腺疾病的辨证分型，究竟分哪几种证型，也是各家不一；二是只注意某一种甲状腺疾病的治疗疗效，很少应用中药、中西医结合方法对合并症的研究；三是临床研究评价疗效方法，完全套用西医的思路与方法。没有体现中医药特点，应从减少药物不良反应、治疗甲状腺疾病、迅速改善症状、减少该病复发等方面，综合评价中医药疗效。

**三、中医药治疗甲状腺疾病的思路和方法**

1. 多方面、多层次研究甲状腺疾病　随着现代科学的发展，各学科之间的联系日趋紧密，单学科研究已不可能有太大的作为。中医学理论内涵的复杂性和多元性与其技术手段的相对落后并存的现实状况，为其实现中西医结合和中医技术跨越式发展奠定了基础和提供了空间。中西医结合只有面向现代和未来的基础学科及高科技领域，将中医学与西医学、系统科学、生物信息学、物理学、化学、细胞分子学、基因组学和蛋白质组学等现代学科有机地衔接起来，才能把学科建设推进到当代生命科学的前沿。甲状腺疾病发病原因比较复杂，并发症千奇百怪，无论是西医学还是中医学的治疗方法，单一运用都不能达到完美的效果。这就要求我们多方面、多层次研究甲状腺疾病。如对甲状腺疾病合并妊娠，存在着胎停、早产、流产等不同的不良结局，可从发挥中药保胎安胎的作用特点，运用中药保证胎儿正常生长发育、减少流产、保证正常生产、减少遗传因素及婴幼儿正常智能等。

2. 开展防治甲状腺疾病并发症的研究　甲状腺功能亢进症是多种原因引起的甲状腺素分泌增多，造成机体的神经、循环、消化等各系统兴奋性增高和代谢亢进为主要表现的疾病。合并有甲亢危象、甲亢心脏病、甲亢性肌病、甲亢性肝损害、甲亢血液病（如白细胞减少、血小板减少、粒细胞缺乏症等）、甲亢性皮肤病（如局限黏液性水肿、白癜风、脱发等）、甲亢性眼病、甲亢性骨病等。许多并发症西医药还缺乏有效治疗方法，我们可以采用中医药的治疗方法及有效方药，开展对甲亢病合并肝损害、白细胞减少、甲亢性眼病、甲亢性黏液性水肿等并发症的研究工作。

3. 发挥中医、中西医结合治疗甲状腺疾病的长处　中西药各有长短，这在甲状腺疾病的治疗上表现尤为明显。西药降低高甲状腺素血症治疗甲亢、直接补充甲状腺素治疗甲减等药物，作用迅速、直接、可靠，但同时存在作用时间短、欠稳定、复发率高、不良反应较多、服药时间长的缺点。中药则与此相反，作用较稳定、持久，不良反应较少，对于某些甲状腺疾病或并发症的病例可收意外之效。如亚急性甲状腺炎西药除激素治疗外，主要是对症治疗，激素治疗效果迅速明显，但复发率高，高血压病、溃疡病、肝功能不良者均不适宜，而中药抗病毒，清热解毒在甲状腺疾病治疗中，中西药物具有明显的互补性。

有是证则用是药，此乃万古不变之真理。在辨证全面、准确的前提下，临床用药必然要与之相适应，这是甲状腺疾病中医治疗学发展的关键和落脚点。甲状腺疾病是一种慢性疾病，缠绵难愈，有的甲状腺疾病甚需终身治疗。在漫长的病变过程中，无论疾病本身，还是药物治疗，都会使病机发生变化。甲状腺疾病辨证学的发展具有极大的余地，只要摆脱传统辨证思想的束缚，就一定能使甲状腺疾病的辨证分型不断完善，从而满足临床治疗的需要。

4. 探讨中医药治疗甲状腺疾病新的治疗方药　如桥本甲状腺炎、结节性甲状腺肿、单纯性甲状腺肿等，目前西药治疗大多使用甲状腺素等替代治疗，疗效不够确切，可根据中药理气、化痰、活血、消瘿等方药，进行临床及实验研究，探讨中医药治疗新方药。

甲状腺疾病的研究，一方面不能忽视治疗甲状腺疾病药物的开发，研制一种或几种高效、稳定、持久、不良反应小的方药；另一方面找到针对并发症具有彻底治疗或完全阻止治疗的方药。积极发现苗头，确定目标，确定主攻方向，最终取得成果。

发挥中医药诊治特点，全方位进行临床用药研究。中医药治疗甲状腺疾病，大多是以西医诊断、中药方剂辨证治疗，有的也用中西药同时治疗。治疗方法诸如辨证用药、复方制剂、单味药物、针灸治疗、局部外敷等。我们认为防治甲状腺疾病研究必须讲究科学性，要注重科学道德，提倡实事求是，杜绝一切虚假行为，真正为发扬中医药学做出贡献；其次要学习正确的科学研究方法。在临床研究上尽可能做到随机双盲对照，即使做不到双盲，也要尽量避免一些心理因素等影响。要有先进定量指标，才可做出统计分析。要提倡组织大量病例、多中心、统一指标、较长期的研究，而避免小单位低水平的重复。对于动物实验的模型要公认可靠，所有试剂或药盒必须合格，这样才能得到科学的结论。总之，只要用科学态度真正汲取中西医两方面的精华而加以结合，我们相信一定会出现新的成果。有一部分中药也做了动物实验以研究治疗甲状腺功能亢进症或甲状腺功能减退症或治疗各种慢性并发症的机制，取得了一些经验。结果有人认为中西药合用的治疗甲亢方药，效果优于单用西药或中药，两者可能有协同作用。只有在广泛用药的基础上才有希望发现新的有效药物或有效组方，使甲状腺疾病的中医治疗有一个新发展。

5. 深入研究中医药防治甲状腺疾病的作用机制　由于历史的原因，中医学至今仍以临床实践为主，科研相对落后。如果不借助现代科学知识对这些实践经验进行开发研究，甲状腺疾病的中医治疗就不会有质的飞跃，要实现实践与科研的有机结合，首先必须是医疗和科研机构的协调配合。有条件的医疗、科研单位主动承担起科学研究的责任，基层医疗单位提供自己的临床经验和方药。

我们的目标是克服临床与研究的不足，提高临床与研究水平。但回顾这几十年的研究工作，尚存在一些不足，主要问题是有些工作科学性不强。一是大量病例的临床疗效研究往往未设对照组，又缺少客观指标，患者主观症状改善即被认为有效，病例数不多，未做统计分析，观察时间又不够长，缺乏随访观察疗效研究，因此所得结论不易被人重复；二是有些广告宣传往往言过其实误导患者，使得一些患者急不择医，轻信道听途说或虚假广告。轻则贻误病情、浪费钱财，重则危及生命，造成严重后果；三是近年来社会风气不正，在研究领域也出现了弄虚作假，少数论文中数字有不实之处，很难使人相信。

# 第六节　甲状腺疾病中医药治疗的特色与优势

甲状腺疾病是临床常见病，西医学主要包括三个方面：①甲状腺功能异常：包括地方性甲状腺肿、甲状腺功能亢进症、甲状腺功能减退症等；②甲状腺炎性疾病：包括急性化脓性甲状腺炎、亚急性甲状腺炎、慢性淋巴性甲状腺炎、硬化性甲状腺炎等；③甲状腺肿瘤：包括甲状腺囊肿、甲状腺瘤、甲状腺癌等。近年来甲状腺疾病发生率日益增高，越来越受到人们的关注。如能以中医药理论为指导，用现代科学的手段研究中医，汲取中医和西医两方面的精华，加以有机地结合，有利于提高不同甲状腺疾病的治疗疗效。

## 一、甲状腺疾病中医药方面的记载

甲状腺疾病类属于中医"瘿病"等。甲状腺疾病的认识最早发源于我国，夏商时期的甲骨文就有"瘿之初文"记载，春秋战国时期，《淮南子·坠形篇》及《庄子》就有瘿疾的治疗、预防记载。《吕氏春秋·尽数篇》"轻水所，多秃与瘿人"提出瘿病与地理环境有关。含碘药物治疗甲状腺疾病我国记载最早，晋代葛洪《肘后备急方》记载了运用海藻组成方剂，治疗瘿病。该书中治瘿病的十个方剂，均用有含碘丰富药材海藻、昆布等组成，其中九个以海藻为君药。欧洲从 12~14 世纪开始用海草灰治疗甲状腺肿。1812 年有人从海草灰中分离出一种物质，命名为碘，并证实用海草灰治疗甲状腺肿能使甲状腺肿消退的就是这种物质。《三国·魏略》记载有用手术治瘿的故事。"自愿令医割治，十人割瘿九人死。"最早进行了手术治疗的尝试。1910 年 Kocher 有关甲状腺外科手术的创造性成就，使他于 1909 年荣获了诺贝尔奖奖金，奠定了甲状腺外科的基础。使用动物甲状腺治疗疾病我国记载源于隋唐，这个时期含碘药物与动物甲状腺组织（靥）已普遍被用来治疗瘿肿，《外台秘要》记载治疗瘿病的方剂 64 首，其中用海藻或昆布的方剂 27 首，用羊、鹿甲状腺组织（眉）的方剂 6 首，用海藻、昆布与羊、鹿甲状腺组织（靥）的合用方剂 31 首。而 Marine（1910 年）阐明了碘缺乏与甲状腺肿的关系。20 世纪初期，是实验内分泌学的开始。研究主要采取两个手段，其一是切除动物的某个腺体，观察动物会出现什么症状或现象；其二是把腺体的提取物注射入切除腺体动物的体内，看它能不能纠正病态和恢复正常功能。1914 年 Kendall 纯化了结晶的甲状腺素。

**二、迅速减轻临床症状，减轻患者痛苦**

消除或减轻临床症状是中医药治疗甲状腺疾病的主要优势之一。如甲亢病主要指 Graves 病，表现为怕热、多汗、易倦、烦躁、无力、手抖、食欲亢进、体重减轻、便次增多、月经紊乱等症状，不同患者上述症状轻重、多寡不一。临床甲亢患者常可表现某一个或几个症状特别突出，有的患者不仅发病过程中某些症状特别明显（如低热、多汗、食欲亢进、便次增多、月经紊乱等），影响自身的工作生活，而且即使使用西药抗甲状腺药物，甲状腺功能检测指标恢复正常，还可存在某些症状运用中医药理论做指导，抓住甲亢患者主要表现，进行辨证施治，常能迅速控制症状，缩短疗程，减轻患者痛苦。在治疗甲亢过程中，能缩短起效时间，缩短了控制症状所需的时间，迅速缓解症状，减少并发症的发生，减少西药的毒副反应，其消除甲状腺肿、降低心率、增加体重、消除疲倦等作用优于抗甲状腺药物。

甲状腺功能减退症常表现有便秘、畏寒等，大多属脾肾阳虚，使用温补脾肾之方药，有利于迅速改善上述症状，而且有利于加快甲减检测指标的恢复。半硫丸以温肾助阳、通阳泄浊为法，配合小剂量优甲乐片（左甲状腺素钠片），对证属肾阳虚的甲状腺功能减退症有明显疗效，能够明显改善患者畏寒、面色无华、神疲乏力、记忆力下降、腹胀、便秘等症状，升高 $FT_3$、$FT_4$，降低 TSH，降低血清中 TgAb、TMAb 滴度，显著减少优甲乐的替代剂量，快速有效地达到治疗目的。试验组和对照组无不良事件发生率。故我们认为，运用半硫丸治疗甲减有一定的疗效。治疗后试验组与对照组的主要症状均有改善。两组比较，试验组的疗效明显优于对照组（$P < 0.05$），尤其对畏寒怕冷、腰膝酸软、便秘等症状的疗效显著，其有效率达 90% 以上。说明半硫丸对患者的临床症状有显著的改善作用，疗效优于优甲乐片。通过中医药辨证论治或综合治疗，一般很快可以消除或减轻症状，使患者可以像健康人一样地学习工作和生活，显著提高患者的生活质量。

### 三、发挥各自长处，提高临床疗效

甲亢患者的近期疗效以服用西药组明显，而远期疗效则以服用中药组显著。中西药同时服用，既克服了单纯用中药疗程长、见效慢的不足，又抑制了只使用西药复发率高的缺点，从而提高了甲亢患者的治愈率。有报道，缓解时间在 5 年以上者，西药组（40例）仅有 5%（2/40）；中药组（40 例）为 75%（30/40）；中西医结合组（120 例）为 70%（84/120）。不难看出，中药组和中西医结合组远期疗效高，但是中药组见效慢（一般为 2~6个月），西药组复发率高，中西医结合组则明显优于上述 2 个组。

对缓解期的甲亢患者，如何防止复发是我们应该重点研究的问题。有报道将西药组和中西医结合组在 1~5 内的复发率做了比较：在不同的观察时间中，西药组复发率高于中西医结合组，总复发率为 95.0%，中西医结合组为 30.25%，$P < 0.01$。说明中西医结合组复发率比较低，但复发问题仍然存在。从复发的诱因看，一是感染，所以必须重视和预防重症病毒性感冒的发生和治疗；二是精神刺激和紧张、劳累，所以要加强心理（精神）治疗；三是过食含碘食物，所以还要重视对患者的饮食治疗，对于发病和缓解期的患者都要按照甲亢的病证规律拟定出饮食原则，实行"辨证施食"和忌食辛辣、含碘等食物的饮食疗法。总之，对于甲亢患者的治疗，除了中西药合用，还应配合心理治疗、饮食治疗、气功治疗，对防止缓解期甲亢患者旧病复发必将起到积极作用。

有应用自制中药甲亢丸加 [131]I 治疗中、重度甲状腺功能亢进症（简称甲亢）1269 例，并与单独应用 [131]I 治疗甲亢的 1115 例做对照，A 组 1115 例，第一个疗程治愈 367 例（占32.9%）。第二个疗程治愈 56 例（占 5.02%）。B 组 1269 例，第一个疗程治愈 424 例（占33.41%），第二个疗程治愈 34 例（占 2.68%）。结果提示，中西医结合治疗甲亢优于单独应用 [131]I 治疗，而且可以缩短疗程，减少 [131]I 的用量，减轻患者的经济负担。同时也说明学者自制中药甲亢丸对 [131]I 治疗甲亢有很好的协同作用。

### 四、中医药亚临床甲状腺疾病防治特点与优势

亚临床甲状腺疾病的中医药干预治疗研究。亚临床甲亢、亚临床甲减、亚临床克汀病等是当前甲状腺疾病的研究热点，可以早期中医药干预治疗，旨在减少这些疾病向甲亢、甲减或克汀病方向发展，或有症状早期患者干预治疗，减轻症状，促进康复，或减少并发症的发生。临床常见的亚临床甲亢是一种以血中促甲状腺激素（TSH）降低，而甲状腺激素正常为基本特征的甲状腺疾病。随着 TSH 测定方法的改进，亚临床甲亢的检出率有明显增高的趋势。在治疗本病时，首先要确定患者的亚临床甲亢并非一过性的，如果TSH 水平持续性受抑制，可应用很小剂量的抗甲状腺药物治疗，使血清 TSH 处于正常水平。亚临床甲亢患者应注意低碘饮食，防止过度疲劳，避免情绪波动。如果有合并心血管系统临床表现者，可酌情进行 β 受体阻滞药治疗，减慢心率，减轻心肌肥厚，改善心肌舒张功能，预防心室重构。在亚临床甲亢的治疗中，进行早期干预，可有效地防止骨质疏松、心脏病等疾患的发生，缩短了病程，同时可以阻止其向临床甲亢发展。

### 五、减轻西药不良反应，达到增效目的

在对于甲亢的治疗中，采用中药辅以小剂量的抗甲状腺西药治疗，可减轻抗甲状腺疾病西药损害肝脏引起肝功受损，以及抗甲状腺疾病西药损害血液系统引起白细胞减少

等不良反应。有报道：在统计的采用中药辅以小剂量甲巯咪唑治疗的 389 例患者中，未见一例出现严重白细胞或粒细胞减少病例。同时这种治法能有效地防止单纯甲巯咪唑使用过量等致甲亢向甲减转化，减少和缓解甲亢恢复期突眼征与甲状腺肿大加重。究其缘由，可能是中药益气养阴的扶正效益，弥补了甲巯咪唑单纯拮抗甲状腺激素的合成、缺乏顾及整体的作用。

### 六、防治或减少甲状腺疾病并发症

治疗甲状腺疾病并发症是中医药最突出、最显著优势之一。各种不同甲状腺疾病均有不同并发症，有的并发症甚至危及患者生命。如 Graves 病甲亢可以并发甲亢危象、白细胞减少、肝功能损害、甲状腺相关性肾病等。中医药能延缓或逆转甲状腺疾病并发症，挽救生命。我们常用小剂量的复方甲亢片治疗亚临床甲亢。湖北省中医院研制的复方甲亢片，由白芍、生黄芪、生地黄、玄参、钩藤、夏枯草、牡蛎等中药及小剂量甲巯咪唑组成，实验研究已经证实，复方甲亢片不仅能有效降低甲状腺功能，及时控制甲亢症状，而且在防治甲亢合并白细胞减少甚至粒细胞缺乏方面具有一定的优势。

# 第二章　甲状腺的解剖及生理功能

## 第一节　甲状腺的解剖

### 一、甲状腺的形态、位置和解剖结构

甲状腺呈棕红色，富含血管，外裹以颈深筋膜的气管前层。甲状腺重约 25 g，女性稍重，且在月经期和妊娠期有不同程度地增大。甲状腺腺体呈"H"形或"U"形，分为左、右侧叶和连接两侧叶的峡部(图 2 - 1)。峡部的上缘常发出一锥状叶，据国人资料统计，约有 70% 的人出现锥状叶，且多连于左侧叶。锥状叶长短不一，常从峡部或邻近的左或右侧叶向上延伸达舌骨。

甲状腺两个侧叶大致呈锥形，尖部又称上极，向上至甲状软骨板中分；底部又称下极，达第 5 或第 6 气管软骨环水平；前缘薄，后缘钝圆。侧叶长约 5 cm，最大横径约为 3 cm，最大前后径约为 2 cm。

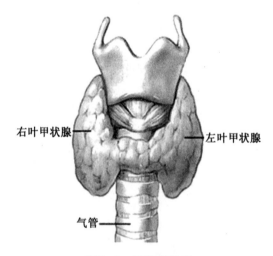

图 2 - 1　甲状腺形态

甲状腺峡部连接两侧叶的下部，其横径和上、下径约为 1. 25 cm，常位于第 2 至第 4 气管软骨的前方，有时可偏高或偏低，其位置和大小变化较大。

甲状腺本身具有纤维结缔组织膜，即甲状腺真被膜，又称纤维囊，囊的纤维束伸入腺实质内，与腺实质内的结缔组织相延续。真被膜的外面是甲状腺假被膜，由气管前筋膜包绕甲状腺形成。后者包绕甲状腺后，在腺体的两侧叶内侧缘和峡部后面，与甲状软骨、环状软骨以及气管软骨环的软骨膜愈合，形成甲状腺悬韧带，将甲状腺固定于喉及气管壁上。因此吞咽时，甲状腺随之上下移动，临床上借此可判断是否为甲状腺肿的疾患。喉返神经通常在甲状腺悬韧带的后面经过，因而在甲状腺切除术中处理悬韧带时，应注意保护喉返神经。甲状腺真、假被膜之间填充以疏松结缔组织，其内有血管及甲状旁腺，喉返神经位于真被膜之外，所以，若在真被膜内进行甲状腺手术时，可避免损伤喉返神经。

### 二、甲状腺的血液供应

1. **甲状腺动脉**　甲状腺的血液供给极为丰富，有成对的甲状腺上、下动脉，行程中分别与支配喉的喉上神经和喉返神经位置关系密切。有时，还有一条来自头臂干或主动脉弓等处的甲状腺最下动脉。此外，气管和食管动脉的分支也分布于该腺。各动脉的分支在腺体表面和内部互相吻合，因此，甲状腺次全切除术结扎甲状腺上、下动脉及甲状腺最下动脉时，由于气管和食管动脉的分支也供血的缘故，残留的甲状腺组织不至于发生缺血坏死。

（1）甲状腺上动脉：起自颈外动脉起始部的前面，伴喉上神经外支行向前下方，至侧叶上极附近分为前、后两支。前支沿侧叶前缘下行，分布于侧叶前面，并有分支沿甲状腺峡的上缘与对侧的分支吻合；后支沿侧叶后缘下行，与甲状腺下动脉的升支吻合。该动脉沿途的分支有喉上动脉、胸锁乳突肌支和环甲肌支。喉上动脉与喉上神经内支伴行，穿甲状舌骨膜，分布于喉内。

（2）甲状腺下动脉：起自锁骨下动脉的甲状颈干，初沿前斜角肌内侧缘上行，至第6颈椎横突下方转向内侧，行经椎动、静脉前方和颈动脉鞘后方，继而弯向内下，近甲状腺侧叶下极再弯向上内，至侧叶后面分为上、下支，分布于甲状腺、甲状旁腺、气管和食管等。甲状腺下动脉在甲状腺下极后方与喉返神经的位置关系在外科非常重要。有时，一侧甲状腺下动脉阙如（约19.73%），且多见于左侧。甲状腺下动脉也有发自头臂干或主动脉弓者。

（3）甲状腺最下动脉：出现率约为13%。该动脉细小而多变，可起自头臂干、主动脉弓、右颈总动脉、右锁骨下动脉或胸廓内动脉等处。发出后沿气管前面上行，进入甲状腺峡部，并参与甲状腺动脉之间在腺内、外的吻合。当低位气管切开或甲状腺手术时，应当注意此动脉。

2. **甲状腺静脉**　在甲状腺表面和气管前面形成丛，从静脉丛发出甲状腺上、中、下静脉。其中，甲状腺上静脉与同名动脉伴行，其余两对静脉单独走行，甲状腺上、中静脉注入颈内静脉，甲状腺下静脉注入头臂静脉。

（1）甲状腺上静脉：自甲状腺侧叶上极穿出，与同名动脉伴行，汇入颈内静脉。

（2）甲状腺中静脉：粗而短，自甲状腺侧叶外侧缘中部穿出，单独走行，横过颈总动脉前方，汇入颈内静脉。多为1支，亦可为2~3支或阙如。甲状腺次全切除术时，要仔细结扎此静脉，以免出血或空气栓塞。

（3）甲状腺下静脉：自甲状腺侧叶下极穿出，经气管前面下行，汇入头臂静脉。在甲状腺峡部下方、气管前面，两侧甲状腺下静脉与峡部的属支吻合，形成甲状腺奇静脉丛，因此，在甲状腺峡部下方做低位气管切开术时应注意止血。

### 三、甲状腺的淋巴回流

甲状腺滤泡周围的毛细血管丛附近有毛细淋巴管。毛细淋巴管逐级汇集成淋巴管，走行于小叶间结缔组织内，常围绕动脉，并与被膜淋巴网相通，最后注入颈部的淋巴结。

#### （一）颈部淋巴结的分群及引流范围

颈部的淋巴结数目较多，借淋巴管彼此连接，其输出管最后汇入胸导管或右淋巴导管。颈部淋巴结除了收纳位于头、颈交界处的头部淋巴结的输出管和颈部器官的淋巴外，还直接收纳胸部的一些淋巴。根据颈部淋巴结的位置，可大致分为三组：颈前淋巴结、颈外侧淋巴结和咽后淋巴结，各组又可进一步分为若干群。

1. 颈前淋巴结　分为浅、深两群。

（1）颈前浅淋巴结：位于胸骨舌骨肌浅面，沿颈前静脉排列，有 1～2 个，收纳颈前部皮肤和肌肉的淋巴，其输出管汇入颈外侧下深淋巴结。

（2）颈前深淋巴结：排列在颈部器官的周围，它们的输出管亦汇入颈外侧下深淋巴结。

1）喉前淋巴结：位于喉的前面，数目很不恒定，按位置可分为上、下两群。上群：位于甲状舌骨膜前面。多为一个小淋巴结，且常不出现，引流喉上部的淋巴液，输出管汇入下群的淋巴结。下群：位于环状软骨中央及环甲正中韧带的前面，有时也出现于甲状软骨下部前面。有 1～3 个，多数为 1 个，如果存在甲状腺锥状叶时，则可多达 3 个。引流上群的输出淋巴管、喉下部和甲状腺的淋巴液，输出淋巴管注入气管前淋巴结、气管旁淋巴结，或向外下直接注入颈外侧下深淋巴结。

2）甲状腺淋巴结：位于甲状腺峡部的前面，多为 1 个，但有无不定。引流甲状腺的淋巴液，输出淋巴管注入气管前淋巴结、气管旁淋巴结和颈外侧上或下深淋巴结。

3）气管前淋巴结：位于甲状腺峡以下的气管颈部前面，包裹在气管前筋膜深侧的结缔组织中，有 1～6 个，收纳气管颈部和甲状腺的淋巴液以及喉前淋巴结的输出管，其输出淋巴管多注入气管旁淋巴结，一部分注入颈外侧下深淋巴结，或是向下注入上纵隔淋巴结。

4）气管旁淋巴结：位于气管颈部和食管之间的沟内，沿喉返神经排列，有 1～7 个。资料记载，该处的淋巴结位于一个四边形的区域内，即其上界为甲状腺侧叶下缘，下界为胸骨柄颈静脉切迹，外侧界为颈总动脉，内侧界为气管。由于左、右喉返神经在该区的走行位置不同，因此左、右气管旁淋巴结与喉返神经的位置关系也不相同。在甲状腺侧叶下缘高度，左侧的淋巴结多位于喉返神经的前面，右侧的淋巴结多位于喉返神经的后面。当感染或肿瘤转移引起气管旁淋巴结肿大时，可压迫喉返神经，出现声音嘶哑。气管旁淋巴结引流甲状腺、甲状旁腺、喉下部、气管颈部和食管颈部的淋巴液，并收纳喉前淋巴结、甲状腺淋巴结和气管前淋巴结的输出管，其输出淋巴管注入颈外侧下深淋巴结，有时直接汇入颈干。

2. 颈外侧淋巴结 包括颈外侧浅淋巴结和颈外侧深淋巴结。

(1)颈外侧浅淋巴结：沿颈外静脉的上份排列，其上部的淋巴结位于腮腺后缘与胸锁乳突肌前缘之间，下部的淋巴结位于胸锁乳突肌表面。每侧 1 ~ 5 个，多数为 1 ~ 2 个。收纳腮腺淋巴结、乳突淋巴结和枕淋巴结的输出管，其输出管汇入颈外侧上、下深淋巴结。

(2)颈外侧深淋巴结：根据位置大致分为三群，沿颈内静脉周围排列者称为颈内静脉淋巴结；沿副神经周围排列者称副神经淋巴结；位于颈横动脉周围者称为锁骨上淋巴结。

1)颈内静脉淋巴结：沿颈内静脉周围纵行分布，上至颅底，下达颈根部，总数可多达 30 个左右。通常以肩胛舌骨肌与颈内静脉交叉处为界，将颈内静脉淋巴结分为上、下两群：①颈内静脉淋巴结上群：在胸锁乳突肌深面，颈内静脉上段周围，上达乳突尖，下至肩胛舌骨肌。该群有 6 ~ 22 个，多数位于颈内静脉前面，一部分位于颈内静脉的内侧和外侧，少数在颈内静脉的后面。其中，在面总静脉、颈内静脉与二腹肌后腹之间，有 1 ~ 5 个(多数为 1 ~ 2 个)淋巴结，又称为颈内静脉二腹肌淋巴结，临床称其为角淋巴结。它主要收纳鼻咽部和腭扁桃体以及舌根的淋巴液，患鼻咽癌、舌癌和腭扁桃体炎时，常可累及该淋巴结，临床检查时，可在平对舌骨大角水平、胸锁乳突肌前缘，扪到肿大的淋巴结。在肩胛舌骨肌与颈内静脉交叉处或稍上方，常有一个较大的淋巴结，称为颈内静脉肩胛舌骨肌淋巴结，多位于颈内静脉的外侧；其次位于颈内静脉的内侧，仅少数位于静脉的前面，该淋巴结直接收纳来自舌的淋巴液，舌癌常直接侵及此淋巴结。颈内静脉淋巴结上群直接或间接收纳头面部和颈上部的淋巴液，接受颏下淋巴结、下颌下淋巴结、腮腺淋巴结、乳突淋巴结、枕淋巴结、颈前淋巴结及颈外侧浅淋巴结的输出管，并直接收纳舌、鼻腔、咽、喉、甲状腺侧叶、气管颈部及食管颈部的淋巴管。其输出管注入颈内静脉淋巴结下群或直接注入颈干；②颈内静脉淋巴结下群：为颈内静脉淋巴结上群的延续。在胸锁乳突肌深面，肩胛舌骨肌以下，沿颈内静脉下段排列。有 2 ~ 12 个，多为 2 ~ 7 个。主要位于颈内静脉的外侧面及后面，一部分位于颈内静脉的前面和内侧。该淋巴结群接受颈前淋巴结、颈外侧浅淋巴结及颈内静脉淋巴结上群的输出管，并直接收纳胸壁上部和乳房上部的淋巴管，其输出淋巴管合成颈干，左侧汇入胸导管，右侧汇入右淋巴管。

2)副神经淋巴结：位于肩胛舌骨肌下腹上缘与胸锁乳突肌后缘和斜方肌前缘之间的三角区(枕三角)内，沿副神经周围配布，有 2 ~ 13 个，多为 4 ~ 7 个。多数淋巴结位于副神经的上外侧，并与颈内静脉淋巴结上群相连，少数淋巴结位于副神经的下内方，并与锁骨上淋巴结相延续。手术中游离该群淋巴结时，应注意勿伤及副神经。副神经淋巴结接受乳突淋巴结和枕淋巴结的输出管，并直接收纳枕部、颈部及肩部的淋巴管，其输出管注入颈内静脉淋巴结下群和锁骨上淋巴结。

3)锁骨上淋巴结：位于肩胛舌骨肌下腹下缘与胸锁乳突肌后缘和锁骨上缘之间的三角区(锁骨上三角)内，沿颈横动、静脉周围配布，有 1 ~ 8 个，大多数为 1 ~ 4 个。外侧部的淋巴结借淋巴管与副神经淋巴结相连接，内侧部的淋巴结借淋巴管与颈内静脉淋巴结下群相续。锁骨上淋巴结的输出管可注入颈内静脉淋巴结下群或直接注入右淋巴导管或胸导管。

4）与颈内静脉淋巴结下群相续处的淋巴结：较大，恰位于前斜角肌前方，紧靠静脉角，故称斜角肌淋巴结。左侧的斜角肌淋巴结又称 Virchow 淋巴结。当胸、腹部器官癌细胞转移时，癌细胞栓子可经胸导管逆流至 Virchow 淋巴结，临床检查时，常可在胸锁乳突肌后缘与锁骨上缘形成的夹角处触摸到肿大的淋巴结。通常左侧的锁骨上淋巴结与腹部和左半胸部器官有关；而右侧的仅与右半胸部器官有关。

3. 咽后淋巴结　有 1~3 个，位于咽后面与椎前筋膜之间的咽后间隙内，多位于舌骨大角水平以上，少数可下达环状软骨水平，可分为咽后外侧淋巴结和咽后内侧淋巴结。接受鼻腔后部、鼻咽部、鼓室、咽鼓管和口咽部的淋巴管，其输出管汇入颈内静脉淋巴结上群。

（二）甲状腺的淋巴引流

甲状腺不同部位的淋巴管引流去向不同，可分为上、下两部分，每部分又分为内侧部、外侧部及后部三部分。

1. 上内侧部淋巴管　起自甲状腺峡的上半部及其附近侧叶的上内侧部；如有锥状叶，其淋巴管也包括在该部范围之内。上内侧部的淋巴管一部分向上注入喉前淋巴结，多数经过环甲肌前面向外上方，注入颈内静脉二腹肌淋巴结，或注入平对舌动脉起点至甲状腺上动脉起点处之间的颈内静脉淋巴结上群。

2. 上外侧部淋巴管　起自甲状腺侧叶上外侧部，沿甲状腺上动、静脉走行，注入平对甲状腺上动脉起点及颈总动脉分叉处的颈内静脉淋巴结上群。

3. 上后部淋巴管　起自侧叶的上后部，向后注入咽后淋巴结。

4. 下内侧部淋巴管　起自甲状腺峡的下半部及其附近的侧叶下内侧部，沿甲状腺下静脉下行，注入气管前淋巴结及气管旁淋巴结。

5. 下外侧部淋巴管　起自甲状腺侧叶的下外侧部，沿甲状腺下动脉的分支，经过颈总动脉的后方或前方，注入颈内静脉淋巴结上群。有文献报道，在 55 例研究材料中，见到 3 例该部的淋巴管终止于颈内静脉的后外侧壁，通过组织学方法观察，证明其中 1 例与颈内静脉外膜的淋巴管网吻合，其余两例则与外膜上的静脉汇合。因此，认为甲状腺的一部分淋巴管可直接注入静脉。

6. 下后部淋巴管　起自侧叶的下后部，注入沿喉返神经排列的气管旁淋巴结。文献报道在 55 例中，见到 5 例该部的淋巴管绕过气管旁淋巴结，斜过左颈总动脉，而直接注入胸导管。

**四、甲状腺的毗邻关系**

正常甲状腺位于喉和气管的两侧和前面，周围有结缔组织包绕，在甲状软骨部位有 Berry 韧带固定。甲状腺由两侧叶和峡部构成，两侧叶上方呈圆锥状，其上、下端称上、下极。两叶上极平甲状软骨中点，下极至第 6 气管软骨，后方平第 5 至第 7 颈椎高度。有时下极可伸达胸骨柄的后方，称为胸骨后甲状腺。两侧叶纵径 4~5 cm，横径 1~3 cm，前后径 2~3 cm。甲状腺峡部连接左右两侧叶的下部，其横径和上下径约 1.25 cm，位于第 2 至第 4 气管软骨环的前方，有时阙如。表面覆以胸骨甲状肌，但峡部正中宽 0.5~1.0 cm

处无肌肉覆盖,再向浅层依次是颈前静脉、浅筋膜和皮肤;左、右甲状腺上动脉沿峡部上缘吻合;在峡部下缘,甲状腺下静脉离开甲状腺。峡部向上延伸为锥状叶,约60%的人有锥状叶。甲状腺的位置和形态有一定的个体差异。正常甲状腺左右对称,右叶比左叶稍长,在弥散性甲状腺肿大时更明显。甲状腺炎患者接受激素治疗后,左叶的肿大现象首先消失而右叶肿大残留现象较为常见。甲状腺的位置一般可高达舌骨,甚至与甲状腺舌管相连。甲状腺的重量平均为17~25 g,女性比男性稍重,其中水分约占80%。

气管前筋膜包绕甲状腺,形成腺鞘,又称假被膜。甲状腺的外膜为纤维囊,称为真被膜,它与甲状腺之间为囊鞘间隙,内有血管行经其中并吻合成网。假被膜在侧叶内侧和峡部后面与甲状软骨、环状软骨和气管软骨环的软骨膜相遇并增厚,形成甲状腺悬韧带,将甲状腺固定在喉及气管上,所以吞咽时甲状腺可随喉上下移动。正常甲状腺小叶构形不明显,甲状腺炎时甲状腺内结缔组织增生,临床上可明显触及。

甲状腺前面由浅入深依次为皮肤、浅筋膜、颈筋膜浅层、舌骨下肌群和气管前筋膜。气管前筋膜在此处包绕甲状腺形成甲状腺假被膜,并附着于甲状软骨、环状软骨以及气管软骨环,形成甲状腺悬韧带。

甲状腺侧叶的表面覆以胸骨甲状肌,再向浅面是胸骨舌骨肌和肩胛舌骨肌上腹;两侧叶内侧有喉和气管,背侧有咽和食管颈部。侧叶的后外侧面与颈动脉鞘及鞘内的颈总动脉、颈内静脉和迷走神经,以及位于椎前筋膜深部的颈交感干相邻。当甲状腺肿大时,可压迫气管、食管,出现呼吸、吞咽困难;若压迫神经,则引起声音嘶哑;甲状腺癌时,如压迫交感干,可出现 Horner 综合征,即瞳孔缩小、眼裂变窄(上睑下垂)及眼球内陷等症状。两叶的上极与下咽部收缩肌邻接,甲状腺上极的癌常常侵及此肌肉。甲状腺的后方是颈深筋膜,颈深筋膜的前面有膈神经走行。

### 五、甲状腺的解剖变异

1. 锥状叶的变异 锥状叶长短不一,出现率为70%,约30%的人无锥状叶。锥状叶多连于左侧叶;其次,从峡部或邻近的右侧叶向上延伸。有时锥状叶与侧叶脱离或分成两个以上部分。锥状叶向上延伸可达舌骨;有纤维性带或纤维肌性带,即甲状腺提肌,从舌骨体连接到峡部;或锥状叶较短,甲状腺提肌从舌骨体连接到锥状叶。

2. 甲状腺发育不全 甲状腺峡部阙如出现率约10.12%,一侧叶阙如占0.1%。

3. 副甲状腺 小块游离的甲状腺组织可出现于两侧叶的任何部位抑或峡部之上,称为副甲状腺。

4. 甲状腺舌管囊肿或瘘 甲状腺舌管的遗迹可能存留于峡部和舌盲孔之间,有时成为中线附近,甚或舌内的甲状腺组织副小结或囊泡。

### 六、甲状旁腺的解剖

1. 形态 甲状旁腺是扁圆形小体,左右各有2个,长约6 mm,宽3~4 mm,前后径1~2 mm,每个约重50 mg;腺体呈棕黄色或黄色,有时呈淡红色,表面光滑。甲状旁腺的数目通常有上下两对,共4个,但也有约6%的人多于4个,约14%的人少于4个(图2-2)。

2. 位置 甲状旁腺通常位于甲状腺侧叶后缘、真假被膜之间的疏松结缔组织内,但有时有1个或多个或藏于甲状腺实质内(又称作迷走甲状旁腺),或位于假被膜之外、气管周围的结缔组织内，也有的低达纵隔的。上甲状旁腺的位置比下甲状旁腺的位置恒定，通常多位于甲状腺后缘中间或中上 1/3 交界处。下甲状旁腺的位置变化较大，且与甲状腺下动脉的关系十分密切。

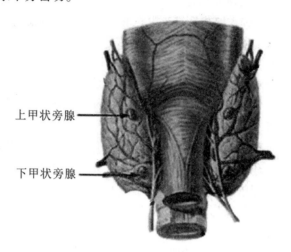

上甲状旁腺

下甲状旁腺

图 2-2　甲状旁腺

（1）若位于甲状腺下动脉下方，通常是在侧叶下极附近、真假被膜之间，或近下极处的甲状腺实质内。

（2）若位于甲状腺下动脉上方，则可能居于假被膜之外。

3. 血管、淋巴回流与神经支配　甲状旁腺的血液供应丰富，甲状腺上、下动脉的吻合支沿甲状腺后缘行经甲状旁腺近旁，分支营养该腺。

一般认为，甲状旁腺实质内没有毛细淋巴管，甲状旁腺的淋巴管在其被膜和周围的脂肪组织内，其淋巴流向与甲状腺相同。

神经支配为交感神经，或直接来自颈上、中神经节，或来自甲状腺侧叶后面筋膜内的神经丛。神经支配仅为血管运动性，而非内分泌运动性。甲状旁腺的活动受血钙水平变化的调控：血钙升高可抑制甲状旁腺活动；血钙降低可刺激甲状旁腺活动。

4. 胚胎发育　甲状旁腺发生自咽囊内胚层，下一对来自第 3 对咽囊，称为甲状旁腺Ⅲ；上一对来自第 4 对咽囊，叫作甲状旁腺Ⅳ。下甲状旁腺在发育早期与形成胸腺的第 3 咽囊憩室相连，并随之向尾侧迁移。正常时下甲状旁腺只下移到甲状腺下极，但也可能随胸腺下降入胸腔，或完全不下降，仍停留在颈动脉分叉处附近的正常水平之上。甲状旁腺的数目不定，一般有 4 个，有时少于或多于 4 个，出现多个甲状旁腺时，可散在于其正常位置附近的结缔组织中。

5. 组织结构　每个甲状旁腺覆有薄层结缔组织被膜，并伸入腺内形成小隔，同网状纤维融合起来，支持着排成长索条状的分泌细胞。甲状旁腺实质由两种细胞组成：主细胞和嗜酸性细胞，以主细胞最多。

儿童甲状旁腺由宽而不规则、相互连接的主细胞条索构成，终生都司甲状旁腺激素（PTH）的合成与分泌。细胞为多边形，细胞核呈空网状，胞质呈均质性、弱酸性。依据胞质染色深浅，主细胞可分 3 型，即亮细胞、暗细胞和透明细胞。细胞索之间为密集的窦样毛细血管,激素经这些毛细血管运出腺体。主细胞的超微结构按其功能活动水平呈现不同的结构特点。活性主细胞胞质内有发达的高尔基复合体,并附有许多小泡和小的膜包颗粒,后者可能是前分泌颗粒;胞质内的分泌颗粒少见,糖原稀少,有大量平行排列的粗面内质网扁囊。相反,静止主细胞的高尔基复合体小,仅有少量成群小泡和膜包分泌颗粒;糖原和脂褐素颗粒丰富,但粗面内质网少而散在。人正常甲状旁腺的静止主细胞比活性主细胞多,两者之比为$(3 \sim 5):1$。

活性主细胞合成、组装和分泌甲状旁腺激素。所有哺乳动物的主细胞的膜包致密核心颗粒都含PTH。在分泌间期,颗粒首先移动到细胞周边,然后在适当刺激下颗粒膜与质膜融合,释放PTH。然后,溶酶体活性增加,高尔基复合体和粗面内质网减少;糖原重新聚集;脂褐素颗粒形成,细胞进入暂时的静止期。在甲状腺,相邻细胞的活动是同步的,但与此相反,每一个甲状旁腺主细胞似乎独立地经历其分泌周期。

大约从7岁起,开始出现第二种细胞,即嗜酸性细胞,并随着年龄增长而增加。嗜酸性细胞也呈多边形,但比主细胞大,胞质染色深,充满嗜酸性颗粒。超微结构观察,光镜下所见的"颗粒"实际上是线粒体,数量多,密集,形状特殊。胞质也含少量粗面内质网、糖原,偶尔可见小的高尔基复合体,未见有分泌颗粒的报道。这些特点提示嗜酸性粒细胞不涉及激素的合成与分泌,但丰富的线粒体提示其代谢活动旺盛。

6. 甲状旁腺的生理功能 甲状旁腺主细胞分泌的PTH为含84个氨基酸残基的单链多肽,参与调节钙、磷代谢,即促使血钙浓度升高和血磷浓度降低。另外有两种激素,即降钙素和1,25-二羟胆钙化醇也与钙、磷代谢有关,降钙素由甲状腺滤泡旁细胞分泌,1,25-二羟胆钙化醇是肝细胞和肾细胞对维生素D连续作用而产生的。

PTH的分泌直接由流经甲状旁腺血流中的钙离子浓度调节,血钙降低能直接刺激甲状旁腺分泌PTH。PTH能激活破骨细胞,使破骨细胞增生,促使钙化骨基质的吸收,使钙从骨组织释放入血液;PTH还影响肾的离子转运,抑制肾小管对磷、钠和钾的重吸收,使尿中磷酸盐排泄增加,并促进对钙的重吸收;PTH也可增加小肠对钙的吸收。血钙升高能抑制甲状旁腺PTH的生成。降钙素能抑制破骨细胞吸收骨基质、释放钙的作用,所以能降低血钙和增加骨的形成。1,25-二羟胆钙化醇的产生受PTH调节,而它也具有PTH的许多作用,并可能有"调节"PTH的作用。PTH对靶细胞的作用途径是通过激活腺苷酸环化酶,随之发生细胞内cAMP的升高而起作用的。

甲状旁腺功能亢进时,血磷降低,血钙升高。由于钙离子从骨移出,使骨软化形成多个骨囊肿,即所谓全身性纤维性骨炎。高钙血症常引起若干器官发生病理性钙沉积,如钙由尿中排泄,可在肾小管内钙化,结果产生致命性肾病。

如果甲状旁腺全部被去除,则发生血磷升高,血钙降低。低血钙可引起骨骼肌痉挛、全身抽搐等现象,若呼吸肌和喉肌受累,可导致死亡。所以,在甲状腺次全切除术时应避免切除甲状旁腺。

# 第二节　甲状腺的生理功能

甲状腺是人体最大的内分泌腺，其所分泌的激素称之为甲状腺激素（thyroid hormone，TH）。甲状腺激素具有重要的生理作用，影响广泛，对代谢、生长发育、心血管系统、消化系统、内分泌系统等具有重要的生理调节作用。血液中的甲状腺激素水平主要受下丘脑－腺垂体－甲状腺功能轴、自身调节及自主神经等方面的调节。甲状腺激素分泌异常将会导致疾病发生，如甲状腺激素过多所致的甲状腺功能亢进症（甲亢），碘缺乏病甲状腺激素合成不足所致的地方性甲状腺肿，甲状腺激素分泌不足所致的呆小症等。因此，了解甲状腺生理功能对有关疾病的预防和治疗具有十分重要的指导意义。

**一、碘代谢**

甲状腺合成甲状腺激素的主要原料是碘和酪氨酸。机体能自行合成酪氨酸，但碘则需从食物中摄物，所以，甲状腺与碘代谢的关系极为密切。人体碘主要来源于饮食，碘的代谢异常会引起多种甲状腺疾病。

1. 碘在自然界的分布　碘在自然界广泛存在，主要以化合物形式存在，比如碘化钠（NaI）和碘化钾（KI）等，广泛存在于岩石、土壤、空气和水中。碘化物易溶于水，在漫长的过程中，土壤中的碘被雨水、河流带走进入海洋，故沿海地区的碘供应较内陆和山区丰富。由于海水中含碘较高，故海产品中的含碘量高于非海洋食品。因此，沿海地区碘缺乏病发病率较低。

2. 人体碘的来源、吸收，分布，代谢及清除

（1）来源、吸收：碘主要来源于食物及饮水。人体合成甲状腺激素所需的碘80%～90%来自食物，其余来自饮水和空气。饮食中摄入的碘量，因饮食习惯及当地土壤及水中的含碘量不同而有很大的差异。在消化过程中，食物中的碘化物易被吸收且吸收完全，其吸收形式是 $I^-$。甲状腺滤泡上皮借助 $Na^+$ 泵将碘从低浓度向高浓度浓聚，有20%～50%经肠黏膜吸收进入血循环的碘被甲状腺摄取。

（2）分布：正常人体含碘20～50 mg。其中甲状腺含碘浓度最高为0.4 mg/g，总含碘量约10 mg（8～15 mg）。正常甲状腺储存的碘可以供机体3～4个月合成甲状腺激素之用。其他组织诸如肌肉、脑、淋巴结、卵巢、肾、唾液腺、胃液腺和松果体中亦含有碘，其含量甚微。组织中所含的碘主要是有机碘。血液含碘为30～60 μg/L，血液中的有机碘化物都与蛋白质结合，其碘值称为蛋白结合碘（PBI），血液中的无机碘很少，平均为4 μg/L。

（3）代谢及清除：正常甲状腺内碘的更新率很慢，每日1%～2%，而细胞外液中由于碘与甲状腺激素的密切关系，碘在人体内随甲状腺激素而转运和代谢（详见下文）。碘主要由肾脏和消化道进行排泄，其排泄量和摄入量大致相等。肾是碘的主要排除器官，

尿碘占碘排出量的 86%。尿碘是检测碘营养水平的公认指标，尿碘中位数（MUI）是最适当的碘营养状态，一般用学龄儿童的尿碘检测值反映当地的碘营养水平：80 μg/L < MUI < 100 μg/L 为轻度缺碘，50 μg/L < MUI < 80 μg/L 为中度缺碘，MUI < 50 μg/L 为重度缺碘。粪碘以有机碘为主，所占比例不大，约为排出碘的 10%；其余排出途径还有呼吸、汗液、乳汁以及头发剪除等。血液中甲状腺激素（$T_3$ 和 $T_4$）的碘量约为 600 μg，正常情况下，甲状腺分泌的甲状腺激素含碘约为 75 μg/d，主要为 $T_4$ 形式存在：其中有 60 μg 碘进入碘池被再利用，另约 15 μg 的碘在肝脏与葡萄糖甘酸或硫酸盐结合，经粪便排出。

## 二、碘化甲状腺原氨酸的组成

有机碘化物在血循环中主要以三种形式存在，甲状腺素或称四碘甲状腺原氨酸（$T_4$）、三碘甲状腺原氨酸（$T_3$）、反三碘甲状腺原氨酸（$rT_3$），分别占总量的 90%、9%、1%。因此，甲状腺分泌的激素主要是甲状腺素（$T_4$），但 $T_3$ 生物活性最大，约为 $T_4$ 的 5 倍，$rT_3$ 几乎无生物活性。

1. 甲状腺素　是一种含四碘的甲状腺原氨酸，故称 3，5，3'，5'-四碘甲状腺原氨酸（3，5，3'，5'-tetraiodothyronine，$T_4$）。$T_4$ 以两种形式存在：一种是与蛋白质（主要为甲状腺结合球蛋白，TBG）结合，为结合型甲状腺素；另一种是呈游离状态的甲状腺素，为游离型甲状腺素（free thyroxine，$FT_4$），两型可互相转化，结合型与游离型之和为血清总 $T_4$（$TT_4$）。$T_4$ 不能进入外周组织细胞，只有转变成 $FT_4$ 后才可进入细胞发挥其生理功能，故测定 $FT_4$ 比测定 $TT_4$ 意义更大。但是，在生理情况下，几乎所有的 $T_4$ 都呈结合型，而 $FT_4$ 含量甚少。促甲状腺激素（TSH）刺激甲状腺分泌 $T_4$，$T_4$ 又反馈抑制。

2. 三碘甲状腺原氨酸　$T_4$ 经脱碘后转变为 3，5，3，-三碘甲状腺原氨酸（3，5，3，-triiodothyronine，$T_3$）。$T_3$ 以两种形式存在：一种主要是与 TBG 结合，为结合型 $T_3$；另一种呈游离状态，为游离型 $T_3$（free triiodothyronine，$FT_3$），两型可互相转化。结合型与游离型之和为总 $T_3$（$TT_3$）。$T_3$ 不能进入外周组织细胞；只有转化为 $FT_3$，后才可进入细胞发挥其生理功能。但是，生理情况下，主要以 $T_3$ 为主，$FT_3$ 含量甚少。TSH 刺激甲状腺分泌 $T_3$，$T_3$ 反馈抑制 TSH 释放。

3. 反三碘甲状腺原氨酸（$rT_3$）　也是由 $T_4$ 在外周组织脱碘而生成的。$rT_3$ 与 $T_3$ 在化学结构上属于异构体，生理状况下，$rT_3$ 含量极少，且几乎无生物活性，而 $T_3$ 是参与机体代谢的重要激素。$rT_3$ 增加，$T_3$ 减少，可以降低机体氧和能量的消耗。$rT_3$ 也是反映甲状腺功能的一项指标。

除 $T_4$、$T_3$、$rT_3$ 外，在血液中还可以找到甲状腺原氨酸（$T_0$）的衍生物，包括三种二碘甲状腺原氨酸或称二碘酪氨酸（diiodothyronine，DIT 或 $T_2$），即 3，5-$T_2$、3，3-$T_2$ 和 3'，5-$T_2$；两种单碘甲状腺原氨酸或称一碘酪氨酸（MIT 或 $T_1$），即 3'-$T_1$ 和 3-$T_1$；两种 $T_4$、$T_3$ 的乙酸类似物，分别称为 tetrac 和 triac；以及 $T_4$、$T_3$、$rT_3$ 的硫酸和葡萄苷酸的结合物。以上碘化衍生物主要来自甲状腺外碘化程度更高的类似物的脱碘作用。其中，除 3-$T_1$ 和 3-$T_1$ 以及 $T_0$ 以外，其余大多数在体外都有某些生物活性。

Tetrac 是一种乙酸 TH 类似物，是 $T_4$ 在肝中氧化脱羧的形式。在细胞内发挥拟 TH 的激动作用，tetrac 同时也是整合素受体的特异性拮抗剂。经纳米颗粒包装的 tetrac 可以去除细胞内的拟 TH 基因组作用，与细胞膜上的整合素 $\alpha v\beta_3$ 结合发挥 TH 拮抗剂作用。$\alpha v\beta_3$ 存在于内皮细胞和血管平滑肌细胞上，TH 与其结合促进血管生成；在许多肿瘤细胞中广泛表达 $\alpha v\beta_3$，比如乳腺癌、胰腺癌、肾癌、胶质瘤、甲状腺滤泡状癌等，TH 与其结合促进肿瘤生长。tetrac 通过拮抗 TH 与 $\alpha v\beta_3$ 结合，可抑制血管形成肿瘤细胞生长。另有报道，利用 tetrac 对 TSH 的显著抑制作用可用来治疗由于 THR 突变导致的垂体性 TH 抵抗综合征。

DITPA（3，5 - diiodothyropropionic）是一种羧酸 TH 类似物。在动物实验中，DITPA 可增加心肌收缩力和外周循环，而不影响心率；在心肌梗死后充血性心力衰竭的动物模型中，DITPA 可改善血流动力学；在中度充血性心力衰竭的患者中，可提高心脏指数，显著减低血清中的胆固醇和 TG 水平。所以，DITPA 或类似的化合物可能是治疗心力衰竭的一类新药。

### 三、甲状腺激素的合成

1. 甲状腺激素的合成条件　甲状腺激素合成的原料为碘和酪氨酸。人体合成甲状腺激素所需的碘 80% ~ 90% 来源于食物，其余来源于水和空气，饮食中的碘化物主要为碘化钠（NaI）和碘化钾（KI）。

WHO 推荐的成年人每日碘摄入量为 150 μg。一般情况下，我国每人每天从食物中摄取的碘为 100 ~ 200 μg。碘摄取量低于 50 μg/d 就会影响 TH 的正常合成。处于生长发育期、妊娠期和哺乳期的人需要适量补碘。有研究发现，吸烟会加重孕妇和胎儿的碘缺乏。

膳食碘的推荐摄入量：综合我国、美国和 WHO 推荐膳食营养素供给量和可耐受最高摄入量（UL）的标准，建议为 0 ~ 5 岁 90 μg/d，6 ~ 12 岁 120 μg/d，12 岁以上及成人 150 μg/d，妊娠及哺乳妇女 200 μg/d。UL 值：成人 1000 μg/d，学龄儿童 800 μg/d。

碘摄入量安全范围（成人）：150 ~ 1000 μg/d。

推荐的碘摄入量（成人）：150 ~ 300 μg/d。

推荐的盐碘水平：20 ~ 40 mg/kg。

另外，我国的"食盐加碘管理条例"规定有两部分人群不宜食用碘盐，一是高碘地区；二是被医生认为的某些疾病的患者不宜食用碘盐。

碘供应异常对甲状腺的影响：碘与甲状腺疾病密切相关，碘缺乏与碘过量均可以导致甲状腺功能的异常或产生疾病。

碘缺乏可导致地方性甲状腺肿、甲状腺结节、甲状腺腺瘤等。碘缺乏可以使甲状腺激素的合成减少，经下丘脑 - 腺垂体 - 甲状腺轴的负反馈调节，促使腺垂体垂体 TSH 分泌增多，从而刺激甲状腺滤泡增生而导致甲状腺肿大，使甲状腺能在碘不足的情况下摄取更多的碘，甲状腺合成作用代偿性增加，以维持甲状腺激素的正常水平。当甲状腺代偿性合成的甲状腺激素仍达不到正常水平或者碘严重缺乏时，会导致甲状腺功能减退。先天性甲状腺功能减退会严重影响胎儿的生长和发育，导致呆小症。孕妇应补碘预防胎儿呆小症的发生。

碘过量可引起甲状腺炎、Graves 病、甲状腺肿、碘甲亢和碘甲减等。碘与甲状腺肿的患病率呈现出一条"U"形曲线，即碘缺乏时，甲状腺肿患病率增加，称之为"低碘性甲状腺肿"；随着摄碘量增加，甲状腺肿的患病率逐渐下降，达到"U"的底端，若碘摄入量继续增加，则出现甲状腺肿患病率回升现象，这类甲状腺肿称为"高碘性甲状腺肿"。碘过量致甲状腺肿的原因尚不明确。目前认为，过多的碘摄入可使碘的有机化过程受阻并抑制甲状腺球蛋白水解，从而影响甲状腺激素的合成和分泌，反馈性引起 TSH 分泌增加，刺激甲状腺滤泡增生导致甲状腺肿大，碘致甲状腺功能亢进也称为碘甲亢现象，可能是由于甲状腺内缺乏过量碘的自身反馈调节，大剂量的碘不能抑制甲状腺对碘的摄取，使甲状腺产生过量的甲状腺激素，从而造成甲状腺功能亢进。此外，高碘也可引起甲状腺功能减退、这是由于高碘可引起甲状腺肿大，无法使甲状腺功能代偿至正常，合成的甲状腺激素水平达不到正常，引起甲状腺功能减退。研究表明，碘与甲状腺球蛋白结合可以增加甲状腺球蛋白的免疫原性。因此，富碘地区自身免疫性甲状腺疾病高于缺碘地区。

甲状腺激素的合成需要一种独特的糖蛋白——甲状腺球蛋白和一种必需的酶——甲状腺过氧化物酶。

甲状腺球蛋白（thyroglobulin，TG）是甲状腺滤泡上皮细胞合成和分泌的可溶性的碘化糖蛋白。为同源二聚体，由 5496 个氨基酸残基组成，分子量约为 660kD，所含百余酪氨酸残基只有 20 个左右可以被碘化和用于激素生成。正常碘化条件下，每分子 TG 含有 $3 \sim 4$ 分子 $T_4$，约 5 个 TG 才含有 1 分子 $T_3$，TG 是 $T_3$、$T_4$ 生物合成的前体，主要以胶质形式储存于甲状腺滤泡腔中。甲状腺球蛋白可以被溶酶体中的蛋白水解酶水解，释放出包括 $T_3$、$T_4$ 在内的碘化的酪氨酸。碘化的酪氨酸和 TH 在分泌入血之前始终与甲状腺球蛋白结合。

人体甲状腺球蛋白位于第 8 号染色体长臂上 c - myc 癌基因的远端，促甲状腺激素可刺激甲状腺球蛋白的转录，垂体切除术或 $T_3$ 治疗后降低其转录。甲状腺球蛋白基因约含 8500 个核苷酸。编码前甲状腺球蛋白单体。甲状腺球蛋白单体含有一 19 个氨基酸的信号肽，其后是组成甲状腺球蛋白单体的 2750 个氨基酸链。甲状腺球蛋白 mRNA 在粗面内质网翻译为蛋白质后，运输至高尔基体进行甲状腺球蛋白链的糖基化。在高尔基体中，甲状腺球蛋白二聚体被包裹在外囊泡里，囊泡与细胞膜融合，将甲状腺球蛋白释放入滤泡腔内。在甲状腺滤泡上皮细胞微绒毛与滤泡腔的交界处，甲状腺球蛋白中的酪氨酸被碘化，储存在胶质中。试验发现，放射性碘注入人体几分钟后，在滤泡上皮细胞的微绒毛与滤泡腔的交界处就可以发现多种被碘化的 TG，离体试验也发现仅保留绒毛与滤泡腔壁的上皮细胞残部，TG 也可碘化。说明碘化过程发生在滤泡上皮细胞微绒毛与滤泡腔的交界处。TSH 可以促进甲状腺球蛋白的生物合成。

在正常甲状腺中，除甲状腺球蛋白外，还有一种碘化蛋白质，称之为 S - 1 碘化蛋白质或甲状腺清蛋白，占总的碘化蛋白质的 2% ~4%，只碘化酪氨酸残基（MIT 和 DIT），极少耦联成 $T_4$。

甲状腺过氧化物酶（thyroid peroxidase，TPO）是催化 TH 合成的重要酶。可促进碘的活化，酪氨酸碘化，碘化酪氨酸的耦联。其由甲状腺滤泡上皮细胞合成，它是由 933 个氨基酸残基构成的分子量为 103kD 的 10% 糖化的血色素样蛋白质，在滤泡腔表面的微绒毛处分布最为丰富。TPO 可以介导离子碘的氧化及碘与甲状腺过氧化酶中的酪氨酸残基结合。TPO 插入内质网池的胞膜后，经高尔基体和胞吐小泡被转运至细胞顶端存滤泡细胞顶部—胶质界面处，TPO 促使甲状腺球蛋白的碘化及激素生成。

TPO 的氧化剂为过氧化氢($H_2O_2$)。TPO 的生成与生物活性受 TSH 调节，试验中摘除大鼠垂体 48 小时后，TPO 活性消失，再注入 TSH 后，TPO 活性即可恢复。硫脲类药物可通过抑制 TPO 活性从而抑制 TH 的合成，是临床用于治疗甲状腺功亢进的常用药物。

2. 甲状腺激素的合成过程

（1）甲状腺滤泡聚碘：甲状腺具有极强的聚碘能力。生理情况下，选择性摄取和聚集碘，称为碘捕获。碘转运分为两步，先在细胞底部逆碘的电-化学梯度将碘浓集于细胞内，再顺碘的电化学梯度经细胞顶部进入滤泡腔中，位于滤泡上皮细胞底部的钠-碘同向转运体（sodiumiodide symporlor，NIS），借助钠泵活动所提供的 $Na^+$ 内向浓度势能，以 $1I^-:2Na^+$ 同向转运实现 $I^-$ 的继发性主动转运。

许多药物和离子可以通过不同的方式抑制碘的主动转运：例如，某些阴离子，如过氯酸盐（$ClO_4^-$）、硫氰酸盐（$SCN^-$）、高锝酸盐（$TcO_4^-$）、硝酸盐（$NO_3^-$）等可以与 $I^-$ 竞争 NIS，从而抑制甲状腺聚碘作用。过氯酸盐在临床上可用于检查甲状腺有无碘的有机化缺陷，它可以取代 $I^-$ 与 NIS 结合并促进甲状腺内未有机化的 $I^-$ 排出，用过氯酸盐进行试验，称之为过氯酸盐释放试验。在某些甲状腺疾病如甲状腺过氧化物酶的先天性缺陷、服用甲状腺药物及甲状腺内无机碘过多时，甲状腺内聚碘作用则会发生障碍，在正常生理条件下，甲状腺滤泡上皮细胞浓聚碘的能力明显受垂体分泌的促甲状腺激素刺激。实验证明，垂体切除后，甲状腺聚碘能力减弱，但是注射 TSH 后，即可恢复正常。

一般情况下，甲状腺聚碘能力可以反映甲状腺的功能状态，在甲状腺功能亢进时，摄取碘的速度加快；在甲状腺功能减退时则相反。在临床工作中，常用注射碘同位素示踪法检查与判断甲状腺的聚碘能力及其功能状态。另外，食物的含碘量对甲状腺的吸碘率影响很大。例如，给饲养动物无碘食物一周后，甲状腺摄取碘的能力增强 10～20 倍；反之，当摄取含碘丰富的食物后，甲状腺摄取碘的能力显著降低，此时甲状腺的吸碘率并不能反映平时的甲状腺功能的高低。

甲状腺所具有的强大摄取碘的能力，是用 $^{131}I$ 测定甲状腺功能亢进以及用于治疗甲状腺功能亢进的理论基础。甲亢患者服用 $^{131}I$ 制剂后，由于 $^{131}I$ 被浓聚在滤泡当中，$^{131}I$ 所产生的 β 射线便可以导致部分甲状腺细胞破坏，从而达到治疗的目的。

相关研究发现，碘摄入量增加可引起甲状腺细胞表面的 NIS 表达下降，使碘的转运出现障碍，甲状腺细胞内的碘浓度下降，甲状腺激素合成减少；同时，TSH 亦是 NIS 表达的上调因子，当 NIS 表达下降时，TSH 水平代偿性升高，上述两方面共同作用使 TSH 水平升高。NIS 基因突变可引起先天性甲状腺功能减退或先天性甲状腺肿。此外，在 Graves 病患者甲状腺滤泡内可见 NIS 表达增多。

（2）碘的氧化：在细胞顶端的微绒毛处进行。$I^-$ 必须先转化为"活性碘"（IO）然后才能使甲状腺球蛋白中的酪氨酸残基进行碘化。$I^-$ 的活化是一种氧化过程，其氧化剂为 $H_2O_2$，该氧化过程受甲状腺过氧化物酶（thyroid peroxidase，TPO）催化。

TPO 的底物 $H_2O_2$ 来自线粒体的生物氧化过程。$H_2O_2$ 的形成有赖于 NADPH-细胞色素 C 还原酶的活性，并受细胞中 $Ca^{2+}$ 调节。因此，$H_2O_2$ 的形成是碘的活化的限速步骤。当细胞内缺乏 TPO 或缺乏适量的 $H_2O_2$，致使碘无法活化而导致甲状腺激素合成障碍，引起甲状腺功能不足。

（3）酪氨酸碘化：是活化碘取代酪氨酸残基苯环上的氢的过程。同样在 TPO 的催化条件下，活化碘氧化 TG 中的酪氨酸残基，迅速取代其苯环 3 位上的氢，生成一碘酪氨酸（mono - iodotyrosine，MIT）残基，然后 MIT 进一步在苯环 5 位碳上碘化生成二碘酪氨酸（diiodotyrosine，DIT）残基，完成碘化过程。

甲状腺中 90% ~95% 的碘都用于 TG 上的酪氨酸残基的碘化。正常甲状腺合成的 MIT 和 DIT 有一定的比例（M/T = 7∶6），形成的 $T_3$ 和 $T_4$ 也有一定的比例。当缺碘时，甲状腺碘化的程度降低，合成的 MIT 增多，而 DIT 则相对减少（M/T = 9∶4），因此，形成的 $T_3$ 增多，而 $T_4$ 减少，这是应对缺碘的一种适应机制。

（4）碘化的酪氨酸耦联：经碘化作用形成的 MIT 和 DIT 不具有生物活性，必须相互耦联形成 $T_3$、$T_4$ 才具有生物活性，碘化的酪氨酸耦联是在 TPO 催化下，同一个 TG 分子内的 MIT 与 DIT 耦联合成 $T_3$，以及极少量的 $rT_3$，其中 $rT_3$ 不具有生物学活性。两个 DIT 则耦联成为 $T_4$。具体如下：

$$DIT + DIT \rightarrow Alanine（丙氨酸） + T_4$$
$$MIT + DIT \rightarrow 丙氨酸 + T_3$$
$$MIT + DIT \rightarrow 丙氨酸 + rT_3$$

除甲状腺球蛋白外，甲状腺过氧化物酶还可以催化清蛋白以及甲状腺球蛋白碎片中的酪氨酸分子碘化，但这些蛋白质碘化并不形成活性甲状腺激素。经代谢后无活性的蛋白质可以释放入血循环，可以引起甲状腺碘储备的流失。正常成年人有机碘化物比例大致为：MIT 23%、DIT 33%、$T_3$ 7%、$T_4$ 35%，其余则为 $rT_3$ 等成分。

从上述过程可知，碘的活化、酪氨酸的碘化以及碘化酪氨酸的耦联过程，都是在同一过氧化物酶系的催化下完成的。TPO 的缺乏、$H_2O_2$ 生成发生障碍、TG 异常等均可影响 TH 的合成。因此，临床上所用的抗甲状腺激素合成的药物，其中包括 TPO 抑制剂，可用于甲状腺功能亢进的治疗。

**四、甲状腺激素的贮存、释放、运输及降解**

1. 贮存　甲状腺由甲状腺滤泡构成，滤泡腔内充满胶质。甲状腺激素由滤泡上皮细胞以甲状腺球蛋白为载体合成，合成的甲状腺激素仍然连在甲状腺球蛋白分子上。甲状腺球蛋白连同甲状腺激素以出胞方式分泌至滤泡腔，在滤泡腔内以胶质形式贮存。甲状腺激素的贮存有两个特点：一是贮存在细胞外，在滤泡腔内；二是贮存量很大，甲状腺是唯一将激素贮存在细胞外的内分泌腺。大量激素的贮存，可为当激素生成障碍或停止且血循环中的激素耗尽时提供较长时间的保护。例如，正常人给予中等剂量的抗甲状腺药物两周，血清中的 $T_4$ 水平稍下降，而 TSH 浓度并不升高。所以，贮存甲状腺激素是甲状腺的重要功能之一。贮存的甲状腺激素一般可供机体 2~3 个月之需。故在甲亢时，虽用抗甲状腺药物抑制甲状腺激素的生成，仍需要经过相当长的时间才能取得疗效。

2. 释放　TH 的分泌受促甲状腺激素（TSH）的调节。当甲状腺受到 TSH 刺激后，甲状腺滤泡细胞顶部一侧微绒毛伸出伪足，通过胞饮作用将含有 $T_3$、$T_4$ 及其他碘化酪氨酸的 TG 胶质小粒吞入滤泡细胞内，并形成含有 TG 的胶质小泡，胶质小泡向细胞的基底部移动，随后与溶酶体结合，在溶酶体中的蛋白水解酶的作用下，水解 TG 的肽键，释出游离的 $T_3$、$T_4$、MIT、DIT 等。这些低分子物质经扩散作用，从溶酶体内到达胞液中。由于甲状腺球蛋白的水解，使细胞内局部 $T_3$、$T_4$ 的浓度升高，有利于 $T_3$、$T_4$ 从细胞的基底部进入血液。脱去碘化酪氨酸的 TG 分子较大，一般不易进入血循环，可被溶酶体中的蛋白水解酶所水解。细胞内产生的 MIT 和 DIT 在微粒体碘化酪氨酸脱碘酶作用下迅速脱碘，脱去的碘和酪氨酸可以再循环利用，用于甲状腺激素的合成、这对于腺体节省碘具有重要意义。一小部分 MIT 和 DIT 进入血循环，最终经肾脏排出。脱碘酶具有高度特异性，不破坏游离的 $T_3$、$T_4$，两者得以迅速由滤泡细胞底部分泌入血液循环当中。由于 TG 分子上的 $T_4$ 数目远超过 $T_3$，因此，甲状腺分泌的 TH 中 90% 以上以 $T_4$ 的形式，但 $T_3$ 的生物学活性为 $T_4$ 的 5 倍左右。

脱碘同工酶的分类、分布及生理作用如下：

催化单脱碘反应的酶至少有三种：Ⅰ型 5'-脱碘酶($D_1$)，Ⅱ型 5'-脱碘酶($D_2$)，Ⅲ型 5-脱碘酶($D_3$)。它们均为含硒酶，其活性中心均含有硒代半胱氨酸残基，故脱碘酶活性会受到硒的影响，进而影响甲状腺激素代谢的调节过程。三种脱碘酶在不同环节、不同部位发挥脱碘作用。这些酶在组织中的分布不同，作用底物特异性不同，对疾病产生的影响不同。

Ⅰ型 5'-脱碘酶是含量最丰富的脱碘酶，Ⅰ型 5'-脱碘酶主要分布在肝、肾和甲状腺。Ⅰ型 5'-脱碘酶的主要作用为使 $T_4$ 向 $T_3$ 转化，维持血浆 $T_3$ 水平。该酶在甲亢时活性升高，甲减时活性降低。Ⅰ型 5'-脱碘酶活性受抑制可导致 $T_4$ 向 $T_3$ 转化受损，导致 $T_4$ 向 $T_3$ 转化减少的因素包括：①年龄因素，如新生儿；②限制热量；③肝脏疾病；④严重系统性疾病；⑤药物：丙硫氧嘧啶、糖皮质激素、普萘洛尔、碘化 X 线对比剂(碘泛酸、碘化钠)、胺碘酮；⑥硒缺乏。另外，丙硫氧嘧啶、胺碘酮、胺碘苯丙酸盐可以损伤血清中的 $T_3/T_4$ 的比值，但不会影响细胞内 $T_3$ 的产生。缺硒饮食也可以导致 $T_4$ 向 $T_3$ 转化受损。缺碘状态下，充足的硒可以使Ⅰ型 5'-脱碘酶活性增加，从而加速 $T_4$ 的代谢。

甲状腺Ⅰ型 5'-脱碘酶($D_1$)基因表达及活性调节是甲状腺自身调节的重要方式，它可以催化各种碘甲状腺原氨酸衍生物的外环和内环脱碘。研究表明，不同碘摄入水平条件下甲状腺 D1 活性及 mRNA 表达的调节是甲状腺功能调节的重要手段。碘缺乏时，D1 mRNA 表达显著上调，同时 D1 活性明显升高，D1 基因表达及活性的增高可促进更多的 $T_4$ 转变为 $T_3$，在碘过量时，D1 mRNA 表达呈下降趋势，且随碘摄入量的增加而逐渐减低。碘过量虽可抑制小鼠 D1 mRNA 表达，但对 D1 活性并无显著影响，D1 mRNA 表达的下调是机体对碘过量的一种适应与代偿措施，以保持高碘环境下甲状腺激素水平的稳定，避免更多高生物活性的 $T_3$ 对机体的损伤。

Ⅱ型 5'-脱碘酶主要分布于脑和腺垂体，对循环中的 $T_4$ 非常敏感，但对丙硫氧嘧啶抵抗。该酶的主要作用是维持中枢神经系统细胞内 $T_3$ 水平稳定。血清中的 $T_4$ 减少可以导致脑及垂体细胞中的Ⅱ型 5'-脱碘酶含量增加，从而保证了细胞内 $T_3$ 水平及细胞功能。血清高水平 $T_4$ 减少时可减少Ⅱ型 5'-脱碘酶含量，保护脑细胞不受过量的 $T_3$ 影响。另外，$T_4$ 的其他代谢产物如 $rT_3$，也可以改变脑和垂体内的Ⅱ型 5'-脱碘的酶含量，α-肾上腺素能复合物可刺激棕色脂肪组织中的Ⅱ型 5'-脱碘酶。

Ⅲ型5-脱碘酶($D_3$)存在于胎盘、胚胎组织和中枢神经系统的胶质细胞内，可以将$T_4$、$T_3$分别灭活为$rT_3$、3，3'-二碘甲状腺原氨酸（3，3'-$T_2$）。由于Ⅲ型5-脱碘酶在胚胎组织和胎盘组织中广泛表达，从而可阻止母亲对胎儿过度的TH转移造成的损害。然而，在出生后和成年人，D3主要表达在中枢神经系统和皮肤。此酶在甲亢时活性增高，甲减时活性降低。D3的表达在人类癌变中起着至关重要的作用，其在许多肿瘤组织细胞增生的调控中可能起复杂作用。研究表明，包括饥饿、冷冻损伤、心肌肥厚、心肌梗死和慢性炎症导致的组织损伤的不同动物模型中可诱导高活性D3。缺血、缺氧可诱导HSP40介导的D3易位到细胞核内，促使靠近甲状腺激素受体的甲状腺激素的灭活。这种适应减少甲状腺激素的信号表达可起到减少缺血引起的缺氧性脑损伤的作用。

3. 运输　体内$1/2 \sim 2/3$的甲状腺激素存在于甲状腺外，$T_3$与$T_4$释放入血后，以两种形式在血液中运输，一种与血浆蛋白结合，另一种呈游离状态，并主要以结合形式存在于血液中。呈游离形式运输的$T_4$约占血循环总量的0.03%、$T_3$约占0.3%，结合形式的甲状腺激素为储存形式，没有生物学活性，只有游离的TH才具有生物活性，两者之间可以相互转化，保持动态平衡。在血浆中与TH进行特异性结合的蛋白质主要有三种：甲状腺结合球蛋白（thyroxine binding globulin，TBG）、甲状腺素结合前清蛋白（thyroxine binding prealbumin，TBPA）和清蛋白（albumin，ALB）。肝脏是TBG、TBPA、ALB的来源。另外，在胰岛细胞和脉络丛的上皮细胞中也有TBPA合成。正常生理情况下，血浆中的$T_4$含量为$50 \sim 100$ nmol/L。其中60%与TBG结合，30%与TBPA结合，其余10%与ALB结合。血浆中L的总量为$0.9 \sim 2.8$ nmol/L（表2-1），其与各种蛋白结合的亲和力较$T_4$小很多，主要与TBG结合，但只有$T_4$结合量的3%；其次为ALB，与TBPA结合者甚少。

表2-1　甲状腺激素在血液中的含量

| 项目 | 总量 | 游离量 | 游离量/总量（%） |
|---|---|---|---|
| $T_4$ | $50 \sim 150$ nmol/L<br>（$4 \sim 12$ μg/100 mL） | $11 \sim 33$ pmol/L<br>（$1.2 \sim 3.6$ ng/100 mL） | 0.03 |
| $T_3$ | $0.9 \sim 2.8$ nmol/L<br>（$0.06 \sim 0.18$ μg/=100 mL） | $3 \sim 8$ pmol/L<br>（$0.2 \sim 0.5$ ng/100 mL） | 0.03 |

TBG的特点为低浓度、高亲和力。尽管浓度只有0.3 μmol/L，但与$T_3$、$T_4$亲和力最高，是TBPA的100倍左右，可以结合约70%的血循环中的甲状腺激素。雌激素能促进TBG在肝脏中合成。妇女妊娠时，血浆中甲状腺激素总量明显增加，但增多的$T_3$、$T_4$主要与TBG以结合形式存在，而游离形式的$T_3$、$T_4$无明显增加。故无甲亢症状。雄激素、糖皮质激素减少时可使TBG与TH的结合量降低，游离量却一般不变。一些药物诸如水杨酸盐、保泰松、地西泮（安定）等可结合TBG，置换出$T_3$、$T_4$，其效应呈低TBG状态。经体内外实验证明，即使很少量的肝素也能增加游离$T_3$、$T_4$的水平。因为肝素可以刺激脂蛋白酯酶，释放游离脂肪酸，游离脂肪酸又可以置换出与TBG结合的$T_3$、$T_4$。

TBPA可与$5\% \sim 10\%$的甲状腺激素结合，且主要为$T_4$。因为其与甲状腺激素的亲和力低，解离迅速，从而可以介导血循环中$T_3$、$T_4$到靶细胞的转运过程。由于TBPA在脉络丛中合成速率较高，因而在脑脊液中为甲状腺激素的主要结合蛋白，在脑脊液中可能具有将 $T_3$、$T_4$ 分布到中枢神经系统的作用。此外，TBPA 上有维生素 A 结合蛋白的结合位点，但它对甲状腺激素和维生素 A 结合蛋白转运是独立的。TBPA 合成减少可见于患病或营养不良时。TBPA 血清水平增高见于家族性，此外，胰高血糖素瘤、胰岛细胞癌患者也可见增高。上述患者总甲状腺激素水平增高，主要以结合形式存在，而游离形式激素水平正常。

清蛋白可以结合 15% ~ 20% 的血循环中的甲状腺激素，其与 $T_3$、$T_4$ 可以迅速解离，且解离速度较 TBG 和 TBPA 快，从而向组织提供游离的甲状腺激素。清蛋白有一个较强的 $T_3$、$T_4$ 结合位点，且该结合位点与 $T_4$ 的亲和力比 $T_3$ 大。脂肪酸、氯离子等可降低清蛋白与 $T_4$ 的结合。在肾病、肝硬化所致的低清蛋白血症患者，常可伴有总 $T_3$、$T_4$ 水平升高，但游离激素水平一般正常。

TH 与血浆蛋白结合的意义主要有：在血循环中形成甲状腺激素储备库，以保证机体能及时而稳定地向组织细胞提供足量的游离甲状腺激素；有利于缓冲甲状腺分泌功能的急剧变化，保持血液中游离甲状腺激素浓度的相对稳定，防止过多的甲状腺激素通过毛细血管壁进入组织细胞内；另外，还可以防止 TH 被肾小球所滤过，避免从尿中过快地丢失。

4. 降解　TH 主要在肝、肾、骨骼肌等部位降解。半衰期：$T_4$ 约 7 天，$T_3$ 约 1.5 天。脱碘是 $T_3$、$T_4$ 降解的主要方式，脱碘需经脱碘酶催化，由于体内 3 种形式的脱碘酶均为含硒酶，其活性中心均含有硒代半胱氨酸残基，故硒对脱碘酶的活性有重要影响。在外周组织，80% 的 $T_4$ 经脱碘酶的作用而脱碘，其中 45% 的 $T_4$ 由 5' - 脱碘酶催化外环脱碘形成 $T_3$，55% $T_4$ 经 5 - 脱碘酶催化内环脱碘形成 $rT_3$。$T_4$ 脱碘转化为 $T_3$ 是生物活性增强的过程，称为活化脱碘。$T_4$ 转化为 $rT_3$ 为生物活性下降和灭活的过程。$rT_3$ 仅有少量由甲状腺直接分泌，主要在组织中经 $T_4$ 脱碘转化而来。$T_4$ 脱碘转化的产物受机体状态影响，当生理活动需要时，比如机体处于寒冷状态下，$T_4$ 脱碘转化为 $T_3$ 要多于 $rT_3$，而当机体处于应激、妊娠、代谢紊乱、饥饿、肝脏疾病等状况下，$T_4$ 转化为 $rT_3$ 的比例增加。血液中 87% 的 $T_3$ 来自于脱碘，其余由甲状腺直接分泌。$T_3$ 或 $rT_3$ 可进一步脱碘，形成二碘、一碘以及不含碘的甲状腺原氨酸。约 15% 的 $T_4$ 和 15% 的 $T_3$ 在肝内降解，经与肝脏内的葡萄糖醛酸或硫酸结合后灭活，并通过胆汁排泄，在小肠内重吸收极少，绝大部分又被小肠内的细菌再分解，随粪便排出。另外，5% 的 $T_4$ 与 5% 的 $T_3$ 在肝、肾脱去氨基和羧基，分别形成四碘甲状腺醋酸和三碘甲状腺醋酸等，随尿排出体外。

**五、甲状腺激素转运体的分子种类和特征**

由于脱碘酶和甲状腺激素受体均位于细胞内，甲状腺激素发挥作用需要其从细胞外转运至细胞内。由于甲状腺激素的高脂溶性，过去一直认为碘化甲腺氨酸可以直接扩散到细胞内，但近 30 年甲状腺激素的分子生物学研究显示，甲状腺激素主要通过甲状腺激素转运体进出细胞。

目前已经发现了许多甲状腺激素转运体，包括钠离子/牛磺酸盐协同转运多肽(NT-CP)、非钠依赖性有机阴离子转运多肽(OATP)家族、单羧酸转运蛋白(MCT)家族、多药抗药性相关蛋白、L 型氨基酸转运体(LAT1 和 LAT2)。多数转运体与甲状腺激素亲和力较低，仅有非钠依赖性有机阴离子转运多肽 1C1（OATP1C1）、单羧酸转运蛋 8（MCT8）、单羧酸转运蛋白 10（MCT 10）与甲状腺激素有高亲和力，但造成亲和力不同的原因尚不明确。其中 MCT8 在不同种属、不同组织中广泛分布，如脑、心脏、肝脏、肾脏、肾上腺、甲状腺、胎盘。MCT8 在脑组织中主要表达在神经元、室周器官（穹窿下、正中隆起、脉络丛）和血－脑屏障。MCT8 主要参与细胞内外 $T_3$、$T_4$ 的转运。MCT8 对大脑发育是至关重要的，MCT8 突变导致艾伦－赫恩登－达得利综合征（Allan—Hemdon—Dudley syndrome，AHDS 综合征）患者可有严重的精神发育迟滞。有研究表明，DITPA 可用于治疗 MCT8 突变的儿童。

**六、甲状腺激素的作用机制**

甲状腺激素在细胞内多个部位起作用，其生理生化作用大多数是通过与核受体结合，通过调节基因转录与蛋白质表达而实现。近年来研究证实，甲状腺激素有多种非基因作用，非基因作用的位点包括细胞膜、线粒体和内质网等。其作用包括离子通道的激活和刺激线粒体的氧耗等。

1. 通过核受体作用于转录与翻译过程　TH 属亲脂性激素，其作用主要由甲状腺激素受体（thyroid hormone receptor，THR）所介导。THR 是核受体，由 401～514 个氨基酸残基组成，属下非甾体激素受体类，THR 广泛分布于体内各组织，如垂体、肝脏、肾脏和脑等。人甲状腺激素受体是由 α 和 β 两个基因所编码。THRα 位于 17 号染色体上，THRβ 位于 3 号染色体上，每个基因至少有两种产物。其中只有 THRα－1、THRβ－1、THRβ－2、THRβ－3 能够结合 $T_3$。虽然 THRα－2、THRα－3 不能与 $T_3$ 结合，但有拮抗作用。另外，THR 不同亚型受体的分布有组织特异性。THRα－1、THRβ－1 几乎在所有组织中都表达，其中 THRα－1 在骨骼肌、心脏及褐色脂肪组织中表达较高，而 THRβ－1 在肝脏和肾脏中表达较多。THRβ－2 主要在下丘脑和垂体组织中表达，同时在脑和内耳发育过程中也有表达 THRβ－3 则主要表达于肾脏、肝脏和肺脏。THR 不同亚型受体在组织中的特异性分布有助于 THR 在各种组织中执行不同的功能。

THR 与一些类固醇激素受体不同，THR 仅存在于核内，未与 TH 结合时，与核内 DNA 分子局部的甲状腺激素反应元件（thyroid hormone responsive element，TRE）呈结合状态，进入核内的 TH 与 THR 结合后，可以形成同二聚体或异二聚体。THR 与 $T_3$ 的亲和力约为 $T_4$ 的 10 倍。与 THR 结合的主要是 $T_3$，其来源主要有两个途径：一是小细胞外液进入细胞质内，然后再进入细胞核；也可能是细胞外液中的 $T_4$ 进入细胞质内脱碘变为 $T_3$ 后再进入细胞核。TH 与核受体结合后，通过启动特异性 TH 应答基因的转求和翻译过程，使蛋白合成增加，从而产生一系列生物学效应，包括增加产热和氧耗、组织生长发育、大脑成熟以及上调 β 肾上腺素能受体的数量等。此外，一些研究表明存在负性 TRE（negative TRE，nTRE），THR 可以通过 nTRE 抑制基因的转录。

2. 作用于线粒体内膜上的受体　研究证明，THR 还存在于线粒体基质中，说明 THR 可转位到线粒体中。N－末端截短形式的 THRα－1 和 THRβ－1 能进入到线粒体并诱导线粒体基因组的转录，提示甲状腺激素对于加强线粒体的氧化和磷酸化过程具有重要意义。也有报道，甲状腺激素使线粒体增大、数目增多，所含的各种酶含量和活性也增加。

3. 作用于细胞膜上的受体　许多组织细胞膜上也有甲状腺激素受体，这种受体可能控制了甲状腺激素的不同代谢作用。比如，甲状腺激素可直接作用于细胞膜对氨基酸的跨膜转运机制，并可能引起随后的 cAMP 的生成增加。也可刺激膜的 $Na^+ - K^+ - ATP$ 酶活性，促进 $Na^+$、$K^+$ 通过细胞膜的转运增加，从而增加了 ATP 的消耗。

### 七、甲状腺激素的生理作用

（一）对代谢的影响

1. 产热效应　TH 可提高绝大多数组织的耗氧量和产热量，使基础代谢率（BMR）升高。据报道，1 mg $T_4$ 可使组织产热增多，基础代谢率增加28%。甲亢时，烦热多汗，体温升高，BMR > 正常值60% ~ 80%。但有些组织不受影响，如脑、性腺、脾、淋巴结、胸腺、皮肤等。可能由于这些部位缺乏 THR 所致。在胚胎期大脑可因甲状腺激素的刺激而增加耗氧量，但出生后，大脑就失去这种反应能力。

TH 的产热效应是多种作用的综合结果。TH 可以促进线粒体增大和数量增多，加速线粒体呼吸过程，使其氧化和磷酸化加强。TH 的产热效应还与 $Na^+ - K^+ - ATP$ 酶活性有关，$T_3$ 可提高细胞膜 $Na^+ - K^+ - ATP$ 酶活性和浓度，增加细胞的能量消耗。动物实验发现，注射甲状腺激素后心、肝、肾及骨骼肌等组织出现产热效应时，$Na^+ - K^+ - ATP$ 酶活性明显增加，当应用毒毛花苷抑制此酶的活性能明显减弱或消除甲状腺激素的产热效应。此外，TH 增多可同时增强同一代谢途径中的合成酶与分解酶活性，从而导致能量消耗。$T_3$ 可以激活人体一些细胞线粒体内的解耦连蛋白（uncoupling protein, UCP）。使化学能不能转化成 ATP 储存，只能以热能形式释放。也有人认为甲状腺激素也可促脂肪酶氧化而产生大量的热量。

TH 是调节产热活动最重要的体液因素，如果机体暴露于环境中数周，甲状腺活动明显增强，TH 大量分泌，产热增多，使机体代谢率可增加20% ~ 30%。甲状腺激素调节代谢的特点是作用缓慢，持续时间长。此外，垂体生长激素、肾上腺皮质激素、肾上腺髓质激素等也具有不同的促产热作用，其特点为起效快，维持时间短。它们与甲状腺激素起协同作用。

2. 调节物质代谢　TH 对物质代谢具双向作用，包括合成代谢和分解代谢。生理水平的 TH 对蛋白质、糖、脂肪的合成和分解具有促进作用，超过生理水平的大量 TH 对分解代谢的促进作用更加明显。

（1）蛋白质代谢：生理剂量下，TH 可以促进 DNA 转录生成 mRNA，从而促进蛋白质及各种酶的生成，有利于机体的生长发育及各种功能活动。同时，TH 也可以刺激蛋白质的降解，其实际效应取决于 TH 的分泌量，TH 分泌过多时，促进肌肉蛋白质分解，出现肌肉收缩无力，尿酸、尿氮排泄明显增加，尿肌酐含量降低，例如甲亢患者表现为消瘦、尿氮增加等。此外，还可促进骨骼蛋白分解，导致血钙、尿钙升高，引起骨质疏松。TH 分泌过少时，蛋白质合成减少，肌肉无力，肌张力降低，组织间黏蛋白增多，使性腺、肾组织及皮下组织间隙积水增多，引起水肿，称为黏液性水肿，此类水肿特点为指压不凹陷。

实验研究表明，甲状腺激素对蛋白质的代谢作用，取决于接受器官的代谢状态和甲状腺激素所用剂量的大小。在去甲状腺的大鼠，给予中等剂量的 $T_4$ 可以增强蛋白质的合成，减少氮的排放。而大剂量 $T_4$ 则抑制蛋白质的合成，出现负氮平衡，并使血浆、肝和肌肉中游离氨基酸的浓度增加。

（2）糖代谢：TH 可以促进小肠黏膜糖吸收、糖异生、糖原分解，从而使血糖升高。同时，也可以促进外周组织对糖的利用使血糖降低。甲状腺激素对糖原合成的影响与剂量的大小有关。在胰岛素存在的条件下，小剂量的甲状腺激素促进糖原合成，而大剂量甲状腺激素则促进糖原的分解。TH 也能通过允许作用，增强肾上腺素、皮质醇、生长激素和胰高血糖素的升糖作用。$T_3$ 和 $T_4$ 可同时加强外周组织对糖的利用，进而也可以降低血糖。TH 可以加强胰岛素的糖原合成及葡萄糖的利用，另外，TH 水平升高可以对抗胰岛素，使血糖升高。因此，一些甲亢患者可以出现高血糖，尤其是餐后血糖升高，甚至出现糖尿。但一般甲亢患者空腹时血糖水平可维持正常。

（3）脂类代谢：TH 对脂肪分解、合成具双重作用，但分解作用更强一些。TH 可促进脂肪酸氧化，这是通过对腺苷酸环化酶 – cAMP 系统的直接作用，也可通过促进或允许作用增强儿茶酚胺、糖皮质激素与胰高血糖素等对脂肪的分解。TH 分泌过多时，脂肪分解增强，总体脂减少，体重减轻，血浆中三酰甘油、胆固醇以及磷脂减少。TH 分泌缺乏时，脂肪合成与分解均降低，总体脂增加。长期甲状腺功能减退的患者由于血循环中的脂类大量增加，常可致脂肪在肝中沉积以及并发动脉粥样硬化。

生理剂量下，TH 对胆固醇的分解作用大于合成作用。甲状腺激素可以通过促进胆固醇的降解排出和促使其转化为胆酸，达到降低血浆中胆固醇的目的，当胆固醇的排出与降解高于其合成时，血浆中的胆固醇降低。另外，甲状腺激素可以刺激胆固醇脂转运蛋白水平以及肝脏低密度脂蛋白（LDL）受体数目增加，加速血中胆固醇转运，降低血中胆固醇水平。故甲亢时，血中胆固醇水平低于正常，甲低时则相反。

（4）对水、电解质代谢的影响：甲状腺激素具有利尿作用。利尿的同时可使钾、钠等电解质的排泄增加。大剂量的甲状腺激素由于对蛋白质的分解大于合成，表现为负氮平衡，尿中钾的排出增多，所以，甲亢时常因钾的丢失过多导致低钾血症，进而引起肌肉麻痹等，甲状腺激素分泌不足时，毛细血管通透性增加，水、钠及黏蛋白潴留于皮下组织，从而形成特征性黏液性水肿。当给予甲状腺激素后，潴留的水、钠及黏蛋白被排泄，毛细血管通透性恢复正常，黏液性水肿明显改善。甲状腺激素对破骨细胞和成骨细胞均有兴奋作用，可使骨骼更新率加快。过多的甲状腺激素可引起钙磷代谢紊乱，尿钙、磷排出增高，使骨质脱钙，导致骨质疏松。

（5）对维生素代谢的影响：甲状腺激素过多或过少均能影响维生素的代谢。甲亢时，由于代谢增强，机体对维生素的需求增加，维生素 $B_1$、维生素 $B_{12}$、维生素 C、维生素 A、维生素 D、维生素 E 等在组织中降低减少，故可出现上述维生素缺乏症。另外，甲亢时，由于代谢亢进，辅酶消耗增加，可导致辅酶缺乏，一些水溶性维生素转化为辅酶的能力也降低，比如从维生素 $B_6$（吡哆醛）磷酸转化成为吡哆醛 – 5 – 磷酸盐（辅脱羧酶）和烟酰胺合成辅酶 I（NAD）和辅酶 II（NADP），可能是能量转换受阻所致。甲状腺功能低下时，肝脏将胡萝卜素转化为维生素 A 受阻，故血中胡萝卜素积存，导致皮肤可呈特殊的黄色，但巩膜不黄。另外，当甲状腺激素过少时，致使黄激酶的活性减弱，由核黄素合成黄素核苷酸和黄素腺嘌呤二核苷酸过程受阻。烟酸的吸收和利用障碍时，则可出现烟酸缺乏症。

（二）促进生长发育

甲状腺激素对生长发育的影响与年龄密切相关，年龄越小影响越明显。其中对神经系统和骨骼的发育尤为重要。

TH 对胎儿和新生儿大脑的发育极为重要。在胚胎时期，TH 可以促进神经元增生、分化，促进突触、髓鞘的形成以及神经胶质细胞生长，诱导神经生长因子、递质和某些酶的合成等。胚胎期甲状腺激素不足，脑的发育会明显受到障碍，神经细胞变小变少，突触和髓鞘均减少，神经组织中的蛋白质、各种酶和递质等含量降低。髓磷脂出现晚而少，出生时大脑发育已经受累。

TH 可刺激儿童骨化中心出现并发育成熟，促进软骨骨化以及长骨、牙齿生长。甲状腺功能减退的患儿骨骺骨化中心出现的时间较实际年龄延迟，所以，骨龄较实际年龄幼稚和骨骺闭合延迟。胚胎期胎儿骨的生长并不一定需要甲状腺激素，故患先天性甲状腺发育不全的胎儿，出生时身长与发育基本正常，但其大脑发育已经受累，只是到数周至 3 ~ 4 个月后才出现以智力迟钝、长骨生长停滞等现象为主要特征的"呆小病"，又称"克汀病"，故治疗"呆小病"应在出生后 3 个月前补充甲状腺激素，过期则难以奏效。

甲状腺激素可促进组织分化、生长、发育及成熟。动物实验表明：切除蝌蚪甲状腺，则发育停止，不能变成青蛙。如果及时给予适量的甲状腺激素，这些蝌蚪又可恢复生长并发育成青蛙。若给予正常蝌蚪加用甲状腺激素，则可致其变为侏儒蛙。但上述作用与氧化代谢作用无关，因为甲状腺激素使动物氧耗量未明显增加。在人类，甲状腺激素不仅能促进生长发育，而且对组织的分化和成熟也必不可少，儿童期甲状腺激素缺乏的患者，可表现为身材矮小，姿态和身长上、下比例仍为幼儿型，同时鼻、眶轮廓及牙齿发育也受影响。

甲状腺激素还与垂体分泌的生长激素有协同作用，共同促进生长发育，并增强生长激素（GH）的生物效应。此外，$T_3$ 和糖皮质激素能增强 GH 的基因转录，使 GH 生成增加。故 $T_3$ 缺乏时，其分泌减少。

人类胎儿在 11 周时其甲状腺及腺垂体 TSH 开始发挥生理作用。在 11 周之前的甲状腺不具备浓聚碘和合成 TH 的能力，因此，在此期间由来自母体的少量游离甲状腺激素对胎儿生长发育起重要作用。在 11 周之后，随胎儿下丘脑与垂体门脉系统的发育，甲状腺开始聚碘，并不断分泌 $TH_2$［胎儿甲状腺分泌甲状腺激素可能始于妊娠中期（18 ~ 20周）］，胎儿主要利用自身分泌的甲状腺激素促进生长发育。所以，为保证足够的 TH 合成，孕妇需要适时补碘，以减少呆小症的发病率。

（三）对神经系统的影响

甲状腺激素（TH）对神经系统的发育及功能调节十分重要，并与智力发育关系密切。甲状腺激素的过多或过少均可影响神经系统的发育及功能状况。此外。神经行为学、神经电生理学以及一些生化、分子机制的研究表明，TH 在脑学习、记忆功能中起重要作用。

在胎儿和新生儿期甲状腺激素缺乏，大脑生长成熟受影响，最终使大脑发育不全，智力低下，从而出现"呆小病"。甲状腺激素补充的越早越及时，效果越好；否则，可造成不可逆转的智力障碍。

对成人，甲状腺激素对中枢神经系统的功能也有非常显著的影响，主要表现在提高中枢神经的兴奋性，提高细胞对儿茶酚胺的反应性。有实验证明，正常人接受 100 μg 三碘甲状腺原氨酸 10 天后脂肪和骨骼肌的 β 肾上腺素受体分别上调 60% 和 30%，可见甲状腺激素可能通过增加 β 肾上腺素受体的数目或亲和力来增强对儿茶酚胺的反应性。甲状腺激素过多或甲亢时可使中枢神经兴奋性亢进，常表现为神经反射增强、急躁易怒、多言多虑、神经过敏、注意力不集中、失眠、双手平伸时出现细微震颤，甚至可出现兴奋性狂躁；甲亢危象时可出现谵妄、昏迷。成人甲状腺功能减退时，由于神经系统发育已经完成，故智力表现正常，但中枢神经系统兴奋性降低，另外可见记忆力减退、表情淡漠、感觉迟钝、神经反射减弱、思维能力低下、嗜睡等，脑电图可见 δ 波延长或消失。上述甲亢或甲减症状对成人来说都是可逆的，经治疗后大都可以消失。另外，甲状腺功能亢进或低下的患者，腱反射的时间和强度都会发生变化。

（四）对心血管系统的影响

适量的甲状腺激素为维持正常的心血管功能所必需。$T_3$ 能增加心肌细胞膜上 β 肾上腺素受体数量以及心肌细胞与儿茶酚胺的亲和力，从而使心肌收缩力、心输血量和做功增加。另外，甲状腺激素使产热与耗氧增多，能直接或间接地引起血管平滑肌舒张，外周阻力降低。$T_3$ 可以增加肌球蛋白 α 重链基因转录，抑制肌球蛋白 B 重链基因转录，使肌球蛋白数量增加。提高心肌的收缩力。甲状腺激素还可以提高肌球蛋白 $Na^+ - K^+ -$ ATP 酶活性，也可以增加心肌收缩力。$T_3$ 还可以增加肌浆网内 $Ca^{2+} - ATP$ 酶的生成，使心肌舒张期张力增加。

过多的甲状腺激素对心血管系统的活动有明显的加强作用，表现为心率加快，心肌收缩力增强，心输出量增加，外周血管扩张，舒张压下降，脉压增大。甲亢时由于心脏负荷长期过重，加上甲状腺激素使心肌耗氧量增加。可引起冠状动脉相对供血不足，进而心肌缺血、变性，可导致心绞痛、心律失常、心力衰竭等甲亢性心脏病，甲亢并有冠心病患者常可诱发心绞痛甚至心肌梗死；反之，甲状腺激素缺乏或甲状腺功能低下时则见心动过缓，心肌收缩力减弱，心搏出量减少，外周血管收缩，脉压变小，皮肤、脑、肾血流量降低。另外，由于甲状腺激素减少，胆固醇降解及排出小于其合成，故可致高胆固醇血症，从而可增加动脉硬化和冠心病发生的危险。甲状腺功能低下时，由于心肌耗氧的程度较冠脉血供减少更加明显，因而即使有冠状动脉狭窄，也很少发生心绞痛，当用甲状腺激素替代治疗后，心绞痛发生的危险增加，这是由于心肌的耗氧量增加所致。

（五）对肾功能的影响

甲状腺激素在维持肾脏的发育、正常结构、水和电解质平衡、肾小球滤过率等方面具有重要作用。甲状腺功能异常时，肾脏调节功能也随之发生相应变化；反之，由于肾脏可清除甲状腺激素，肾病综合征、肾功能不全等疾病可影响甲状腺激素的合成、分泌、代谢与清除。

1. 甲状腺激素对肾脏发育的影响　甲状腺激素在肾脏的生长发育及肾脏的生理功能中发挥着重要作用。实验研究发现，甲状腺功能减退可以减少肾脏体积、质量，肾小管的长度和直径及肾小球的体积，而甲状腺功能亢进时，肾脏体积能增加。与甲状腺功能正常的儿童相比，患有先天性甲状腺功能减退的患者肾脏质量较小，肾阙如、异位、多囊肾、尿道畸形等肾脏发育异常的发病率较高。

2. 甲状腺激素对水钠平衡的影响　甲状腺激素可以通过调节肾小管 $Na^+ - K^+$ 泵等多种转运蛋白影响水和电解质平衡，促进肾小管水钠的重吸收，调控硫酸盐平衡，促进钙的重吸收。甲状腺激素还可以促进肾小球旁器分泌释放肾素，从而影响到肾素 - 血管紧张素系统，进一步影响到水和电解质平衡。

3. 甲状腺激素对肾功能的影响　原发性甲状腺功能减退及亚临床型甲状腺功能减退可以减少肾脏血流，减少肾小球滤过率，从而升高肌酐水平。超过一半的甲状腺功能减退患者可以观察到肌酐水平的升高。产生以上影响的主要原因与甲状腺激素对心血管系统的直接影响有关，甲状腺功能减退时外周血管阻力增加，心脏收缩及搏出量下降，肾脏血流减少。

（六）对消化系统的影响

甲状腺激素可使胃肠蠕动增加、排空时间缩短，消化液分泌增加，食欲增加，并加速肠黏膜对葡萄糖的吸收。故甲亢患者可见食欲旺盛，摄食量增加，大便次数增加或伴有腹泻。当甲状腺激素不足或甲状腺功能低下时，患者胃酸分泌减少，肠蠕动减弱，常可见食欲缺乏、胀气和便秘。此外，甲亢患者由于过量甲状腺激素对肝脏的直接毒性作用，导致肝细胞相对缺氧而变性坏死，可有肝大及肝功能损害，转氨酶增高，甚至出现黄疸。

（七）对血液系统的影响

生理量甲状腺激素为维持正常造血功能所必需，可使组织耗氧量增加，引起红细胞生成素增多，导致红细胞增加。甲状腺激素过多或过少均可致贫血发生。甲状腺功能减低患者，尤其伴有黏液性水肿的患者，因常有摄食减少、胃肠消化吸收功能下降及骨髓造血活力降低等而发生缺铁性贫血，补充铁剂的同时应给予甲状腺激素。但对于正常个体，甲状腺激素的促红细胞增生效应并不明显。黏液性水肿患者并发巨细胞贫血时，可能与患者胃酸缺乏和维生素 $B_{12}$ 吸收障碍有关。甲亢患者可有轻度贫血，白细胞总数降低，但嗜酸性粒细胞和单核细胞可以相对升高，血小板数目和功能基本正常。而此外，甲状腺毒症患者的白细胞尤其是中性粒细胞数目有所减少，而且减少的程度与疾病的严重程度相关。

（八）对肌肉的影响

生理剂量甲状腺激素可使肌肉反应迅速有力。甲状腺功能减退的患者，肌肉软弱无力，肌张力降低，甲状腺激素过多时，导致蛋白分解过速，出现肌肉萎缩；加速线粒体中氧化磷酸化过程，大量能量以热能的方式消耗，以致肌肉收缩和维持肌张力的能量形成不足，导致肌肉软弱无力。当甲状腺激素不足，生长发育期儿童肌肉的生长也会受抑制。

（九）对其他内分泌腺的影响

1. 对性腺的影响　TH 与性激素的分泌及效应关系密切，而后者直接影响卵巢和女性生殖功能。甲状腺功能异常的妇女往往更容易发生月经紊乱、不孕和妊娠并发症，甲状腺激素（TH）一方面直接作用于卵巢；另一方面通过影响性激素结合球蛋白（SHBG）的合成，调节泌乳素（PRL）、促性腺激素释放激素（GnRH）的分泌和凝血因子的功能而对月经周期进行调控。甲亢时，甲状腺激素分泌过多可抑制雌激素的分泌，导致月经周期不规则，月经稀少或闭经。甲状腺功能低下时，可见月经紊乱，早期月经过多，晚期月经过少，甚至闭经和生育能力降低，即使受孕也容易流产。

另外，有研究发现 $T_3$ 可以促进雌激素受体（ER）阳性乳腺癌细胞株 MCF－7 细胞生长，并抑制其凋亡，此作用机制与雌二醇（$E_2$）相似，可上调相关生长因子的 mRNA 的转录，引起 $E_2$ 诱导的相关蛋白的表达增加；同时发现甲状腺激素受体在 ER 阴性乳腺癌细胞 MDA－MB－231 中有表达，但 $T_3$ 对其增生和凋亡无明显影响，这提示 $T_3$ 与 $E_2$ 可能通过 ER 共享一个相似的信号通路，以调控乳腺癌细胞的生长。

在男性，甲亢时可以引起睾丸功能紊乱，出现精子减少、睾酮分泌减少以及阳痿等症状。甲状腺功能减低时，如呆小症患者则可见生殖器官发育不良，睾丸不下降、第二性征不明显，并有性欲下降等。动物实验证明，妊娠期动物喂养硫脲类药物，产生的子代动物甲状腺功能减低时，子代动物睾丸曲细精管发生退行性变。

2. 对肾上腺的影响　甲状腺激素对肾上腺皮质功能有刺激作用。动物实验表明，给动物注射甲状腺激素后，肾上腺皮质增生，腺体肥大，重量增加。切除甲状腺后可使肾上腺萎缩。甲状腺激素过多时，全身代谢亢进，加速皮质醇降解，尿 17－羟皮质醇排出增加，进而刺激机体对皮质激素的需求，从而使肾上腺皮质增生。而甲状腺激素过低时则相反。甲亢患者，由于甲状腺激素长期刺激机体对皮质激素的需要，造成肾上腺皮质储备功能不足，可使肾上腺皮质组织萎缩、功能减退乃至衰竭而成为诱发甲亢危象的原因之一。因而在甲亢危象时，可使用肾上腺激素抑制甲状腺激素分泌，并抑制 $T_4$ 转化成 $T_3$ 的作用，使甲亢危象得到缓解。

（十）对免疫系统的影响

近年的研究表明，胸腺、骨髓等免疫器官以及免疫活性细胞表面均存在甲状腺激素（TH）、生长激素（GH）和泌乳素（PRL）等激素受体，而这些激素则通过相应的受体，广泛而精细地调节免疫系统的功能状态。

TH 对 B 淋巴细胞调节的具体机制尚不清楚，可能是通过影响其他免疫调节因子而实现的，动物实验中，$T_3$ 刺激 B 淋巴细胞增生与分化，但对骨髓生长原始细胞的数量并没有影响。鉴于骨髓中的 B 淋巴细胞可以表达甲状腺激素受体 THRα，因此，TH 也可能直接对 B 淋巴细胞产生影响。有研究发现，缺失甲状腺激素受体的鼠中，脾脏中的淋巴细胞明显下降，B 淋巴细胞比 T 淋巴细胞下降更加明显。

许多激素和神经肽均可调节胸腺上皮细胞的增生以及激素的合成与分泌。甲状腺切除的鼠，胸腺重量减轻，同种皮肤移植物存活期延长，用甲状腺激素治疗可得到相反的结果。$T_3$ 可通过改变胸腺的淋巴样组织和胸腺的组成成分来调节胸腺的多种生理作用。

对 PIT－1 基因突变的 Snell Dwarf(dw/dw)鼠研究发现,此鼠的胸腺明显萎缩,重量减轻,胸腺细胞数量减少,血中的淋巴细胞数降低,胸腺分泌胸腺素的水平下降。给予外源性甲状腺激素,小鼠的胸腺重量和总细胞数增加,血中的淋巴细胞数升高,胸腺内分泌功能也恢复正常。说明胸腺细胞的增生在一定程度上受控于 $T_3$ 的作用之下。甲状腺激素的这种作用可能是间接的,因为在胸腺细胞培养中,给予甲状腺激素并不能诱导胸腺细胞的增生。当然,这种作用也可能是通过胸腺上皮细胞分泌产物实现的。因为,胸腺上皮细胞产物如胸腺素等能刺激胸腺细胞的增生。

甲状腺激素还可以对其他免疫活性细胞产生影响。甲亢以及应用甲状腺素($T_4$)治疗的患者,由于长期高浓度 TH 的作用,可使 NK 细胞的活性受到抑制,其分泌 IL－2 的能力受损,此类细胞对 IL－2 的应答能力也降低。用 IL－2 治疗可使 NK 细胞的数量增加,但不能达到正常自然杀伤细胞(NK)水平。此外,甲状腺激素还可以抑制巨噬细胞的迁移及其吞噬功能,这是通过调节吞噬细胞的代谢状态来实现的。

**八、甲状腺功能的调节**

甲状腺功能主要受下丘脑和腺垂体调节,下丘脑、腺垂体和甲状腺之间形成下丘脑－腺垂体－甲状腺轴,共同调节甲状腺功能。同时,甲状腺还存在神经、免疫、甲状腺自身调节等调节机制。

(一)下丘脑－腺垂体－甲状腺轴的调节

下丘脑释放促甲状腺激素释放激素(TRH),作用于腺垂体,促使腺垂体分泌促甲状腺激素(TSH),TSH 能刺激甲状腺滤泡细胞分泌 $T_4$ 和 $T_3$,当血液中游离的 $T_4$ 和 $T_3$ 达到一定水平时,又能反馈地抑制 TRH 和 TSH 的分泌,从而实现外周激素稳态的反馈控制。

1. 下丘脑的调控   下丘脑的促甲状腺激素释放激素(TRH)神经元,通过释放 TRH,直接控制腺垂体促甲状腺激素(TSH)的分泌;下丘脑还可通过分泌生长抑素,减少或终止 TRH 的合成与分泌;并可接受神经系统其他部位传来的信息,把环境因素与 TRH 神经元的活动联系起来。

(1)下丘脑对腺垂体 TSH 分泌的促进作用:下丘脑通过释放 TRH,促进腺垂体分泌 TSH,从而实现对甲状腺功能的促进调节作用。TRH 是一种三肽,主要由下丘脑室旁核及视前区 TRH 神经元合成,通过正中隆起处的末梢释放到垂体门脉系统的初级毛细血管网,继而通过垂体门脉血流将 TRH 带到腺垂体,调节腺垂体促甲状腺激素细胞的活动。作为神经递质,TRH 也分布于其他脑区。血清中的 TRH 水平极低,仅 25～100 μg/mL,半衰期为 5 分钟,代谢迅速。TRH 可特异性地作用于垂体促甲状腺细胞和催乳素细胞。TRH 经由促甲状腺激素细胞膜上的促甲状腺激素释放激素受体(TRHR)耦联的 G 蛋白激活磷脂酰肌醇信号传导系统发挥作用。1 分子 TRH 大约可使垂体释放 1000 分子 TSH。TRH 还可促进 TSH 的糖化,使 TSH 保持完整的生物活性。垂体促甲状腺激素细胞对 TRH 的敏感性取决于细胞内 $T_3$ 的浓度,80% 的 $T_3$ 来源于垂体内 $T_4$ 的脱碘转化。循环血液中的 $T_4$ 浓度降低可使垂体促甲状腺激素细胞的 TRH 受体数量增加,对 TRH 的敏感性提高,故 TSH 合成增加。

(2)下丘脑对腺垂体 TSH 分泌的抑制效应:下丘脑室周核、弓状核等能分泌生长抑素，抑制体外培养的垂体促甲状腺素细胞分泌 TSH。在体应用生长抑素时，可降低 TRH 引起的 TSH 分泌反应。应激刺激如外科手术与严重创伤均可引起生长抑素的释放，从而使腺垂体分泌 TSH 减少，$T_4$ 与 $T_3$ 的分泌水平相应降低，其意义在于减少机体的代谢性消耗，有利于创伤的修复过程。此外，电刺激下丘脑后部或注入微量吗啡等都能抑制 TSH 的分泌。

（3）应对环境刺激、调节腺垂体 TSH 的分泌：下丘脑与上、下位中枢均有广泛的神经联系，使 TRH 神经元能够接收神经系统其他部位传来的信息，将环境刺激与 TRH 神经元的活动联系起来。寒冷是促进 TRH 释放的最强刺激因素。寒冷刺激的信号传入中枢神经系统，同时到达下丘脑体温调节中枢以及与其相邻近的 TRH 神经元，促进 TRH 释放，进而使腺垂体 TSH 分泌增加。去甲肾上腺素（NA）是这一过程中重要的神经递质，NA 可增强 TRH 神经元的分泌，若阻断 NA 的合成环节，则机体对寒冷刺激所引起的这一适应性反应大大减弱。神经降压素和多巴胺等也具有刺激 TRH 释放的作用，而 5 - 羟色胺则抑制 TRH 的释放。

TRH 还广泛存在于脑外其他器官组织中，如脊髓、胰岛、胃肠道、胎盘、心脏、前列腺、性腺等。除了作为神经递质作用外，TRH 的许多作用生理意义目前尚不清楚。

2. 腺垂体的调控　腺垂体分泌 TSH，直接调节甲状腺功能。其短期效应是促进甲状腺素的释放与合成，长期效应是刺激甲状腺滤泡细胞增生。TSH 由腺垂体嗜碱性粒细胞中的含硫细胞即 S - 细胞分泌。TSH 是一种由 211 个氨基酸残基组成的分子量为 28kD 的糖蛋白，由 $\alpha$ 和 $\beta$ 两条肽链组成的异二聚体。TSH 的生物活性取决于 $\beta$ 链，但单独的 $\beta$ 链却仅有微弱活性，只有在与 $\alpha$ 链结合后才显现全部生物活性。TSH 虽然有种属间的差异，但其他动物的 TSH 对人类也有生物效应。

正常人血清中 TSH 的浓度为 2 ~ 8 mIU/L，日分泌量为 45 ~ 165 μU/dL，半衰期约为 54 分钟。TSH 的基础分泌在每日内呈现一定周期性节律：在睡眠前几小时开始升高，午夜 22 时至凌晨 4 小时达高峰，以后逐渐下降，上午 9 ~ 12 时达最低值。该节律正好与肾上腺皮质激素在每日内的周期性分泌节律相反，可能与肾上腺皮质激素能通过抑制 TRH 的作用，继而使 TSH 分泌减少有关。同时，TSH 的分泌又表现脉冲式特征，每 2 ~ 4 小时出现一次波峰。

在甲状腺滤泡细胞的基底侧细胞膜上存在促甲状腺激素受体（TSH - R），每个滤泡细胞大约有 1000 个 TSH - R。TSH - R 是含有 764 个氨基酸残基的单链糖蛋白，分子量为 84.5kD，属于 G 蛋白耦联受体。通过 G 蛋白激活腺苷酸环化酶，使 cAMP 生成增多，进而增强甲状腺对碘的摄取，刺激过氧化酶活性，促进甲状腺素的合成。TSH 还可通过促进磷脂酰肌醇转换率、$Ca^{2+}$ 流出和糖磷酸化途径促进甲状腺素的合成与释放。

TSH 全面促进甲状腺的功能活动，可归纳为短期和长期效应两个方面。

（1）TSH 的短期效应

1）促进甲状腺素的释放：正常人在给予 TSH 后，最初出现的效应是血浆蛋白结合碘（PBI）增加，这表明 TSH 最先刺激了甲状腺素的释放。随之出现心动过速、代谢率升高等甲状腺素促进其他组织物质代谢的症状。研究发现，在给予 TSH 后，数秒钟内就可出现溶酶体内 Tg（甲状腺球蛋白）水解酶的活性增加。Tg 水解酶使碘化酪氨酸与甲状腺球蛋白分离，致使在数分钟内 $T_4$ 与 $T_3$ 就能从甲状腺释放出来。

2）促进甲状腺的吸碘能力：在给予 TSH 24 小时后，甲状腺滤泡细胞肥大呈高柱状，此时碘捕获、转运和 Tg 的碘化过程加速，甲状腺浓集碘的能力较正常增加 2~3 倍。

3）促进甲状腺素的合成：TSH 对甲状腺素合成的各个环节均有促进作用。在给予 TSH 48 小时后，不但 Tg 和甲状腺过氧化酶（TPO）mRNA 含量增加，还能促进腺泡细胞内葡萄糖的氧化，尤其是经己糖氧化旁路的途径，可提供 TPO 作用所必需的还原型辅酶Ⅱ（NADPH），有助于增加甲状腺激素的合成。

（2）TSH 的长期效应：TSH 能刺激腺泡上皮细胞核酸与蛋白质合成增强，甲状腺滤泡细胞增生，腺体增大，细胞内线粒体发达，内质网扩大，胞质顶部的胶质小滴增多。TSH 作为甲状腺细胞生存因子，能保护细胞不发生凋亡。TSH 的这一效应出现较晚，一般在几周至几个月内逐渐出现。切除动物垂体后，血中 TSH 迅速消失，甲状腺发生萎缩，甲状腺激素分泌明显减少。

某些甲状腺功能亢进患者的血中可出现甲状腺刺激免疫球蛋白（HTSI），其化学架构与 TSH 相似，并通过与 TSH 竞争甲状腺滤泡细胞的膜受体而刺激甲状腺，引起甲状腺功能亢进。

3. 甲状腺素等对下丘脑和腺垂体分泌活动的负反馈调节

（1）甲状腺素对腺垂体 TSH 分泌的负反馈调节：血中游离的 $T_3$ 或 $T_4$ 水平增高时，抑制腺垂体 TSH 的分泌，同时降低腺垂体对 TRH 的反应性。

临床上很早已发现，当甲状腺功能亢进、血中甲状腺素水平升高时，TSH 的水平降低；而甲状腺功能减退则正好相反。血中游离甲状腺激素（$T_4$ 或 $T_3$）水平的变化，对腺垂体分泌 TSH 具有负反馈调节作用。在体实验中如果将微量 $T_4$ 直接注入腺垂体，在尚未出现全身反应时，血中的 TSH 水平即明显降低。为排除 TRH 的影响，先损毁下丘脑的"促甲状腺区"，但上述效应依然出现。在离体试验中，将 $T_3$ 和 $T_4$ 直接加到有腺垂体薄片的培育液中，发现腺垂体对 TRH 的敏感性降低。

目前认为，甲状腺素对 TSH 分泌的负反馈效应的主要机制是调节腺垂体促甲状腺细胞对 TRH 的敏感性。腺垂体内的 $T_3$ 主要由循环血中的 $T_4$ 脱碘而来（由Ⅱ型 5'脱碘酶催化）。当腺垂体促甲状腺素细胞内的 $T_3$ 水平升高时，细胞上的 TRH 受体下调，细胞对 TRH 的敏感性降低；相反，在 $T_3$ 水平降低时，细胞对 TRH 的敏感性提高。$T_3$ 对腺垂体分泌 TSH 的抑制作用较强，这与核内甲状腺素受体的亲和力及影响基因转录的速度有关。腺垂体促甲状腺细胞核内特异的 $T_3$ 受体对 $T_3$ 的亲和力比对 $T_4$ 的亲和力高 20 倍，当甲状腺素与 $T_3$ 受体结合后，可直接引起 TSH 亚单位基因转录的改变。但也有实验表明，甲状腺素抑制 TSH 的分泌作用，是由于其刺激腺垂体促甲状腺激素细胞产生一种抑制性蛋白，导致 TSH 的合成与分泌减少，同时也降低腺垂体对 TRH 的反应性。血中 $T_4$ 与 $T_3$ 对腺垂体的反馈抑制作用与 TRH 的刺激作用相互拮抗，相互影响，决定腺垂体 TSH 的分泌水平。

（2）甲状腺素对下丘脑 TRH 反馈调节：甲状腺素对下丘脑 TRH 分泌的反馈调节作用目前尚无统一认识。

一种观点认为，$T_4$ 与 $T_3$ 对下丘脑 TRH 的分泌有负反馈调节作用。实验中观察到，

血浆中游离的 $T_4$ 与 $T_3$ 升高时，引起下丘脑分泌 TRH 减少，从而使 TSH 分泌也减少，反之亦然。近年来的研究发现，血浆中有一种酶在体外能迅速灭活 TRH，而 $T_4$、$T_3$ 能促进这种酶对 TRH 的灭活作用，从而使血浆中的 TRH 降低，腺垂体 TSH 分泌减少。

另一种观点认为，$T_4$ 与 $T_3$ 对下丘脑 TRH 的分泌有正反馈调节作用。因为实验发现，甲状腺功能减退的大鼠，TRH 合成减少，给予 $T_4$、$T_3$ 和去甲肾上腺素时，可使下丘脑 TRH 合成升高。因此，甲状腺素对下丘脑 TRH 分泌的反馈调节机制仍需要进一步研究证实。

(3) 其他激素对腺垂体 TSH 分泌的调节：其他一些激素也可影响腺垂体分泌 TSH。如雌激素可增强腺垂体对 TRH 的反应，使 TSH 分泌增加，因此甲状腺素分泌增加。雄激素和糖皮质激素能抑制 TSH 的分泌。因治疗需要而应用药理剂量的糖皮质激素，或在患库欣综合征的患者，腺垂体促甲状腺细胞对 TRH 的敏感性降低，导致 TSH 分泌受抑制，进而使甲状腺素分泌减少。在这种情况下，暴露于寒冷环境时机体的基础代谢率(BMR)并不升高，表明御寒能力降低。

(二)交感神经 - 甲状腺轴的调控

目前认为，甲状腺的功能调节除下丘脑 - 垂体 - 甲状腺轴系统以外，尚受交感神经 - 甲状腺轴的调节。

1. 交感神经在甲状腺的分布　颈交感干的颈上、中、下神经节发出分支，至甲状腺被膜处攀绕甲状腺的供血动脉，分布至微动脉和毛细血管，司血管舒张。近年来，应用荧光组织化学法及电镜放射自显影技术研究证明，在动物及人类正常甲状腺组织的滤泡均可观察到交感神经末梢，且随年龄增长而减少。交感神经末梢攀附血管分布至甲状腺滤泡，直接对甲状腺素的分泌起促进调节作用。

2. 交感神经对甲状腺功能的调节及调节机制　近年来研究证明，甲状腺血流量与甲状腺激素分泌速率之间并无直接关系，在儿茶酚胺类物质中，缩血管的肾上腺素与舒血管的异丙肾上腺素均可促使甲状腺素释放。这些研究结果排除了早年人们设想的交感神经是通过血流、舒缩血管、TSH、肾上腺髓质等因素间接影响甲状腺分泌的可能性。

目前的研究发现，甲状腺滤泡细胞膜上存在 α 受体和 β 受体。甲状腺内交感神经末梢释放去甲肾上腺素，直接作用于甲状腺滤泡细胞膜上的 β 肾上腺素能受体，通过激活腺苷酸环化酶，使细胞内第二信使 cAMP 的生成增加，从而促进甲状腺细胞内胶滴的形成及甲状腺素的释放；去甲肾上腺素与细胞膜上的 α 肾上腺素能受体结合，可能通过促进磷脂酰肌醇转换率、钙流出和糖磷酸化途径发挥作用。去甲肾上腺素的这些作用可被 α 受体阻断药酚妥拉明所阻断。另外，甲状腺功能亢进患者短期使用 β - 肾上腺素能受体阻断药如普萘洛尔(心得安)，能控制并改善临床症状，并可降低血液中的甲状腺素水平(有人认为尚可降低甲状腺的吸碘率)，这一作用可能是由于阻断了交感神经末梢递质与 β 受体结合过程，从而抑制了甲状腺激素的分泌与合成。

Melander 等的研究显示，在小鼠，阻断 TSH 分泌以避免它对甲状腺分泌的间接影响，然后刺激单侧交感神经，则只引起同侧交感神经支配区域甲状腺素的分泌。人甲状腺组织的体外研究也提示，去甲肾上腺素可直接诱导滤泡的变化并伴随激素的分泌，包括胶体小滴的形成和溶酶体的移动。体外研究还显示，在分离出的小牛甲状腺细胞培养中加入儿茶酚胺，能增强碘的摄入和甲状腺素的合成，该作用在体内、外均可被阻断肾上腺素能受体的药物所抑制，但不影响细胞对 TSH 反应的能力。因此，儿茶酚胺和 TSH 虽然分别与滤泡细胞上的不同受体作用，但效应相似。两者均可激活腺苷酸环化酶，使细胞内 cAMP 升高，从而促进甲状腺素的释放。TSH 在持续调节方面发挥主要作用，而交感神经可能主要介导滤泡细胞对外界影响的迅速而短暂的反应。

总之，下丘脑 - 垂体 - 甲状腺轴系统的调节中，通过 TSH 对甲状腺发挥持续刺激作用，并通过负反馈机制，使甲状腺素水平在血内达到一定浓度后即不再升高，维持相对稳定；交感神经 - 甲状腺轴的调节，则随各种内外环境的急剧改变而兴奋，反应迅速而短暂，这样能确保在应急情况下，甲状腺能迅速地分泌激素以适应高水平激素的需要。

（三）副交感神经 - 甲状腺轴的调控

1. 副交感神经在甲状腺的分布　近几年来，采用荧光组织化学等方法研究证实，动物和人的甲状腺内均存在含有乙酰胆碱酶活性的神经纤维末梢，确认为副交感神经胆碱能神经纤维。这些纤维末梢有的呈网状缠绕在血管周围，司血管收缩。有的以单根纤维形式伸入到滤泡间或盘绕在甲状腺滤泡上。副交感神经在人的正常甲状腺滤泡分布不均衡，有些滤泡几乎完全被胆碱能神经末梢缠绕，而有的相邻的滤泡可能没有或仅有很少的神经纤维末梢缠绕。

分布于甲状腺的副交感神经纤维可能来源于迷走神经。迷走神经中的副交感神经纤维随迷走神经的分支到达甲状腺的供血动脉，缠绕血管分布至微动脉和毛细血管，司血管收缩。副交感神经末梢攀附血管分布至甲状腺滤泡，对甲状腺素的分泌起抑制调节作用。

2. 副交感神经对甲状腺功能的调节及调节机制　研究发现，动物和人的甲状腺滤泡细胞膜上均存在胆碱能 M 受体，甲状腺内副交感神经末梢释放乙酰胆碱（Ach），直接作用于甲状腺滤泡细胞膜上的 M 受体，使细胞内第二信使 cAMP 降低，$Ca^{2+}$ 浓度和 cGMP 升高，结果抑制甲状腺素的释放。体外研究还证明，用 $T_4$ 抑制小鼠 TSH 分泌后，无论单独给予胆碱能 M 受体兴奋药卡巴胆碱［氨甲酰胆碱（CCh）］抑或胆碱能 M 受体阻断药阿托品，对血液的放射性碘（BRI）都没有影响；但预先用 CCh 处理，可降低 TSH 所致的 BRI 增加；预先用阿托品处理，则可促进 TSH 所致的 BRI 增加。因此，Ach 可能通过影响细胞对 TSH 的反应能力而发挥调节作用。

综上所述，交感神经 - 甲状腺轴可随机体应激而兴奋，提高甲状腺素水平以适应机体的应激需要。而副交感神经 - 甲状腺轴则可能是一种平衡调节，以调节因甲状腺素分泌过多所致的影响。因此，在一些病理情况下，副交感神经 - 甲状腺轴系的改变颇引人注意。

（四）舒血管肠肽能神经的作用

新近有学者发现，在甲状腺存在舒血管肠肽（VIP）能神经，并参与调节甲状腺素的释放。

1. 甲状腺内的 VIP 能神经分布　Ahren 等用免疫组织化学等方法研究了多种动物和人的甲状腺肽能神经分布。他们发现，所研究的动物甲状腺内均有 VIP 能神经分布，但小鼠最多；其次是大鼠和猫，而豚鼠、猪及人最少。这些神经纤维有的分布在血管周围，有的分布于甲状腺滤泡间或沿滤泡走行。人甲状腺 VIP 能神经以单根纤维形式分布于滤泡周围的基质内。

2. VIP 对甲状腺活动的影响 研究发现，给小鼠静脉注射 VIP 后，甲状腺滤泡上皮中的胶质小滴显著增加，若先用 $^{125}I$ 和甲状腺素处理，则 VIP 可使血中 $^{125}I$ 增加，甲状腺内 cAMP 浓度增加。因此，VIP 的作用与 TSH 相似，即通过促使甲状腺滤泡细胞内兴奋性信使 cAMP 的升高，促进甲状腺素的释放。

目前，VIP 能神经对甲状腺功能调节的研究尚处于起步阶段，它与其他调节途径的关系有待通过进一步研究来证实。

（五）甲状腺的自身调节

除上述下丘脑－腺垂体－甲状腺轴和自主神经轴的调节机制外，甲状腺本身具有根据血碘水平调节其自身摄取碘和甲状腺素合成的作用。人每日摄入碘量差别很大，有时摄入的碘量很少，有时则呈十倍或百倍地增加。当日摄入碘量变动于 50 μg 至数毫克之间时，甲状腺滤泡细胞摄取的碘量依然保持恒定，甲状腺素的合成与分泌变化不大。这些都与甲状腺的自身调节功能有关，不受 TSH 的影响。甲状腺这种自身调节作用具有重要意义，可以缓冲食物中摄入碘量的变化对甲状腺素合成和分泌的影响。

1. 机体摄入碘量对甲状腺聚碘及甲状腺素合成与分泌功能的影响 血碘水平升高初期，甲状腺聚集碘的能力提高，甲状腺素的合成有所增加；但当血碘水平超过一定限度（1 mmol/L）时，甲状腺的聚集碘能力开始下降。若血碘水平达到 10 mmol/L 时，碘的主动转运机制受抑制，聚集碘作用完全消失，甲状腺素的合成和分泌即显著降低。过量血碘抑制甲状腺聚碘能力并抑制甲状腺素合成的效应，即所谓 Wolff － Chaikoff 效应，又称碘阻断效应。过量碘抗甲状腺效应的机制尚不清楚，可能是高浓度碘抑制 TPO 活性，使碘的运输、有机化和碘化酪氨酸的缩合（耦联）等环节活动减弱，以及甲状腺滤泡细胞内合成甲状腺素所必需的 $H_2O_2$ 的生产受抑制所致。但当持续摄入过量碘一定时间后，甲状腺素的合成反而又重新增加，即发生碘阻断"脱逸"现象。因此，过量碘对甲状腺的抑制效应不能长久持续。在相反的情况下，即当血碘水平低下时，甲状腺的"碘捕获"能力增强，甲状腺激素的合成也增加。

2. 甲状腺对碘渗漏程度的调节 正常情况下，甲状腺在释放 $T_4$、$T_3$ 时，同时伴有碘化物以非激素形式丢失，称为碘渗漏。漏出的碘主要是一碘酪氨酸（MIT）及二碘酪氨酸（DIT）脱碘后不能被重吸收的碘，约占 1/5，其余 4/5 脱下的碘不被渗漏，能够重新被细胞利用，再合成甲状腺素。当机体进食碘多时，碘漏出也多，反之亦然。这一作用可以使甲状腺内的有机碘库保持恒定，甚至在血内碘化物浓度尚未达到产生碘阻断效应之前，已出现这种自主调节功能。

3. 甲状腺对自身合成 $T_4$ 与 $T_3$ 比例的调节 在碘供应充足时，甲状腺产生的 $T_4$ 与 $T_3$ 的比例为 20∶1。但在缺碘情况下，产生的 $T_3$ 增加，$T_4$ 与 $T_3$ 的比值减小。这是由于碘缺乏时，甲状腺球蛋白碘化水平降低，结果使甲状腺内 MIT/DIT 比值增高，结果使 $T_3$ 合成增多。这是甲状腺自身调节的一种代偿机制，使进入机体内有限的碘制造出含碘原子

少而生理活性高的 $T_3$，使甲状腺功能尽量维持在正常状态。

（六）免疫系统参与甲状腺功能的调节

甲状腺活动还受免疫系统的调节，如 B 淋巴细胞可以合成 TSH 受体抗体（TSH－R antibody，TSHR－Ab）、TSH 受体刺激抗体（TSH－R stimulating antibody）和 TSH 受体阻断抗体等，分别产生类似于激动或者阻断 TSH 的效应。自身免疫性甲状腺功能亢进患者体内存在 TSH 受体刺激抗体，萎缩性甲状腺炎引起的甲状腺功能减退患者体内存在 TSH 受体阻断抗体。

有些白介素（interleukin，IL）、干扰素（interferon，IFN）等可抑制体外培养的甲状腺滤泡细胞甲状腺球蛋白（Tg）和甲状腺过氧化酶（TPO）mRNA 的表达，从而抑制 TSH 对甲状腺滤泡细胞的刺激作用。此外，IL－1 等细胞因子可促进甲状腺滤泡细胞的生长，而干扰素等则可抑制 TSH 对甲状腺滤泡细胞的促生长作用。

# 第三章　甲状腺肿瘤的实验室检查

## 第一节　甲状腺激素测定

**一、总甲状腺素 $TT_4$ 测定**

甲状腺素即四碘甲状腺原氨酸($T_4$),是由甲状腺滤泡上皮细胞合成和分泌的甲状腺激素。甲状腺原氨酸的基本结构是由一个酪氨酸残基和一个酚环构成。正常人平均每日的 $T_4$ 分泌量为($90 \pm 9$)$\mu g$,每日分泌的量不到甲状腺内储存量的 1%。$T_4$ 进入血液循环后约 99.96% 与结合蛋白结合;其中约 60% 与甲状腺素结合球蛋白(TBG)结合,30% 与甲状腺素结合前白蛋白(TBPA),余下的与白蛋白结合。甲状腺外 $T_4$ 的循环总量为 900 $\mu g$。$T_4$ 是血清中最多的碘化甲状腺原氨酸,占血清蛋白结合碘的 90% 以上。$T_4$ 的半衰期为 7 天,$T_4$ 是具有生物活性的甲状腺激素,能促进糖、脂肪、蛋白质代谢,产生能量和热,促进生长发育。近年来有人认为 $T_4$ 是 $T_3$ 的前激素。

1. 参考值

(1)成人: 65 ~ 156 nmol/L。

(2)1 ~ 5 岁: 90 ~ 194 nmol/L。

(3)5 ~ 10 岁: 77 ~ 168 nmol/L。

(4)新生儿: 142 ~ 310 nmol/L。

2. 临床意义

(1)总甲状腺素($TT_4$)含量的测定:$TT_4$ 是判断甲状腺功能和判别下丘脑 – 垂体 – 甲状腺轴功能的指标。甲状腺素的测定也是诊断新生儿先天性甲状腺功能低下的有效方法。$TT_4$ 增高主要见于甲状腺功能亢进(包括原发性、二发性、三发性甲状腺功能亢进,以及高功能腺瘤,$T_4$ 型甲状腺功能亢进),亚急性甲状腺炎,大量服用甲状腺素;组织对甲状腺激素不敏感时无甲状腺功能亢进症状,但有外周血 $T_4$ 增高。

(2)$TT_4$ 减低:见于甲状腺功能减退(包括原发性、继发性)、甲状腺缺乏症。

(3)非甲状腺疾病:血 TBG 浓度的变化,显著影响 $TT_4$ 浓度的测定结果。TBG 增高时,测定的 $TT_4$ 值亦增高。引起 TBG 增高的因素有雌激素、口服避孕药等,故孕妇 $TT_4$ 增高。精神病及一些非甲状腺疾病患者,极少数会出现高 $TT_4$ 血症,但无甲状腺功能亢进症状。原发疾病缓解后，$TT_4$ 恢复征象。雄激素使 TBG 减少，$TT_4$ 也减低，如各种非甲状腺疾病包括各种肝病、肝硬化、肝性脑病、肾病、肾衰竭、心肌梗死、呼吸及消化等系统的严重疾病、传染病、创伤、烧伤、颅脑外伤、恶性肿瘤、糖尿病等，均可导致低 $T_3$ 综合征，病情严重者 $T_1$ 也减低。若 $T_4$ 显著降低，显示病情危重，预后不良。

**二、总 3，5，3 - 三碘甲状腺原氨酸（$T_3$）测定**

3，5，3 - 三碘甲状腺原氨酸简称（$T_3$）。血清中的 $T_3$ 大多数为外周组织脱碘化而来，占每日 $T_4$ 产量的 $1/2 \sim 1/3$，有 $10\% \sim 38\%$ 的 $T_3$ 来自甲状腺的直接分泌。$T_3$ 的日产量约 $30\ \mu g$，$T_3$ 的甲状腺外池总量为 $40\ \mu g$，其血清浓度半衰期为 1 天。血清中大多数（$99.5\%$）与结合蛋白结合，其中 $90\%$ 与 TBC 结合，其余与白蛋白结合，与 TBPA 结合的量极少。$T_3$ 的生物活性为 $T_4$ 的 $5 \sim 10$ 倍，尽管血清中 $T_3$ 的浓度为 $T_4$ 的 $1/50 \sim 1/80$，但 $T_3$ 在甲状腺总的代谢中占 $65\%$ 左右。$T_4$ 进入靶细胞后要转变成 $T_3$ 才能发挥生物效应，故认为 $T_3$ 是更为重要的甲状腺素。

1. 参考值

（1）成人：$1.2 \sim 3.2\ nmol/L$。

（2）$1 \sim 5$ 岁：$1.54 \sim 4.00\ nmol/L$。

（3）$6 \sim 10$ 岁：$1.39 \sim 3.70\ nmol/L$。

（4）新生儿：$0.98 \sim 4.26\ nmol/L$。

2. 临床意义　血 $TT_3$ 测定的临床意义基本同血 $TT_4$（详见 $TT_4$ 测定）。需要补充说明的是 $T_3$ 的检测对甲状腺功能亢进（甲亢）的诊断及对甲亢治疗后复发的监测比 $T_4$ 灵敏，它是 $T_3$ 型甲亢的特异性诊断指标。甲状腺功能减退患者血清 $TT_3$ 降低，随后 $TT_4$ 的降低。在甲状腺功能减退的早期，$TT_3$ 下降不明显，甚至代偿性增高。因此，单独测定 $TT_3$ 对甲状腺功能减退的诊断意义不大。在非甲状腺的严重疾病（如肝、肾、心、消化、呼吸、传染病、恶性肿瘤、外伤、烧伤、颅脑损伤）、手术应激、饥饿、糖尿病等均可发生 $TT_3$ 的降低，导致低 $T_3$ 综合征。低 $T_3$ 综合征时伴有 $\gamma T_3$ 的明显增高，TSH 不增高，可以与甲状腺功能减退相鉴别。

**三、游离甲状腺素（$FT_4$）测定**

血循环中的甲状腺素绝大部分（$99.96\%$）都与结合蛋白结合，仅有少量为游离甲状腺素（free thyroxine，$FT_4$）。它们之间呈可逆的平衡状态，但只要有 $FT_4$ 方能进入靶细胞与 $T_4$ 受体结合后发生生物效应。尿中 $T_4$ 主要反映可由肾小球滤出的 $FT_4$，故也不受 TBG 影响。

1. 参考值　（$13.1 \pm 2.9$）$pg/mL$（$9 \sim 21.6\ pg/mL$）。

2. 临床意义　$FT_4$ 的测定不受血清结合蛋白（主要是 TBG）含量的影响，是反映甲状腺功能的灵敏指标。各种原因所致的甲亢，$FT_4$ 增高；各种原因所致的甲状腺功能减退，$FT_4$ 减低。亚急性甲状腺炎和慢性淋巴性甲状腺炎的早期、组织对甲状腺不敏感综合征，以及大量服用甲状腺激素后 $FT_4$ 亦增高。非甲状腺疾病，在病情严重时 $FT_4$ 减低。

**四、3，5，3 - 三碘甲状腺原氨酸测定**

3，5，3 - 三碘甲状腺原氨酸又称反 $\gamma T_3$，是由 $T_4$ 内环脱碘转变而成的（$T_1$ 的外脱碘

则转变成 $T_3$)。血清中的 $\gamma T_3$ 几乎全部(97%)由 $T_4$ 在外周组织转化而来,甲状腺分泌的 $T_4$ 约 50% 脱碘产生 $\gamma T_3$;约 3% 来自甲状腺分泌。正常人每日约产生 32 μg,其血清半衰期为 30~60 分钟。$\gamma T_3$ 无生物活性,但它是甲状腺激素代谢的重要控制作用。

1. 参考值

(1)成人:$(0.62 \pm 0.06)$ nmol/L。

(2)育龄女性:$(270.3 \pm 63.6)$ nmol/L。

(3)范围:$(200 \sim 440)$ nmol/L。

(4)新生儿:$(4.71 \pm 0.39)$ nmol/L。

2. 临床意义

(1)甲状腺疾病:各种原因所致的甲亢,$\gamma T_3$ 增高;各种原因所致的甲状腺功能减退,则 $\gamma T_3$ 减低。并且认为 $\gamma T_3$ 的测定比 $T_3$、$T_4$ 敏感。慢性淋巴细胞性甲状腺炎、单纯性甲状腺肿时,$\gamma T_3$ 降低。

(2)药物对 $\gamma T_3$ 的影响:已知丙硫氧嘧啶、普萘洛尔、胺碘酮,可抑制 $T_4$ 向 $T_3$ 转化,从而使血清 $\gamma T_3$ 增高。

(3)非甲状腺疾病:各种严重疾病如肝炎、肝硬化、肝性脑病、肾病、肾衰竭、心肌梗死、严重的呼吸和消化等系统疾病、传染病、恶性肿瘤、创伤、烧伤、颅脑外伤,以及手术、饥饿等,血清 $\gamma T_3$ 明显升高,$T_3/\gamma T_3$ 比值是一主要指标。

### 五、游离 3,5,3 - 三碘甲状腺原氨酸($FT_3$)测定

血循环中的 $T_3$ 绝大部分(99.5%)与结合蛋白结合,仅有少量为游离激素。它们之间可逆的平衡状态,但只有游离型的 $T_3$(free $T_3$)才能进入靶细胞,与 $T_3$ 受体结合,发挥生物效应。

1. 参考值　$(3.6 \pm 0.6)$ pg/mL。

2. 平均值　2.6 ~ 4.7 pg/mL。

3. 临床意义　$FT_3$ 的测定不受血清结合蛋白(主要是 TBG)含量的影响,是甲状腺功能的灵敏指标。各种原因所致的甲亢,$FT_3$ 增高;各种原因所致的甲状腺功能减退 $FT_3$ 降低。亚急性甲状腺炎和慢性淋巴细胞性甲状腺炎的早期、组织对甲状腺功能减退 $FT_3$ 降低。亚急性甲状腺炎和慢性淋巴细胞性甲状腺炎的早期、组织对甲状腺激素不敏感性综合征,以及大量服用甲状腺激素后 $FT_3$ 增高;非甲状腺疾病(见 $TT_4$ 测定)导致低 $T_3$ 综合征时,$FT_3$ 一般不降低。

### 六、游离甲状腺素指数检测

游离甲状腺素生物活性部分能直接反映甲状腺功能,且不受 TBG 变化的影响,但含量甚微,测定较困难,所需试剂价格也较昂贵。临床上可用游离甲状腺素指数($FT_4 I$,$FT_3 I$)间接反映血清游离甲状腺素水平。

1. 参考值

(1)$FT_4 I$:5.45 ~ 12.8,平均值$(8.09 \pm 1.6)$。

(2)$FT_3 I$:46.75 ~ 21.55,平均值$(126.25 \pm 36.08)$。

2. 临床意义　$FT_4 I$ 和 $FT_3 I$ 可较好地反映甲状腺功能;甲亢时增高,甲状腺功能减

退时减低。$FT_3I$ 在肝硬化、肾病等疾病和低 $T_3$ 综合征时减低。

### 七、促甲状腺素测定

促甲状腺素（thyroid – stimulating hormone，TSH）由腺垂体分泌，它由 α、β 两条多肽链以非共价形式结合而成。其中 α 亚单位与 FSH、LH、人绒毛膜促性腺刺激素（hCG）的亚单位的结构相同，而 β 亚单位则具有其本身的生物学和免疫学特性。TSH 受 TRH 刺激产生和释放，负责调解甲状腺功能，受甲状腺激素的反馈控制。

1. 参考值　正常值 < 10 mIU/L。

2. 临床意义

（1）TSH 测定是诊断原发性甲状腺功能减退最灵敏的指标，根据甲状腺和垂体间的负反馈关系，原发性甲状腺功能减退患者 TSH 常达较高水平。

（2）灵敏的 TSH 测定方法能够很好地测定参考值低限以下的 TSH 水平，能比 $T_3$、$T_4$ 更早地诊断"亚临床型甲状腺功能亢进"。此外，本法还是评估甲状腺功能减退患者甲状腺制剂替代治疗是否得当，治疗后多长时间 TSH 水平恢复正常的参数。

（3）地方性缺碘性、高碘性甲状腺肿和单纯弥散性甲状腺肿，血清 TSH 升高。

### 八、促甲状腺激素释放激素测定

促甲状腺激素释放激素（thyrotropin releasing hormone，TRH）是由下丘脑分泌的一种三肽，其生理功能是通过一系列途径使腺垂体细胞内储存的 TSH 释放，血中 TSH 及 $T_3$、$T_4$ 含量增高。测定血浆 TRH 的同时测定 TSH、$T_3$、$T_4$，这样可以了解甲状腺疾病变的病因，病变发生在甲状腺还是垂体或下丘脑。TRH 已由人工合成成功，并应用于临床。

1. 参考值　(19.8 ± 3.1)pg/mL。

2. 临床意义

（1）原发性甲状腺功能低下时 TRH 增高，TSH 也升高。重症时，血浆 TRH 达 3200 pg/mL。

（2）继发性甲状腺功能低下可由垂体及下丘脑病变引起。垂体性甲状腺功能减退如临床上常见的席汉综合征，TRH 升高也可正常。下丘脑性甲状腺能减退血浆 TRH 分泌减少，整个下丘脑 – 垂体 – 甲状腺轴系统功能低下。

（3）甲状腺功能亢进时 TRH 正常或降低，也可升高。

（4）亚急性甲状腺炎早期血 TRH 正常，后期甲状腺功能减退时升高。

（5）先天性单独 TRH 缺乏症临床罕见。

（6）下丘脑功能紊乱时有多种激素的改变，有时有类似下丘脑性甲状腺功能减退的改变。

# 第二节　甲状腺自身抗体测定

临床常用的是甲状腺过氧化物酶抗体（TPOAb）、甲状腺球蛋白抗体（TgAb）和 TSH 受体抗体（TRAb）。近年来，甲状腺自身抗体测定方法的敏感性、特异性和稳定性都显著提高，但各个实验室的方法差异较大，国内甲状腺疾病诊治指南建议采用英国医学研究委员会(MRC)提供的国际参考试剂标化，以实现各实验室抗体测定结果的可比较性。

### 一、甲状腺过氧化物酶抗体

1. 原理　甲状腺过氧化物酶抗体(TPOAb)是以前的甲状腺微粒体抗体(TMAb)的主要成分，是一组针对不同抗原决定簇的多克隆抗体，以 IgG 型为主，主要用于诊断自身免疫性甲状腺疾病。TPOAb 对于甲状腺细胞具有细胞毒性作用，引起甲状腺功能低下。

2. 方法　TPOAb 多应用高度纯化的天然或重组的人甲状腺过氧化物酶(TPO)作为抗原，采用放射免疫法(RIA)、酶联免疫吸附法(ELISA)、免疫化学发光法(ICMA)等方法进行测定，敏感性和特异性都明显提高。传统的、不敏感的、半定量的 TMAb 测定已被淘汰。TPOAb 测定的阳性切点值变化很大，由于各实验室使用的方法不同、试剂盒检测的敏感性和特异性不同而有差异。

3. 正常值　本实验室目前采用西门子公司的化学发光免疫分析仪(centaur)，正常成年人参考值范围为 0 ~ 60 U/mL。美国临床生物化学学会(NACB)建议，甲状腺抗体的正常值范围应从 120 例正常人确定。正常人标准：①男性；②年龄 < 30 岁；③血清 TSH 水平 0.5 ~ 2.0 mIU/L；④无甲状腺肿大；⑤无甲状腺疾病个人史或家族史；⑥无非甲状腺的自身免疫性疾病(如系统性红斑狼疮、1 型糖尿病等)。

4. 临床意义

(1)自身免疫性甲状腺疾病，如自身免疫性甲状腺炎、Graves 病等患者 TPOAb 水平升高，桥本甲状腺炎患者升高更明显。

(2)TPOAb 升高，还提示：IFN-α、IL-2 或锂治疗期间出现甲减、胺碘酮治疗期间出现甲状腺功能异常、Down 综合征患者出现甲减、妊娠期间甲状腺功能异常或产后甲状腺炎、流产和体外授精失败等情况。

### 二、血清甲状腺球蛋白抗体

甲状腺球蛋白抗体(TgAb)是一组针对甲状腺球蛋白(Tg)不同抗原决定簇的多克隆抗体，它主要由 $IgG_1$、$IgG_2$ 和 $IgG_4$ 组成，少部分为 IgA 和 IgM。一般认为 TgAb 对甲状腺无损伤作用。TgAb 测定方法主要为 ELISA 和 ICMA，敏感性高。

TgAb 测定的临床意义：

1. 自身免疫性甲状腺疾病的诊断　其意义与 TPOAb 基本相同。抗体滴度变化也具有一致性，TgAb 以慢性淋巴性甲状腺炎最高；其次为原发性甲减。其他甲状腺疾病及健康人群血中亦可检出，但滴度较低。

2. DTC　作为血清 Tg 测定的辅助检查，判定 Tg 水平假性增高或降低。

### 三、血清 TSH 受体抗体测定

TSH 受体抗体(TRAb)可分为三种类型：①TSH 受体刺激性抗体(TSAb)，TSAb 与 TSH 受体结合产生类似 TSH 的生物效应，是 Graves 病的直接病因，大多数未经治疗的 Graves 病患者 TSAb 阳性；②TSH 刺激阻断性抗体(TSBAb)，能够占据 TSH 受体、阻断 TSH 与受体结合，抑制甲状腺增生和甲状腺激素产生是部分自身免疫甲状腺炎发生甲减的致病性抗体；③甲状腺生长免疫球蛋白(TGI)，能够与 TSH 受体结合，但是仅能够刺激甲状腺细胞增生,不引起甲状腺功能亢进。个别自身免疫性甲状腺疾病患者可以有TSAb 和 TSBAb 交替出现的现象,临床表现为甲亢与甲减的交替变化。

TRAb 测定采用放射受体分析法,大多数临床实验室常规检测该项目;目前 TRAb 检测方法的敏感性、特异性均不够理想,对预测 Graves 病缓解的敏感性和特异性均不高。测定 TSAb 和 TSBAb 则采用生物分析法,通常仅用于研究工作。

TRAb 测定的临床意义:

1. 对于初发 Graves 病 60% ~ 90% TRAb 测定阳性,"甲状腺功能正常的 Graves 眼病"患者可以阳性。

2. 对于甲亢患者停用抗甲状腺药物后甲亢复发有一定预测意义。

3. 该抗体可以通过胎盘,刺激胎儿的甲状腺产生过量甲状腺激素,母体 TRAb 的测定有助于预测胎儿或新生儿甲亢发生的可能性。

# 第三节　甲状腺肿瘤标志物测定

## 一、甲状腺球蛋白测定

甲状腺球蛋白(Tg)是甲状腺滤泡上皮分泌的一种大分子糖蛋白,由两条相同的多肽链组成二聚体,分子量达 660 000,储存在滤泡腔中。溶酶体水解 Tg 表面 $T_4$、$T_3$ 并使之释放入血,同时少量的 Tg 也释放入血,部分 Tg 经甲状腺淋巴管分泌入血。血循环中的 Tg 被肝脏的巨噬细胞吞噬清除。血清 Tg 水平升高与以下因素有关:甲状腺肿;甲状腺组织炎症和损伤;TSH、人绒毛膜促性腺激素(hCG)或 TRAb 对甲状腺刺激。

血清 Tg 测定的临床意义:

1. 非肿瘤性疾病　①评估甲状腺炎的活动性,炎症活动期血清 Tg 的水平增高;②对于口服外源甲状腺激素所致的甲状腺毒症,其特征为血清 Tg 不增高。

2. DTC　作为监测 DTC 的复发具有很高的敏感性和特异性,但应该排除 TRAb 对Tg 测定结果的影响。由于许多甲状腺良性疾病时均可有 Tg 水平升高,故不能作为 DTC的诊断指标。

DTC 患者接受甲状腺全部切除和 $^{131}$I 治疗后,血清 Tg 应当不能测到。在随访中 Tg增高提示原肿瘤治疗不彻底或者复发。以下情况说明肿瘤切除不彻底或复发:①甲状腺全部切除术后测到 Tg,或原为阴性变成阳性;②停用甲状腺激素抑制治疗 3 ~ 4 周(内源性 TSH 增高),Tg 增高达 2 μg/L 以上;③外源性 TSH 刺激后,Tg 增高达 2 μg/L 以上,即注射重组人 TSH 后测定血清 Tg。

## 二、降钙素测定

降钙素(CT)是由甲状腺的 C 细胞产生的多肽激素,可引起血液中的钙离子降低。C细胞位于滤泡之间和滤泡上皮之间,又称腺滤泡旁细胞。甲状腺髓样癌(MTC)是甲状腺滤泡旁细胞的恶性肿瘤，约占甲状腺癌的5%，C细胞增生可以是MTC微小癌的早期组织学发现。降钙素是MTC最重要的肿瘤标志物，并与肿瘤大小相关。降钙素测定的敏感性和特异性有待改进，其结果随不同方法而异。目前建议采用双位点免疫测定，可特异性测定成熟降钙素。

血清降钙素测定的临床意义：主要用作MTC的肿瘤标志物，诊断MTC及进行MTC术后随访监测。如果基础及激发后降钙素水平均测不出，才能排除残留肿瘤组织或复发的可能性。鉴于多发性内分泌腺瘤病（MEN）Ⅱ型90%以上合并MTC，且是死亡的主要原因，故建议对所有嗜铬细胞瘤患者监测血清降钙素水平，以排除MTC和MENⅡ型。

MTC以外其他引起降钙素水平增高的疾病包括：①小细胞肺癌、支气管和肠道类癌及所有神经内分泌肿瘤。②良性C细胞增生，见于自身免疫性甲状腺疾病（桥本甲状腺炎或Graves病）及DTC。③其他疾病：肾病（严重肾功能不全）、高胃泌素血症、高钙血症、急性肺炎、局部或全身性脓毒血症等。

# 第四节　甲状腺的动态试验

## 一、促甲状腺激素释放激素刺激试验

原理：下丘脑-垂体-甲状腺轴存在负反馈调节，促甲状腺激素释放激素（TRH）促进TSH的合成和释放，静脉注射TRH后，测定血中TSH浓度的变化，可以观察垂体对TSH的反应性并了解TSH的储备能力。该试验主要用于中枢性甲减病变位置（下丘脑或垂体）的确定。

试验方法：5分钟内静脉注入TRH 300 μg（一般500 μg可达到最大刺激作用），分别在注射前和注射后15分钟、30分钟、60分钟、120分钟采血测定TSH。TRH不良反应轻微，1/3受试者有轻度恶心、颜面潮红、尿急等，多在2分钟内消失。糖皮质激素、多巴胺、左旋多巴、生长抑素同类物、抗甲状腺药物、甲状腺激素等药物对本试验结果有影响，需要停药1个月。

临床意义：

1. 正常情况下，注射TRH后，血中TSH浓度迅速上升，15~30分钟可达高峰，峰值<35 mIU/L，峰值与零时浓度之差（△TSH）为5~35 mIU/L，然后逐渐下降，2~3小时回到基础水平。

2. 甲亢时，TSH无分泌增加，呈现一条低平曲线。

3. 原发性甲减时，因TSH水平基值较高，呈现一条高平曲线。

4. 中枢性甲减时有两种情况　下丘脑性甲减，TSH分泌曲线呈现高峰延缓（出现在TRH注射后的60~90分钟），并持续高分泌状态至120分钟；垂体性甲减，TSH反应迟钝，呈现一条低平曲线（增高小于2倍或者增加4.0 mIU/L）。

5. 垂体TSH肿瘤，TSH分泌不增加。

### 二、$T_3$ 抑制试验

原理：正常人垂体 - 甲状腺轴存在反馈调节，服外源 $T_3$ 后，血中 $T_3$ 浓度升高，通过负反馈抑制内源性 TSH 合成与分泌，使甲状腺摄 $^{131}I$ 率较服药前明显降低（可被抑制），但 Graves 病患者由于存在 TSAb，刺激甲状腺引起摄 $^{131}I$ 增高，甲状腺摄 $^{131}I$ 不受 $T_3$ 抑制。伴有冠心病、甲亢性心脏病或严重甲亢禁止应用该试验。

方法：患者做基础摄 $^{131}I$ 试验后，口服 $T_3$ 片 20 mg，每 8 小时 1 次，共服 6 天，第 7 天做第 2 次摄 $^{131}I$ 率，用服 $T_3$ 前后两次摄 $^{131}I$ 率之差除以基础摄 $^{131}I$ 率的百分数来表示，称为抑制率。

抑制率（％）=（基础摄 $^{131}I$ 率 - 第二次摄 $^{131}I$ 率）/基础摄 $^{131}I$ 率 ×100％

临床意义：

1. 正常人和单纯性甲状腺肿患者摄 $^{131}I$ 率下降 50％以上，抑制率 >45％。

2. 甲亢患者则摄 $^{131}I$ 率不受抑制。

### 三、过氯酸钾释放试验

原理：正常情况下，碘以离子形式从血中被甲状腺摄取，进入甲状腺后就迅速进行有机化。碘离子在过氧化物酶的作用下被氧化成碘分子，碘分子进一步在碘化酶的作用下与酪氨酸结合成为有机碘。因此在正常的甲状腺组织内，以离子形式存在的碘很少。当过氧化物酶缺乏或功能障碍时，进入甲状腺内的碘离子不能被氧化，甲状腺内就存在着大量的离子碘。过氯酸盐能阻止甲状腺摄取碘并促进碘离子从甲状腺释放。服用过氯酸盐后，碘离子会从甲状腺内被大量释放到血中。用于家族性甲状腺过氧化酶系统缺陷或酪氨酸碘化障碍的诊断、慢性淋巴细胞性甲状腺炎的辅助诊断、甲减的鉴别诊断和疑有甲状腺碘代谢障碍的各种甲状腺疾病患者。

方法：口服 $^{131}I$（用法和用量同甲状腺摄 $^{131}I$ 试验），测量基础摄 $^{131}I$ 率，然后口服过氯酸钾（$KClO_4$）600 mg，测量 1 小时或 2 小时后甲状腺摄 $^{131}I$ 率。用公式计算释放率：

释放率（％）=（基础摄 $^{131}I$ 率 - 服药后摄 $^{131}I$ 率）/基础摄 $^{131}I$ 率 ×100％

临床意义：

1. 一般以释放率小于 10％为正常（以服 $^{131}I$ 2 小时后甲状腺部位测定的结果作为 100％，服过氯酸钾 1 小时后做第二次摄 $^{131}I$ 率，计算出 3 小时甲状腺 $^{131}I$ 排出率）。释放率 ≤10％，表明碘氧化过程正常。

2. 释放率 >10％且 ≤50％，提示碘有机化轻度障碍。

3. 释放率 >50％，提示碘有机化重度障碍。

4. 本试验在服用抗甲状腺药物，服用 $^{131}I$ 治疗后的甲亢患者也可呈阳性反应。

### 四、TSH 兴奋试验

原理：正常人接受外源性 TSH 后，甲状腺摄 $^{131}I$ 率可增高，血 $T_3$、$T_4$ 水平也升高，该试验是一项判定甲状腺功能及鉴别甲减类型的试验。

方法：测定 24 小时甲状腺摄 $^{131}I$ 率，以后每日肌内注射 TSH 10U，连续 3 天，再次测定 24 小时甲状腺摄 $^{131}I$ 率。根据前后两次 24 小时甲状腺摄 $^{131}I$ 率计算兴奋值。兴奋

值 = 用药后摄 $^{131}$I 率 – 用药前摄 $^{131}$I 率。

临床意义：

1. 原发性甲减　对外源性 TSH 无反应。基础摄 $^{131}$I 率低于正常。TSH 兴奋后，24 小时摄 $^{131}$I 率仍低于 15%，平均兴奋值亦低（1.42% ±2.86%）。

2. 继发性甲减　基础摄 $^{131}$I 率低于正常。甲状腺可接受外源性 TSH 兴奋。TSH 兴奋后 24 小时摄 $^{131}$I 率明显升高，平均兴奋值增高（25.25% ±6.92%）。

# 第五节　尿碘测定

碘是甲状腺合成甲状腺激素的主要原料之一。机体通过进食含碘食物和水摄入碘，摄入的碘主要存储在甲状腺池和细胞外液池。甲状腺内以甲状腺激素和碘化酪氨酸形式储存的有机碘高达 8 ~ 10 mg。甲状腺每天从细胞外液碘池摄取碘离子 120 μg，其中 60 μg 用于合成甲状腺激素，其余 60 μg 返回细胞外液池。如果摄入的碘过量则经肾脏排出，所以测定尿碘水平可评估机体碘摄入量。个体间的尿碘含量变化很大，即使同一个体不同时间尿碘含量也有很大变化，但是群体尿碘水平可以客观地反映当时该地区人群的碘营养状况。

**一、尿碘的测定方法**

目前采用的是砷铈催化分光光度测定方法（国标 WS/107 – 1999）。砷铈催化反应温度应在 20 ~ 35℃，温度环境要稳定，要求温度波动不超过 0.3℃，因为温度对测定结果影响很大。由于该方法中使用的氯酸对环境的污染比较大，以过硫酸铵取代氯酸，减少污染。

**二、尿样的收集**

1. 空腹单次尿样　清晨空腹采集尿样后严密封口，送检。室温下可保存 2 周，4℃ 可保存 1 个月，–20℃ 可保存 4 个月。先测尿样比重，比重小于 1.010 或大于 1.020 的尿样弃去不用。

2. 24 小时尿样收集　留尿之日早晨 8 点主动排尿，因为此次是 8 点以前产生的尿，应弃之不要；8 点以后至次日早晨 8 点之间每次排的尿全部保留在干净的容器里，次日早晨 8 点时也要主动排尿，将尿保留在容器里，因为此次的尿是 8 点以前产生的。将这 24 小时的尿收集搅匀，记录总尿量，并取 100 mL 送检。在气候炎热时，尿液中要放防腐剂，防止尿糖分解、发酵及细菌繁殖，影响检测结果。

**三、尿碘指标及其评价标准**

监测和评价人群碘营养状况的尿碘指标主要有：①尿碘平均水平（用中位数表示）；②尿碘 <100 μg/L 的比率；③尿碘 <50 μg/L 的比率。评价个体碘营养状况时，可根据连续多次尿碘测定结果进行判断。

国际上的规定，应用学龄儿童的尿碘反映地区的碘营养状态。尿碘中位数应≥100 μg/L，尿碘<100 μg/L 的比率<50%，尿碘<50 μg/L 的比率<20%。我国推荐儿童及成人的尿碘中位数范围在 100~200 μg/L，孕妇及哺乳妇女的尿碘中位数应>150 μg/L，最佳中位数范围应在 150~300 μg/L。

尿碘降低见于地方性甲状腺肿、地方性克汀病、甲减等；尿碘升高见于高碘性地方性甲状腺肿、甲亢、甲状腺炎以及服用碘剂过量者。

# 第四章　甲状腺肿瘤的影像学检查

## 第一节　甲状腺超声检查

甲状腺是人体最大的内分泌腺。超声检查能对其大小、体积与血流作定性和定量估测，对肿瘤的良、恶性可进行定性或半定性诊断，因此超声显像已成为影像检查甲状腺疾病的首选方法。

### 一、甲状腺超声诊断的优点

甲状腺位置表浅，解剖结构与周围组织的结构明显不同，特别适于做超声检查。超声波由于其物理特性，对软组织分辨力极高，明显优于普通的 X 线检查，甚至在某些方面优于 CT 检查。超声波检查结果图像清晰、自然逼真、重复性好，超声波本身无放射性、无毒无害，价格便宜，同时不需服药，无辐射，无创伤性，容易被广大患者接受。

甲状腺超声检查对测定甲状腺的大小、形态及对结节的性质判断具有重要的诊断意义。如结合其他检查方法，则更可提高其诊断符合率。检查者的经验及仪器性能是十分重要的。

### 二、甲状腺超声检查的适应证

凡在颈前有不适感、发现肿大或扪及结节，或临床怀疑有下列疾病者均可做超声检查。

1. 局限性疾患　甲状腺区域有局限性病变，包括：甲状腺腺瘤；甲状腺囊肿；甲状腺脓肿；甲状腺血肿；甲状腺癌；非甲状腺的肿物或疾患，如颈部淋巴结炎、甲状舌骨囊肿、颈内静脉扩张症；等。

2. 弥散性疾患　甲状腺呈弥散性肿大，包括：甲状腺功能亢进(甲亢)、甲状腺功能减退(甲减)、单纯性甲状腺肿、结节性甲状腺肿、亚急性甲状腺炎、慢性甲状腺炎、桥本甲状腺炎等。

### 三、检查仪器及方法

甲状腺的检查无特殊要求，一般取仰卧位，颈部垫枕头，使头后仰。选用高频探头(7 ~ 10 mHz)，采用纵、横切及斜切扫查，必要时嘱患者吞咽以观察甲状腺的上下活动范围。检查内容包括：甲状腺大小、形态、内部回声、有无肿块以及肿块的大小和毗邻关系、血流动力学状况，注意两侧对照分析。

### 四、超声描述要点

1. 甲状腺体积是否增大　由于甲状腺体积计算不准确，在实际工作中常通过测量不同径线来判断甲状腺是否肿大，其中上下径和左右径个体差异较大，前后径则成为判断甲状腺是否肿大的重要标准。大于 2 cm 为可疑甲状腺肿，大于 2.5 cm 则明确为甲状腺肿大。

2. 甲状腺腺体组织回声特性　甲状腺回声强弱主要以胸锁乳突肌为参照物，正常甲状腺腺体回声高于肌肉回声，呈均匀细密光点。判断甲状腺结节的回声时，是与正常回声部分的甲状腺进行比较，从而确定为低回声、等回声或强回声。

3. 甲状腺内血流是否增加　正常声像图腺体内显示的血流较少，呈点状分布，较大的动静脉主要位于上下极。

4. 甲状腺腺体内是否有占位性病变　二维超声观察甲状腺结节的部位、大小、数目、边界（模糊或清晰）、肿瘤内部回声、颈部有无肿大淋巴结等。用彩色多普勒血流显像技术检测每个结节内部血流情况，用脉冲多普勒可以测量结节内血流参数，包括收缩期最大流速（PSV）、舒张期最小流速（EDV）、平均流速（MV）、阻力指数（RI），搏动指数（PI）等。

### 五、正常声像图和正常值

成人甲状腺横切呈马蹄形或蝶形，有包膜，境界清晰、边缘规则，两侧基本对称，中间由峡部相连，一般呈中等回声，分布均匀，细弱密集光点。

正常甲状腺的前后径为 1~1.5 cm，左右径为 2~2.5 cm，上下径为 4~5 cm，峡部厚度 ≤0.4 cm。

甲状腺上动脉：$V_{max}$ 20~30 cm/s，$V_{min}$ 10~15 cm/s，RI 0.5~0.6。

### 六、常见的病理性声像图

（一）甲状腺肿

1. 甲状腺功能亢进　由甲状腺分泌甲状腺激素过多所致。临床表现为甲状腺肿大、心动过速、易出汗及体重减轻，部分患者有突眼征。

声像图表现为：

（1）甲状腺弥散性、对称性、均匀增大。

（2）内部回声为密集细小光点，光点分布均匀或不均匀，呈中低回声。

（3）一般无结节。

（4）彩色多普勒超声显示血流信号极丰富，呈"火海征"。

2. 结节性甲状腺肿　又称腺瘤样甲状腺肿，一般是在地方性甲状腺弥散性肿大的基础上反复增生和不均匀的复原反应所形成的增生性结节。声像图表现为：

（1）甲状腺两侧叶不对称增大。

（2）甲状腺内大小不一的增强光团或低回声区，一般周边无包膜回声。

（3）结节周围无正常的甲状腺组织。

（4）结节可有囊性变、钙化等表现。

（5）彩色多普勒探查示血流丰富，有时绕结节而行。

3. 单纯性甲状腺肿　是由缺碘、甲状腺激素合成受到抑制或先天性缺陷等因素引起的甲状腺持续性肿大。声像图表现为：

（1）甲状腺对称性、均匀性增大。明显增大时，则压迫气管和颈部血管。

（2）内部呈低回声。

（3）严重病例可因囊性变而出现多个无回声区。

（二）甲状腺炎

1. 亚急性甲状腺炎　本病病因尚不十分清楚，一般认为是病毒感染所致。该病临床症状明显，主要表现为发热、甲状腺部位疼痛及上呼吸道症状。实验室检查：白细胞上升、血沉快、$T_3$ 及 $T_4$ 增高等。声像图表现为：

（1）甲状腺对称性肿大，轮廓清楚，包膜完整稍增厚。

（2）内部回声早期呈均质稀疏弱回声，后期为非均质回声，有钙化者出现局灶性强回声团体声影。

（3）单侧病变，常出现小结节。

（4）病变部位甲状腺与颈前肌之间隙消失，弥散性粘连。

（5）彩色多普勒超声显示血流较丰富或不丰富。

2. 桥本甲状腺炎　本病为自身免疫性疾病，患者血清中和甲状腺组织中自身抗体增高。发病人群多见于 40 岁以上女性。其声像图表现为：

（1）甲状腺两叶弥散性轻度肿大，但峡部增大明显，包膜完整。

（2）腺体回声减少，分布不均。

（3）彩色多普勒超声显示血流丰富。

（三）甲状腺肿瘤

1. 甲状腺腺瘤　是甲状腺疾病中最常见的肿瘤性病变，多为良性。其声像图表现为：

（1）瘤体多为圆形或椭圆形，边缘光滑，包膜完整。

（2）内部多为低回声，1/3 病例可见晕征。囊性变时为无回声或混合回声。

（3）彩色多普勒超声显示腺瘤周边声晕处见较丰富的动静脉血流信号。

2. 甲状腺囊肿　单纯性囊肿很少见，而囊腺瘤较多见，其声像图表现为：

（1）在腺瘤的声像图基础上部分或大部分囊性变，形成无回声区，边界清晰，边缘规则。

（2）液暗区呈圆形或椭圆形，囊腺病内部可见光点、光团或囊壁增厚，部分形成多房囊。

（3）囊肿壁上突起部分或分隔带上可以见到彩色血流信号。

3. 甲状腺癌　可发生于各年龄组，好发于 40～50 岁。声像图表现为：

（1）患癌侧呈局限性增大，不规则，形态失常。

（2）癌瘤轮廓不清。边界不规则，乳头状癌在囊肿内有乳头状突起，实质部分常有钙化、纤维化。

（3）肿瘤内部多呈低回声，有衰减。

（4）肿瘤有出血坏死时，则出现液性暗区或混合回声区。

（5）彩色多普勒超声显像：肿瘤内血流丰富，癌瘤内可测出高速血流信号，亦可测出新生血管及动静脉瘘血流信号。

4. 甲状腺癌术后的超声表现

（1）超声评估及解剖基础：全面的评估包括中央和两侧颈部。颈部中央定义为两侧颈总动脉之间，上至舌骨，下至无名动脉，其内包含气管旁、喉前淋巴结（Ⅵ区）、上纵隔淋巴结。侧颈部定义为下颌床与锁骨水平之间的区域。左右侧颈部分别细分为前侧颈部与后侧颈部。前侧颈部从颈总动脉正中至胸锁乳突肌后缘，包含Ⅱ～Ⅳ区淋巴结。胸锁乳突肌后方为后侧颈部，包含Ⅴ区淋巴结。

（2）术后正常超声表现：术后手术部位在气管旁横切面表现为倒三角形高回声区，考虑为纤维脂肪组织和瘢痕组织。其前方是肩带肌和胸锁乳突肌，后方是椎旁肌，外侧是无名动脉，气管－喉位于其内侧，食管位于左侧颈部。34%的患者在手术部位可以看到 <5 mm 的低回声结构，若无可疑征象（如囊性改变、钙化、显著血流），临床上通常认为这些低回声结构无临床意义。这一些低回声结构可以代表中央颈部的正常淋巴结、甲状旁腺或者为低度恶性的淋巴结转移癌，后者需要超声随诊。

健康成年人的颈部淋巴结可以在超声下探及，至少可探及 5 个。正常侧颈部淋巴结呈肾形，淋巴门处有树枝状血管或无血管。Ⅱ区淋巴结短径 <8 mm，Ⅲ区和Ⅳ区淋巴结短径 <5 mm。但并不是所有的淋巴结都具有上述典型特征。例如，下颌下淋巴结通常呈圆形，较其他部位大。小的淋巴结可以没有淋巴门，这种情况下，树枝状淋巴门血流及淋巴样回声可以支持淋巴结的诊断。

（3）甲状腺乳头癌局部复发：甲状腺乳头癌转移部位可位于甲状腺切除手术部位、颈部淋巴结以及远处转移（最常见的是肺）。依据危险分层，甲状腺乳头状癌的复发率为 9%～30%。76%的复发位于颈部淋巴结和手术部位。侧颈部的淋巴结转移 50% 位于Ⅲ区和Ⅳ区，其余大多位于Ⅵ区，Ⅱ区淋巴结转移少见。单侧转移多在原发癌同侧，但也有 16% 发生双侧转移。

1）局限性复发：原甲状腺部位癌复发典型超声表现为富血供低回声结构，高大于宽，边界不清，有时有微钙化或囊性成分。原甲状腺部位高回声结构通常认为是良性的，为纤维脂肪组织或边界难以显示的脂肪结节。

2）淋巴结转移：甲状腺乳头状癌转移性淋巴结有如下特征：微钙化、囊性成分、周边血流或弥散血流、局部高回声区、中央颈部和侧颈部淋巴结短径分别 ≥8 mm 和 10 mm。尽管甲状腺乳头状癌在甲状腺组织内表现为低回声，但转移性淋巴结可表现为皮质内偏心性高回声，或高回声完全取代正常淋巴结结构，使之变圆变大，呈弥散性高回声。转移性淋巴结通长比正常淋巴结大，但淋巴结直径并不能作为鉴别良恶性的指标。因为有时较小淋巴结也可能是隐匿性肿瘤。直径较大的，超声表现正常的淋巴结也通常是良性的。圆形和淋巴门缺失对鉴别淋巴结良恶性缺乏特异性。8 mm < 短径 <10 mm 的可疑淋巴结应进行细针抽吸活检（FNA），短径小于 8 mm 的应超声检查随访。

（4）与复发病灶易混淆的正常组织结构。

1）残留甲状腺或残留甲状腺再生：甲状腺切除术通常会将大部分腺体切除，仅留一小部分腺体组织以保护喉返神经。因此，残留甲状腺通常位于 Berry 韧带的附近，后者附着在环状软骨角下缘。Shin 等人报道的 59 例超声检查怀疑甲状腺床异常改变的病例中有 9 例病理结果证实是正常残留甲状腺，表现为等或低回声的椭圆形或三角形结构，位于真假声带附近。但在放射碘治疗的患者中，正常残留甲状腺组织通常难以显示。

2）甲状腺和环状软骨：环状软骨容易误诊为软组织肿块，因为在矢状切面上其边缘表现为圆形或卵圆形低回声。环状软骨内的钙化灶表现为点状高回声。区别环状软骨与肿块的要点在于环状软骨呈左右对称的拱形结构，位于甲状软骨下方，缺乏血流。

甲状软骨在轴位图上表现为倒"V"字低回声结构，其内可有钙化灶及残余甲状腺结构，两者均容易被误认为异常中央颈部淋巴结，区分要点在于明确所谓"病变"是否位于甲状软骨内。

3）正常颈部胸腺：胸腺位于胸腔前纵隔，正常情况下，单侧或双侧颈部可见胸腺从前纵隔向上延伸至甲状腺下极。胸腺延伸至颈部见于 2/3 的儿童和 1/3 的年轻人。延伸至颈部的胸腺边界清晰，外形呈梭形或三角形，组织松软，物理加压可变形，实质表现为"满天星"样，这一表现的机制为低回声淋巴组织背景下有高回声脂肪组织。

4）正常颈部交感神经节：颈部交感神经干由颈上、颈中、颈下 3 个神经节以及相关中间神经节组成，呈卵圆形低回声结构，位于甲状腺较下极水平部位，通常位于颈总动脉外侧，也可见于颈总动脉内侧。在长轴切面上，颈部交感神经节有时候呈梭形低回声结构，尤其与线形低回声交感神经毗邻时表现比较典型。甲状腺下动脉通常位于颈中神经节后方或与之毗邻，可作为解剖学标志。颈交感神经节不能进行活检或消融，否则会导致 Horner 综合征。

5）胸导管终末部分：胸导管引流下半身及胃肠道的淋巴至颈静脉。Seeger 等人报道称 98% 的胸导管淋巴注入左静脉角，1% 注入右静脉角。超声可显示位于颈部的胸导管，此部分胸导管抵达甲状腺进而注入左静脉角。正常胸导管直径约为 2.5 mm，在肝硬化或充血性心力衰竭患者中其直径达到 13 mm。超声检查时终末端胸导管扩张容易被误认为侧颈部囊性淋巴结病。囊性结构内探及流动的乳糜液及其附近可见静脉角有助于确定终末胸导管。

6）颈椎横突：由于后方伴明显深影而容易辨认，在横断面上表现为颈椎椎体左右两侧的高回声凸起，与之相连的椎体和多个与之相似的结构有助于避免将其误认为淋巴结钙化。

7）正常神经根：颈丛由第 1 至第 4 颈神经的前支构成，臂丛由第 5 至第 8 颈神经前支和第 1 胸神经前支的大部分组成。这些大的神经束纵切表现为偏强回声管状结构，内部为多条线性平行强回声。横切表现为圆形或椭圆形的偏强回声结构，外为环状强回声，内有点状强回声。颈部神经根自椎间孔穿出，穿过前、中斜角肌，进而抵达胸锁乳突肌。辨认出神经根的带状结构，追踪其至椎体，并找到多个与之相似的结构有助于其与淋巴结的鉴别。

（5）与复发病灶易混淆的颈部中央病变

1）缝线肉芽肿：是组织细胞对不可吸收缝线这一外来物正常的肉芽肿性炎症反应，

超声常表现为不均匀低回声，外形不规则，其内有大于 1 mm 的高或偏高回声。缝线肉芽肿会随着时间逐渐消退。

可吸收手术止血材料(包括吸收性明胶海绵和氧化纤维素)通常在术后 4~8 周被吸收，但也可多年不消退。吸收性明胶海绵表现为手术部位长条状病灶，周边有低回声晕。氧化纤维素表现为低回声肿块，边界清，其内无血流。这两种止血材料共同超声特征为随时间消退，这些特征有助于与癌复发灶鉴别。

2)咽食管憩室：咽下缩肌与环咽肌之间存在薄弱的三角区，食管黏膜自薄弱区膨出可形成咽食管憩室。咽食管憩室通常会在甲状腺左侧叶后方探及，表现为外周低回声，内部回声多变(取决于咽食管内气体和液体成分)的"肿块"，易与存在钙化的软组织肿块混淆。憩室与食管相连，内部有气体回声特征：空气混响、振铃效应、超声表现随吞咽等动作而变化，这些特点有助于与软组织肿块相鉴别。对可疑患者，钡餐检查有助于确诊。

3)甲状旁腺瘤：美国甲状腺协会强烈建议在甲状腺切除术中保留甲状旁腺及其血供。正常甲状旁腺通常在超声检查时无法显示，但富细胞型的甲状旁腺腺瘤有时会被探及，呈卵圆形低回声富血供肿块，容易误诊Ⅳ区增大淋巴结。两者鉴别要点在于血供特点，甲状旁腺滋养动脉从两极进入，呈外周血流。而颈部淋巴结从淋巴门发出树枝状血流；另外，钙化和囊性改变在甲状旁腺瘤中少见；最后，甲状旁腺瘤通常会有甲状旁腺功能亢进的临床表现。值得注意的是，甲状旁腺瘤的确诊要结合细针抽吸和甲状腺球蛋白水平，单从细胞学角度难以区分甲状旁腺瘤和甲状腺癌。

4)甲状腺舌管囊肿：是胚胎期甲状舌管退化不全而形成的先天囊肿，80% 位于舌骨或舌骨下水平，表现为舌骨水平正中或嵌入带状肌较下水平的低或无回声(取决于蛋白质含量)局限性肿块。当肿块下极延伸至舌骨内时，具有诊断意义。但若肿块内包含结节状血管组织时，需要与甲状腺癌相鉴别。甲状腺癌术后常规超声复查通常会发现甲状舌管囊肿，尽管术前并无此囊肿，其机制可能是术前患者存在潜在的甲状舌管囊肿，待手术切除甲状腺后，由于生长空间变大，囊肿便生长变大。

5)胸锁关节退行性改变：胸锁关节的骨关节炎的病理改变为关节间隙变窄、骨和软骨形态不规则、骨赘形成、滑膜增厚、关节渗出。当炎症处于活动期，肥大的滑膜及关节渗出有时会突破关节腔至颈部中央，表现为低回声结构，易与转移病灶混淆。确定其与胸锁关节的关系有助于两者的鉴别。

(6)与转移淋巴结易混淆的侧颈部病变

1)创伤性神经瘤：是受损神经对创伤包括手术的增生反应结果。甲状腺切除术后，创伤性神经瘤通常于颈动脉后外侧探及。50% 的神经瘤表现为外周低回声、中央高回声的结节。中央高回声区代表致密胶原组织。结节呈梭形、边界不清、中央高回声、与颈丛直接相邻、内部无血流是神经瘤特有征象，有助于与转移淋巴结鉴别。超声上探测到明显结节，外加临床上伴有疼痛触发点或感觉异常、细针抽或穿刺活检时会引发剧烈疼痛可以提高诊断信心。

2)神经鞘瘤：最常见的神经源性肿瘤是外周神经纤维瘤和神经鞘瘤。典型神经鞘瘤表现为卵圆形或梭形的低回声肿块，边界清，血供表现多样，其内可包含囊性成分。找到神经鞘瘤与神经的联系有助于与颈部其他病变相鉴别,如肿大淋巴结。

3)副神经节瘤:颈部副神经节瘤通常来源于颈动脉体或迷走神经节。起源于颈动脉体的副神经节瘤位于颈内动脉与颈外动脉分叉处。副神经节瘤通常呈低回声肿块,血流丰富,由于其内存在动静脉分流,所以血流呈低阻。若缺乏典型超声表现及位置时,[131]I⁻间位碘苯甲基胍闪烁摄影术对确诊肿瘤有重要意义。然而,由于头部和颈部的副神经节瘤通常无功能,其诊断假阳性可达40%。因此,必要时甲状腺细针抽吸及检测甲状腺球蛋白水平(Tg)有助于排外转移性淋巴结。

4)良性增生淋巴结:颈部炎性反应性增生性淋巴结很常见,表现为淋巴结增大,血流增多。但淋巴结大小并非炎性反应性增生性淋巴结与甲状腺乳头状癌转移性淋巴结的鉴别点。良性增生性淋巴结内部回声均匀,无可疑恶性征象,如外周血流、微钙化、含囊性成分,通常位于下颌下区、上颈部、颈后三角内,常由呼吸系统疾病引起,4～6周内可变小。

5)其他疾病引起的淋巴结增大:各类良恶性疾病均可导致淋巴结增大,有些病例的超声表现具有诊断提示作用。例如,硅树脂渗透至淋巴结表现为淋巴结呈高回声,伴声衰减。但不同疾病导致的淋巴结增大其超声表现具有重叠性,因此,详细了解病史,结合之前的超声表现、实验室检查以及必要时的细针抽吸活检对鉴别诊断甲状腺乳头状癌转移性淋巴结和其他疾病导致的淋巴结增大具有重要的价值。血甲状腺球蛋白水平可增加诊断特异性,尤其对大部分为囊性成分的淋巴结很关键,因为组织细胞学检查很难取得足够的存活细胞。

6)其他颈部囊性肿块:颈部先天性囊肿并不常见,最常见的是甲状舌管囊肿,前面已提到,其他颈部囊肿如鳃裂囊肿、淋巴管瘤、支气管源性囊肿对转移性淋巴结的诊断也会造成干扰。尽管这些囊肿的超声表现、位置对诊断有一定的提示作用,但通常情况下需要其他影像学检查和细针抽吸来帮助确诊。

**附:低分化型和未分化型甲状腺癌超声鉴别要点**

甲状腺癌可分为高分化型、低分化型和未分化型,其中低分化型罕见,约占甲状腺恶性肿瘤的1%～15%。尽管罕见,但与未分化型甲状腺癌一同在甲状腺癌的发病率和死亡率中占有很大比例。然而,与未分化型甲状腺癌的低治愈率不同(平均生存时间只有6个月),低分化型甲状腺癌的5年生存率可高达62%～85%。

为研究低分化型甲状腺癌的超声表现,并将其与未分化型甲状腺癌的超声表现相比较,来自韩国的Hahn等学者进行了一项回顾性研究,文章发表在2016年第9期 *J Ultra-sound Med* 杂志上。

研究起初纳入了47名患者的48例低分化型甲状腺癌和26例未分化型甲状腺癌,因其中18名患者的18例低分化甲状腺癌未行术前超声检查而排除,最终共纳入29名患者的30例低分化型甲状腺癌和26例未分化型甲状腺癌。共44名患者行了甲状腺全切或腺叶切除术,41名患者就诊时可触摸到颈部包块。

超声检查中,观察病变的边缘、形态、回声特点、钙化、囊变以及有无可疑颈部淋巴结[至少满足以下5个标准中的1个:局限或者弥散性高回声,微钙化或粗大钙化,囊性变,异常血供,或呈圆形(纵横比<1.5)]。

病理检查中，若高分化型甲状腺癌中低分化组织所占比例达 10% 或更高时，诊断为低分化型甲状腺癌；若有未分化组织存在时，无论其所占比例大小，均诊断为未分化型甲状腺癌。

研究结果显示，未分化型与低分化型甲状腺癌的临床表现并无显著差异。根据超声表现的分析，低分化型甲状腺癌主要表现为不均质实性结节，边界可见，呈类圆形，其内以低回声为主。而未分化型甲状腺癌主要表现为不均质实性结节，边界不清，形态不规则，其内同样以低回声为主。

在单变量分析中，相比于未分化型甲状腺癌，肿块边界可见且呈类圆形在低分化型甲状腺癌中更常见。然而，在这些疾病中，回声特点、钙化、囊变、可疑淋巴结、潜在的实变以及多样性在统计学上并没有显著差异。在多因素分析中，只有边界可见可作为独立的可预测低分化型甲状腺癌的特性。

学者指出，此次研究虽有其局限性，但提供了最新近的有关低分化型和未分化型甲状腺癌的超声表现鉴别要点。通常情况下，低分化型和未分化型甲状腺癌在超声上均表现为较大的恶性肿块，若肿块边界可见且呈类圆形，则应该考虑为前者；若肿块边界不清、形态不规则，则应该考虑为后者。超声表现可有助于鉴别，但却不足以明确诊断，仍需病灶组织活检。

（四）甲状腺癌术后的超声表现

1. 超声评估及解剖基础　全面的评估包括中央和两侧颈部。颈部中央定义为两侧颈总动脉之间，上至舌骨，下至无名动脉，其内包含气管旁、喉前淋巴结（Ⅵ区）、上纵隔淋巴结。侧颈部定义为下颌床与锁骨水平之间的区域。左右侧颈部分别细分为前侧颈部与后侧颈部。前侧颈部从颈总动脉正中至胸锁乳突肌后缘，包含Ⅱ～Ⅳ区淋巴结。胸锁乳突肌后方为后侧颈部，包含Ⅴ区淋巴结。

2. 术后正常超声表现　术后手术部位在气管旁横切面表现为倒三角形高回声区，考虑为纤维脂肪组织和瘢痕组织。其前方是肩带肌和胸锁乳突肌，后方是椎旁肌，外侧是无名动脉，气管-喉位于其内侧，食管位于左侧颈部。34% 的患者在手术部位可以看到 <5 mm 的低回声结构，若无可疑征象（如囊性改变、钙化、显著血流），临床上通常认为这些低回声结构无临床意义。这些低回声结构可以代表中央颈部的正常淋巴结、甲状旁腺或者为低度恶性的淋巴结转移癌，后者需要超声随诊。

健康成年人的颈部淋巴结可以在超声下探及，至少可探及 5 个。正常侧颈部淋巴结呈肾形，淋巴门处有树枝状血管或无血管。Ⅱ区淋巴结短径 <8 mm，Ⅲ区和Ⅳ区淋巴结短径 <5 mm。但并不是所有的淋巴结都具有上述典型特征。例如，下颌下淋巴结通常呈圆形，较其他部位大。小的淋巴结可以没有淋巴门，这种情况下，树枝状淋巴门血流及淋巴样回声可以支持淋巴结的诊断。

3. 局部复发

（1）局限性复发：原甲状腺部位癌复发典型超声表现为富血供低回声结构，高大于宽，边界不清，有时有微钙化或囊性成分。原甲状腺部位高回声结构通常认为是良性的，为纤维脂肪组织或边界难以显示的脂肪结节。

（2）淋巴结转移：甲状腺乳头状癌转移性淋巴结有如下特征：微钙化，囊性成分，周边血流或弥散血流，局部高回声区，中央颈部和侧颈部淋巴结短径分别≥8 mm 和≥10 mm。尽管甲状腺乳头状癌在甲状腺组织内表现为低回声，但转移性淋巴结可表现为皮质内偏心性高回声，或高回声完全取代正常淋巴结结构，使之变圆变大，呈弥散性高回声。转移性淋巴结通长比正常淋巴结大，但淋巴结直径并不能作为鉴别良恶性的指标。因为有时较小淋巴结也可能是隐匿性肿瘤。直径较大的，超声表现正常的淋巴结也通常是良性的。圆形和淋巴门缺失对鉴别淋巴结良恶性缺乏特异性。短径大于 8 ~ 10 mm 的可疑淋巴结应进行细针抽吸活检（FNA），短径小于 8 mm 的应超声检查随访。

# 第二节　甲状腺 CT 检查

甲状腺断层扫描（CT）能清楚显示甲状腺的大小、形态、密度，对于甲状腺内的结节，也能显示其大小、形态、密度；并能观察局部淋巴结有否增大、邻近结构有无侵犯及远隔部位有否转移。CT 还可通过甲状腺密度变化间接提示甲状腺的功能状态。但甲状腺 CT 在分析甲状腺肿大的病因及甲状腺结节的良恶性鉴别方面有明显的局限性，因而临床上常作为继甲状腺 B 超及核素扫描之后的二线影像学检查方法。

**一、甲状腺 CT 的检查方法**

患者采取仰卧颈部过伸体位，去除患者颈部金属物，并嘱患者扫描期间平静呼吸、不要吞咽。CT 扫描范围为颅底至胸骨柄上缘，层厚为 5 mm，床速为 5 mm，螺距为 1。CT 增强扫描多采用非离子型造影剂，根据不同的碘质量浓度，采用不同的剂量及注射速率，于注射后 25 秒及 60 秒行双期扫描。临床拟诊甲亢时，CT 造影剂中的碘成分可能诱发甲状腺危象，因而不建议增强 CT 检查。新型 CT 扫描速度快，必要时可用原始数据进行图像的三维重建，如配合使用对比剂还可进行血管成像（CTA）。

**二、正常甲状腺的 CT 表现**

平扫 CT 检查，正常甲状腺表现为气管两侧尖端向外的三角形高密度结构，峡部表现为气管前方连接两侧叶的带状高密度影。甲状腺因其碘含量为血清的 100 倍左右，因而平扫 CT 呈现明显高密度，CT 值 80 ~ 100 HU。双侧甲状腺叶可略不对称，右侧叶略大多见。增强 CT 检查，甲状腺两侧叶及峡部明显均匀强化。

**三、甲状腺肿瘤的 CT 表现**

1. 甲状腺腺瘤　平扫表现为正常高密度甲状腺背景下的类圆形低密度灶，相对于颈部肌肉可呈稍高密度、等密度或低密度，CT 值 40 ~ 100 HU。多为单发，少数为多发，累及一侧叶或两侧。病灶直径 1 ~ 5 cm，边缘清楚、光整，内部密度均匀，周围常可见包膜。有完整包膜的单发甲状腺结节多为甲状腺腺瘤。部分腺瘤内可见钙化或囊变。腺瘤合并出血时，呈高密度表现。病灶较大可使气管受压移位。增强扫描，呈结节样不均匀强化，病灶强化程度等于或略低于正常甲状腺组织。囊变部分不强化。

2. 甲状腺癌 平扫表现为累及单侧或双侧的形态不规则的不均匀低密度区，瘤灶内可见钙化，可为细粒状、斑片状或壳状，少数病灶可见坏死、囊变，故 CT 值变化范围较大。增强扫描，病灶实性部分不均匀强化，强化程度低于正常甲状腺组织，"半岛"状瘤结节及瘤周强化"残圈"征提示甲状腺癌诊断。如果有周围器官侵犯或颈部淋巴结转移，则强烈提示甲状腺癌。

### 四、甲亢及甲状腺肿大的 CT 表现

1. 毒性弥散性甲状腺肿（Graves 病） 平扫表现为甲状腺弥散性对称性增大，边缘清楚，密度减低，近肌肉密度。眶部 CT 表现为双侧多条眼外肌（下直肌、内直肌多见）增粗和眶脂体增大，致眶隔前移及眼球突出。

2. 单纯性甲状腺肿 平扫表现为甲状腺弥散性对称性增大，密度较正常甲状腺略低。增强扫描轻度强化。

3. 结节性甲状腺肿 甲状腺弥散性增大，局部增大明显，密度不均匀减低，病灶边界不清，常可见不完整间隔，病变区域 CT 值约 70 HU，增强扫描后 CT 值约 98 HU。结节内可有出血或钙化，钙化可为片状或细沙砾状。当结节性甲状腺肿合并细颗粒钙化时，难与甲状腺癌区分，甲状腺癌邻近器官受侵及颈部淋巴结转移为特征性表现。增强扫描可见结节不同形式强化，囊性结节可为环形或蜂窝形强化，实性结节强化程度不均，囊实性结节，突入腔内的结节不强化，据此可与癌性壁结节鉴别。

4. 胸骨后甲状腺肿 多为颈部结节性甲状腺肿向下延伸。平扫表现为气管一侧或两侧的肿块；增强扫描明显强化。

### 五、甲状腺功能减退症

呆小病患者甲状腺 CT 表现为双侧甲状腺体积减小。

成年人甲状腺功能减退症的甲状腺 CT 无特征性，甲状腺可为正常大小，也可减小，密度亦无特征性，临床上少用。诊断主要依据临床症状、体征和实验室检查等。

### 六、甲状腺炎

1. 急性化脓性甲状腺炎 早期 CT 表现为甲状腺弥散或局限性肿大，密度减低；脓肿形成期，甲状腺内见类圆形略低密度区，密度高于水；增强扫描，脓肿壁强化，脓肿腔不强化。

2. 亚急性甲状腺炎 临床诊断主要靠病史、症状、体征和实验室检查，甲状腺 CT 表现为两侧叶弥散性或非对称性增大，密度均匀或不均匀减低。病变区 CT 值约 40 HU，考虑为甲状腺滤泡细胞破坏、碘浓度降低所致。增强 CT 扫描，正常甲状腺腺体组织因为有丰富的血供而明显强化，而病变腺体呈中等程度强化，符合其弥散炎性病变过程。

3. 慢性淋巴细胞性甲状腺炎（桥本甲状腺炎） 早期 CT 表现为甲状腺弥散性增大，密度均匀性减低，甲状腺腺叶边缘清，一般无钙化。晚期，甲状腺萎缩。

4. 慢性侵袭性纤维性甲状腺炎（木样甲状腺炎） CT 表现为甲状腺弥散性增大，病变区密度均匀减低，腺叶边缘模糊，与邻近结构分界不清；正常部分甲状腺密度正常。增强扫描甲状腺正常强化，而病变组织轻度强化。颈部淋巴结无肿大。

# 第三节　甲状腺 MRI 检查

甲状腺磁共振成像(MRI)检查可以多序列、多方位显示甲状腺疾病变情况,其良好的软组织对比,使邻近结构及颈部肿大淋巴结得到很好显示。但临床应用的时间不长,经验不多,很多方面有待进一步积累和研究。

## 一、甲状腺 MRI 检查方法

甲状腺 MRI 检查患者采取仰卧位,在做好常规磁共振检查准备(如去除金属物、嘱患者平静呼吸、不要吞咽等)的基础上,选用正交颈部线圈,最好在局部加用表面线圈。常用序列为 $T_1WI$、$T_2WI$ 及脂肪抑制序列,$T_1WI$ 显示解剖结构,$T_2WI$ 显示病变性质,脂肪抑制序列对于显示颈部肿大淋巴结及可能的邻近结构侵犯有较好的效果;常规层面为横断面,根据需要加做冠状位及矢状位图像。Gd – DTPA 增强扫描可用于甲亢患者,有助于甲状腺疾病的诊断。近年来有文献报道弥散加权成像(DWI)ADC 值对于鉴别甲状腺良恶性结节的诊断有一定意义。Schueller – Weidekamm 应用定量 DWI 序列(平面回波,最大 b 值 800 s/$mm^2$)测得甲状腺癌、甲状腺腺瘤及正常甲状腺组织的 ADC 值95% 可信区间分别为2.43 ~ 3.037(甲状腺癌)、1.626 ~ 2.233(甲状腺腺瘤),1.253 ~ 1.602(正常腺体组织)。定量 DWI 可能成为鉴别甲状腺癌及腺瘤的一种方法,但还需大样本研究进一步证实。

## 二、正常甲状腺 MRI

正常甲状腺表现为气管两侧对称分布、信号均匀的三角形结构。在 MRI 图像上,正常甲状腺 $T_1WI$ 表现为均一的较颈部肌肉略高信号,$T_2WI$ 为较颈部肌肉高信号;增强扫描后甲状腺腺体明显均匀强化。

## 三、甲状腺肿瘤 MRI

1. 甲状腺腺瘤　$T_1WI$ 信号与正常甲状腺相近,$T_2WI$ 为高信号。如病灶有出血、囊变,则其信号呈相应变化。Gd – DTPA MR 增强扫描病灶均匀强化,囊变区不强化。

2. 甲状腺癌　MRI 信号无特异性,与周围正常甲状腺腺体相比,$T_1WI$ 可呈低信号、等信号或高信号,$T_2WI$ 多呈不均高信号。Gd – DTPA MR 增强扫描,病灶明显强化。在显示邻近结构侵犯及颈部淋巴结转移方面有一定意义。

3. 甲状腺囊肿　因囊肿内容物不同而表现为不同信号特征。单纯性囊肿,因其内水样液体成分而呈长 $T_1$ 长 $T_2$ 信号;胶性囊肿,因其富含蛋白物质而呈长 $T_1$ 短 $T_2$ 信号;出血性囊肿,因其含陈旧性血液而呈长 $T_1$ 长 $T_2$ 信号,且 $T_2WI$ 周边见低信号环。Gd – DTPA MR 增强扫描,囊肿不强化。

## 四、甲状腺肿

1. 毒性弥散性甲状腺肿　甲状腺弥散性增大,边界清楚。$T_1WI$ 呈稍高信号,$T_2WI$

呈高信号。有时可见血管流空信号及纤维间隔低信号。Gd – DTPA MR 增强扫描见轻度强化。Graves 眼病的眶部 MRI 表现为双侧多条眼肌增粗，以下直肌、内直肌最常见，其次是外直肌、上直肌。眼外肌呈梭形肿胀，以肌腹增粗为主，而肌腱及附着点正常。$T_1WI$ 中低或等信号，$T_2WI$ 中或略高信号，Gd – DTPA MR 增强扫描轻度强化。与其他原因所致的眼肌增粗在信号改变方面无明显区别。此外还有一个重要特点为眼眶脂体明显增大。

2. 单纯性甲状腺肿　MRI 表现为甲状腺普遍增大，信号无明显改变。

3. 结节性甲状腺肿　弥散肿大的甲状腺内有多个结节，呈混杂信号，病变区域在 $T_1WI$ 呈低信号，若为蛋白含量较高的胶体表现为中等信号，若有出血表现为高信号；在 $T_2WI$ 多呈高信号。病变结节因无包膜而边界不清。Gd – DTPA MR 增强扫描，可见结节强化。结节性甲状腺肿常并发甲状腺癌，核素显像、B 超及 MR 平扫对上述两者的鉴别作用有限，Tezelman 报道运用 DCE – MRI 动态对比增强 MR 扫描，甲状腺癌相对于结节性甲状腺肿的对比剂廓清延迟，因而当核素显像、B 超及 MR 平扫无法确定结节性甲状腺肿是否合并甲状腺癌时，可进行 DCE – MRI 动态对比增强 MR 扫描。

4. 胸骨后甲状腺肿　胸骨后见与正常甲状腺信号相仿的结构，多由正常甲状腺向下延伸而来。Gd – DTPA MR 增强扫描明显均匀强化，与正常甲状腺强化幅度一致。

**五、甲状腺炎**

1. 急性化脓性甲状腺炎　MRI 表现类似于其他部位化脓性病变。急性期，病变区呈 $T_1WI$ 略低信号、$T_2WI$ 略高信号，脓肿形成期 $T_1WI$ 呈低信号、$T_2WI$ 呈高信号。增强扫描脓肿壁强化，脓肿腔不强化。

2. 亚急性甲状腺炎　甲状腺边缘不规整，病变部位 $T_1WI$、$T_2WI$ 均高于正常的甲状腺组织，强化程度不及正常甲状腺。$T_2WI$ 的高信号反映了其炎性病变的特征。

3. 慢性淋巴细胞性甲状腺炎(桥本甲状腺炎)　MRI 表现为弥散性肿大，$T_1WI$ 呈略低信号、$T_2WI$ 呈略高信号(与正常甲状腺组织相比)，信号不均匀。增强扫描呈轻度强化。

4. 慢性侵袭性纤维性甲状腺炎　病变部位 $T_1WI$、$T_2WI$ 均呈低信号，Gd – DTPA MR 增强扫描，见轻度强化或明显均一强化。

# 第五章 甲状腺肿瘤的放射性核素检查

## 第一节 甲状腺摄 $^{131}$I 功能试验

### 一、概述

甲状腺摄碘 $^{131}$I 功能是了解甲状腺碘代谢的常用方法，该方法以往主要用于甲状腺功能的诊断，包括甲状腺功能亢进症的诊断。随着甲状腺激素体外分析的广泛应用，甲状腺摄 $^{131}$I 试验已很少用于诊断目的，但甲状腺摄 $^{131}$I 功能试验仍是了解甲状腺碘代谢及甲状腺碘负荷状态简便可靠的方法，同时也是甲状腺疾病 $^{131}$I 治疗前剂量计算的一个参考指标。

### 二、原理及方法

（一）原理

甲状腺具有摄取和浓聚碘的能力，在空腹条件下口服放射性 $^{131}$I 后，经胃肠吸收并随血流进入甲状腺，并迅速被甲状腺滤泡上皮细胞摄取，其摄取的量及速度与甲状腺的功能密切相关。因此，利用甲状腺功能测定仪获得不同时间的甲状腺摄 $^{131}$I 率，以此来评价甲状腺的功能状态。

（二）方法

1. 很多含碘的药物、食物以及影响甲状腺功能的药物，均能改变甲状腺摄 $^{131}$I 功能，如果患者服用或食用了上述药物或食物，在接受本检查前应停用一段时间（2 ~ 4周），以免对测量结果产生影响。

2. 检查当日患者应空腹。口服 $^{131}$I 溶液后 1 小时方可进餐。

3. 测量本底计数。

4. 测量标准源计数。将与患者服用的等量 $^{131}$I 溶液或胶囊加入试管中，然后插入专用的颈部模型中，测量标准源计数。标准源与患者甲状腺的几何位置应一致。

5. 患者空腹口服 $^{131}$I 溶液或胶囊后，于 2 小时、4 小时、24 小时（或 3 小时、6 小时、24 小时）分别测量甲状腺部位的放射性计数，用以下方法计算出甲状腺摄 $^{131}$I 率。

$$甲状腺摄 ^{131}I 率(\%) = \frac{甲状腺部位计数 - 本底}{标准源计数 - 本底} \times 100\%$$

6. 绘制摄 [131]I 率曲线，并注明各时间点的摄 [131]I 率及本实验室的正常值。

（三）正常值及判断标准

在正常情况下，口服 [131]I 后甲状腺摄 [131]I 率随时间的延长而逐渐升高，24 小时达高峰。其正常值因各地区饮食、环境（土壤、空气等）含碘量的高低，以及各单位所采用的测量仪器、方法的不同而有较大差异，所以各地区甚至各单位应建立自己的正常值及其诊断标准。一般 2～3 小时的摄 [131]I 率为 15%～25%，4～6 小时的摄 [131]I 率为 20%～30%，24 小时摄 [131]I 率为 30%～60%。2～6 小时摄 [131]I 率为 24 小时的 50% 左右，两者比值在 0.37～0.6。儿童及青少年甲状腺摄 [131]I 率高于成年人，年龄越小增高越明显。

（四）临床意义

1. 甲状腺疾病 [131]I 治疗剂量的计算。

2. 亚急性甲状腺炎 在疾病早期，由于炎症造成了甲状腺组织细胞损伤，甲状腺细胞的摄取功能受损，故在急性期内甲状腺摄 [131]I 率可呈不同程度的降低。同时也因为甲状腺细胞的破坏，储存于甲状腺滤泡中的甲状腺激素便释放入血液循环中，所以血清中甲状腺激素水平增高，出现了 [131]I 率降低与甲状腺激素浓度增高的"分离"现象。在疾病恢复期，甲状腺摄 [131]I 率可以偏高。

3. 慢性淋巴细胞性甲状腺炎 亦称桥本病。随着病程的变化，甲状腺摄 [131]I 率的变化较大，在疾病早期，摄 [131]I 率可以正常或增高，而后期摄 [131]I 率则多减低。

4. 甲状腺功能亢进 本法对甲亢诊断的准确性为 90% 左右。对未经治疗的甲亢患者，其判断标准为：

（1）最高摄 [131]I 率高于当地正常值上限。

（2）摄 [131]I 率高峰提前出现（高峰提前于 24 小时以前出现，24 小时反而下降）。

（3）2 小时或 3 小时与 24 小时的摄 [131]I 率之比值大于 80%。

凡符合上述（1）及（2）或（1）及（3）者，均提示甲亢。甲状腺摄 [131]I 率增高的程度与病情的严重程度不一定平行，不能反映病情严重程度，也不宜用作检测甲亢用药剂量及疗效评价的指标。

5. 甲状腺功能的减低 原发性甲状腺功能减低的患者摄 [131]I 正常、升高或减低，因此临床上基本不用此法诊断甲状腺功能减低。甲状腺的摄 [131]I 功能低，应谨慎分析。

6. 甲状腺肿 地方性甲状腺肿的摄 [131]I 增高，但无高峰提前，可与甲亢鉴别。结节性甲状腺肿的摄 [131]I 率可正常或增高。单纯性甲状腺肿的摄 [131]I 多高于正常。

# 第二节　甲状腺显像

**一、甲状腺静态显像**

（一）原理

甲状腺能特异性地摄取和浓聚碘离子用以合成和储存甲状腺激素，因此碘在甲状腺内的分布状态可以反映其形态和功能。口服放射性碘后，通过观察甲状腺部位放射性分布，可判别甲状腺疾病变，即甲状腺静态显像。

锝和碘是同族元素，也可被甲状腺摄取和浓聚，但不参与甲状腺激素的合成，而且锝还能被其他一些组织摄取（如唾液腺、口腔、鼻咽腔、胃黏膜），故特异性不如用碘高。

（二）显像剂

目前临床上常用的甲状腺显像剂见表 5 - 1。

表 5 - 1　常用甲状腺显像剂

| 显现剂名称 | $T_{1/2}$ | 射线种类 | γ 射线能量（keV） | 给药剂量（MBp） | 显像开始时间 |
| --- | --- | --- | --- | --- | --- |
| $^{131}I$ | 8.02 d | β、γ | 364 | 1.85 ~ 3.7<br>74 ~ 148<br>（寻找甲状腺癌转移灶） | 24 h<br>24 ~ 48 h |
| $^{123}I$ | 13.27 h | γ | 159 | 7.4 ~ 14.8 | 6 ~ 8 h |
| $^{99m}TcO_4^-$ | 6.04 h | γ | 140 | 74 ~ 185<br>296 ~ 370（断层） | 20 ~ 30 min |

（三）方法

1. 患者准备　用放射性碘做显像剂时，检查前期根据情况停用含有碘食物及影响甲状腺功能的药物，检查当日空腹。其他显像剂无须特殊准备。

2. 显像方法

（1）甲状腺 $^{99m}TcO_4^-$ 显像：静脉注射显像剂 20 ~ 30 分钟后进行甲状腺显像。患者取仰卧位，颈下垫一软枕，以伸展颈部，充分暴露甲状腺。常规采集前后位像，必要时采集斜位或侧位图像。

（2）$^{131}I$ 显像：空腹口服 $^{131}I$，24 小时后行颈部显像；若行异位甲状腺显像时，行可疑部位显像；若寻找甲状腺癌转移灶，24 ~ 48 小时后行全身显像或颈部显像，必要时加做 72 小时显像。

（3）甲状腺断层显像：静脉注射 $^{99m}TcO_4^-$ 后 210 分钟进行断层显像。

（四）适应证

1. 用于异位甲状腺的诊断、胸骨后甲状腺肿的鉴别诊断、甲状腺炎的辅助诊断等。

2. 了解甲状腺的位置、大小、形态及功能状态；估算甲状腺重量。

3. 用于甲状腺结节的诊断与鉴别诊断，判断颈部肿块与甲状腺的关系。

4. 寻找甲状腺癌转移灶，评价 $^{131}I$ 治疗效果。

5. 甲状腺术后残余组织及其功能的估计。

（五）禁忌证

妊娠、哺乳期妇女禁用 $^{131}I$ 显像。

（六）图像分析

1. 正常图像　正常甲状腺位于颈前，多呈蝴蝶形，由左、右两叶和峡部构成。有时在峡部上缘或一叶内侧向上伸出一似锥体的部分，为胚胎时甲状舌管关闭其尾端残余部所形成，称之为锥体叶。双叶发育可不一致，有多种变异形态，甚至一叶或峡部阙如。

正常甲状腺每叶长约4.5 cm，宽约2.5 cm，平面投影面积约20 cm²，重约25 g，双叶内显像剂分布大致均匀，因为支持甲状腺双叶中部厚、边缘和峡部组织较薄，故显像上边缘及峡部显像剂分布较淡。若存在锥体叶，正常情况下其显像剂分布也较低。

2. 异常图像　主要表现为甲状腺位置、大小、形态和显像剂分布异常。位置异常见于异位甲状腺，大小异常可表现为甲状腺体积的增大或减小，形态异常多表现为甲状腺形态的不规则或不完整，显像剂分布异常可表现为弥散性分布异常和局灶性分布异常。

（七）临床意义

1. 异位甲状腺的诊断　异位甲状腺常见部位有舌根部、喉前、舌骨下、胸骨后等。甲状腺显像图像表现为正常甲状腺部位不显影，上述部位显影，影像多为团块样。异位甲状腺多数功能较低，若用 $^{99m}Tc\,O_4^-$ 显像有可能被较高的生理本底和组织衰减所掩盖，因此临床主张用 $^{131}I$ 进行显像。

2. 胸骨后甲状腺肿的诊断与鉴别诊断　多为后天的甲状腺肿大向胸腔内延伸，少数为先天性位置异常。甲状腺显像多用于鉴别上纵隔内肿物的性质，若其能摄取甲状腺显像剂，则提示来自于甲状腺组织。

3. 在甲亢中的应用　甲亢患者的甲状腺多表现为外形增大，腺体内显像剂分布弥散性异常增浓，周围组织本底较低。甲状腺显像可用于估算甲状腺的重量，用于计算 $^{131}I$ 治疗甲亢时的给药剂量。

甲状腺重量(g) = 正面投影面积(cm²) × 左右叶平均高度(cm) × k(k 为常数，于0.23~0.32，随显像条件不同而有差异，各单位应建立特定仪器条件的 k 值)。

由于静态显像显示的是甲状腺组织中有功能的部分。因此，与其他影像手段相比更利于临床对功能甲状腺组织体积的评估。

4. 甲状腺肿　临床上，根据甲状腺是否存在结节，可分为单纯性弥散性甲状腺肿和结节性甲状腺肿，前者甲状腺显像表现为腺体外形增大，其内显像剂分布间正常甲状腺或弥散性增大；多结节性甲状腺肿形态可以不规则增大，腺体内显像剂分布不均匀，或呈"虫蚀样"。

5. 甲状腺炎的辅助诊断　当甲状腺破坏致血中甲状腺激素水平升高、TSH 明显下降时，甲状腺非炎性组织的显像剂摄取受到抑制，甲状腺多不显影或影像明显浅淡。

（1）急性甲状腺炎：由于甲状腺细胞被破坏，图像上显像剂分布弥散性降低。

（2）亚急性甲状腺炎：在病程的不同阶段，可有不同的影像表现。在病程的初期，多表现为局限性的显像剂分布稀疏缺损区；如病情继续发展，稀疏缺损区扩大或出现新的稀疏缺损区；如病情恢复，显像剂分布稀疏缺损区缩小或消失。

（3）慢性淋巴细胞性甲状腺炎：静态显像剂分布可正常、稀疏或不均匀。由于存在碘的有机化障碍，可出现 $^{99m}Tc\,O_4^-$ 和 $^{131}I$ 显像结果不一致，即 $^{99m}Tc\,O_4^-$ 显像为"热结节"，而 $^{131}I$ 显像为"冷结节"。

6. 甲状腺结节的功能及性质的判定　根据甲状腺显像结节本身显像剂的分布，可将结节分为四种类型，即"热结节""温结节""凉结节""冷结节"。"热结节"也称高功能结节，"温结节"称为功能正常结节，"凉结节""冷结节"称为低功能或无功能结节。90%的甲状腺结节核素显像时表现为低功能结节。

判断甲状腺结节功能时，$^{99m}Tc\ O_4^-$ 和 $^{131}I$ 显像结果绝大部分一致，但有 3%～8% 的结果不一致，$^{99m}Tc\ O_4^-$ 显像表现为"热结节"或"温结节"的病变，$^{131}I$ 显像时可为"凉结节"或"冷结节"。其原因目前认为是，病变结节存在碘的有机化障碍，但尚具有摄取显像剂的能力。$^{131}I$ 能反映摄碘及碘的有机化过程，而 $^{99m}Tc\ O_4^-$ 仅反映摄取锝的功能，因此出现了早期（$^{99m}Tc\ O_4^-$ 显像多在注药后 20～30 分钟）和晚期（$^{131}I$ 显像多在 24 小时后）显像不一致的情况。出现此变化的结节多为良性结节。

（1）功能自主性甲状腺腺瘤：其腺瘤组织功能自主，不受 TSH 调节，但其分泌的甲状腺激素可通过 TSH 反馈抑制周围的正常甲状腺组织。本病早期的影像表现为单个"热结节"伴正常甲状腺组织不同程度的显像剂摄取减低，随着病情进展，周围正常甲状腺组织可完全被抑制，影像表现为孤立的"热结节"。功能自主性甲状腺瘤也可无甲亢表现，原因是随着瘤体的增大，其内发生缺血坏死液化，这时"热结节"内可见相应的显像剂分布减低区。

本病确诊后，手术切除或用大剂量 $^{131}I$ 破坏腺瘤可得到治愈。但治疗前必须排除先天性一叶阙如、一叶发育不全伴对侧代偿性增生、非功能自主性腺瘤等情况。

功能自主性甲状腺腺瘤与先天性一叶阙如、一叶发育不全伴对侧代偿性增生的鉴别可用 TSH 兴奋显像，方法为肌内注射 TSH 10U（病程较长的继发性甲减者每天 5U，连续注射 3 天），末次注射 24 小时后以相同条件再次行常规甲状腺静态显像。若"热结节"周围甲状腺影像出现，则为前者；如影像无变化，则为后者。也可用 $^{99m}Tc\ O_4^-$ MIBI 显像加以鉴别，于常规显像后，待甲状腺内放射性接近本底，再静脉注射 $^{99m}Tc\ O_4^-$ MIBI 370 MBq（10 mCi），1 小时后进行显像，可显示受抑制的甲状腺组织。此方法简便、无过敏反应，完全达到了 TSH 刺激试验的诊断效果，可作为 TSH 刺激试验的替代方法而常规应用。

功能自主性甲状腺腺瘤与非功能自主性腺瘤的鉴别可用甲状腺激素抑制显像，方法为口服甲状腺片 160 mg/d，连服 2 周，或 $T_3$ 8 μg/d，连服 1 周，重复甲状腺显像，若结节影像不变，周围正常甲状腺组织不显影或影像浅淡，则为前者；若结节与周围甲状腺组织显像剂分布呈一致降低，则为非功能自主性腺瘤或仅为甲状腺局部的增生。

（2）"冷（凉）结节"的良恶性鉴别：甲状腺癌、局部组织功能降低、组织分化不良、囊性变、钙化等都表现为显像剂分布稀释缺损区。在"冷（凉）结节"，45%～50% 为良性囊性病变，可结合超声检查加以鉴别。

对结节良恶性的判断还应结合患者的病史、症状和体征以及其他检查，如穿刺活检来综合判断。

（3）功能性甲状腺癌转移灶的诊断和定位：分化型甲状腺癌及其转移灶有不同程度的浓聚 $^{131}I$ 能力，故可用全身显像寻找转移灶。甲状腺癌中乳头状癌约占 60%，滤泡状癌约占 20%。乳头状癌易出现颈部淋巴结转移；滤泡状癌以血行转移为主，常见部位有肺、肝、骨及中枢神经系统。$^{131}I$ 局部和全身显像可为分化型甲状腺癌转移或复发病灶的诊断、治疗方案的制订、治疗后随访提供重要依据，是目前临床不可缺少的手段。

在寻找转移灶之前需去除(通过手术、$^{131}$I)残留正常甲状腺组织,否则分化再好的甲状腺组织的摄$^{131}$I也难以竞争过正常的甲状腺组织,造成复发、转移灶不显影。还可通过提高自身 TSH 或外源注射 TSH 增强病灶摄取 $^{131}$I 的量,提高对较小病灶的检出率。

治疗剂量的 $^{131}$I 局部和全身显像可较常规显像更多地发现病灶,因此,服用治疗剂量 $^{131}$I 5~7 天后可行 $^{131}$I 全身显像有利于患者的随访和进一步更全面制订诊疗计划。

分化型甲状腺癌在其病程中,可有 30% 发生失分化,肿瘤细胞丧失了摄碘功能,此时可用维 A 酸诱导其再分化,提高细胞的摄碘能力。在低分化甲状腺癌,根据不同的病理类型采用不同的显像剂更有利于疾病的检出,甲状腺髓样癌可采用$^{201}$TI、$^{131}$I – MIBG、$^{123}$I – MIBG、$^{99m}$Tc[Ⅴ] – DMSA,未分化癌可采用$^{201}$TI 显像。

此外,$^{201}$TI 和 $^{99m}$Tc – MIBI 显像可用于诊断无摄碘功能的甲状腺癌转移灶、复发灶,且显像不受患者近期服用碘制剂、甲状腺激素等因素的影响。

**二、甲状腺动态显像**

(一)原理及方法

甲状腺血流显像是将放射性核素显像剂经静脉"弹丸"式注射后,流经甲状腺时在体外进行动态显像,以反映甲状腺血流情况,作为甲状腺功能、甲状腺肿块辅助诊断的参考依据。通常与甲状腺静态显像或阳性显像一同进行。

患者取仰卧位,颈部尽量伸展,采用低能通用或高灵敏准直器,并尽可能贴近颈部皮肤。以"弹丸"方式,自肘静脉注射 $^{99m}$Tc O$_4^-$ 370~740 MBq(10~20 mCi),同时启动计算机进行动态采集,矩阵 64×64,2 秒/帧,连续采集 16 帧。如甲状腺有结节,则自对侧肘静脉注射。采用 ROI 技术绘制出甲状腺血流和颈部血流的时间—放射性曲线,由曲线计算出甲状腺动脉和颈动脉血流的峰时和峰值。

(二)临床价值

1. 结果判断

(1)正常影像:正常时,"弹丸"式静脉注射显像剂后,逐步见锁骨下静脉显像,8~12 秒双颈动脉显像,两侧对称,甲状腺区无放射性浓聚;12~14 秒时可见颈静脉显像;16 秒左右甲状腺开始显像,其影像随时间延长而增强,至 22 秒左右甲状腺内放射性超过颈动脉、静脉,放射性分布也逐渐均匀一致。

(2)异常影像:两侧血流灌注不一致,局部出现异常灌注浓聚或降低等均为异常。采用计算机定量分析,如甲状腺或甲状腺结节的放射性分布高于颈动 – 静脉束,则为血流灌注增加;如其活性较颈动 – 静脉束低、相同或不肯定时,即为血流灌注不增加。

2. 临床意义

(1)甲亢的辅助诊断:甲状腺与颈动脉几乎同时显影,其放射性分布明显高于颈动脉或相近,并且颈动脉 – 甲状腺通过时间缩短,为 0~2.5 秒。

(2)了解甲状腺结节的血流情况

1)甲状腺结节血流灌注增加。当甲状腺结节血流灌注增加,而静态显像时结节为"冷(凉)结节",则甲状腺癌的可能性大,但应注意局限性炎性病灶有时也可出现血流增加。若静态显像时结节为"热结节"时,则可能是 Plummer 病。当甲状腺癌病灶较小时,血流显像往往为阴性。

2）甲状腺结节血流灌注减少。血流显像时结节处不见显像剂充填，呈放射性缺损区，且静态显像为"冷结节"者，应考虑为甲状腺囊肿、出血或其他良性结节；甲状腺癌较大、中心出现机化坏死时，也可见血流灌注减低。

（3）甲状腺功能减退：甲状腺血供较差，摄 $^{99m}Tc\ O_4^-$ 的功能减慢，甲状腺显像时间延迟，颈动脉–甲状腺通过时间延长，大于 7.5 秒，甚至常在 20 秒内还测不出。

# 第六章　甲状腺穿刺及病理

## 第一节　甲状腺穿刺术

### 一、适应证

1. 弥散性甲状腺疾病伴甲状腺肿大。

2. 甲状腺结节(单发或多发甲状腺瘤或结节、恶性肿瘤、化脓性甲状腺炎、甲状腺瘤)。

3. 甲状腺囊性病变(单纯囊肿、正常或病变甲状腺组织内出血、甲状腺良性腺瘤或结节退行性病变形成囊肿、甲状腺肿退行性变形成囊肿、甲状旁腺囊肿)。

4. 其他部位浅表的肿物术前评估。

### 二、禁忌证

有心脏病、出血素质、明确的甲状腺功能亢进症。

### 三、操作方法

1. 化验与检查　患者全身情况评估，甲状腺疾病变性评估，必要时做甲状腺 B 超及同位素显像，常规测定出血时间、凝血时间、血小板计数。

2. 部位与体位　穿刺之前首先要仔细触诊甲状腺，确定具体穿刺部位和进针方向。患者取平卧位，用枕头垫高颈肩部，颈稍后伸，以充分暴露甲状腺。

3. 粗针穿刺法活检组织　穿刺局部用 75％ 酒精消毒、铺巾，1％ 普鲁卡因局麻后，在穿刺部位做一 2 mm 的横切口，将 Vim – Silver man 针由切口处刺入甲状腺内，必要时在 B 超指引下穿刺，拔出针芯，换上片叶针芯，推进套管至针芯端部，顺时针旋转后拔出穿刺针，局部加压 5～10 分钟，外敷无菌纱布，取出叶片针芯内条索状组织，置于 10％ 甲醛液瓶中。

4. 细针穿刺细胞学检查　穿刺局部用 75％ 酒精消毒，不必麻醉，操作者站于患者头侧，左手示指和中指固定穿刺侧甲状腺或结节，右手持 20 mL 玻璃注射器接 8 号(21G)针头，针筒内保留 5 mL 左右空气。将针经皮肤快速刺入甲状腺或结节内，抽吸成负压状态，然后在不同方向快速来回穿刺 2～3 次，迅速消除负压并拔出针头，将抽吸物排放于载玻片上，均匀涂开。待干后以 95％ 酒精固定，HE 染色。穿刺局部用棉球压迫数分钟即可。如穿刺出囊性液体，则保持针头在结节中央，缓慢抽吸，尽可能将囊液完全吸出。

**四、操作注意事项**

1. 严格掌握适应证，有严重凝血机制障碍且甲状腺局部破溃及感染者和患有严重心肝肾病史者均不宜进行此项操作。

2. 注意严格无菌操作，穿刺前局部消毒，多部位穿刺时宜重复消毒。

3. 操作前，嘱咐患者情绪放松。穿刺过程中切勿吞咽、讲话或摆动头部。

# 第二节 甲状腺肿瘤的病理特点

FNAC 检查在甲状腺疾病的诊断方面是非常重要的方法，故在各种甲状腺疾病的病理变化之后附有 FNAC 的变化。

了解各种甲状腺疾病的病理特点之前，首先介绍一下正常甲状腺的组织学和细胞学特点。

**一、正常甲状腺组织病理**

甲状腺是人体重要的内分泌器官，产生甲状腺激素来维持人体的热量平衡、生长发育、生殖衰老。

1. **肉眼观** 甲状腺呈棕红色，富含血管。它由两侧叶和峡部组成，两个侧叶大致呈锥形，每叶大约高 5 cm，宽 5 cm，峡部高、宽各 2 cm，女性略大。甲状腺的大小对甲状腺疾病的评估和处理有重要的临床意义。

2. **光镜下** 正常甲状腺是由许多滤泡组成，滤泡是甲状腺的结构和功能单位，大小不等，呈圆形或不规则形，直径 0.02 ~ 0.90 mm。滤泡由单层的立方腺上皮细胞环绕而成，中心为滤泡腔，滤泡腔内充满均匀的胶性物质，是甲状腺激素复合物，也是甲状激素的贮存库。滤泡间有少量的结缔组织、丰富的毛细血管和成群的滤泡旁细胞。

3. **FNAC 特点** 细胞排列呈片状；核圆或卵圆形，位于细胞中央；核大于 7 ~ 8 μm，排列较规则；染色质呈细颗粒状；胞质染色淡，细胞边界较清楚；胶质可有可无。

**二、甲状腺肿瘤**

（一）甲状腺良性肿瘤

甲状腺良性肿瘤是甲状腺滤泡上皮发生的一种常见的良性肿瘤。往往在无意中发现，中青年女性多见。肿瘤生长缓慢，随吞咽活动而上下移动。

1. **腺瘤病理诊断标准** 有完整的纤维包膜；包膜内外甲状腺组织结构不同；包膜内组织结构相对一致；包膜内瘤组织压包膜外甲状腺组织；常为单发孤立性结节。

2. **病理变化肉眼观** 多为单发，圆或类圆形，有完整的包膜，常压迫周围组织，直径一般 3 ~ 5 cm，切面多为实性，色暗红或棕黄，可并发出血、囊性变、钙化和纤维化。

根据肿瘤组织形态学特点分类介绍如下：

(1)滤泡性腺瘤：根据滤泡分化程度，又可分为以下几种亚型：①胚胎性腺瘤：细胞小，排列成条索状或小片状，有少量不完整的滤泡状腺腔散在，有较多呈水肿的疏松纤维间质。②胎儿型腺瘤：由许多小滤泡构成，上皮细胞为小立方形，滤泡腔内多不含胶质，与胎儿甲状腺组织相似。间质较丰富，呈水肿或黏液变性，此型易发生囊性变或出血。③单纯型腺瘤：由与正常甲状腺相似的滤泡构成，间质较少。④胶样型腺瘤：滤泡较大，充满胶质，间质少。⑤嗜酸性细胞腺瘤，亦称 Hurthle 细胞腺瘤，瘤细胞大而多角形，核小，胞质丰富，有嗜酸性颗粒，排列成索状或巢状，也可形成不完整的滤泡腔。本瘤较少见。

FNAC 特点：滤泡细胞腺瘤的滤泡细胞以分化型为主，核大小一致，可有少量变形坏死细胞。胶样型腺瘤可见大量胶质。嗜酸性细胞腺瘤的瘤细胞全部为大嗜酸细胞，核大深染，胞质丰富呈红色。细胞排列浓密。

(2)乳头状腺瘤：滤泡上皮细胞排列成单层，呈乳头状向腺腔内突出，滤泡常形成大囊腔，故亦称囊性乳头状瘤。间质少，肿瘤常并发出血、坏死及纤维化。

结节性甲状腺肿和甲状腺腺瘤的诊断及鉴别要点：①前者常为多发结节、无完整包膜；后者一般单发，有完整包膜；②前者滤泡大小不一致，一般比正常的大；后者则相反；③前者周围甲状腺组织无压迫现象，邻近的甲状腺内与结节内有相似病变；后者周围甲状腺有压迫现象，周围和邻近处甲状腺组织均正常。

(二)甲状腺癌

甲状腺癌是一种较常见的恶性肿瘤，约占所有恶性肿瘤的 1.3% 以下，占癌症死亡病例的 0.4%，约占甲状腺原发性上皮性肿瘤的 1/3，男女之比约 2:3，任何年龄均可发生，但以 40~50 岁多见。多数甲状腺瘤患者甲状腺功能正常，仅少数引起内分泌紊乱（甲状腺功能亢进或低下）。

1. 甲状腺癌的特点

(1)甲状腺癌的病程自然经过差异很大：①隐性癌体积小，生长慢，无症状；②未分化癌属高度恶性肿瘤，病程短。

(2)甲状腺癌组织学表现差异很大：分化好的有时与良性肿或增生性病变难以鉴别。

(3)甲状腺癌的组织学表现和生物学特征不一致：①乳头状癌形态学恶性，但生长慢，转移晚；②滤泡性腺癌分化较成熟，但转移早。

2. 甲状腺癌的主要组织学类型

(1)乳头状癌：是甲状腺癌中最常见的类型，约占 60%，青少年女性多见，约为男性的 3 倍，肿瘤生长慢，恶性程度较低，预后较好，10 年存活率达 80% 以上，肿瘤大小和是否有远处转移与生存率有关，而是否有局部淋巴结转移与生存率无关，但局部淋巴结转移较早。病理变化如下：

1)肉眼观：肿瘤一般呈圆形，直径 2~3 cm，无包膜，质地较硬，切面灰白，部分病例有囊形成，囊内可见乳头，故称为乳头状囊腺癌，肿瘤常伴有出血、坏死、纤维化和钙化。

2)光镜下：乳头分支多，乳头中心有纤维血管间质，间质常见呈同心圆状的钙化小体，即砂粒体有助于诊断。乳头上皮可呈单层或多层，癌细胞可分化程度不一，核染色质少，常呈透明或毛玻璃状，无核仁。乳头状有时以微小癌出现，癌直径小于 1 cm，临床又称之为"隐匿性癌"。

3）FNAC 特点：大量肿瘤细胞呈团簇样或乳头样排列，也可孤立、分散分布，可见乳头状分支断片，断片周围癌细胞呈栏排列；细胞呈立方形、柱状、卵圆形、多角形或梭形；细胞核较大，大小不一，浅染，染色质呈细颗粒或粉状，核仁可见，高倍镜下可见不规则核沟、核内包涵体为显著特点；胞质量和质变异较大，可见胞质内分泌物潴留，甚至形成类印戒细胞；可有砂粒体。

FNAC 诊断乳头状癌是最容易的。可见乳头残片、毛玻璃核、有的细胞有核包涵物。此三种表现认为是乳头状癌的特征性表现。

若只见乳头状结构，其他毛玻璃核和胞核包涵物不存在时，很难与乳头状腺瘤鉴别。

（2）滤泡状癌：一般比乳头状癌恶性程度高、预后差，较常见，仅次于甲状腺乳头状癌而居第 2 位。多发于 40 岁以上女性，早期易血行转移，癌组织侵犯周围组织或器官时可引起相应的症状。病理变化如下：

1）肉眼观：结节状，包膜不完整，境界较清楚，切面灰白多质软。

2）光镜下：可见不同分化程度的滤泡，有时分化好的滤泡状癌很难与腺瘤区别，需多处取材、切片，注意是否有包膜和血侵犯加以鉴别；分化差的呈实性巢片状，瘤细胞异型性明显，泡少而不完整。

3）FNAC 特点：滤泡细胞呈团簇样或滤泡样排列，滤泡很不规则；核呈显著拥挤或堆积重叠；核增大，呈圆或卵圆；染色呈粗颗粒状，副染色质呈透明样变；可有大小及多寡不一的核仁；胶质常阙如；与腺瘤的主要区别是有无包膜浸润。

滤泡腺与滤泡腺癌单靠细胞学检查很难区别，甲状腺粗针穿刺活检有助于诊断。

（3）髓样癌：又称 C 细胞癌是由滤泡旁细胞（即 C 细胞）发生的恶性肿瘤，属于 APUD 瘤，占甲状腺癌的 5% ~10%，40 ~60 岁为高发年龄，部分为家族性常染色体显性遗传，90% 的肿瘤分泌降钙素，产生严重腹泻和低钙血症，有的还同时分泌其他多种激素和物质。病理变化如下：

1）肉眼观：单发或多发，可有假包膜，直径 1 ~11 cm，切面灰白或黄褐色，质实而软。

2）光镜下：细胞圆形或多角、梭形，核圆或卵圆形，核仁不明显。瘤细胞呈实体片巢状或乳头状、滤泡状排列，间质内常有淀粉样物质沉着（可能与降钙素分泌有关）。

3）电镜：胞质内有大小较一致的神经内分泌颗粒。

4）髓样癌免疫组织化学染色：降钙素阳性，甲状腺球蛋白阴性；滤泡性癌、乳头状癌和未分化癌甲状腺球蛋白均为阳性，而降钙素均为阴性。

5）FNAC 特点：细胞分散或呈分散的簇样排列。无乳头或滤泡，但可有假滤泡样结构。细胞多形性十分显著，大小形态显著不一，核多偏心，明显偏心的细胞类似于浆细胞。常见双核、多核细胞。核呈圆形、卵圆形，核仁不常见。核内包涵体也较常见。胞质多少不一，部分细胞质宽阔疏松；另一特征为可见蓬松的细颗粒状或致密的粉样物物质。

(4)未分化癌：又称间变性癌或肉瘤样癌，较少见，多发生在 50 岁以上，女性较多见，生长快，早期即可发生浸润和转移，恶性程度高，预后差。病理变化如下：

1)肉眼观：肿块较大，形状不规则，无包膜，广泛浸润、破坏，切面灰白，常有出血、坏死。

2)光镜下：癌细胞大小、形态、染色深浅不一，核分裂象多。组织学上可分为小细胞型、梭形细胞型、巨细胞型和混合细胞型。可用抗角蛋白、CEA 及甲状腺球蛋白等抗体做免疫组织化学染色证实是否来自甲状腺腺上皮。

3)FNAC 特点：可见多形性瘤巨细胞，细胞间变明显，大小不一，核深染，核分裂。有时可见梭形细胞，小的癌细胞多时必须和淋巴肉瘤鉴别。

# 第七章 甲状腺肿瘤的临床分期和特点

## 一、甲状腺肿瘤的分期

1. 肿瘤的临床分类 未包括在德国 1985 年公布的甲状腺疾病分类中。

T 原发性肿瘤

$T_X$ 原发性肿瘤可疑

$T_0$ 原发性肿瘤不存在

$T_1$ 局限于甲状腺内 ≤1 cm

$T_2$ 局限于甲状腺内 1～4 cm

$T_3$ 局限于甲状腺内 >4 cm

$T_4$ 肿瘤增大扩展到甲状腺以外

2. 原发性肿瘤分类

a. 孤立性肿瘤

b. 多灶性肿瘤(其中最大的肿瘤作为分期依据)

N 区域性淋巴结肿瘤转移

$N_X$ 区域性淋巴结肿瘤转移可疑

$N_0$ 无区域性淋巴结肿瘤转移

$N_1$ 区域性淋巴结肿瘤转移

$N_{1a}$ 同侧颈部淋巴结肿瘤转移

$N_{1b}$ 双侧颈部淋巴结、颈部中线处或对侧或内侧淋巴结肿瘤转移

M 远处肿瘤转移

$M_X$ 远处肿瘤转移可疑

$M_0$ 无远处肿瘤转移

$M_1$ 远处肿瘤转移

PTNM：病理分类

病理 PT－、PN－和 PM 病灶分类与 T、N、M 病灶分类一致。

## 二、甲状腺癌的分期

(一)临床分期

Ⅰ期：肿瘤位于甲状腺包膜内,无淋巴结转移。

Ⅱ期：肿瘤已侵犯甲状腺包膜,颈淋巴结有或无转移,但尚可活动。

Ⅲ期：肿瘤已侵犯周围组织，颈淋巴结无或有转移且固定。

Ⅳ期：合并远处转移。

（二）甲状腺癌的 TNM 分类[2002 年美国癌症联合研究会（ATCC）]

1. TNM 定义

（1）原发肿瘤（T）

注：所有的分类可以再分为：a. 孤立性肿瘤；b. 多灶性肿瘤（其中最大者决定分期）。

$T_X$　　原发肿瘤无法评估

$T_0$　　无原发肿瘤证据

$T_1$　　肿瘤最大径≤2 cm，局限于甲状腺内

$T_2$　　肿瘤最大径 >2 cm，但≤4 cm，局限于甲状腺内

$T_3$　　肿瘤最大径 >4 cm，局限于甲状腺内或任何肿瘤伴有最低程度的甲状腺外侵犯（如胸骨甲状肌或甲状腺周围软组织）

$T_4$　　肿瘤无论大小，超出甲状腺包膜，侵及皮下软组织、喉、气管、食管或喉返神经

$T_{4b}$　　肿瘤侵犯椎前筋膜或包绕颈动脉或纵隔血管

所有的未分化癌属 $T_4$ 肿瘤。

$T_{4a}$　　局限于甲状腺腺体内的未分化癌——手术可切除

$T_{4b}$　　甲状腺外侵犯的未分化癌——手术不可切除

（2）区域淋巴结（N）：为颈部正中部、颈侧和上纵隔淋巴结。

$N_X$　　区域淋巴结无法评估

$N_0$　　无区域淋巴结转移

$N_1$　　区域淋巴结转移

$N_{1a}$　　Ⅵ组转移（气管前、气管旁和喉前/Delphian 淋巴结）

$N_{1b}$　　转移至单侧、双侧或对侧颈部或上纵隔淋巴结

（3）远处转移（M）

$M_X$　　远处转移无法评估

$M_0$　　无远处转移

$M_1$　　有远处转移

2. 乳头状癌和滤泡状癌

（1）45 岁以下（表 7 - 1）

表 7 - 1　乳头状癌和滤泡状癌分期（45 岁以下）

| | | | |
|---|---|---|---|
| Ⅰ期　　任何 T | 任何 N | | $M_0$ |
| Ⅱ期　　　任何 T | 任何 N | $M_1$ | |

（2）45 岁或 45 岁以上（表 7 - 2）

表7-2 乳头状癌和滤泡状癌分期(45岁或45岁以上)

| | | | |
|---|---|---|---|
| Ⅰ期 | $T_1$ | $N_0$ | $M_0$ |
| Ⅱ期 | $T_2$ | $N_0$ | $M_0$ |
| Ⅲ期 | $T_3$ | $N_0$ | $M_0$ |
| | $T_1$ | $N_{1a}$ | $M_0$ |
| | $T_2$ | $N_{1a}$ | $M_0$ |
| | $T_3$ | $N_{1a}$ | $M_0$ |
| ⅣA期 | $T_{4a}$ | $N_0$ | $M_0$ |
| | $T_{4a}$ | $N_{1a}$ | $M_0$ |
| | $T_1$ | $N_{1b}$ | $M_0$ |
| | $T_2$ | $N_{1b}$ | $M_0$ |
| | $T_3$ | $N_{1b}$ | $M_0$ |
| | $T_{4a}$ | $N_{1b}$ | $M_0$ |
| ⅣB期 | $T_{4b}$ | 任何N | $M_0$ |
| ⅣC期 | 任何T | 任何N | $M_1$ |

3. 髓样癌(表7-3)

表7-3 髓样癌分期

| | | | |
|---|---|---|---|
| Ⅰ期 | $T_1$ | $N_0$ | $M_0$ |
| Ⅱ期 | $T_2$ | $N_0$ | $M_0$ |
| Ⅲ期 | $T_3$ | $N_0$ | $M_0$ |
| | $T_1$ | $N_{1a}$ | $M_0$ |
| | $T_2$ | $N_{1a}$ | $M_0$ |
| | $T_3$ | $N_{1a}$ | $M_0$ |
| ⅣA期 | $T_{4a}$ | $N_0$ | $M_0$ |
| | $T_{4a}$ | $N_{1a}$ | $M_0$ |
| | $T_1$ | $N_{1b}$ | $M_0$ |
| | $T_2$ | $N_{1b}$ | $M_0$ |
| | $T_3$ | $N_{1b}$ | $M_0$ |
| | $T_{4a}$ | $N_{1b}$ | $M_0$ |
| ⅣB期 | $T_{4b}$ | 任何N | $M_0$ |
| ⅣC期 | 任何T | 任何N | $M_1$ |

4. 间变癌(表7-4) 所有间变癌都属Ⅳ期。

表7-4 间变癌

| | | | |
|---|---|---|---|
| ⅣA期 | $T_{4a}$ | 任何N | $M_0$ |
| ⅣB期 | $T_{4b}$ | 任何N | $M_0$ |
| ⅣC期 | 任何T | 任何N | $M_1$ |

（三）甲状腺癌的 TNM 分类（日本）（表 7-5）

日本参照国际抗癌联盟（UICC）统一分类标准，根据本国情况制订甲状腺 TNM 的分类标准，以后又进行了病期分类，并将 TNM 的病期分类做到有机结合。

**表 7-5　甲状腺癌的 TNM 分类（日本）**

| 分期 | 所见 | 相应的 TNM |
|------|------|-----------|
| Ⅰ | 癌肿局限于腺叶内 | $T_0 T_1 T_2 N_0 M_0$ |
| Ⅱ | Ⅰ $^+$ 所属淋巴结 | $T_0 T_1 T_2 N_1 N_2 N_3 M_0$ |
| Ⅲ | 不管淋巴结转移与否，邻近器官有侵犯 | 全部 $T_3 M_0$ |
| Ⅳ | 远隔器官转移 | 全部 $M_1$ |

（四）分化型甲状腺癌的 TNM 分期（美国甲状腺协会）（表 7-6）

$T_1$　肿瘤直径≤2 cm

$T_2$　原发肿瘤直径为 2~4 cm

$T_3$　原发肿瘤直径>4 cm，肿瘤局限在甲状腺内或有少量延伸至甲状腺外

$T_{4a}$　肿瘤蔓延至甲状腺包膜以外，并侵犯皮下软组织、喉、气管、食管或喉返神经

$T_{4b}$　肿瘤侵犯椎前筋膜或包裹颈动脉或纵隔血管

$T_x$　原发肿瘤大小未知，但未延伸至甲状腺外

$N_0$　无淋巴结转移

$N_{1a}$　肿瘤转移至Ⅵ区［气管前、气管旁和喉前（Delphian）淋巴结］

$N_{1b}$　肿瘤转移至单侧、双侧、对侧颈部或上纵隔淋巴结

$N_x$　术中未评估淋巴结

$M_0$　无远处转移灶

$M_1$　有远处转移灶

$M_x$　未评估远处转移灶

**表 7-6　分化型甲状腺癌的 TNM 分期（美国甲状腺协会）**

| 分期 | 患者年龄 <45 岁 | 患者年龄 ≥45 岁 |
|------|----------------|----------------|
| Ⅰ 期 | 任何 T、N 和 $M_0$ | $T_1, N_0, M_0$ |
| Ⅱ 期 | 任何 T、N 和 $M_1$ | $T_2, N_0, M_0$ |
| Ⅲ 期 | | $T_3, N_0, M_0$ |
| | | $T_1, N_{1a}, M_0$ |
| | | $T_2, N_{1a}, M_0$ |
| ⅣA 期 | | $T_3, N_{1a}, M_0$ |
| | | $T_{4a}, N_0, M_0$ |
| | | $T_{4a}, N_1, M_0$ |
| | | $T_1, N_{1b}, M_0$ |
| | | $T_2, N_{1b}, M_0$ |
| | | $T_3, N_{1b}, M_0$ |
| ⅣB 期 | | $T_{4b}$, 任何 N, $M_0$ |
| ⅣC 期 | | 任何 T, 任何 N, $M_1$ |

# 第八章 甲状腺良恶性肿瘤的
诊断和鉴别诊断

## 第一节 甲状腺肿瘤的诊断要点

在甲状腺疾病诊断中,首先要根据患者的主诉、症状和体征展开进一步的检查。有甲状腺肿大并伴有甲状腺疾病症状者,如甲亢、甲状腺肿、甲状腺炎等疾病,一般较容易诊断;如甲状腺无肿大且甲状腺疾病症状不明显时,很容易漏诊或误诊,如甲状腺功能减退、亚临床甲减,一般无甲状腺肿大,甲减的症状不突出,尤其是更年期妇女,体重增加有时很难考虑到甲减。如甲状腺结节的患者,甲状腺肿大不明显,外表不容易看出,查体触诊未触及结节时,有的就未再进行甲状腺彩超检查,也可使甲状腺结节未及时得到诊治。所以,在甲状腺疾病诊断时,要注意症状和体征的关系,临床表现和甲状腺功能的关系,影像学检查结果是否与临床征象相符。

### 一、发病因素

目前认为甲状腺癌比较明确的发病因素有电离辐射、碘摄入量、雄激素水平、家族发病情况、不良情绪等。研究发现,甲状腺组织是人体唯一一个只要接受到 0.10 Gy 剂量辐射就能致癌的器官,其危险性随接受的辐射的年龄增加而降低,即幼儿较成人的危险性高。甲状腺癌不仅在缺碘地区较多发,沿海高碘地区亦较常发生。当然,沿海地区总体发病率远高于内陆地区,只是沿海地区甲状腺的病理分布基本上为乳头状癌,而相对于沿海地区,缺碘地区则以滤泡状癌和未分化癌的比例相对较高。家族影响中最明显的是来源于甲状腺滤泡旁细胞的甲状腺样,常可见到一个家庭中一个以上成员同时患上甲状腺髓样。近年来虽然也常见一个家庭中一个以上成员同时患上甲状腺乳头状的情况,但究竟是家族因素还是环境因素有待于进一步研究。

### 二、发病情况

甲状腺癌约占全部头颈部肿瘤 1/3,是内分泌系统中发病率最高的恶性肿瘤。甲状腺癌可发生在各个年龄,目前多数文献认为甲状腺癌特别好发于年轻人群,发病年龄从 20 岁开始明显上升,30~40 岁达到高峰。但也有针对 2000—2004 年发病率的调查显示,女性好发年龄为 45~49 岁，男性好发年龄为 65~69 岁。近年来甲状腺癌的发病率显著增高已成为发病率增长最快的恶性肿瘤之一。天津市肿瘤医院头颈肿瘤科调查资料显示，天津等一些沿海地区是甲状腺癌的高发地区，发病率明显高于内陆，且近年有明显上升的趋势，近 20 年由 0.8/10 万上升到 2.5/10 万，增长了 3 倍。浙江省肿瘤防治办公室对浙江省杭州市、嘉兴市、嘉善县、海宁市四地肿瘤登记处所登记的数据资料进行分析，统计显示近几年浙江的甲状腺癌发病率男性为 2.22/10 万，女性为 9.80/10 万，其中女性的甲状腺癌发病率位列所有恶性肿瘤发病率的第 8 位。

实际上，不只是中国，近 30 年来欧美国家的甲状腺癌发病率也呈显著增加的趋势。以美国为例，近 30 年甲状腺癌的发病率就增加了 2~3 倍，女性的发病率是男性的 2~3 倍，且女性每年以 6.2% 的比例升高，甲状腺癌已占女性恶性肿瘤的第 8 位。目前美国每年甲状腺癌新发病例已高达 3 万~4 万人。据统计，2008 年美国甲状腺癌的新发病人数为 37 340 人。法国辐射研究信息独立委员会统计调查，20 世纪 90 年代法国儿童甲状腺癌发病率是 80 年代的 2.06 倍。其他一些研究还显示，法国年轻女性甲状腺癌发病率明显高出其他人群。比较 1950 年与 2004 年，甲状腺癌的发病率上升了 310%，而死亡率却下降了 44%。

导致近年来我国甲状腺癌发病率增加的因素可能还有以下几点：

1. 人们对健康越来越重视，体检已走入千家万户，尤其是颈部超声检查的普及和细针穿刺的逐步应用，使很多隐匿性的甲状腺癌被偶然发现。特别是甲状腺乳头状癌或微小癌的发病率增加明显。当然，由于早期发现率的提高，必然导致早期治疗比率大幅度提升，这也是甲状腺癌发病率增加，但其死亡率并未增加的一个因素。

2. 医学检查，尤其是 CT 等放射诊断的频繁和过度检查，导致人体甲状腺受到的电离辐射增加，人体甲状腺富含大量的碘，因此射线的能量更容易沉积在甲状腺内，从而导致甲状腺更容易受到电离辐射的影响。

3. 经济发展及交通便利，使得原本沿海与内陆在含碘饮食方面差异性日益缩小，这在改善了部分内陆地区缺碘状况的同时，可也导致了部分内陆地区的高碘。

### 三、结节评估

就甲状腺结节的良恶性评估而言，最新版 NCCN 甲状腺癌诊治指南已不再把患者年龄超过 45 岁、孤立甲状腺结节直径大于 1 cm、TSH 水平未知作为提高甲状腺癌临床疑似诊断的因素，但以下几点应作为影响甲状腺结节恶变危险性和临床评估的重要参考。

1. 结节大小　小于 1 cm 无症状甲状腺结节在人群中发生率其实很高，但他们大都是因为头颈部其他疾病做影像学检查时被无意发现。被称为"偶发瘤"的小于 1 cm 的结节通常都为良性病变，一般无须做活检。相反，直径大于 4 cm 的结节，被认为恶性可能性较大。细针穿刺分析（fine - needle aspiration，FNA）是评估可疑甲状腺结节的可选择手段。对细针穿刺活检未能明确性质的病灶处置（尤其是滤泡型或嗜酸细胞型病灶）应结合促甲状腺激素（TSH）的水平（过高、正常或偏低）如果 TSH 过高或正常，则再次活检，并在临床发现结节生长或超声发现可征象时考虑外科手术。如果 TSH 偏低，则行甲状腺核素扫描，如果是冷结节，则基于上述同样因素重复活检；如果是热结节，则考虑是毒性甲状腺肿并进行治疗。休斯敦市得克萨斯大学安德森癌症中心（Andenon Cancer Center）

内科系内分泌肿瘤和内分泌疾病科主任 Shermum 博士认为：FNA 诊断或怀疑罹患乳头状、髓样或甲状腺未分化癌者，其最终罹患癌症的风险高达99%，应直接进行首次治疗；而性质未定的滤泡型病灶仍然具有 5% ~ 10% 的癌变风险。如果细针穿刺组织不足以或不可进行活检者，处理与否则取决于是囊性包块还是实体包块。Sherman 博士指出，组织不足以活检者仍然有 1% ~ 7% 患癌症的风险。尽管如此，对于细针穿刺检查，尤其是细针穿刺细胞学检查在甲状腺肿块特别是表现为多发结节者的诊断价值，学术界争议是很大的，这或许是国内较少有单位开展此项工作的原因。

虽然 50% 以上的恶性结节为无症状性的，但当症状和体征出现时，其恶性的可能性明显增加。例如，当发生以下情况时，恶性结节的可能性增加了近 7 倍：固定于邻近结构、区域淋巴结肿大、声带麻痹、增长迅速或其他侵犯入颈部结构引起的症状。如果同时有两种或以上症状出现，甲状腺癌的临床诊断基本可以确定。

2. 年龄和性别　年龄小于 15 岁和大于 60 岁的患者，发生恶性的危险性更高。尤其是年龄大于 60 岁的男性患者，其单个甲状腺结节恶性的可能性是中年女性患者的 4 倍。

3. 其他　包括：①头颈部放射史；②甲状腺家族史；③与甲状腺癌相关的家族综合征；④与多发性内分泌腺瘤综合征（MEN－2）相关的其他疾病的证据，例如甲状旁腺功能亢进症、嗜铬细胞瘤、马方（Marfan）综合征或黏膜神经瘤（MEN－2B）；⑤超声有可疑发现，如中央血管过度形成、不规则边界和（或）微小钙化。

### 四、临床特征

由于甲状腺癌有多种不同的病理类型和生物学特性，其临床表现也因此各不相同。它可与结节性甲状腺肿同时存在，多无症状；部分患者肿块已存在多年但在近期才迅速增大或发生转移；有些患者长期来无不适主诉，到后期出现颈淋巴结转移、病理性骨折、声音嘶哑、呼吸障碍、吞咽困难甚至 Horner 综合征才引起注意。局部体征也不尽相同，有呈甲状腺不对称肿大或肿块，有肿块小在腺体内无法触及，有随吞咽而上下活动，也有与周围组织或气管粘连而固定者。

（一）乳头状癌

1. 发病特点　发病高峰年龄为 30 ~ 50 岁，女性患者是男性患者的 3 ~ 4 倍。部分患者有颈部的放射线照射史，文献报道，在外部射线所致的甲状腺癌中，85% 为乳头状癌。由于恶性程度较低，病程可长达数年至数十年，甚至发生肺转移后，仍可带瘤生存。

2. 临床表现　甲状腺乳头状表现为缓慢增大的颈部肿块，多为无痛性，常在无意中被患者或他人发现，因医师例行检查发现，或在 B 超等检查时发现。由于患者无明显的不适、肿瘤生长缓慢，故易误诊为良性病变。在病变的晚期，可出现不同程度的声音嘶哑、发音困难、吞咽困难和呼吸困难等。少部分患者也可以颈部的转移性肿块、肺转移灶症状为首发表现。一般而言，甲状腺乳头状癌的患者没有甲状腺功能的改变，但部分患者可伴有甲亢。颈部体检时，特征性的表现是甲状腺内非对称性的肿物，质地较硬，边缘多较模糊，肿物表面凹凸不平。若肿块仍局限在甲状腺腺体内，则肿块可随吞咽活动；若肿瘤侵犯了气管或周围组织，则肿块可表现为活动差或固定。

3. 转移特点　约 50% 的甲状腺乳头状癌患者可发生区域淋巴结转移，以气管旁、颈内静脉链和锁骨上淋巴结转移多见，也可转移至上纵隔，少数病例可出现喉前和副神经链淋巴结转移，临床上偶可见腋窝淋巴结转移。少部分病例通过血行途径转移，主要为肺部转移，可在肺部形成几个肿瘤结节或使整个肺部呈现雪花状。乳头状癌肺部转移对肺功能影响少，患者可带瘤维持相对正常的肺功能 10～30 年。部分肺转移病可有分泌甲状腺素的功能，成为甲状腺切除术后体内甲状腺素的唯一来源。肺部转移灶可逐渐进展，导致阻塞性和限制性肺病。骨也是甲状腺癌远处转移的常见部位，尤其是颅骨、髂骨和椎体等。

（二）滤泡状癌

1. 发病特点　可发生于任何年龄，但中老年人较多，发病的高峰年龄为 40～60 岁，女性约 3 倍于男性。较少发生区域淋巴结转移，而远处转移则相对多见。有些病例就诊时已存在明显远处转移，甚至远处转移灶的活检证实后才就诊。

2. 临床表现　大部分患者的首发表现为甲状腺肿物，肿物生长缓慢，临床表现与乳头状癌类似，但肿块一般较大。体检时，肿物的质地硬韧，实性，边界不清。早期，肿块的活动度较好，肿瘤侵犯甲状腺邻近的组织后可固定。可出现不同程度的压迫症状，表现为声音嘶哑、发音困难、吞咽困难和呼吸困难等。由于滤泡状癌易发生血行转移，部分患者可能以转移症状，如股骨、脊柱的病理性骨折为首发症状。少数滤泡状癌浸润和破坏邻近组织，可以出现呼吸道阻塞等症状。由于其组织细胞学表现近似甲状腺滤泡结构，可具有吸碘功能。因此，少数患者可表现为甲亢，吸 $^{131}$I 升高，晚期肿瘤发展较大时，还可引起上腔静脉压迫综合征。

3. 转移特点　由于甲状腺滤泡状癌较多侵犯血管，可以发生局部侵犯和经血液远处转移，与甲状腺乳头状癌相比，发生颈部和纵隔区域的淋巴结转移较少，为 8%～13%，远处转移以肺部和骨转移为多，其他脏器如脑、肝、膀胱和皮肤等也可累及。骨骼的转移灶多为溶骨性改变，较少出现成骨性改变。由于甲状腺滤泡状癌的转移灶常保留摄碘的功能，可有利于口服核素碘后通过内照射进行放射治疗。有些转移可分泌甲状腺激素，甚至可过度分泌甲状腺激素。

（三）甲状腺髓样癌

1. 发病特点　甲状腺髓样癌是一种中重度恶性的肿瘤，为发生自甲状腺滤泡旁细胞，即 C 细胞的恶性肿瘤，可发生于任何年龄，男女发病率无明显差异，大多数是散发性，其余 10%～20% 为家族性。散发髓样癌主要发生在 50～60 岁患者，女性比例稍高。年龄较轻者往往有家族性趋势。

2. 临床表现　一般临床表现与甲状腺乳头状癌、甲状腺滤泡状癌基本相似，表现为颈前肿物和颈淋巴结转移，因为 C 细胞主要位于腺叶中上极，因此髓样癌典型表现为甲状腺中上极结节，多数生长缓慢，病程较长，此外，C 细胞为神经内分泌细胞，属 APUD（amine precursor uptake and decarboxylation）系的细胞，即胺前体摄取和脱羧细胞，可产生多种激素及其他生物活性物质，如降钙素、前列腺素、促肾上腺皮质激素（adreno - cortico - tropic - hormone，ACTH）、降钙素基因相关肽（calcitonin generelated peptide，CGRP）等，因而甲状腺髓样癌患者可能出现特有的内分泌综合征，如约 30% 的患者有慢性腹泻史并伴有面部潮红似类癌综合征，或 Cushing 代谢综合征。该疾病由 Horn 于 1951 年首先描述，1959 年 Hazard 等进一步阐明了这种特殊类型的癌。15% 的散发患者表现有上消化道或呼吸道受压或受侵。

甲状髓样癌根据其临床特点，可分为散发型和家族型，散发型占全部甲状腺髓样癌的 80% 以上，临床上与一般甲状腺癌表现相同；家族型又分为多发性内分泌瘤 2A 型（multiple endocrine neoplasia type2A，MEN-2A），MEN-2B 型和不伴内分泌征的家族性髓样（families MTC，FMIC）。

多发性内分泌瘤（multiple endocrine neoplasia，MEN）是一种由两个或多个内分泌腺体发生肿瘤或增生而产生的临床综合征。是一种常染色体显性遗传性疾病，往往呈家族性发病。本病比较少见，因其临床表现复杂多样，故易发生误诊或漏诊而贻误病情。

MEN-2A：受累原体为甲状腺 C 细胞、肾上腺皮质及甲状旁腺。J.H. 西普尔 1961 年首次报道此型，又称西普尔综合征。本型患者可因甲状腺样癌产生多种生物活性物质，如降钙素、前列腺素、ACTH 或 ACTH 样物质、5-羟色胺等，使患者出现相应的生化改变及临床症状，如库兴综合征及腹泻、面部潮红等，颈部可及甲状腺肿大，质地不均匀，如有转移，则可触及肿大的颈淋巴结。血浆降钙素水平可明显增高，但血钙水平常维持正常。有肾上腺嗜铬细胞者可有典型的发作性高血压伴代谢率增高综合征的表现，如发作时患者头痛、大汗、心悸、胸闷、面色苍白、血糖增高等。MEN-2A 型中的嗜铬细胞瘤以分泌肾上腺素为主，也有一部分患者不产生常见的症状和体征，为正常血压成血压偏低。此型患者亦可有甲状旁腺功能亢进，甲状旁腺表现为增生或腺瘤，常为多发性，其肾损害或骨病变少见。

MEN-2B 型：又称 MEN-III 型，此型中甲状腺髓样癌和嗜铬细胞瘤的症状和体征与 MEN-2A 型无明显区别，其主要临床特征为多发性黏膜神经，以口腔黏膜多见，口唇受累变得粗厚，眼部除结膜、角膜的神经外，其角膜的神经肥大增粗。因肠道弥散性神经节病变，可引起便秘或腹泻等消化道症状。约 84% 的 MEN-2B 型患者有类马方综合征体型，即体型瘦长、肌张力低、肌肉不发达、关节活动伸展过度、指骨细长呈蜘蛛样手足等一系列骨骼畸形。

总体来说，家族性髓样癌的特征如下：

（1）家族性髓样癌发病年龄较小，诊断时平均年龄为 33 岁，而散发性髓样癌诊断时平均年龄为 50~60 岁。

（2）家族性髓样癌均为双瘤和多中心病变，肿瘤分布和形态不对称，可能一侧有巨大肿物而对侧仅有组织学征象，但无一例外均为双侧病变。而散发性多为单侧肿物。

（3）家族性髓样癌块较小，由于筛查，也有隐性发现。而散发性者癌块直径多超过 4 cm。

（4）家族性髓样癌较少见淋巴转移，远处转移更少见，可能因发现较早之故。

（5）家族性髓样癌多位于滤泡旁细胞集中处，即腺叶上中 1/3 交界处。

（6）家族性髓样癌常伴有嗜铬细胞瘤或甲状旁腺功能亢进。

3. 转移特点 颈部淋巴结转移较多见，约 50% 以颈部淋巴结转移为首发症状，据 Mdey 报道，淋巴结转移率高达 75%。另外有 5%~10% 的患者表现为肺或骨转移症状。

（四）甲状腺未分化癌

1. 发病特点　系高度恶性肿瘤，是甲状腺癌中恶性程度最高的一类，罕见但致死率极高，好发于老年人，发病率为 0.5/10 万 ~ 10/10 万，占全部甲状腺恶性肿瘤的 5% ~ 15%。未分化癌生长迅速，往往早期侵犯周围组织，平均生存时间 3 ~ 10 个月。甲状腺未分化不吸收和浓聚碘，也不表达甲状腺球蛋白。

2. 临床表现　复杂多变，一般具有以下特点：①症状的多样性，常为几种症状相互交错或同时出现，或以呼吸、消化系统某一症状为突出表现，如常伴有吞咽困难、呼吸不畅、声音嘶哑和颈区疼痛等症状。双颈常伴有肿大淋巴结，血液转移亦较常见；②颈前常触及板样硬肿物，固定、边界不清，这是肿瘤广泛侵及周围组织且与转移淋巴结融合而成所致。

3. 转移特点　早期即可发生血液和淋巴结的转移及局部的浸润，转移常见于肺、肝、肾及上纵隔等部位，临床上常见报道有食管和气管受累及淋巴结和肺转移。

**五、临床分期**

见第七章。

# 第二节　甲状腺肿瘤的鉴别诊断

**一、甲状腺腺瘤**

（一）概述

滤泡型腺瘤占甲状腺腺瘤的大多数。其排列方式多样，根据其组织学形态称为胚胎性腺瘤、胎儿性腺瘤、小滤泡型腺瘤和大滤泡型腺瘤等，有的腺瘤于囊性变的大滤泡壁增生，形成一个二级分枝的宽乳头，形成乳头状增生结节应与乳头状癌鉴别（见乳头状癌）。

巨检：腺瘤为有完整包膜的单个结节，平均直径 2 ~ 6 cm，切面灰白色或棕褐色，质软。较大者常有出血、坏死、囊性变、纤维化及钙化。

组织学：甲状腺腺瘤常见组织学类型为滤泡型、乳头状型。

尚有几种特殊类型的甲状腺腺瘤，包括：

1. 许特莱细胞腺瘤　为滤泡型腺瘤的一个亚型，组织结构多样，可呈滤泡、乳头状或片块状排列。瘤细胞大，胞质丰富，充满嗜酸性颗粒。常有透明变性的结缔组织包膜。对直径超过 5 cm 者应多做切片，以防漏诊嗜酸性腺癌。

2. 透明细胞腺瘤　细胞呈巢、片块或不完整的滤泡状排列。瘤细胞胞质透明，形态一致。

3. 透明变梁状腺瘤　由彼此吻合的梁状排列的多边形或圆形瘤细胞组成，小梁间为大量透明变间质，偶见砂粒体。Tg 阳性有助于与髓样癌或甲状腺副神经节瘤的鉴别。

4. 非典型腺瘤　腺瘤内细胞丰富，部分为梭形，不形成滤泡，可见核分裂和异型性，但无包膜或血管浸润。

5. 乳头状腺瘤　十分罕见。由分支状乳头构成，但无包膜浸润。因常为囊性，亦称乳头状囊腺瘤，诊断乳头状腺瘤需经大量切片排除包膜、血管或邻近组织的浸润。多数学者认为乳头状腺瘤实质上都是乳头状癌。

其他少见类型尚有腺脂肪瘤、毒性腺瘤。

（二）鉴别诊断

1. 甲状腺腺瘤和结节性甲状腺肿的腺瘤样增生结节的鉴别　①腺瘤常单发，结节常多发。腺瘤有时可多于一个，但绝大多数不超过 2 个。注意单发结节周围有时可见微小结节；②腺瘤具有完整包膜，且一般较厚；增生结节包膜多不完整，且一般较薄。长时间的结节包膜较厚，但厚薄不均。有时在增厚的纤维间隔内或外可见新生的小结节；③腺瘤外甲状腺组织常呈压迫性萎缩，而增生结节周围甲状腺组织不呈萎缩，呈弥散性增生状态；④腺瘤组织形态与周围甲状腺组织不一致，包膜内组织形态单一；增生结节与周围甲状腺组织都呈增生状态，结节内滤泡大小形态常不一致，且有时几种形态相互混杂。

2. 非典型腺瘤与甲状腺髓样癌和转移癌的鉴别　本瘤 Tg 阳性，髓样癌降钙素阳性，转移癌 EMA、角蛋白阳性。

3. 透明细胞腺瘤免疫组化 Tg 阳性，可借以区别甲状旁腺腺瘤或肾透明细胞癌转移。

4. 透明变梁状腺瘤 Tg 阳性有助于与髓样癌或甲状腺副神经节瘤的鉴别。

## 二、甲状腺癌

（一）乳头状癌

1. 概述　乳头状癌最常见，占甲状腺癌的 60% ～70% 。女性远多于男性。平均发病年龄 40 岁，为青少年较常见的甲状腺恶性肿瘤，10 岁左右儿童的甲状腺癌 90% 以上为乳头状癌，其中 5% ～10% 的患者既往有头颈部接受放射线史。乳头状癌生长缓慢，但局部淋巴结转移率高。年龄对预后影响大，年轻人预后好，随年龄增加，其恶性度也增加。

巨检：根据肿瘤大小和浸润范围分为隐性、甲状腺内和甲状腺外三个类型。浸润性生长是甲状腺乳头状癌的特点，肿瘤多无明显包膜，或有包膜但常被侵犯。结节多为实性，灰白色，质硬，有的切面可为囊性或部分囊性，可见乳头状结构。

组织学：肿瘤由复杂分支的乳头构成，乳头表面被覆单层柱状上皮拥挤状。毛玻璃样核常见，有的有核沟、核内包涵体、砂粒体，为乳头状癌的特征性结构，具有诊断意义。乳头特点：分支细多，由于拥挤，表面有角面。

几种乳头状癌的亚型为滤泡型、弥散硬化型、柱状细胞型和高细胞型。

2. 鉴别诊断

（1）乳头状癌与腺瘤或结节性甲状腺肿的乳头状增生的鉴别：关于甲状腺肿瘤及结节性甲状腺肿或甲亢组织中出现的乳头状结构良恶性鉴别问题一直存在不同看法与疑虑。追溯以往的不同看法，一是认为甲状腺肿瘤中见到乳头结构就是癌；二是认为有良、恶性之分。目前公认以后者看法为正确，但是以乳头为主的包膜完整的乳头状腺瘤或囊腺瘤,则认为是低度恶性的乳头状癌。最重要的是癌性乳头与良性增生性乳头的正确识别。学者认为乳头表面的上皮的异型性是首要的,它包括细胞层次增多、核/浆比值失调,核增大,拥挤,甚至部分重叠,毛玻璃状核或有核沟、核内包涵体等,核分裂象不像软组织肿瘤中那样重要。另外,乳头细长分支二级以上,切面中常为密集游离的多边形乳头,有背靠背相嵌之感,这是乳头拥挤受压所致。不能片面以乳头分支级别为主而忽视细胞异型性来区别良恶性。良性乳头状增生包括:①常出现在良性腺瘤、结节性甲状腺肿及甲亢组织中局部;②乳头粗大如舌状,分支少,支架间质疏松,可见到小腺泡,多数为腺腔内;③乳头表面为单层立方上皮,分化正常,无异型。现列表鉴别(表8-1)。

表8-1 癌性乳头与增生乳头的鉴别

| 鉴别要点 | 癌性乳头 | 增生乳头 |
|---|---|---|
| 巨检 | 切面有海绵感 | 无,切面均质状 |
| 组织学 | 1.乳头细而分支多(2级以上)支架内无腺体 | 1.乳头粗大如舌状,支架内可有小腺体,多数为二级分支 |
| | 2.表面上皮为柱状拥挤,核毛玻璃状或有核沟,核内包涵体 | 2.表面上皮为单层立方上皮,有核距,分化正常 |
| | 3.乳头密集,多边形,在腺腔外 | 3.乳头松散,钝圆,可在腺腔内 |
| | 4.乳头占优势或全部 | 4.局部性乳头增生 |
| | 5.可向包膜外浸润 | 5.无 |

(2)其他部位来源的乳头状癌转移的鉴别:毛玻璃样核、核沟、核内包涵体是甲状腺乳头状癌的特征形态,有助于鉴别。此外,甲状腺来源肿瘤细胞有 Tg 和 $T_4$ 免疫阳性物质定位。电镜下可见微绒毛和顶部胞质阳性小滴。

(3)髓样癌的乳头状型的鉴别:缺乏乳头状癌细胞核的特点,间质淀粉样物和免疫组化 CgA、Syn、降钙素阳性对鉴别诊断很重要。

(4)柱状细胞癌光镜形态似胃肠道来源的转移癌的鉴别:但免疫组化 Tg 阳性,CEA 或 EMA 阴性。

(二)滤泡状癌

1. 概述　滤泡状癌占甲状腺癌的5%~20%,女性较男性多2~3倍。恶性度较乳头状癌高。血行转移率高,淋巴结转移少。

巨检:肿瘤为结节状,平均体积4~8 cm。分为局限侵犯型和广泛侵犯型。二型均可有出血、坏死、囊性变、纤维化、钙化。

组织学:从分化极好似正常甲状腺的滤泡到明显恶性的癌,其间有一些过渡型。癌细胞呈滤泡、实性巢素或小梁状排列。滤泡内可见少量胶质。根据其形态分为不同亚型。

(1)高分化滤泡型:有较完整的滤泡结构。其中一种由分化成熟和明显异型的滤泡组成,常见共壁现象,细胞明显异型普遍,具有一般恶性肿瘤的形态特点;另一种高分化滤泡状癌主要由小滤泡和单纯滤泡组成,形态与一般滤泡型腺瘤很难区分。

(2)中低分化型滤泡状癌:由实性滤泡或滤泡上皮形成的巢、岛或片块组成。其中可见滤泡样结构，但很少见分化成熟的滤泡，偶见胶质。癌细胞可见不同程度的异形，核分裂易见。此型与胚胎性腺瘤或不典型腺瘤形态学上很难区分。

（3）岛状癌：癌组织由实性巢、岛组成。癌细胞小而一致，其中可见小滤泡，但不见胶质。

（4）嗜酸细胞癌：结构可呈滤泡、乳头、巢状、梁状或片状等排列，癌细胞由胞质丰富的嗜酸细胞组成，有时可见透明胞质，细胞及核的异型性明显，核分裂少见。有时很难与嗜酸细胞腺瘤区分。

（5）透明细胞癌：癌细胞呈实性巢或片状排列，可见少量滤泡结构和胶质。癌细胞大，胞质透明，边界清楚。核深染，核分裂少见。

滤泡状癌常有包膜，其组织学与各型腺瘤鉴别困难，但如见到包膜外侵犯或侵入血管是有用的诊断指标，要仔细观察。

2. 鉴别诊断

（1）高分化滤泡状癌与腺瘤的鉴别：两者的鉴别也是难题之一，因常有包膜，如果见不到肿瘤组织包膜外浸润或血管侵犯等，但细胞活跃者可诊断为非典型腺瘤。遇到这种病例应多取材，在表面粗糙处取材，仔细观察寻找恶性依据。对肿瘤包膜外浸润和血管侵犯应严格掌握标准。具体鉴别如表 8 - 2。

（2）嗜酸细胞癌与嗜酸细胞腺瘤的鉴别：与腺瘤相比，嗜酸细胞癌更倾向于单一排列方式，细胞异型更普遍，核/浆比例明显增大，核分裂易见。有时很难区分，只有根据包膜和血管侵犯才能区分。肿瘤大于 5 cm 者不要轻易诊断为腺瘤。

（3）透明细胞癌与甲状旁腺腺瘤、肾透明细胞癌及其他部位的透明细胞肿瘤的鉴别：寻找残余的滤泡结构，甲状腺透明细胞癌 Tg 和 $T_4$ 免疫阳性有助于鉴别。

表 8 - 2　高分化滤泡状癌与腺瘤的鉴别

| 鉴别要点 | 滤泡状癌 | 腺瘤 |
| --- | --- | --- |
| 巨检 | 可见到包膜欠完整或粘连处 | 包膜完整光滑 |
| 组织学 | 1. 可见到包膜外浸润或血管侵犯 | 1. 无 |
|  | 2. 滤泡细胞异型,其壁不见规则条索状 | 2. 无异型,可有细胞增生活跃 |
|  | 3. 核分裂象易见 | 3. 少见 |
|  | 4. 瘤内纤维间质则增生 | 4. 无 |

（三）髓样癌

1. 概述　髓样癌占甲状腺癌的 5% ~ 10%。高峰年龄 40 ~ 60 岁。来源于分泌降钙素的滤泡旁细胞，又名 C 细胞癌。属 APUD 系统肿瘤。临床上有散发性和家族性两种表现形式。

巨检:肿瘤多位于甲状腺腺叶上 2/3 的 C 细胞集中区。平均直径 2 ~ 4 cm。散发性者多为单个结节,体积较大,边界清楚,但多无完整包膜。切面实性,灰白或灰红色,很少出血、坏死、囊性变。家族性者常多发,累及甲状腺两叶,不见包膜,且常伴 C 细胞增生。

组织学:癌细胞主要由梭形、圆形或多边形上皮样细胞组成,呈巢、团块、束、梁、腺管、滤泡状等排列方式。根据排列和细胞形态,可分为经典型瘤细胞排列呈草鞋底状、巢状型、束状型、带状型、腺泡型、类癌型等各种组织类型。从细胞形态特点分为巨细胞、小细胞、透明细胞等类型。多数髓样癌间质可见淀粉样物质沉着,半数肿瘤间质可见钙化灶。

2. 鉴别诊断

(1)与未分化癌的鉴别:未分化癌癌细胞常呈弥散分布,核分裂更多见,异型性更明显,常见坏死。Tg、T$_4$、降钙素免疫组化鉴别有必要。电镜下髓样癌胞质内的神经内分泌颗粒有鉴别意义。此外,未分化癌间质可见较厚的透明变性纤维束,而髓样癌间质为淀粉样物质,后者甲紫、刚果红染色阳性。

(2)与低分化滤泡状癌的鉴别:滤泡状癌巢中有时可见小滤泡,髓样癌巢中可见菊形团样或小腺泡样结构。滤泡状癌间质透明变性的胶原纤维间隔有时很难与淀粉样物质鉴别,须做免疫组化、电镜及淀粉样物质特染来区分。

(3)与副节瘤的鉴别:S-100 阳性,降钙素阴性。

(4)与纤维肉瘤和神经源性肉瘤的鉴别:梭形细胞为主的髓样癌可与纤维肉瘤和神经源性肉瘤混淆,需仔细寻找髓样癌的上皮样细胞成分及淀粉样物质沉着。配合免疫组化。

(四)未分化癌

1. 概述  未分化癌占甲状腺癌的5%,多在50岁以上,恶性度高。

(1)巨检:肿瘤体积大,结节性,无完整包膜,呈广泛浸润性生长,切面多为灰红、肉样,常见出血、坏死。

(2)组织学:根据组织结构分为大细胞性及小细胞性。大细胞性未分化癌细胞呈梭形、圆形、多边形,可见单核或多核瘤巨细胞。少数肿瘤中可见肿瘤性软骨或骨,还可形成血管外皮瘤样结构。小细胞性未分化癌瘤细胞弥散分布,有时形成实性条索或片块,由透明变性的纤维组织分隔。癌细胞小,核深染,核分裂多见。

2. 鉴别诊断

(1)大细胞未分化癌与各种原发性肉瘤的鉴别:仔细寻找癌组织中形成滤泡的倾向性上皮性结构,电镜下可找到细胞连接、半桥粒、张力微丝、胞质内或细胞间微腔等结构。很多未分利癌有 Tg、T$_4$ 呈弱阳性或散在阳性细胞。肌原性标记、波形蛋白、ACT、Ⅷ因子等染色有助于排除肌源性肉瘤、恶性纤维组织病及血管肉瘤。

(2)大细胞未分化癌与低分化滤泡状癌的鉴别:前者癌细胞分布弥散而广泛,细胞异型性明显,核分裂增多,不见滤泡结构。

(3)小细胞未分化癌与胚胎性腺瘤的鉴别:前者弥散性分布、广泛核异型、核分裂增多,并可见广泛血管及周围组织侵犯。

(4)小细胞未分化癌与无淀粉样变的髓样癌的鉴别:主要根据免疫组化(Tg 和降钙素)和电镜形态,髓样癌电镜下可见神经内分泌颗粒,细胞间可见淀粉样物微丝聚集。

(5)小细胞未分化癌与恶性淋巴瘤的鉴别:未分化癌组织形成片块,可见滤泡形成倾向,电镜下可见细胞连接和细胞顶部微绒毛;免疫组化 EMA、角蛋白、Tg 可阳性。淋巴瘤细胞弥散分布,电镜下缺少细胞连接,LCA 免疫组化阳性。

# 第九章　甲状腺疾病中医治疗相关理论

## 第一节　从肝论治

### 一、甲状腺与中医学肝脏

1. 循经　足厥阴肝经循颈项而行，《灵枢·经脉》有云："肝足厥阴之脉，……循喉咙之后，上入颃颡，连目系。"甲状腺的解剖部位在颈前下方甲状软骨下软组织内。可见甲状腺在肝经的循行上。《素问·金匮真言论》有言："东风生于春，病在肝，俞在颈项。"在"经络所过，病之所主"的原则指导下，可以认为颈项部发生的疾病与中医肝脏密切相关，进一步证明了以颈项部为主要发病位置的甲状腺疾病与中医肝脏有密切的关系。

2. 主生发　肝主生发，《素问·五常政大论》曰："发生之纪，是谓启陈，土疏泄，苍气达，阳和布化阴气乃随，生气淳化，万物以荣。"表明肝脏对春生之气有疏泄、生发、敷布的作用。甲状腺激素的主要功能为促进组织分化、生长与发育成熟，与中医学"生发"之意不谋而合，认为甲状腺与中医肝脏共司"生发"之功。

3. 主疏泄　中医学认为肝主疏泄，包括调畅气机、运行血液和津液的输布代谢，以及促进脾胃的运化功能。《血证论》曰："木（肝）之性主于疏泄，食气入胃，全赖肝木之气以疏泄之，而水谷乃化。"而甲状腺激素促进蛋白质合成，加速糖和脂肪代谢的作用与肝主疏泄的功能相似。可见在"主疏泄"方面，甲状腺与中医肝脏共司一职。

4. 主情志　中医学认为肝主疏泄，舒畅情志，其性喜条达而恶抑郁，凡精神情志失常方面，均与肝密切相关。甲状腺疾病患者常伴有情志不遂，每遇情志刺激可使病症加重。可见甲状腺疾病与中医肝脏在主情志方面有密切的关系。

### 二、从肝脏论治甲状腺疾病

1. 甲状腺功能亢进　是指由多种病因引起的甲状腺素分泌过多导致的一组常见的内分泌疾病。本病多见于女性。甲亢典型的临床表现为易激动、心悸、烦躁失眠、多汗、怕热、乏力、消瘦、食欲亢进、颈前肿大等症状。可伴发突眼、手颤等。

中医学认为，肝主疏泄，疏泄太过，则情绪激动，易急易怒，气血津液输布失常，而致气滞痰凝，结于颈前，则可见颈部肿大。肝主升主动，肝脏升散太过，则可见烦躁、心悸、失眠、乏力、消瘦、怕热、多汗、食欲亢进等症状，肝风内动则见手颤，肝开窍于目，肝气生发过度，则见眼突。纵观近现代文献，认为甲亢之病机为肝脏生发、疏泄功能太过，治在调理肝脏。即按照"调理本脏""虚则补其母，实则泻其子"和"见肝之病，知肝传脾"的中医治疗原则，分为疏肝清热、滋肾阴、泻心火、健脾胃四法。同时调整身心、正确的饮食与良好的生活起居习惯等是防止甲亢病情恶化的有效措施。

2. 甲状腺功能减退　系由于甲状腺激素合成和分泌不足或组织利用不足导致的全身性代谢减低综合征。典型的临床表现有：畏寒、面色苍白、皮肤干燥、粗糙、脱皮屑、乏力、嗜睡、食欲缺乏、体质量增加、记忆力减退，精神抑郁、贫血等，女性可有月经紊乱或月经过多、不孕。

中医学认为，肝失疏泄，升发无力，则可见乏力、嗜睡、表情呆滞、精神抑郁、记忆力减退等症状。肝主藏血、肝失疏泄致气血生化不足，则见轻度贫血、月经紊乱或月经过多、不孕。肝主疏泄，调畅气机，肝失疏泄，则气机失宣、气血津液之温煦濡养功能减退，则见畏寒、面色苍白、皮肤干燥、粗糙、脱皮屑。其病机为肝失疏泄，木郁土壅，阳气不达，治疗以疏肝解郁、通阳化饮为法，方用疏解少阳的代表方柴胡桂枝汤。

3. 桥本甲状腺炎　桥本病即慢性淋巴细胞性甲状腺炎，是指甲状腺有弥散性淋巴细胞浸润、纤维化、实质性萎缩、嗜酸变性的疾病。其主要症状为颈前肿大，按之坚韧不痛，或伴有结节。

《外科正宗·瘿瘤论》云："夫人生瘿瘤之症，非阴阳正气结肿，乃五脏瘀血、浊气、痰滞而成。"中医学认为，肝失条达，肝郁脾虚，津液输布失常，痰气凝结于颈前，则见颈前肿大，按之坚韧不痛，或伴结节。若肝疏泄太过，或痰气久郁化火，可致肝火上炎，或肝阳上亢证；火热内盛，耗伤阴津，导致阴虚火旺之候，其中以肝阴虚最为常见，属桥本甲亢。随病变发展，而累及脾肾，属桥本甲减；与现代医学桥本的病程模式的认识极其相符。肝功受损是桥本甲状腺炎的发病基础，故调理肝脏乃是其治法之本。汪悦教授以生脉散合夏枯草、煅牡蛎、浙贝母、连翘、山慈菇、生地黄等治疗桥本病。

4. 亚急性甲状腺炎　简称亚甲炎，又称为肉芽肿性甲状腺炎，为甲状腺炎中较常见的一种。其主要表现为颈前肿大疼痛、咽痛、肌肉酸痛等。

在古典医籍里有所描述，如《济生方·瘿瘤论治》说："夫瘿瘤者，多由喜怒不节，忧思过度，而成斯疾焉。大抵人之气血，循环一身，常欲无滞留之患，调摄失宣，气凝血滞，为瘿为瘤。"中医学认为，发病初期为外感风热，加上情志失调、肝气郁结，致气血上行、火热灼津成痰成瘀，不通则痛，故致颈前疼痛。后因发病日久，气阴耗伤，气机郁滞，津液凝聚成痰，结于颈前，而致颈部肿大。病机总属风热毒邪为先，气滞与痰凝夹杂。治疗上，以疏肝理气、消瘿止痛为基本原则，方用清肝消瘿汤。针对以上病因病机治疗，不易复发。

5. 结节性甲状腺肿　结节性甲状腺疾病是较为多见的内分泌疾病，往往是多种甲状腺疾病的表现形式，可呈单发或多发表现。症见颈前肿大，严重者会出现压迫症状。

中医学认为其病理因素多由情志内伤，损伤肝气，肝失其条达，导致气滞、肝气郁结，木旺克土，脾失健运，痰湿内生，痰气郁结，气血瘀滞，壅结颈前而致病，治疗提倡从疏肝理气为主，兼顾清热、化痰、散瘀。方用平亢散结方。

综上所述，临床常见甲状腺疾病无论是发病部位，还是病理改变，到用药治疗，均与中医肝脏象有密不可分的关系。通过对临床常见甲状腺疾病的辨证论治的系统分析，认为瘿病的发生、发展与肝脏的疏泄功能正常与否有着密切的关系，其总病机为情志不畅，肝失条达，肝旺侮土，脾不健运，滋生痰浊，气机不利挟痰浊循经上行，气、痰、血凝结于颈部。故调理肝脏是其大法。从肝论治临床常见甲状腺疾病有重要意义。

# 第二节 从心论治

心为中医五脏之一，位于胸中，两肺之间，膜之上，外有心包卫护。心有主宰人体整个生命活动的作用，与甲状腺的生理功能、病理变化及其相关证候治疗方药有着密切关系，故提出甲状腺疾病从心论治的学术观点。

## 一、甲状腺与中医学心脏

1. 心为"君主之官"与甲状腺生理病理　心为"五脏六腑之大主"，主宰人体各脏腑形体官窍的生理功能。只有当心主血脉的功能正常，全身各脏腑形体官窍才能发挥正常的生理功能，使生命活动得以延续。中医学认为心位于胸中，在五行属火，为阳中之阳，故称为阳脏，又称"火脏"，火性光明，烛照万物。说明心以阳气为用，心之阳气有推动心脏搏动、温通全身血脉、兴奋精神，以使生机不息的作用。心脉畅通，固需心阳的温煦和推动作用，但也需心阴的凉润和宁静作用。心阳与心阴的作用协调，则精神内守，既无亢奋，也无抑郁。若心的阳气不足，失于温煦鼓动，既可导致血液运行迟缓，瘀滞不畅，又可引起精神萎顿，神志恍惚；心阴不足，失于凉润宁静，可致血行加速，精神虚性亢奋。

甲状腺是一个体积小但功能强大的器官。甲状腺最重要的生理功能是制造甲状腺激素，甲状腺激素在体内各种作用的发挥，离不开一个重要的结构——甲状腺激素核受体（TRs），TRs 又有 $TR\alpha$、$TR\beta$ 两种不同基因编码及不同亚型，TRs 分子在结构上又有 6 个不同功能区域。甲状腺激素与 TRs 结合后，继发一系列反应，从而产生生物学效应。甲状腺激素的效应大多数是通过其与核受体结合，调节基因转录和蛋白质表达而实现。甲状腺制造出来的激素被释放到血中，随着血液循环到达全身各处，跟那些专门结合甲状腺激素的受体结合，我们身体里的几乎每个细胞上都有甲状腺激素受体。甲状腺激素与受体结合后，能发挥什么样的作用，取决于受体是在什么组织上。由此可见，甲状腺具有十分重要的作用，而作用发挥又需要心脏循环运输作用，将甲状激素运输全身各处，使人体各组织发挥各种生物学效应。心脏主要由心肌细胞、成纤维细胞、内皮细胞及血管平滑肌细胞组成，其中大部分蛋白质和 mRNA 构成了心肌细胞。$T_3$ 是对心肌细胞起生物学效用的甲状腺激素的分子形式如同其他细胞一样，有证据表明心肌细胞膜上有 $T_3$ 特异性转运蛋白。在心肌细胞中并不能检测到 $T_4$ 向 $T_2$ 的转化。$T_2$ 进入心肌细胞后，到达细胞核并与甲状腺激素核受体 TRs 结合，发挥对多种靶基因表达的调控作用，使维持心肌细胞正常功能的相关蛋白得以正常表达，实现甲状腺激素对心脏的生理效应。

甲状腺激素对心血管系统亦有明显的作用。甲减时心脏肿胀，心率减慢，收缩无力，心输出量降低，心电图上可见 QRS 低电压。当使用甲状腺素治疗时，上述现象均见好转。反之甲亢时，心脏的兴奋性增高，心率加快，心输出量增加。再加此时因产热增强，末梢血管扩张，血管阻力降低，结果患者脉压增大，循环时间短。甲状腺激素分泌越多、基础代谢越高，心率就越快，脉压也越大。目前认为甲状腺激素对心脏生理功能的影响，主要是通过以下几个方面：①增加心肌的耗氧量；②增强儿茶酚胺对心肌的作用；③心肌细胞膜上有一种甲状腺激素的受体，甲状腺激素与之结合后，进入细胞内，从而使心率加快与增强；④对周身代谢的兴奋作用，使组织需氧量增加，对热的需要增加。

2. 心主血脉与甲状腺功能　心主血脉主要包含主血液与主血脉两个方面，即指心气推动和调控血液在脉管中运行，流注全身，发挥营养和滋润作用。人体各器官、四肢百骸、肌肉皮毛以及心脉自身，皆有赖于血液的濡养，才能发挥其正常的生理功能以维持生命活动，血液的运行与五脏功能密切相关，其中心的搏动泵血作用尤为重要。而心脏的搏动，主要依赖心气的推动和调控作用。心气充沛，心阴与心阳协调，心搏动有力，频率适中，节律一致，血液才能正常地输布全身，发挥其濡养作用。若心气不足，心脏搏动无力；或心阴不足，心脏搏动过快而无力；或心阳不足，心脏搏动过缓而无力，均可导致血液运行失常。此外，心主血的另一含义是心还有生血的作用，即所谓"奉心化赤"。人们的饮食水谷经脾胃之气的运化，化为水谷之精，水谷之精再化为营气和津液，营气和津液入脉，经心火（即心阳）的作用，化为赤色血液，即《素问·经脉别论》所说的"浊气归心，淫精于脉。"清·唐宗海《血证论》说："火者，心之所主，化生为血液以濡养周身。"可见，心有总司一身血液的运行及生成的作用。

心主脉，是指心气推动和调控心脏搏动和脉管舒缩，使脉道通利，血流通畅。脉为血之府，是容纳和运输血液的通道。营气与血并行于脉中，故《灵枢·决气》说："壅遏营气，令无所避，是谓脉。"血液能正常运行，发挥其濡养作用，除心气充沛外，还有赖于血液的充盈和脉道的通利。血液是供给人体各形体官窍营养物质的载体，心血的充盛，使心主血脉的生理功能得以正常发挥。脉道通利，是指脉管富有弹性并畅通无阻。脉管的舒缩与心气的推动和调控作用有关。心阳与心阴协调共济，则脉管舒缩有度，血流通畅，既不过速而致妄行，又不过缓而致瘀滞。如此血液方能在经脉中流行不止，循环往复，人体各脏腑组织器官才能源源不断地获得血液供给的营养。只有心气充沛，心阴与心阳协调血液才能在脉管中正常运行，周流不息，营养全身，呈现面色红润光泽、脉象和缓有力等征象。若心气不充或阴阳失调，经脉塞不通，舒缩失常，不能正常地输送血液，人体得不到血液濡养，常见心悸怔忡或心胸憋闷、疼痛、唇舌青紫、脉细涩或结代等症。心、脉、血三者密切相连，构成一个血液循环系统。心与脉直接相连，形成一个密闭循环的管道系统。心气充沛，心脏有规律的搏动、脉管有规律的舒缩，血液则被输送到各形体器官，发挥濡养作用，以维持人体正常的生命活动。

甲状腺对心血管系统的作用，直接关系全身血液运行、血脉通畅及其生血功能，适量的甲状腺激素为保证正常的心血管功能所必需。当甲状腺功能减低时，甲状腺激素缺乏，会出现心率缓慢，心排血量降低，皮肤、脑及肾血流量均明显降低，肾小球滤过率、肾小管分泌功能亦降低。当甲状腺功能亢进时，甲状腺激素分泌过多，出现心率加快、心肌收缩力加强、心排血量增加。组织由于耗氧量增加而相对缺氧，以致外周小血管舒张，阻力降低，皮肤和肌肉的血流量增加，但肝、肾、脑血流量无明显改善。甲状腺激素对心脏有正性肌力作用和正性频率作用，使心排血量增加。甲状腺激素还使血管舒张，降低血流阻力，增加血流量。甲状腺激素使收缩压升高，舒张压降低，脉压加大。近年来发现，心脏不仅是一个血液循环的器官，亦是人体内一个重要的内分泌器官，心脏和血管受全身神经、激素细胞因子的支配和调节，同时会产生和分泌多种激素和血管活性物质，如心钠素、血管紧张素、儿茶酚胺、前列腺素、内皮素等，直接作用于心脏血管影响局部或全身的血循环，同时通过血循环运送到各子系统、器官，发挥生物活性。

3. 心主神志与甲状腺功能　人体之神，有广义与狭义之分。广义之神，是整个人体生命活动的主宰和总体观；狭义之神，是指人的精神、意识、思维、情感活动及性格倾向等。心所藏之神，既是主宰人体生命活动的广义之神，又包括精神、意识、思维、情志等狭义之神。心藏神，又称主神明或主神志，是指心有统帅全身脏腑、经络、形体、官窍的生理活动和主司精神、意识、思维、情志等心理活动的功能。故《素问·灵兰秘典论》说："心者，君主之官也，神明出焉。"人体的脏腑、经络、形体、官窍各有不同的生理功能，都必须在心神的主宰和调节下分工合作，共同完成整体生命活动。心神正常，则人体各脏腑的功能互相协调，彼此合作，全身安泰。因此，心神通过驾驭协调各脏腑之气以达到调控各脏腑功能之目的。心为神明之脏，主宰精神意识思维及情志活动，如《灵枢·本神》说："所以任物者为之心。"心是可接受外界客观事物并做出反应，进行心理、意识和思维活动的脏器。这一复杂的精神活动实际上是在"心神"的主导下，由五脏协作共同完成的。由于心为藏神之脏、君主之官、生之本、五脏六腑之大主，故情志所伤，首伤心神，次及相应脏腑，导致脏腑气机紊乱。血是神志活动的物质基础之一，如《灵枢·营卫生会》说："血者，神气也。"心血，即在心脏与血脉中化生和运行的血液，心血充足则能化神养神而使心神灵敏不惑，而心神清明，则能取气以调控心血的运行，濡养全身脏腑形体官窍及心脉自身。

甲状腺激素对中枢神经系统的影响不仅表现在发育成熟，也表现在维持其正常功能，也就是说神经系统功能的发生与发展，均有赖于适量甲状腺激素的调节。甲状腺激素的过多或过少直接关系着神经系统的发育及功能状况。在胎儿和出生后早期缺乏甲状腺激素，脑部的生长成熟受影响，最终使大脑发育不全，从而出现以精神、神经及骨骼发育障碍为主要表现的呆小病，甲状腺激素补充的越早越及时，神经系统的损害越小；否则，可造成不可逆转的智力障碍。对成人，甲状腺激素的作用主要表现在提高中枢神经的兴奋性，甲亢时患者常表现为神经过敏、多言多虑、思想不集中、性情急、失眠、双手平伸时出现细微震颤等；甲亢危象则可出现谵妄、昏迷。但在甲状腺功能减退时，则可见记忆力低下、表情淡漠、感觉迟钝、行动迟缓、联想和语言动作减少、嗜睡等。对成人来说，兴奋性症状或低功能性症状都是可逆的，经治疗后大都可以消失。

**二、心病主要证候**

心居上焦，为阳中之太阳。心中之阳，五行属火，赖阴液之滋养与制约。如甲亢患者，常心阴亏虚，心火必盛，火热内扰，则烦而不宁，口舌生疮，治必于甘寒以养阴之同时，佐以苦寒以降亢盛之心火。常佐以镇静安神，或养心安神。甲减患者以心动过缓、脉沉迟为主要见症，此乃心阳不振之临床表现，故病初虽不涉及心脏，但基于肾阳衰微、心阳不振、心肾阳虚而进一步加重临床阳虚之见症。甲减的主要病机是肾阳虚，肾阳是功能活动的动力，也是人体生命的源泉。肾阳虚为导致甲减病的直接因素，随着病情的发展，还会出现脾肾阳虚与心肾阳虚及痰浊内停。肾阴阳两虚往往出现于甲减病的后期，正气大衰，阴阳两伤是病理变化的最后转归，在其病机演化过程中，最终导致肾气败绝，阴阳离绝之死候。

1. 心气虚证　是指甲状腺疾病患者心神不安，气行无力，血运迟滞而出现心悸怔忡，气短乏力，活动后尤甚，兼见胸闷不适，神疲自汗，面色㿠白。舌淡苔薄，脉细数或细或结代等系列症状。本证常见于甲状腺功能亢进症、甲状腺功能减退症、甲亢心脏病、甲减心脏病及见有甲状腺疾病其他并发症患者。

随着甲状腺的疾病不同，心气虚之临床特点，又不尽相同。如甲亢心气虚证者，常见心悸、气促、心动过速，重者有心律失常、心脏扩大、心力衰竭等表现。心律失常以期前收缩常见，阵发性或持续性心房纤颤或心房扑动、房室传导阻滞等也可发生。甲状腺危象可有脉象虚大无力或脉细数无力的心气虚脱证。还可兼夹心脉瘀阻之病症。

甲状腺疾病的心气虚证，虽病位主要在心，亦涉及脾、肾等脏及其他兼夹证候，烦劳过应，忧思伤少，导致脾气虚弱。脾虚则精气不得输布周身，脾失运化，气血生化无源，终致心失所养而出现心脾两虚之候。久病失于调治，或禀赋不足，疾病迁延不愈，导致气不足之证，病久脏腑功能失调，气血亏虚，以致气血不运，瘀血内生，瘀血不去又碍新血生成，从而出现虚中夹瘀、心脉瘀阻之候。

甲状腺疾病的心气虚证主要表现：一是由于心气不足，影响了血脉运行，出现局部及全身气血不足的病症；二是心气不足，血脉运行不畅，而脉象结代等症；三是精神意识思维活动方面，包括了神志、情志、语言等功能的障碍。如《灵枢·本神》所说的"心气虚则悲""神伤则恐惧自失"；四是心气虚之重症若不能及时救治或病情发展，易引起心气虚脱或心血虚脱，症见昏晕不省，目合口开，面白汗出，四肢逆冷，脉微细欲绝等。

2. 心阳虚损证　甲状腺疾病心阳虚损是心脏阳气不足、气血失于温运而出现的一系列症状的概称，是指心脏功能低下而兼寒象的病变。主要临床表现为心悸、心中空虚、惕惕而动、心胸憋闷、形寒肢冷、气短息促、自汗、面色㿠白、倦怠无力、舌淡苔白或舌体胖嫩、脉细弱或结代或迟等，同时可伴有甲状腺肿大或甲状腺结节，乃心中阳气不足，气血运行减弱所致。心阳虚证常见于甲状腺功能减退症、亚临床甲减、甲亢合并心力衰竭、甲减心脏病等疾病。

心阳虚证大多是在心气虚证的基础上发展转变而来。心悸、气短、自汗、倦怠无力为两者共有的主症，但两者尚有不同。从病因而论，心阳虚证，或因心气、心阴大伤，气虚可以及阳，阴损亦可及阳，以致神不守舍；或脾肾素虚，不能化水津，聚液成饮，饮邪上逆，损伤心阳；或思虑劳心过度，心阳受损；或营血亏虚，阴精暗耗，阴不敛阳，心阳越虚；或禀赋不足，脏气虚弱病后失调，均可导致心阳虚证。心阳虚证与心肾阳虚证，两者都有形寒肢冷、心悸、头晕等共同证候。但心肾阳虚证，多因心阳虚或肾阳虚，渐致心肾阳虚，临床表现为心阳虚和肾阳虚两证并见，其特点为心悸、气喘、头晕目眩、畏寒怕冷，小便不利、腹痛下利、脉沉或沉微。盖心肾阳虚，鼓动无权，下焦寒水不化，而致水邪上泛，则心悸、耳鸣、头目眩晕，阳虚不能温煦肌肉则筋惕肉瞤，阳虚不能温养肢体，则形寒肢冷。心阳虚证常因气滞、血瘀、痰浊凝聚而致与心阳痹阻。在正常情况下，气、血、津液是运行不息的。一旦发生病理变化，气、血、痰浊三者任何一种痹阻心脉，均可引起心阳痹阻不通，以心胸憋闷疼痛甚至绞痛、唇舌青紫为主症。

甲状腺疾病心阳虚证在不同甲状腺疾病的并发症中的临床表现各具特点，治法亦各异。心阳虚弱的病机演化过程中常伴有几种情况：一是由于阳气不足，无力推动血行，导致血瘀，产生疼痛，故心阳虚证常兼见心痛、舌紫黯等症；二是气为血帅，气行则血行，心阳不足，其气亦弱，气弱运行无力则气滞，多伴有胸闷作痛等症；三是由于心阳不足，不能温化水饮，导致痰饮内停，常见胸闷、发憋、气短等症，如水气上逆，则引起头眩。当心阳虚趋向恶化时，阳气暴脱，可出现大汗淋漓、四肢厥冷、脉微欲绝等心阳虚脱的证候。治宜温通心阳，方用桂枝甘草龙骨牡蛎汤(《伤寒论》)。若甲减伴心病中出现心阳证，表现为胸闷、发憋、气短、疲乏、甚则作痛等症，多因痰浊阻遏胸阳，胸阳不通，气血失畅，心脉痹阻所致，治宜温中散寒，方用瓜蒌薤白半夏汤(《金匮要略》)等方药。若甲减心脏病兼见心阳虚脱证，治宜温阳益气固脱，方用四逆汤合参附汤加减。

3. 心阴虚证　即心阴不足证，是指心阴亏虚、津液耗损等阴血不足的证候。多因内伤七情，五志化火，火热伤阴，或由热病、久病耗伤阴液所致。主要临床表现为心悸怔忡、健忘失眠、多梦、五心烦热、口干舌燥、低热、盗汗、舌红少津、脉细数等。心阴不足者当以补益心阴之法治之。甲状腺疾病心阴虚证常见于甲亢合并心律失常等诸多种心脏病，或与其他甲状腺疾病的证候并见。如甲亢的气阴两虚、肝肾阴虚证等。

本证在不同甲状腺疾病中的临床表现各不相同。如果出现心阴证，则表现为心中动悸不安，胸闷不舒，虚烦失眠，多梦，口燥咽干，舌红少津，脉细数。心阴虚常兼夹有虚火者，多见内热之象，以低热、盗汗、颧红、脉细数，甚者出现心中动悸不能自主，惕惕若惊，心痛阵作，五心烦热，脉结代等症状为特点。若甲状腺疾病心阴不足，营血不充，内不能充养脉道则致心律失常。治宜养阴补心，方用生脉散(《内外伤感论》)和当归补血汤(《内外伤辨感论》)合方。若甲亢伴不寐病者出现心阴虚证，临床表现为心悸、五心烦热、不易入睡、舌红、脉数等特点。心阴虚证，在病机演化过程中，因血不养肝，临床往往兼夹心肝同病的症状，以心悸、手颤为特征，显示肝阴不足、肝风内动之证候。

甲状腺疾病心阴亏损，法当补益心阴。常用生地黄、玄参、麦门冬、阿胶之药组合成方，如加减复脉汤、补心丹、酸枣仁汤、珍珠母丸等即体现此种配方法度。由于心阴不足所表现的主要证候是心神不安而呈失眠、多梦、惊悸，故本类方剂常在补养心阴的基础上配伍补心气、安心神的人参、茯神，养心安神的酸枣仁、柏子仁，镇心安神的龙骨、牡蛎。清心安神的琥珀、朱砂、珍珠母、石决明等平肝潜阳药物，体现养心安神法则。心阴不足之证，常常兼见心气虚损。因为，无论内伤外感，都易损伤心气，所以这类方剂多配补心益气的人参、甘草之类。如果阴虚阳亢的征象显著，呈阴虚火旺的同时，单用补养心阴法是不能取效的。此种情况，应当补其不足之阴，泻其有余之阳，心阴不虚，阳不充，才能使阴阳相对协调。常为养阴清热或清心安神法则，古典医亦称为"补心体、得心用"。温热学家则谓为泻南补北。如黄连阿胶汤、安神丸都是治疗心阴虚阳亢或水亏火炽的方剂。

4. 心血亏损证　多因甲状腺疾病久病体虚，生化不足，成因失血，或过度劳神，损伤心血致。主要临床表现为心悸、怔忡、心烦失眠、多梦、易惊、健忘、头目昏眩，面色少华、唇舌色淡、脉细弱。

补益心血是根据心血亏虚的主要治法。针对血虚原因，拟定补养心血法则。这类方剂常在选用地黄、当归、白芍等补血药的基础上，配伍一组补气健脾药物。因为血生于脾而养于脾，配此有补气生血之意。此外，还常配伍养心安神的五味子、枣仁、柏子仁，开心益智的远志、石菖蒲等药物。

甲状腺疾病心血虚证在不同疾病中临床表现各具特点，治法亦不尽相同，必须加以辨析。若甲状腺功能亢进症中心血虚证多为甲亢合并贫血病症，表现为心悸、善忘、心烦、少寐、头晕、苔净、脉细数等症，多因心血不足、营血亏损、血脉不充所致，治宜养阴补血，方用四物汤加酸枣仁、柏子仁、远志等滋养心神的药物。甲状腺功能亢进症不仅可引起白细胞减少和血小板减少症，还可引起贫血。过去曾认为甲亢引起贫血较少，对其病因的认识也不多。近年来，发现甲亢患者发生贫血的并不少见，对其病因的认识也渐趋增多。各家报道甲亢性贫血者占甲亢的 8% ~57%，甲亢性贫血一般为轻至中度，可以表现为小细胞性、正细胞性或大细胞性贫血，骨髓均呈增生性改变。甲亢患者发生一种类型的贫血，可能取决于不同的发病机制，一般以小细胞性贫血最为多见。而有研究发现，甲亢患者甲亢期尽管尚达不到贫血的诊断标准，但血红蛋白、血细胞比容趋向于降低和变小，甲亢状态纠正后血红蛋白及血细胞比容随之提高和增大。多数甲亢或伴有贫血的患者血细胞比容低于正常或呈低水平，甲亢控制后，贫血纠正或血红蛋白上升、血细胞比容也增大，而且铁指标呈动态变化，提示甲亢性贫血和铁代谢异常有关；其次甲状腺功能减退症合并贫血，可见心血不足证，表现有面色萎黄，倦怠乏力，头晕，心悸，气短，少气懒言，食少懒言，失眠多梦，舌淡薄白，脉细。治以益气补血，方用归脾汤或八珍汤加减，药用党参、黄芪、白术、当归、熟地黄、陈皮、炒酸枣仁、炙甘草、大枣等。再则甲状腺疾病合并或继发再障贫血、原发性血小板减少症继发贫血等，亦可出现心血虚证。值得指出的是甲状腺疾病合并贫血，单纯的心血不足证少见，常见为心脾不足、心肾亏虚、继发贫血而出现为心血亏虚证。

5. 心经热盛　是指心经气分热盛的病理改变。常见心悸、烦热、躁动不安、夜寐多梦、面赤目红、口舌生疮、小便黄赤灼热、舌尖红绛、脉数有力。常见甲状腺功能亢进症心胃火旺或心肝火旺患者。

甲亢病心火亢盛患者，常因忧思郁虑或忿郁恼怒，肝气失于条达，气机郁滞，郁而化热；郁火可引动君火，以致心肝火旺；若木火横逆，犯胃侮土，蕴结阳明，则胃火亢盛；在甲亢的发病过程中，一般新病或发病初期以实证、热证为主，实证、热证中又以肝部蕴热、胃火炽盛、心火亢盛多见。甲状腺激素产热效应的生理意义在于使人体能量代谢维持在一定水平，调节人体的体温稳定。当外界温度降低时（如入冬时），甲状腺激素分泌增加，产热增多，可保持体温不降；反之，气温升高时（入夏时），甲状腺激素分减少，使产热减低，可保证体温不受外界温度增高的影响。大剂量的甲状腺激素可因产热量增加而使体温轻微增高。产热效应也激活了散热机制，所以可见到皮肤血管扩张，汗腺分泌增加，故皮肤经常湿润。

心经热盛，可以出现神志异常、嬉笑不休。《素问·调经论》说："神有余则笑不休，神不足则悲。"《灵枢·本神》说："心藏脉，脉舍神，心气虚悲，实则笑不休。"《灵枢·经脉》说："心主手厥阴心包经，是动则病手心热，面动赤目黄，嬉笑不休。"此证多因五志化火，炼液为痰，痰火胶结，从少阳三结上阻清窍，神为火邪所扰，脑为痰浊所蔽，失去清明宁静之常，以致嬉笑不休，可见于甲亢合并精神病患者。此种疏泄太过之证，首当凉肝、镇肝、柔肝以调理肝的疏泄，如用凉血散血的犀角地黄汤之类治热盛出血、用镇肝息风之类治肝风上扰，均系通过治肝收到治心效果。根据上述病机，选用栀子、黄芩、黄连之属，清心泻火，挫其鸱张之势；胆南星、半夏、姜汁、竹沥、蜀漆、甘遂之属，涤痰泄浊，开其壅蔽之窍；大黄、芒硝之属，釜底抽薪，为痰火辟其下行之路，俾痰火不扰神明之府而嬉笑不休之疾几可愈，如加味黄连解毒汤、蜀漆大黄汤、礞石滚痰丸、控涎丹之类，可以选用。

6. 水气凌心证　多指心肾阳虚、水饮内停、阻郁心阳引起的，以心悸气短为主要特征的一系列症状的概称，多因脾肾阳虚或心肾阳虚所致。主要临床表现为心悸眩晕，恶心呕吐，形寒肢冷，气短，小便不利，胸脘痞满，渴而不欲饮，舌苔白腻，脉沉弦或细滑。甲状腺疾病的水气凌心证，在不同疾病中的临床表现各具特点，治法亦不尽相同。若甲减合并心包积液者可出现水气凌心证，临床表现为头晕、呕吐、心悸、胸脘痞满、舌质淡、苔薄或腻、脉沉弦或滑等特征，多因水饮内停、中焦运化失职、饮上逆所致，治宜温中化饮利水，方用苓桂术甘汤（《伤寒论》）。若甲亢心力衰竭心悸病中出现水气凌心证，临床表现为心悸、气短、胸闷、形寒肢冷、舌质淡白、脉沉等特点，多因脾肾阳虚，不能蒸化水液，停聚为饮，上凌于心所致，治宜益气温阳行水，方用桂枝甘草龙骨牡蛎汤（《伤寒论》）。若在咳喘病中出现水气凌心证，临床表现为咳喘气短、心悸、小便不利，甚则肢体水肿，舌质淡白体胖，脉沉细，系阳虚水逆，凌心及肺所致，治宜温阳利水，方用真武汤（《伤寒论》）。

甲亢心脏病伴心力衰竭是指由不同病因引起心脏收缩功能障碍，心排血量减少，在循环血量与血管舒缩功能正常时不能满足全身代谢对血流的需要，从而导致的一种具有血流动力学异常和神经激素系统激活两方面特征的临床综合征。根据其症状表现不同，分属于中医"心悸""喘证""痰饮""水肿"等范畴。其病机主要有血脉瘀阻、水气凌心、气阴两虚、脾肾阳虚、心阳暴脱。心力衰竭的通用治法是温阳，随证合用宣清肃肺、活血化瘀、阴阳并补诸法。轻证用春泽汤或参附汤或四逆汤合五苓散，茯苓、猪苓用至 30 g 以上，还可加车前草 30 g；心脾肾阳虚、血瘀水停者，用真武汤或四逆汤合五苓散或苓桂术甘汤，加桃仁、红花、苏木；兼阴虚者合用生脉饮，需清肺者合葶苈大枣泻肺汤化裁。对难治性心力衰竭注意调整气、血、水的关系。具体药物应用上选择某些具有双重双向作用的药味，如活血利水选益母草、泽兰、泽泻、马鞭草等。心肾阳虚是慢性心功能不全发病的根本，采用温阳补气法治疗切中病机，同时采用病证结合的方法。治疗左心衰竭重在益心肺与补肾纳气。前者用于心肺气虚，治宜保元汤、补肺汤、养心汤、生脉散、独参汤；后者用于肾不纳气，选用参蛤散、人参胡桃汤、参附汤、大补元煎，治疗右心衰竭多宜温阳利水或活血化瘀。心肾阳衰之证用真武汤合五苓散、济生肾气丸、参附龙骨牡蛎救逆汤，心肝血瘀证予桃红四物汤、补阳还五汤、血府逐瘀汤、膈下逐瘀汤、大黄䗪虫丸等。

甲状腺疾病按心力衰竭程度辨证论治。心力衰竭Ⅰ度辨证属虚证、心脾气虚或气血两虚，治以培补为主，常用归脾汤、补心丹、肾气丸。心力衰竭Ⅱ度辨证同本虚标实，心脾肾阳气亏虚，痰饮水湿痰血内盛，治以培补心脾肾，兼化痰利水，活血化瘀，常用实脾饮、真武汤、生脉饮、五皮饮、血府逐瘀汤。心力衰竭Ⅲ度辨证属本虚已极，邪实为患、痰饮阻肺，水气凌心，痰血瘀阻，肺气壅塞，治以温阳利水，攻补并用，真武汤加减，或泻肺利水益气，急则治标，葶苈大枣泻肺汤加减。正气极度虚衰，实邪滞留不散而成顽疾，自拟泻肺利水、益气活血基本方，用葶苈子、桑白皮、黄芪、党参、丹参、赤芍等药物。

7. 心神不宁证　人之寤寐，由心神控制，而营卫阴阳的正常运作是保证心神调节寤寐的基础。每因饮食不节、情志失常、劳倦、思虑过度及病后、年老体虚等因素，影响气血阴阳规律地运动，心神不安，不能由动转静而导致不寐病症。失眠是经常不能获得正常睡眠为特征的一类病证。主要表现为睡眠时间、深度的不足，轻者入睡困难，或寐而不酣，时寐时醒，或醒后不能再寐，重则彻夜不寐，常影响人们的正常工作、生活、学习和健康。甲状腺疾病常伴有心神不宁的失眠、心烦、心悸等病症，如甲状腺疾病喜怒哀乐等情志过极，均可导致脏腑功能的失调，或由五志过极，心火内炽，心神扰动而不寐；或由情志不遂，肝气郁结，肝郁化火，邪火扰动心神，神不安而不寐；老年甲状腺疾病，年迈体虚，久病血虚，年迈血少，引起心血不足，心失所养，心神不安而不寐，正如《景岳全书·不寐》中说："无邪而不寐者，必营气不足也，营主血，血虚则无以养心，心则神不守舍。"亦可因年迈体虚，阴阳亏虚而致不寐。若素体阴虚，兼因房劳过度，肾阴耗伤，阴衰于下，不能上奉于心、水火不济，心火独亢，火盛神动，心肾失交而神志不宁。如《景岳全书·不寐》所说："真阴精血不足，阴阳不交，而神有不安其室耳。"

（1）肝火扰心，心神不宁证：多由甲亢病情志不遂，肝气郁结，郁而化火，上扰心神所致。

主症：不寐多梦，甚则彻夜不眠，急躁易怒。

兼症：头晕头胀，目赤耳鸣，口干而苦，不思饮食，便秘溲赤。

舌脉：舌红苔黄，脉弦而数。

治法：疏肝泄热，镇心安神。

代表方：龙胆泻肝汤加味。

方解：本方有泻肝实火、清下焦湿热之功效，适用于肝郁化火上炎所致的不寐多梦、头晕头胀、目赤耳鸣、口干便秘之症。胸闷胁胀，善太息者，加香附、郁金、佛手、绿萼梅以疏肝解郁。若头晕目眩、头痛欲裂、不寐欲狂、大便秘结者，可用当归龙荟丸。

（2）心脾两虚证：心神不安证多为甲状腺疾病心脾两虚、气血亏损、心神失养、神不安舍所致。

主症：不易入睡，多梦易醒，心悸健忘，神疲食少。

兼症：头晕目眩，四肢倦怠，腹胀便溏，面色少华。

舌脉：舌淡苔薄，脉细无力。

治法：补益心脾，养血安神。

代表方：归脾汤加减。

方解：本方益气补血、养心，适用于不寐健忘，心悸怔忡，面黄食少等心脾两虚证。若心血不足较甚者，加熟地黄、芍药、阿胶以养心血；不寐较重者，加五味子、夜交藤、合欢皮、柏子仁养心安神；或加生龙骨、生牡蛎、琥珀末以镇静安神。兼见脘闷纳呆、苔腻，重用白术，加苍术、半夏、陈皮、茯苓、厚朴以健脾燥湿、理气化痰。若产后虚烦不寐，或老人夜寐早醒而无虚烦者，多属气血不足，亦可用本方。

（3）心肾不交失眠证：多有各种甲状腺疾病肾水亏虚，不能上济于心，心火炽盛，不能下交于肾，心肾失于交通。

主症：心烦不寐，入睡困难，心悸多梦。

兼证：头晕耳鸣，腰膝酸软，潮热盗汗，五心烦热，咽干少津，男子遗精，女子月经不调。

舌脉：舌红少苔，脉细数。

治法：滋阴降火，交通心肾。

代表方：六味地黄丸合交泰丸加减。

方解：前方以滋补肾阴为主，用于头晕耳鸣、腰膝酸软、潮热盗汗等肾阴不足证，后方以清心降火、引火归元。用于心烦不寐、梦遗失精等心火偏亢证。若心阴不足为主者，可用天王补心丹以滋阴养血、补心安神。心不寐、彻夜不眠者，加朱砂、磁石、龙骨、龙齿重镇安神。

甲状腺疾病所致心神不宁的失眠等症，首先，要重视精神调摄。《内经》云："恬淡虚无，真气从之；精神内守，病安从来。"积极进行心理情志调整，克服过度的紧张、兴奋、集思、抑郁、惊恐、愤怒等不良情绪做到喜怒有节，保持精神舒畅，尽量以放松的、顺其自然的心态对待睡眠，反而能较好地入睡。其次，要讲究睡眠卫生，建立有规律的作息制度。从事适当的体力活动或体育健身活动，增强体质，持之以恒，促进身心健康。最后，要养成良好的睡眠习惯，晚餐要清淡，不宜过饱，更忌浓茶、咖啡及吸烟，睡前避免从事紧张和兴奋的活动，养成定时就寝的习惯。另外，要注意睡眠环境的安宁，床铺要舒适，卧室光线要柔和，并努力减少噪音，去除各种可能影响到睡眠的外在因素。

总之，甲状腺疾病神志不宁多为情志所伤、饮食不节、劳倦、思虑过度、久病、年纪、体虚等因素引起的脏腑功能紊乱，气血失和，阴阳失调，阳不入阴而发病，病位主要在心，涉及肝、胆、脾、胃、肾，病性有虚有实，且虚多实少。其实证者，多因肝郁化火，痰热内扰，引起心神不安所致，治当清泻肝火、清化痰热，佐以宁心安神；其虚证者，多由心脾两虚，心肾不交，引起心神失常所致，治当补益心脾、滋阴清热、交通心肾、益气镇惊，佐以养心安神。

### 三、从心论治甲状腺疾病

1. 温阳益气法　是通过甘补温通以补益心气，振奋心阳，改善阳气虚弱的一种治法。适用于心阳不足之心悸、短气、动则尤甚、胸闷、自汗、脉虚无力或结代。代表方剂如养心汤、炙甘草汤。

2. 滋阴养血法　是通过甘润滋补以养心血、滋心阴、增补心阴（血）亏少的一种治法。适用于心血心阴匮乏、心神失养的心悸怔忡，虚烦少寐、健忘多梦，舌红，脉细数。

代表方剂如天王补心丹。

3. 通阳散结法　是通过甘温宣通，祛痰散结，以振心阳、宣心气、开痰结、除胸痹的一种治法。适用于心阳不振、痰阻气结的胸痹，胸满而痛，或胸痛彻背，喘息咳唾，短气，舌苔白腻，脉沉弦。代表方剂如枳实薤白桂枝汤。

4. 镇潜安神法　是通过重镇潜降以平潜亢阳，镇纳心神，使神藏心安的一种治法。运用于心阳偏亢，心不藏神的心烦神乱，失眠多梦、怔忡心悸、耳鸣头眩，舌红，脉弦数。代表方剂如珍珠母丸、磁朱丸。

5. 清心豁痰法　是通过清心火、荡涤痰涎以开扰心蒙窍之痰热的一种治法。适用于痰火内扰、上蒙心窍的癫狂、惊悸、胸膈痞满、大便秘结，舌苔黄厚，脉滑数有力。代表方剂如礞石滚痰丸。

6. 开窍醒神法　是通过芳香开窍以宣通心窍，启闭醒神，促使神明复苏的一种治法。适用于温邪逆传心包、蒙蔽心神的神昏谵语、高热烦躁、口渴尿赤，舌红苔黄腻，脉数。代表方剂如安宫牛黄丸、至宝丹。

7. 清心泻火法　是通过苦寒清利以泻心火，导心热下移于小肠的一种治法。适用于心经火盛之心胸烦热、口舌生疮、口渴面赤、小便赤涩，舌红，脉细。代表方剂如导赤散。

8. 清心凉血法　是通过咸寒清心，凉血解毒，以治泄心营热毒的一种治法。适用于热邪内传心营，身热夜甚，神烦少寐，或有谵语，或吐衄发斑，舌绛而干或起刺，脉数。代表方剂如清营汤。

9. 通利血脉法　是通过辛散活血以促进血行、消散血脉凝滞的一种治法。适用于心血瘀阻、血行不畅的胸痛，痛如针刺，舌绛紫黯，脉涩。代表方剂如失笑散、丹参饮、活络效灵丹。

10. 补肝养心法　是通过酸甘滋补肝血使肝血充盈，心血充旺以育养心神的一种治法。适用肝血不足，血不养心之虚烦不眠、心悸盗汗、头目眩晕、咽干口燥，脉弦细。代表方剂如酸枣仁汤。

11. 泻心清金法　是通过苦寒清心火以撤烁肺之焰，护肺之气阴，恢复肺清肃润降功能的一种治法。适用于心火亢盛、肺热伤津，肺失清肃之心烦、口渴、咳嗽、咳痰黏稠、咽喉不利、小便短赤，舌红苔黄少津，脉细数。代表方剂如黄芩知母汤。

12. 补脾养心法　是通过补益脾胃之气，继发生血之源，使后天脾胃化生阴血以育养心神的一种治法。适用于思虑过度，劳伤心脾，脾气亏损，心血不足，心神失养的心悸怔忡、健忘失眠、盗汗、食少体倦、面色萎黄，舌淡苔薄白，脉细缓。代表方剂如归脾汤。

甲状腺疾病从心论治，必须首先治疗甲状腺疾病，控制甲状腺疾病症状，使甲状腺功能恢复正常；其次，要结合甲状腺疾病患者的中医不同证候，辨证施治；最后，根据不同证候，灵活选方用药。

# 第三节　从脾论治

## 一、甲状腺与中医学脾脏

甲状腺合成和分泌甲状腺素与三碘甲状腺原氨酸。甲状腺激素能调节糖、脂、蛋白质等物质的代谢并促进生长发育，这与脾为"后天之本、气血生化之源、主运化"的功能颇为一致。脾对运化水谷及精微物质的吸收和输布起着重要作用，大体上相当于甲状腺激素促进各类营养物质的消化、吸收和转化的功能。现代对中医脾脏的研究表明，脾的功能与神经系统、内分泌系统及免疫系统（神经内分泌免疫调节网络）功能均有密切的联系。夏天等对脾虚大鼠的实验研究证实，脾虚状态下甲状腺对 TSH 反应的敏感性下降，甲状腺合成和分泌 $T_3$、$T_4$ 能力下降。

甲状腺疾病之初起多因情志内伤，木失疏达，气机郁结，而致脾运失健，津液无以敷布，凝聚为痰，壅结颈部而成，其中气机升降失常在甲状腺疾病中多贯穿始终。脾胃为气机升降之枢纽，脾气不足，生化乏源，致多汗、乏力、心悸之症；脾胃虚弱，肝气郁结，不能运化水谷为津液，反凝聚痰湿，壅滞络脉，影响气血运行，渐至成痿而见肌肉无力、萎缩，胫前水肿及眼肌麻痹等证候。脾虚日久，化源衰少，气血亏虚，脏腑组织失其充养，可致肾虚阳衰；肾虚则脾失温煦，又加重了脾阳虚，终致脾、肾阳气俱虚。

## 二、从脾论治甲状腺疾病

从甲状腺疾病的症状分析，甲状腺功能亢进的患者往往出现汗多、腹泻便溏、倦怠乏力等症，多是脾气不足的表现；甲亢性周期麻痹、甲状腺相关眼病表现为肌肉震颤、无力，眼肌麻痹而眼球活动受限等，是因脾虚日久，气血不足，肝肾阴亏，精血俱耗，以致水不涵木，肝风内动，筋脉失其濡养；甲亢合并胫前水肿，多属脾气不足、水湿不运的表现；甲状腺功能减退患者往往出现怕冷、腹胀、纳差现象，大多数是脾虚日久，化源衰少，日久导致脾、肾阳气俱虚的表现。

1. 脾气虚证　多见于甲亢患者，属脾气虚或气阴两虚。脾气不足，气不摄津见自汗、乏力，脾之运化功能减弱见腹泻便溏，生化乏源，血不养心见心慌心悸。治疗上当以益气健脾为主，用四君子汤等方剂化裁治之，选用黄芪、太子参、白术、山药、炙甘草等药物。有人认为黄芪升提阳气，而甲亢患者常见阴虚阳亢之证，是否会加重阳亢之势。陈如泉教授认为，黄芪升提多因配伍柴胡、升麻，单用黄芪则重在补益元气，且与滋阴药物如生地黄、白芍、旱莲草、女贞子等配伍使用，可制约黄芪升提之性。

2. 脾肾阳虚证　多见于甲减、亚临床甲减、淡漠型甲亢及桥本甲状腺炎患者。脾虚日久，化源衰少，气血亏虚，脏腑组织失其充养，肾失所藏，可致肾虚阳衰；终致脾、肾阳气俱虚。治疗上当温肾健脾、益气温阳，方用右归饮或右归丸甲减，选用制附子、高良姜、肉桂、仙茅、菟丝子、淫羊藿、杜仲、山茱萸、旱莲草、枸杞、熟地黄、山药、黄芪、白术、茯苓。

3. **脾虚湿阻证** 主要见于甲状腺相关眼病，眼睑水肿，畏光流泪，舌淡胖有齿痕，苔腻，脉缓；或甲亢合并胫前水肿者。脾气不足，水湿不运，甚则久而凝聚为痰，水湿聚于上而见眼睑水肿，凝于下则见胫前水肿。当健脾利湿、化痰散结，方用补中益气汤或六君子汤加减，选用黄芪、党参、白术、茯苓、薏苡仁、砂仁、陈皮、法半夏等。伴眼睑下垂者，重用黄芪，加升麻、桔梗。甲亢合并胫前水肿患者，当益气祛风、健脾利水，方用防己黄芪汤。

# 第四节　从肺论治

中医学脏象理论体系是中医基础理论的核心内容，肺脏象理论体系是脏象理论体系的重要组成部分。在脏象理论中，肺脏生理系统由肺叶、肺系、肺经及相合的皮毛、大肠等五个部分组成。肺脏位于膈上，与心同居胸中；其位最高，为五脏六腑之盖，故有华盖之称。鼻为肺之外窍，喉为肺之门户，由气管与肺相连，成为大气呼吸出入之通路，适应吐故纳新的功能需要，肺脏象与呼吸系病症治疗具有直接的关系。皮毛属于体表最外一层，是防御外邪的屏障。汗孔有泄汗、散气以调节呼吸和津液代谢的作用。肺脏以肺本脏为中心，与腑、志、液、体、窍，共同构建成肺脏象理论体系。然而肺系生理功能及病变与瘿病即甲状腺疾病亦有密切关系，历代诸多医家及在现今临床实践，也重视瘿病与肺脏象关系，故陈如泉教授提出了从肺论治甲状腺疾病的学术观点。

**一、甲状腺与中医学肺脏**

《杂病源流犀烛·瘿病论治》曰："此疾宜补脾肺，滋心肾，令木得水而敷华，筋得血而滋润，多有可生。"清代吴谦在《医宗金鉴》中曰："肺主气，劳伤元气，腠理不密，外寒搏之，致生气瘿，宜清肺气，调经脉，理劳伤，和荣卫。"《普济方·诸疮肿·瘿病咽喉噎塞》曰："夫瘿病咽喉噎塞者，由忧愤之气，在于胸膈，不能消散，传于肺脾。故咽之门者，胃气之道路，喉咙者，肺气之往来。今二经为邪气所乘，致经脉否涩，气不宣通，结聚成瘿。在于咽喉下，抑郁滞留，则为之出纳者，噎塞而不同。"以上各家阐述，阐述了肺与瘿病的"噎塞而不通"等症状及其病因病机。由于"劳伤元气""忧患耗伤""经络否涩，气不宣通"等造成瘿病。李时珍十分重视脏象经络学说，倡导用脏象学说说明药物主治病症及作用机制，通过脏腑功能，解释药物功效，较为中肯贴切，便于后学理解使用。《本草纲目》云："瘿有五：气，血，肉，筋，石也。夫靥属肺，肺司气。故气瘿之证，服之或效。"这里李时珍创造性地提出，靥者即现今的甲状腺，与肺主气关系密切，情志抑郁，气痰阻滞，颈部肿大，质地柔软，气瘿之证，可从肺治之，可获良效。在临床实践中，诸如单纯性甲状腺肿，毒性弥散性甲状腺肿伴甲亢、桥本甲状腺炎初期等疾病，以前下部肿大、质软的表现为主者，大多与肝、肺两脏有关。《济生方》云："夫瘿瘤者，多由喜怒不节，忧思过度，而成斯疾焉"。《诸病源候论》有"瘿者，由忧恚气结所生"的记载。中医学认为，精神情感对人体生理功能和病理变化有着重要的影响。《素问·疏五过论》说："离绝菀结，忧恐喜怒，五脏空虚，血气离守。"就是说明精神情感的异常变化，能耗伤内脏精气，使脏腑失调，气血功能紊乱，阴阳失常，导致疾病的发生。《太平惠民和剂局方》指出，"夫瘿者，由忧愤气结所生也"，说明忧愁思虑、恼怒怨恨是造成"气"发生的重要原因。肝主怒，喜郁与人体甲状腺相关，甲状腺是机体内重要的腺体组织之一，由甲状腺分泌的甲状腺素对中枢神经作用的结果，正好与中医肝主怒与喜郁的病理变化和临床表现相关。同时肝主疏泄气机与肺主气功能亦有密切关系，肝主升发，肺主肃降。肝与肺的生理联系主要体现在人体气机升降的调节方面。"肝生于左，肺藏于右"。肝气从左升发，肺气由右肃降。肝气以升发为宜，肺气以肃降为顺。此为肝肺气机升降的特点所在。肝升肺降，升降协调，对全身气机的调畅和气血的调和起着重要的调节作用，古人称为"龙虎回环"。肺气充足，肃降正常，有利于肝气的升发，肝气疏泄，升发条达，有利于肺气的肃降。可见升与肺降，即相互制约，又相互为用。病理状态下，一方面，肝肺病变可相互影响。如肝郁化火，或肝气上逆，肝火上炎，可耗伤肺阴使肺气不得肃降，而出现咳嗽、胸痛、咯血等肝火犯肺证；另一方面，肺失清肃，燥热内盛，也可伤及肝阴，致肝阳亢逆，而出现头痛、易怒、胸胁胀痛等肺病及肝之候。因此，气瘿之病症，病位主要在肝，与肺亦有密切关系，李时珍提出"气治"论，是有理论依据的。临床上诸如亚急性甲状腺炎初中期、单纯性甲状腺肿、毒性弥漫性甲状腺肿伴甲亢、桥本甲状腺炎初期、甲状腺相关眼病，眼肿胀、毒性弥漫性甲状腺肿合并前水肿等病症，常选配苏叶、荆芥、防风、防己等药物，宣散肺气，有利于甲状腺疾病各种病症的消除，每获得良效。

**二、从肺论治甲状腺疾病**

1. 甲状腺肿大常宜宣散气　气为生命之本，百病皆生于气。肺者主气，司呼吸，主治节，朝百脉。通过宣发肃降的运动形式参与人体多项生理活动，其气贯百脉而通五脏，心行血；与水谷精气相合而化生精气；调节气机与肝升降相因，通调水道以助肾行水。肺主气功能失调不仅能导致全身气机的失调且易于形成痰、瘀等病理产物。现代研究表明，肺气虚时，患者血液中的微量元素、自主神经功能、内分泌功能均有不同程度的改变，故在此基础上，甲状腺疾病亦可从肺论治。

肺主气，从广义来说，不仅包括一身之气机，也包含了一身之气分属到各脏腑的部分，肺正是通过对气的直接或者间接的调理作用来实现其主治节的功能。甲状腺肿大，常见颈前作胀，胸闷，患者情绪易激动，肿块大小可随喜怒消长乃气不舒结血交于颈前，《素问·刺节论》曰："肝生于左，肺藏于右。"肝气左升，气右降，升降相因，才能使气机条达，同时，肝火上炎又可耗伤肺阴。因此，在理气疏肝、化瘀散结的同时，佐以宣肺以助肝调畅气机。组方常以半夏厚朴汤或者四七汤为基础，针对其气滞、血瘀、痰结的偏重进行相应加减。常用半夏、厚朴、苏叶、防风、荆芥等药物。

2. 辛凉宣肺清热解毒治疗亚急性甲状腺炎初期　肺主表，化生卫气以抗御外邪。《医旨绪余·宗气营气卫气》曰："卫气者，为言护卫周身，温分肉，肥腠理，不使外邪侵犯也。"亚急性甲状腺炎初起患者往往有外感病史，除常见的颈部疼痛外，尚有发热、咽痛，或白睛充血等表现，乃风热袭表，肺卫失宣，病位尚浅，但此过程为时短暂，往往迅速入里化热，故此时可在清热解毒的基础上加入辛凉宣肺之品，通达玄府，解表达邪，使邪热外散里结，以复肺卫外之能。常用银翘散加减，陈如泉教授在组方之时无论是病之初起还是已入里化热，都十分注意连翘的运用，因其入肺，味苦性寒，不仅能清热解毒、消肿散结，还能疏散风热、疏表清里、内外兼顾。

亚急性甲状腺炎在临床上简称"亚甲炎"。本病近年来逐渐增多，临床变化复杂，可有误诊及漏诊，且易复发，导致健康水平下降。本病目前认为属于自限性疾病，一般认为本病的预后良好，可以自然缓解。但在临床过程往往有许多患者症状较重，特别在急性期患者症状较重，生活质量明显下降，且在缓解后数月内还有可能再次或多次复发，而且本病早期病多急骤，呈发热，伴以怕冷、寒战、疲乏无力和食欲缺乏。应用激素以非类固醇抗炎药亦不能缓解。

3. 温阳宣肺利水治疗甲减肢体水肿　甲状腺功能减退，辨证主要在脾在肾，乃脾肾阳虚，失于温运，日久出现形寒怕冷、心悸、甚至水肿的表现。治疗常从脾肾入手，温肾健脾，利水消肿。然水肿一证之于肺、脾、肾三脏，病理变化为肺失通调，脾失传输，肾失开阖。治疗在健脾温肾、利水消肿的同时佐以宣肺，开鬼门，洁净脏腑，提壶揭盖，通调水道，此时，较之常规的治疗方，往往收效更快。甲状腺功能减退性心脏病多属中医"心悸""怔忡""喘证""胸痹""心痛"等范畴。属于脾肾阳虚，水湿蓄积，血运瘀阻，水湿泛滥。主要是通过机体的整体调节，增进全身组织细胞代谢功能，促进患者残存的甲状腺恢复功能，改善垂体－甲状腺轴功能，促进甲状腺的自身分泌功能，使甲状腺功能及代谢显著改善。

4. 温肾润肠治甲减便秘　肺与大肠乃表里之脏，体现在肺气宣发升提大肠摄纳的津液，肺气肃降助糟粕下行，肺阴濡养防止大肠燥化太过，肺肾之阳温运调节大肠开阖。甲减便秘，多属肾阳虚，肾主二便失司，肾阳不足，不仅其温运乏力，或可致肺气不足，失于肃降，可加重便秘，而肺气充足可肃降肺气以利大肠的传导。因此在温阳通便的同时配伍润肺补气之品，共助大肠传导。

5. 滋补肝肾润肺治疗肝肾阴虚甲亢　甲状腺功能亢进，临床以实者居多，表现为肝火旺盛或兼有气滞、痰结、血瘀之象。病久则由实转虚，出现心悸、虚烦少寐、汗出、咽干、两目干涩、头晕目眩、倦怠乏力等表现，证属气火内结日久、耗伤心肝之阴，治疗当以滋养肝肾为主，肝藏血，肾藏阴，乙癸同源，精血互生，俾肝肾之阴充足，则一身之阴亦足。木能生火，肝火上炎，或可扰乱心神，耗伤心气心阴，出现心悸、虚烦不寐的表现，同时肝肺相及，肝火旺盛又可侮肺刑金，耗伤肺阴，久病则及肾，肾阴亦不足，出现一副阴虚火旺之象，故治疗在滋养肝肾、宁心安神的同时，佐以滋阴润肺，其意有二：一者，金水相生，润以肺肾养阴；二者，肺气健旺既可防止肝火克伐，又能肺降气以折木火之上炎。

甲状腺功能亢进症属中医学"瘿病"范畴。本病病位在肝脾肾，肾藏精，精血乃人体所必需的物质，精血充足，机体不病，精血虚损，百病丛生。治多以女贞子、旱莲草、生地黄、玄参滋补肾水、补肾气、填肾、益智慧。虚则补其母，肾阴亏虚者，常用麦冬、天冬、沙参等润养肺阴，增强滋补肾阴的作用。对气阴两虚的甲亢患者重用黄芪，临床证明确有显著的治疗效果，它不仅能较快地改变临床症状，而且对降低 $T_3$、$T_4$ 的含量和改善亢进的甲状腺功能均效果显著，因为甲亢是人体甲状腺激素抗体引起，为原发性器官特异性自身免疫性疾病，所以重用黄芪，降低血清中 $T_3$、$T_4$ 是通过调节机体自身免疫功能而实现。实践证明，应用益气养阴法治愈甲亢患者，复发率低，疗效持续时间长。因此用益气养阴的方药治疗甲状腺功能亢进值得进一步探索。诸药合用，共成滋阴、润肺、益气之剂。根据临床经验，甲亢患者常见心烦易怒、心肝火热之象明显，火邪亢盛，可在辨证治疗用药的同时，选用黄芩、黄连、栀子、夏枯草、龙胆草、石膏等。同时适当地配伍生地黄、白芍等药物，使清中有敛，清中有柔，曲直并举，不使药力偏颇。若兼有肝胆湿热、毒邪内蕴而肝功受损，则加白花蛇舌草、败酱草、茵陈等清湿热，解毒邪。在甲亢治疗中，适当配合小剂量甲巯咪唑，我们认为一是奏效迅速，作用强，维持时间久；二是方便，价廉，不良反应少，患者容易接受，同时也起到"急则治标"的目的，使病情尽快得到控制，充分发挥中药治本的作用。另外，甲亢治疗病情稳定，汤剂改用丸剂服用是巩固疗效，使疾病不再复发。

甲状腺疾病具体治肺法则及方药极为丰富，归纳其基本治法，可概括为宣、理、清、温、补、泻、敛、润八法。甲状腺疾病从肺入手，是整体观念在甲状腺疾病中的体现。临证时，或一法单用，或两法相参，或者多法并用，可随症施治之。"从肺论治"的辨证理论，常作为辅助治疗，因此在治疗时要注意与脏腑辨证等相结合，在临床中，甲状腺肿大常宣散肺气，用苏叶、荆芥、防风等；亚急性甲状腺炎初期可清宣肺热，用桑叶、菊花、柴胡、连翘、银花等；甲状腺相关眼病眼睑水肿时可辅以宣肺行水，用麻黄、苏叶等；甲减便秘则可润肺通便酌加桃仁、火麻仁等药物。肺者主气，其气宣肃有常，不仅一身之气疏利畅达，亦可助他脏扶正达邪。因此，从肺入手论治甲状腺疾病时，临床不可拘泥于肺，应注意肝脾肾之，重视气滞、痰凝、血瘀等邪实，方可圆机活法，融会贯通，这并非另辟蹊径，而是我们临证思维的进一步深化与拓展。

# 第五节　从肾论治

甲状腺疾病类属于中医"瘿病"范畴，瘿病虽早期实证居多，但由于为长期慢性病，久病由实致虚，常见气虚、阴虚等虚证或虚实夹杂证，而虚劳更是以虚证为其主证。陈如泉教授认为，各种不同的甲状腺疾病患者，在其病程的特有时期或阶段，均存在不同程度上的虚证表现，肾为五脏根本，虚证多有元气匮乏、阴阳虚损病证，且甲状腺疾病发病多与禀赋体质有关，故从肾论治甲状腺疾病具有特殊而重要的意义。

**一、理论依据**

1. 生理功能　中医学中的"肾"与西医学的"肾脏"在大体解剖学上是基本相同的，但在生理功能上却有许多不同之处。西医学所说的"肾脏"是以泌尿为其主要功能，而中医学中的"肾"，其含义要广泛得多，除具有泌尿、调节水液代谢等功能外，还包括了其他器官的部分功能。

肾为阴中之阴，肾精，主生长、发育、生殖，天癸充盛，精气溢，月事以时下，"阴阳和，故能有子"；亦主脏腑气化，元气发于肾，循行周身，推动脏腑、经络、形体、官窍生理活动；主骨生髓通脑，"为作强之官、伎巧出焉"，齿为骨之余，其华在发；主水液代谢，调节尿液分泌，上承脾气散精、肺气宣肃之津液，发挥"下焦如渎"的作用；又主纳气，为生气之根，肺呼吸有赖于肾的纳气作用以保持一定的深度。西医学则认为，甲状腺激素主要作用是促进机体物质和能量代谢，促进组织分化、生长发育，尤其对胎儿及婴幼儿脑和骨的发育尤为重要，甲状腺激素对维持性腺正常功能及维持呼吸中枢的动力等均有重要作用，对精子功能、受精卵着床及胚胎发育亦有重要作用。对降低肾小管对钙、磷重吸收，从上述生长发育、生殖内分泌、物质和能量代谢、生命活动等方面，说明肾与甲状腺的生理功能之间关系密切。

2. 病因病机　中医理论认为，瘿病发病与禀赋体质因素有密切关系，《柳州医话》即云："禀乎母气者居多"，妇女经带胎产特殊生理特点，又多情志、饮食等致病因素，更易患甲状腺疾病。夏氏等对甲亢、甲减中医体质类型调查分析，认为甲亢最常见的体质依次为气郁质、阴虚质、气虚质等，甲减最多见的体质为气虚质、阳虚质等。素体阴虚之人，痰气郁滞易于化火，更加伤阴，而致阴虚火旺，或壮火食气，而见气阴两虚。甲减的主要病机是肾阳虚，肾阳虚可表现为下丘脑-垂体-甲状腺轴功能提前衰老，实验研究报道甲减多有甲状腺激素低下，故肾阴虚是甲减潜在病机，阴损及阳，表现虚寒之象，分析甲减体质类型中阴虚质也较常见。

3. 临床表现　甲亢是阴虚火旺证，患者常见形体消瘦，心悸、失眠，潮热，多汗，好动，肢颤，伴消渴、眩晕等证候。甲减多有肾阳虚性虚劳表现，多见畏寒、肢冷，动作迟缓、健忘失聪，神情淡漠，毛发脱落，心动迟缓，纳食减少，肌肉萎缩，腰以下水肿，性欲减退，闭经、不孕等。若小儿先天性甲减，可表现为五迟、五软、呆小聋哑，筋骨痿弱，智力低下，发育迟缓，并或天癸迟至，月事不至。瘿病劳伤，患者年老体衰，久病劳倦，乏力、神疲、怕冷、嗜睡，性欲减退，阳痿滑经，月经不调，不孕早产，夜尿频多，健忘失聪，足跟作痛，或有尿闭、水肿、怔忡、胸痹等病证。

## 二、证治分型

1. 肾虚主证型

(1)肾阳虚证：主要表现为畏寒肢冷，面色㿠白，腰膝酸冷，小便清长，夜尿频多，或小便不利，肌肤浮肿，腰以下为甚，性欲减退，阳痿滑精，带下清冷，宫寒不孕，舌淡苔白，脉沉细。

临床主要见于成人甲减。治疗从温补肾阳入手，多选用济生肾气丸、右归丸加淫羊藿、补骨脂、巴戟天、菟丝子等。肾阳虚证随病情发展，可兼有脾阳虚、心阳虚证。若脾肾阳虚，乏力神疲、纳差，加黄芪、山药、陈皮；心肾阳虚，心悸、胸闷、气短，加炮附子、桂枝、茯苓；阳虚较甚，形寒、肢冷、脊柱发凉，加红参、鹿茸、干姜；水湿泛滥，面部、四肢肿胀，加薏苡仁、车前草、益母草、泽兰。甲减肾中阴精匮乏，化阳不足，故经方时可配滋阴药以阴中求阳，选用枸杞、黄精、生地黄、当归等。

(2)肾阴虚证：主要表现为形体消瘦，失眠多梦，遗精早泄，经少、闭经、崩漏，舌红少苔，脉细数。

临床可见于典型甲亢患者，或气阴两虚，或阴虚阳亢。据统计，在甲亢的中医主要证型中，阴虚占73.4%，气阴两虚占14.29%，常用二至丸、六味地黄丸加减治疗。如墨旱莲、女贞子、生地黄、枸杞、山茱萸、鳖甲等。若气阴两虚、气短、乏力、大便溏薄，加黄芪、太子参、山药、薏苡仁；若阴虚火旺、盗汗、口干、心悸、失眠，加浮小麦、知母、麦冬、夜交藤。肝肾阴虚，虚阳上浮，肝风内动，眩晕，加牛膝、钩藤、石决明、鳖甲。

（3）肾精亏虚证：主要表现为小儿生长发育迟缓，囟门迟闭，身材矮小，智力低下，筋骨痿软，男子精少不育，女子经闭不孕，成人早衰，腰膝酸软，发脱齿松，健忘失聪，动作迟缓，舌淡，脉弱。

临床多见于先天性甲减，禀赋体质不足，或年老体衰，虚劳症状明显，阴阳俱损者。小儿治疗当早期及时补充甲状腺激素。肾主骨生髓通脑，中医治以填精充髓，可用左归丸、右归丸等加减，常用的药物有紫河车、龟胶、鹿茸、巴戟天、淫羊藿等。甲亢、甲减伴脑神经病变、精神失常，骨代谢障碍可试用此法。

（4）肝肾阴虚证：主症有视物昏花，眼胀干涩，头晕目眩，健忘耳鸣，腰膝酸软，形体消瘦，或舌颤、手抖、心悸、失眠，舌红少苔，脉细弦数等。常用二至丸、一贯煎加减，多选用生地黄、白芍、枸杞、菊花、山茱萸等。甲状腺疾病兼夹证情配伍不同药物，如眼突、口渴口苦、目赤、多食善饥，苔黄、脉弦者，常配伍清肝火药，如龙胆草、栀子、夏枯草等；肢体颤抖之肝风证候明显者，常配伍选用钩藤、生石决明等平肝息风药；心肝阴虚，心悸，失眠，心烦不得眠，用酸枣仁汤加减，或加麦冬、夜交藤、柏子仁等；目突、眼胀、流泪者，常配伍石决明、决明子、密蒙花、茺蔚子、青葙子等。

（5）脾胃阳虚证：主症有形寒肢冷，神疲乏力，腰膝酸冷，小便清长，夜尿频数，或小便不利，面浮肢肿，少酸冷痛，宫寒不孕，阳痿滑精，舌淡胖，边有齿痕，脉沉细等。多以理中汤、右归丸加减，药物常用干姜、党参、山药、补骨脂、益智仁等。若脾虚明显，乏力、肢倦，肌肉萎弱，眼睑下垂，多重用黄芪、太子参，并加升麻、葛根。水饮内停，肢体肿甚，小便短少，加薏苡仁、车前草、泽兰等。

（6）心肾阳虚证：主症有心悸怔忡，胸闷气短，形寒肢冷，尿少身肿，唇甲青紫，舌淡黯，或有瘀点，苔白滑，脉微弱或涩。临床选用真武汤、参附汤等加减，药用桂枝、附子、人参、淫羊藿等。水饮凌心，肢肿、气喘，加茯苓、车前子、薏苡仁。瘀血阻滞，心胸疼痛，唇甲青紫，脉涩，加红花、川芎、丹参。

2. 虚兼夹实证　瘿病气滞、痰凝、瘀血互结，日久耗损正气，由实致虚，脏腑虚衰，病久及肾，且瘿病发病与禀赋体质有关，素体阴虚之人易于罹患甲亢。"邪之所凑，其气必虚"，甲亢患者常有火毒、阴伤并见，早期实证病理产物不易消除，正气日益耗损，至中后期出现明显虚象时仍有较多实证表现，常有虚实夹杂证候，故在理气、化痰、祛瘀等治法的同时。甲减以阳虚为患，阳气不足，水湿、痰饮、瘀血等阴邪停积，易继发多种病变。水饮内停，泛三焦，凌心射肺，则胸闷、气短，呼吸不畅，心悸、胸痹；水停中集，纳食减少，脘腹痞胀，痰湿内蕴，传化不能，腹胀、便秘；水泛下集，肢体水肿，小便短少。阳气不足，血脉运行不畅，气机郁滞，痰饮、瘀血内阻为患，不通则痛，胸痹、心悸、脘痞、腹痛、头痛、眩晕，肢体麻木，半身不遂等。治疗多温阳益气为主，佐以利水、化痰、祛瘀、通络等法。方如真武汤、生脉散、血府逐瘀汤等，常用淫羊藿、补骨脂、郁金、浙贝母、川芎、水蛭等。

### 三、临证要点

1. 辨病与辨证结合　甲状腺功能减退症（简称甲减）包括临床甲减、亚临床甲减和自身免疫性甲状腺疾病。临床发现，妊娠合并甲减是导致不良妊娠结局的原因之一，当母体甲状腺功能失调时，就可能出现甲减的相关临床表现，还可能导致低体质量儿、早产、流产、胎盘早剥、死胎、胎儿神经系统发育障碍等不良妊娠结局。属于中医学"胎动不安""滑胎""胎萎不长""虚劳"等范畴。中医认为，先兆流产合并甲减多由先天禀赋不足，后天积劳内伤，久病失调，或饮食不节、情志不遂等所致，病位涉及肾、胞宫，病机关键在于一个"虚"字，尤以脾肾阳虚为甚，兼及气血亏虚。肾阳虚，肾为先天之本，肾藏精，主生殖，胞络者系于肾，肾的功能正常，是维持正常妊娠和胎儿发育的必需条件。"阳主动而阴主静，阳主化气，阴主成形"，肾阳是人体诸阳之本，生命活动的源泉，五脏之阳皆取之于肾阳，才能发挥正常的功能活动，所以肾阳虚是先兆流产合并甲减的病机之根本。《医学衷中参西录》言："男女生育，皆赖肾之作强，肾旺自能荫胎，肾气盛则胎元固，自无胎漏、胎动不安之虑。"若肾虚根弱，冲任不固，胞脉失养，系胎无力，则胎元不固，出现胎动不安、堕胎，甚至滑胎。肾阳虚证症见妊娠期腰酸腹痛，或伴阴道少量出血，色黯淡，畏寒肢冷，表情淡漠，反应迟钝，头晕耳鸣，面色晦暗，两膝酸软，小便清长，或曾屡有堕胎，舌淡，苔白，脉沉细而滑。治以补肾助阳，固冲安胎。药用补肾安胎饮（《中医妇科治疗学》）加减，方中菟丝子、补骨脂、紫河车补肾助阳而益精气；续断、杜仲、狗脊补肾强腰，安胎止痛；益智仁温肾缩小便；阿胶、艾叶养血暖宫，止血安胎；黄芪、白术、山药、人参益气载胎；当归、熟地黄、白芍补血和血；阿胶、苎麻根养血止血安胎。

临床甲减、亚临床甲减可导致排卵功能障碍而不孕，即指卵泡不能发育成熟，或成熟后不能排出者，在不孕症约占29%。中医证常属于肾虚型，肾阴不足，阴水不充，无以滋养，卵则无以发育成熟。正如《石室秘录》中所说："肾水亏者，子宫燥涸，禾苗无雨露之濡，亦成萎亏。"治宜温肾养血法，肉苁蓉、菟丝子、枸杞子、熟地黄、何首乌、山茱萸、当归等，使天癸盛，冲任固，促进卵泡发育成熟。并在排卵期加入行血活血之品，根据患者血瘀的程度，选用活血药物，轻症者用丹参、赤芍、泽兰等平和之品；较重者以三棱、莪术、桃仁、红花等破血行瘀之品；重症者以水蛭、䗪虫、全蝎等搜剔入络之品，以促卵泡破裂排卵。

2. 平补肾阴肾阳　在应用补肾药时，注重阴阳平和，应用补肾法时，常以女贞子、旱莲草、枸杞、熟地黄、何首乌等滋阴药与淫羊藿、锁阳、仙茅等补阳药相偕而出，以达"阴中求阳""阳中求阴""阴平阳秘"之妙。用药还须寒热平调，因甲状腺疾病多需长期服药，若长期应用附子、肉桂等辛热之品，易耗竭真阴，易致口干、咽痛、便秘等上火之症；若寒凉太过易出现胃脘胀满、腹泻等败胃之弊。如在治疗甲亢阴虚时，在生地黄、龟板、玄参等寒凉药中佐以党参、砂仁、黄芪等温中健脾之品，相辅相成，疗效更佳且无弊端。甲减肾阳亏虚病症时，多用辛甘温热平和之品，以温补肾阳，如淫羊藿、菟丝子、益智仁、巴戟天等，亦不可一派熟地黄、龟胶等滋腻血肉厚味之品，过用滋腻易于伤阳，故临证需平补肾阴肾阳，以使阴阳互资互用。

3. 注意多脏同补 人之发病多表现不同脏腑虚实变化，治疗时也是多脏同治。甲亢阴虚证时，滋补肝肾之阴，如山茱萸、枸杞，补肝以条达气机，气血舒畅，疾病向愈；可佐以滋肺阴之品，如麦冬、沙参，子病补其母，利于滋阴；若见心悸、失眠，配伍养心阴之品，如柏子仁、夜交藤。甲减肾阳虚基础上可表现脾肾阳虚、心肾阳虚，有病情轻重之别，根据病情分别予以温阳健脾、如干姜、党参、黄芪，或温通心阳，如桂枝、炮附子等。

4. 识虚实兼夹证候 既然甲亢早期以实证居多，中后期可见虚实夹杂，组方时区分不同病理阶段，以实为主，同时注意有无阴伤、气伤之象，以兼实多证表现。甲减以温补阳气为常法，若水饮、痰湿、瘀血较重，亦当"急则治其标"，以利水、化痰、祛瘀为急。强调治疗甲状腺疾病应补肾时当兼顾标本治法。应在治本的同时顾及其标，标本兼治。临床上患者情况各异，症状变化无常，应当综合调治，组方应围绕主证，有的放矢，用药多方考虑，杂而不乱。尤其对首诊患者，减轻患者的某些症状很有必要，使之树立继续治疗的信心。在甲亢阴虚辨证主方的基础上加用兼夹标证药物，常可使临床疗效明显提高。如兼失眠，加用茯神、夜交藤以养心安神；兼肾虚尿频、夜尿多、加用益智仁、桑螵蛸以固肾缩尿等。

5. 治法方药作用机制 甲亢中医辨证各家分型不同，但多数均有阴虚火旺、气阴两虚等证型。如魏子孝治甲亢以滋阴、降火、解郁为主，常视滋阴为最关键；于延寿采用阶段疗法，在第二阶段清热、滋阴、散结，气阴双补、软坚散结；潘文奎擅用补气法治疗甲亢，结合病程经过，认为发病初期敛阴潜阳，后期滋阴补肾。此外，临床上甲亢而见心阴不足，心火偏亢，心悸、失眠，可配伍滋阴药以交济水火。甲亢或抗甲状腺药物致白细胞减少，气血亏虚，多用滋阴、养血方药治疗。早年冯氏等研究滋阴火药虽甲状腺功能指标无显著变化，但能明显改善甲亢患者的临床症状和体征。王氏对芪精平亢汤治疗Graves病甲亢临床观察，结合文献资料，以药对女贞子、墨旱莲滋补肝肾，能有效改善甲状腺免疫状态，促进T淋巴细胞生成，抑制合成甲状腺激素，消除临床症状，改善甲状腺血液循环和新陈代谢，消除增生肿大，并能升高白细胞，消除甲巯咪唑所致粒细胞减少的不良反应。

甲减的基本病机为肾阳虚，亦多见脾肾阳虚，各家病机认识较为一致，治法多从温阳补肾、健脾益气等组方遣药。徐氏等总结温阳补肾药治疗甲减的机制，即整体调节，改善免疫功能，改善下丘脑调控功能和肾上腺皮质功能活动，促进代谢，升高体温、心率，增加心肾β受体数目，保护病变组织器官，可能影响微量元素的变化，不同于替代治疗。秦氏等研究蛇床子、淫羊藿有效成分提取物，对丙硫氧嘧啶所致甲减动物模型的作用，结果显示两者既能拮抗丙硫氧嘧啶的甲状腺抑制作用，又能促进丙硫氧嘧啶所致甲减小鼠体内甲状腺激素水平的提高，具有补肾壮阳的作用。

# 第十章  甲状腺肿瘤常用中药与方剂

## 第一节  常用中药

### 一、海藻

1. 出处  《神农本草经》。
2. 药性  咸，寒。归肝、肾经。
3. 功效  消瘿软坚，利水消肿。
4. 应用  本品咸能软坚，消痰散结。治瘿瘤，常配伍昆布、贝母等药用，如海藻玉壶汤；治疗瘰疬，常与夏枯草、玄参、连翘等同用，如内消瘰疬丸。《神农本草经》曰："主瘿瘤气，颈下核，破散结气，痈肿癥瘕坚气，腹中上下鸣，下十二水肿。"
5. 用法用量  煎服，10～15 g。
6. 使用注意  本品含大量碘，现在已经不主张用于甲亢治疗。

### 二、昆布

1. 出处  《名医别录》。
2. 药性  咸，寒。归肝、肾经。
3. 功效  消痰软坚，利水消肿。
4. 应用  常与海藻相须为用。《神农本草经》曰："昆布咸能软坚，其性刚下，能除热散结、故主十二种水肿，瘿瘤聚结气，瘘疮。"李东垣云："瘿坚如石者，非此不除，正咸能软坚之功也。"
5. 用法用量  煎服，6～12 g。

### 三、蛤壳

1. 出处  《神农本草经》。
2. 药性  味苦、咸，性寒。归肺、胃经。
3. 功效  清热化痰，软坚散结。制酸止痛，利水消肿。
4. 应用  《药性论》曰："治水气浮肿，下小便，治咳逆上气，主治项下瘿瘤。"
5. 用法用量  内服，煎汤，10～20 g；或入丸、散。

### 四、山慈菇

1. 出处　《本草拾遗》。

2. 药性　甘，微辛，凉。归肝、脾经。

3. 功效　清热解毒，消瘀散结。

4. 应用　本品有解毒散结消肿之功，《本草拾遗》曰："主痈肿疮瘘，瘰疬结核等，醋磨敷之"。近年来本品广泛用于癥瘕痞块和多种肿瘤。

5. 用法用量　煎服，3~9 g。

6. 使用注意　正虚体弱者慎用。

### 五、半夏

1. 出处　《神农本草经》。

2. 药性　辛，温，有毒。归脾、胃、肺经。

3. 功效　燥湿化痰，降逆止呕，消痞散结；外用消肿止痛。

4. 应用　本品内服能消痰散结，外用能消肿止痛。治瘿瘤痰核，常配伍昆布、海藻等。

5. 用法用量　煎服，3~10 g。

6. 使用注意　其性温燥，阴虚燥咳、血证、热痰、燥痰应慎用；孕妇慎用；不宜与乌头类同用。

### 六、黄药子

1. 出处　《滇南本草》。

2. 药性　苦，寒。有毒，归肺、肝经。

3. 功效　化痰散结消瘿，清热解毒。

4. 应用　本品能化痰软坚，散结消瘿。《斗门方》治项下气瘿结肿，单以本品浸酒饮；亦可与海藻、牡蛎等配伍同用。

5. 用法用量　煎服，5~15 g；研末服，1~2 g。

6. 使用注意　本品有毒，不宜过量。如多服、久服可引起吐泻腹痛等消化道反应，并对肝肾有一定损害，故脾胃虚弱及肝肾功能损害者慎用。

### 七、夏枯草

1. 出处　《神农本草经》。

2. 药性　辛、苦、寒。归肝、胆经。

3. 功效　清热泻火，明目，散结消肿。

4. 应用　本品味辛能散结，苦寒能泄热，常配浙贝母、香附等用以治肝郁化火、痰火凝聚之瘰疬，如夏枯草汤；用治瘿瘤，则常配昆布、玄参等用。《神农本草经》曰："主寒热、瘰疬、头疮，破癥。散瘿结气，脚肿湿痹。"

5. 用法用量　煎服，9~15 g。

6. 使用注意　脾胃虚寒者慎用。

### 八、三棱

1. 出处　《本草拾遗》。

2. 药性　辛、苦、平。归肝、脾经。

3. 功效　破血行气，消积止痛。

4. 应用　所治病证与莪术基本相同，常相须为用。然三棱偏于破血，莪术偏于破气。《本草经疏》曰："三棱从血药则治血，从气药则治气，老癖癥瘕积聚结块，未有不由血瘀、气结、食停所致，苦能泄而辛能散，甘能和而入脾，血属阴而有形，此所以能治一切凝结停滞有形之坚积也。"

5. 用法用量　煎服，3~10 g。醋制后可加强祛瘀止痛作用。

6. 使用注意　孕妇及月经过多忌用。

### 九、郁金

1. 出处　《药性论》。

2. 药性　辛、苦、寒。归肝、胆、心经。

3. 功效　活血止痛，行气解郁，清心凉血，利胆退黄。

4. 应用　本品味辛能行能散，既能活血，又能行气，故治气血瘀滞之痛证。常与木香配伍，气郁倍木香，血瘀倍郁金，如颠倒木金散（《医宗金鉴》）；若治癥瘕痞块，可配莪术、鳖甲、丹参、青皮等。若治肝郁气滞之胸胁刺痛，可配柴胡、白芍、香附等。

5. 用法用量　煎服，5~12 g，研末服2~5 g。

6. 使用注意　畏丁香。阴虚失血及无气滞血瘀者忌服，孕妇慎服。

### 十、猫爪草

1. 出处　《中药材手册》。

2. 药性　甘、辛，微温。归肝、肺经。

3. 功效　化瘀散结，解毒消肿。

4. 应用　本品味辛以散，能化痰浊，消郁结，宜于痰火郁结之瘰疬痰核，内服外用均可，多配伍夏枯草、玄参、僵蚕等药用。

5. 用法用量　煎服，9~15 g。

### 十一、酸枣仁

1. 出处　《神农本草经》。

2. 药性　甘、酸，平。归心、肝、胆经。

3. 功效　养心益肝，安神敛汗。

4. 应用　本品能养心阴、益肝血而有安神之效，为养心安神要药。主治心肝阴血亏虚，心失所养，神不守舍之心悸、怔忡、健忘、失眠、多梦、眩晕等症，常与当归、白芍、何首乌、龙眼肉等补血、补阴药配伍；若治肝虚有热之虚烦不眠，常与知母、茯苓、川芎等同用，如酸枣仁汤（《金匮要略》）若心脾气血亏虚，惊悸不安，体倦失眠者，本品可以与黄芪、当归、党参等补养气血药配伍应用，如归脾汤（《校注妇人大全良方》）；若心肾不足，阴亏血少，心悸失眠、健忘、梦遗者，又当与麦冬、地黄、远志等合用，如天王补心丹（《摄生秘剖》）。

### 十二、太子参

1. 出处　《中国药用植物志》。

2. 药性　甘、微苦、平。归脾、肺经。

3. 功效　补气健脾，生津润肺。

4. 应用　本品能补肺之气，兼能养阴生津，其性略偏寒凉，属补气药中的清补之品。宜用于热病之后，气阴两虚，倦怠自汗，饮食减少，口干少津。因其作用平和，多入复方作为病后调补之药。

5. 用法用量　煎服，9～30 g。

### 十三、玄参

1. 出处　《神农本草经》。

2. 药性　甘、苦、咸、微寒。归肺、胃、肾经。

3. 功效　清热凉血，泻火解毒，滋阴。

4. 应用　本品性味苦咸，既能清热凉血，又能泻火解毒。用治肝经热盛，目赤肿痛，可配栀子、大黄、羚羊角等药用，如玄参饮（《审视瑶函》）；取本品咸寒，有泻火解毒、软坚散结之功，配浙贝母、牡蛎，可治痰火郁结之瘰疬，如消瘰丸（《医学心悟》）。《药性论》言其能治暴结热，主热风头痛，伤寒劳复，散瘿瘤瘰疬。

5. 用法用量　煎服，10～15 g。

6. 使用注意　脾胃虚寒，食少便秘者不宜服用。反藜芦。

### 十四、天花粉

1. 出处　《神农本草经》。

2. 药性　甘、微苦，微寒。归肺、胃经。

3. 功效　清热泻火，生津止渴，消肿排脓。

4. 应用　本品甘寒，既能清肺胃二经实热，又能生津止渴，故常用治热病，可配芦根、麦冬等用；或配生地黄，五味子用，如天花散（《仁斋直指方》）。取本品生津止渴之功，配沙参、麦冬、玉竹等用，可治燥伤肺胃，咽干口渴，如沙参麦冬汤（《温病条辨》）。

5. 用法用量　煎服，10～15 g。

6. 使用注意　不宜与乌头类药材同用。

### 十五、浙贝母

1. 出处　《轩岐救正论》。

2. 药性　苦、寒。归肺、心经。

3. 功效　清热化痰，散结消痈。

4. 应用　本品苦寒，能清热解毒、化痰散结消痈，治痰火瘰疬结核，可配玄参、牡蛎等，如消瘰丸（《医学心悟》）；治瘿瘤，配海藻、昆布。

5. 用法用量　煎服，3～10 g。

### 十六、山药

1. 出处　《神农本草经》。

2. 药性　甘，平。归脾、肺、肾经。

3. 功效　补脾养胃，生津益肺，补肾涩精。

4. 应用　本病性味甘平，既能补脾益气，滋养脾阴。因其含有较多的营养成分，又容易消化，可做成食品长期服用，对慢性久病或病后虚弱羸瘦，需营养调补而脾运不健者，则是佳品。《本草纲目》曰："益肾气，健脾胃。"

5. 用法用量　煎服，9～30 g。宜打碎先煎。

### 十七、牡蛎

1. 出处　《神农本草经》。

2. 药性　咸，微寒。归肝、胆、肾经。

3. 功效　重镇安神，平肝潜阳，软坚散结，收敛固涩。

4. 应用　本品味咸，软坚散结。用治痰火郁结之痰核、瘰疬、瘿瘤等，常与浙贝母、玄参等配伍，如消瘰丸（《医学心悟》）；用治气滞血瘀之癥瘕积聚，常与鳖甲、丹参、莪术等同用。

5. 用法用量　煎服，9～30 g，宜打碎先煎。

### 十八、鳖甲

1. 出处　《神农本草经》。

2. 药性　甘、咸、寒，归肝、肾经。

3. 功效　滋阴潜阳，退热除蒸，软坚散结。

4. 应用　本品味咸，长于软坚散结，适用于癥瘕积聚、肝脾大。常与活血化瘀、行气化痰药配伍。

5. 用法用量　煎服，9～24 g。宜先煎。

### 十九、瓦楞子

1. 出处　《本草备要》。

2. 药性　咸，平。归肺、胃、肝经。

3. 功效　消痰软坚，化瘀散结，制酸止痛。

4. 应用　本品咸能软坚，消痰散结，常与海藻、昆布等配伍用以治疗瘿瘤瘰疬。

5. 用法用量　煎服，10～15 g。宜打碎先煎。

### 二十、连翘

1. 出处　《神农本草经》。

2. 药性　苦，微寒。归肺、心、小肠经。

3. 功效　清热解毒，消肿散结，疏散风热。

4. 应用　本品苦寒，用治痰火郁结，瘰疬痰核，常与夏枯草、浙贝母、玄参、牡蛎等同用，共奏清肝散结、化痰消肿之效。

5. 用法用量　煎服，6～15 g。

6. 使用注意　脾胃虚寒及气虚者不宜用。

# 第二节　常用方剂

## 一、银翘散

1. 出处　《温病条辨》。

2. 组成　银花一两，连翘一两，荆芥穗四钱，淡豆豉五钱，苦桔梗六钱，薄荷六钱，牛蒡子六钱，生甘草五钱，竹叶四钱组成。共杵为散，每服六钱，鲜苇根汤煎。

3. 功用　辛凉透表，清热解毒。

4. 方解　本方所治证属温病初起，风热之邪在表，治宜辛凉解表、清热解毒。方中金银花、连翘辛凉轻宣透泄散邪，清热解毒为君药，配以薄荷辛凉散风清热，荆芥穗、淡豆豉辛散透表、解肌散风，薄荷、荆芥、豆豉共为臣药，牛蒡子、桔梗以清热解毒，而利咽喉；竹叶、芦根清热除烦生津止渴，牛蒡子、桔梗、竹叶、芦根，同为方中佐药；以甘草调和诸药为使药。诸药相合共成辛凉解肌宣散风热、除痰利咽的作用，临床上常用以治疗风温袭表、温病初起热毒较盛者，可用治风温之邪侵于肺卫者，亦可用于亚急性甲状腺炎初起见有风热表证者。凡外感风寒证，或气阴亏虚者，均不宜用。

5. 主治　亚急性甲状腺炎或急性化脓性甲状腺炎初起，甲状腺局部疼痛拒按或局部红疼痛，伴发热无汗，或有汗不畅，微恶寒，头痛口渴，咳嗽痛，舌尖红，薄白或薄黄，脉浮数者。

## 二、人参败毒散（败毒散）

1. 出处　《太平惠民和剂局方》。

2. 组成　人参（去芦）、柴胡（去苗）、甘草（煿）、桔梗、川芎、茯苓（去皮）、枳壳（去穰，麸妙）、前胡（去苗，洗）、羌活（去苗）、独活（去苗）各三十两组成。为粗末，每服二钱，水一盏，入生姜、薄荷各少许同煎七分，去滓，不拘时候，寒多则热服，热多则温服。

3. 功用　益气解表，散风祛湿。

4. 方解　本方所治证属正气不足，外感风寒湿邪，治宜益气解表、疏风化湿。方用羌活、独活为君药，祛风胜湿，解表止痛；柴胡、薄荷、川芎疏风散邪，共为臣药，配合君药以解表疏风；佐以前胡、桔梗、枳壳、茯苓理气化湿，人参扶正健脾使以甘草调中和药。诸药同用，益气扶正，祛风化湿。故吴崑说："培其正气，败其邪气，故曰败毒。"

5. 主治　外感风寒湿邪，正气不足，憎寒壮热，头痛项强，身体烦疼，无汗，胸膈痞满，鼻塞声重，咳嗽有，苔白，脉浮软者。

临床上用治正气不足，感受风寒湿邪者，也用于疮病、痢疾等病证初起，见上述症状者。现亦用于感冒、流行性感冒等症如上所述者。若外感风热及气阴亏虚者不宜用。荆防败毒散（《外科理例》）：荆芥、防风、人参、羌活、独活、前胡、柴胡、桔梗、枳壳、茯苓、川芎、甘草各一钱。水二盅，煎八分，食远服。功能疏风解表、败毒消肿。主治抗甲状腺药皮肤药物性反应，皮肤红疹或风团，瘙痒，一切疮疡时毒，肿痛发热，左手脉浮数者。

### 三、普济消毒饮

1. 出处　《普济方》。

2. 组成　黄芩半两，黄连半两，橘红一钱，玄参一钱，生甘草一钱，连翘、鼠粘子各三钱，板蓝根一钱，马勃一钱，白僵蚕(炒)七分，升麻七分，柴胡七分，薄荷叶、桔梗各二钱(一方无薄荷，有人参二钱，一方橘红、玄参、生甘草、柴胡各二钱，连翘一钱，薄荷一钱)。上药共为细米，制成用汤调，时时服之，或制成蜜丸嚼化之。

3. 功用　清热解毒，疏风散邪。

4. 方解　本方出自《东垣试效方》原名普济消毒饮子，简称普济消毒饮。本方所治证属感受风热疫毒之邪，于上焦，攻冲头面所致。风热疫毒宜清解，故以清热解毒为主，因病位在上，病势向外，又宜因利导，故以疏散上焦之风热为辅。方中重用黄连、黄芩清泄上焦热毒为君药；牛蒡子、连翘、薄荷、僵蚕疏散上焦风热为臣药；玄参、马勃、板蓝根、桔梗、甘草清利咽喉，并增清热解毒作用，陈皮理气而通滞，使气血流通而有利于肿毒消散共为佐药；升麻、柴胡升阳散火疏散风热，使郁热疫毒之邪宣散透发，并协助诸药上达头面，共为使药。诸药合用，使疫毒得以清解，风热得以疏散。

5. 主治　亚急性甲状腺炎或急性化脓性甲状腺炎初起，甲状腺局部疼痛拒按或局部红肿疼痛。症见恶寒发热，咽喉不利，舌燥口渴，舌红苔薄白或兼黄，脉浮有力。

### 四、小柴胡汤

1. 出处　《伤寒论》。

2. 组成　柴胡半斤，黄芩三两，人参三两，半夏(洗)半升，甘草(炙)三两，生姜(切)三两，大枣(擘)十二枚组成。七味，以水斗二升，煮取六升去滓，再煎取三升，温服一升，日三服。

3. 功用　和解少阳。

4. 方解　本方所治证属邪在半表半里，少阳失和所致。故治宜和解少阳。方中柴胡清透少阳半表之邪从外而解为君药；黄芩清泄少阳半里之热为臣药；人参、甘草扶正达邪，半夏降逆和中止呕为佐药；生姜助半夏和胃，大枣助参、草益气，姜枣相合，又有调和营卫的作用，为使药。诸药合用可使上焦得通，津液得下，胃气因和，身濈然汗出而解。

5. 主治　亚急性甲状腺炎初起，甲状腺单侧或两侧局部疼痛，或两侧交替疼痛拒按，或有肿块，或口苦，咽干、往来寒热，胸胁苦满，默默不欲饮食，心烦喜呕，舌苔薄白，脉弦。此外如疟疾、黄疸、妇人产后或经期感受风邪，见有上述少阳证者。

临床用于亚急性甲状腺炎之肝经郁热证，以甲状腺单侧或两侧局部疼痛为主，或伴有甲状腺结节，或发热，心烦喜呕，胸胁苦满，舌苔薄白，脉弦为辨证要点。皆可选用本方加减治疗，服本方后，若见汗出是外邪去、表里已和的正常现象。

### 五、白虎汤

1. 出处　《伤寒论》。

2. 组成 知母六两，石膏一斤，碎、绵裹，甘草二两，炙粳米六合。右四味，以水一斗，煮米汤成，去滓。温服一升，每日三服。

3. 功用 清泄胃热，清热生津。

4. 方解 邪入阳明，故反恶热，热越故汗出，因邪热灼其津液，故渴欲饮水，邪盛而实，故脉洪大，病犹在经，故兼浮滑。然火炎土燥，终非苦寒之味所能治。《内经》曰："'甘先入脾。'又曰：'以甘泻之。以是知甘寒之品，乃泻胃火、生津液之上剂也。'"（《伤寒来苏集》）本方以石膏为主药，取其性味辛寒，既透解肌表，以清除外感之邪，又可生津止渴，以制阳明经里之胃热，且能镇静除烦，可谓一举三得。但由于胃家之实热，非苦寒不能，所以用知母配合石膏，一则泻肺胃之热；二则以知母之凉润滋养内耗之阴；又恐热灼胃中，且防石膏辛寒过甚，故用甘草、粳米养胃，益气和中。

5. 主治 胃火炽盛证，症见甲亢、食纳亢进、食后易饥，或目赤肿痛、烦渴欲饮、脉滑数、舌苔黄。

本方不但清里热，而且还可以发表，不仅治阳明气分热，而且还有清肺泻肾火的作用。可用于甲亢胃火实热，或甲状腺相关眼病急性期之肝胃火旺证。

**六、清肝芦荟丸**

1. 出处 《外科正宗》。

2. 组成 川芎、当归、白芍、生地黄（酒浸捣膏）各 60 g，青皮、芦荟、昆布、海藻、甘草、牙皂、黄连各 15 g。

3. 功用 清肝解郁，养血舒筋。

4. 方解 肝气郁结、肝火郁滞证是临床常见证候之一。因恼怒伤肝，肝气郁结，日久化火，气火上逆所致；或血虚肝郁，气滞痰凝，结为瘿瘤。其证属实，病位在肝，往往涉及心、胃等脏腑。常见头痛昏胀，耳鸣如潮，面红耳赤，口苦咽干，胁肋疼痛，烦躁易怒，失眠多梦，或吐血、衄血，吞酸，便秘尿赤，舌边红，苔薄黄，脉弦数。盖肝火最横，肝火一动，每夹诸经之火相持为害，方中芦荟、黄连二味，苦寒清热泻火，泻心肝之火，为方中之君药。瘀血痰结留于颈前，则生瘿瘤肿块，昆布、海藻、牙皂三药，软坚散结消瘿为方中臣。然火旺则易致血虚，方中川芎、当归、白芍、生地黄四味养血活血，青皮疏肝理气、通气行滞，上述归、芎、芍、地、青皮为方中佐药，甘草调和诸药为方中之使药。本方可用于毒性结节性甲状腺肿之肝火亢盛兼夹痰血凝滞于颈部者。

**七、泻火平甲煎**

1. 出处 《中国中西医结合杂志》。

2. 组成 龙胆草、栀子、柴胡、黄芩各 12 g，夏枯草、麦冬、枣仁各 15 g，昆布、牡蛎、玄参、生地黄各 21 g。

3. 功用 滋阴泻火，软坚散结。

4. 方解 甲状腺功能亢进症属于中医学"瘿气"范畴。若治疗中肝火不折，则阴伤更甚，故以龙胆草、栀子、柴胡、黄芩、夏枯草苦寒以调其火；阴液不滋，火邪欲炽，故以玄参、麦冬、生地黄、枣仁甘寒以滋其阴；痰气相交，非咸不化，故以昆布软坚散结；配以甘草，相反之性达相成之用。肝火得平，阴液以滋，痰气以化，诚虚实兼顾，标本同治之法。

5. 主治 甲状腺功能亢进症之肝火亢盛证。

### 八、内消瘰疬丸

1. 出处 《疡医大全》。

2. 组成 夏枯草八两，元参、青盐各五两，海藻、川贝母、薄荷叶、天花粉、海粉、白蔹、连翘(去心)、熟大黄、生甘草、生地黄、桔梗、枳壳、当归、硝石各一两。共磨细，酒糊丸，桐子大，临卧白汤送下三钱。

3. 功用 清肝化痰，软坚散结。

4. 方解 本方所治证属情志不遂，肝火郁结，煎液成痰，滞于经络之瘰疬、瘿瘤而未溃破者。方中夏枯草能清肝火，散结气，消瘰疬，为方中君药；玄参滋阴降火，软坚散结；川贝母化痰散结，清热润肺；海藻、海粉、青盐软坚消痰，清热利水，共为臣药；天花粉、生地黄清热凉血；连翘、白蔹解毒散结；熟大黄清血分瘀热，薄荷叶宣透肝经郁火，桔梗开肺祛痰，枳壳下气解郁，硝石软坚散结，当归养血活血，共为佐使药，以加强清肝散结、软坚化痰之功。甘草反海藻，本方二药同用，取其相反相成，既缓散结之性使不伤气，又合寒药而为生津润燥之用，使肝气舒，郁火清，痰结消，瘰疬得以消散，故名内消瘰疬丸。

### 九、五味消毒饮

1. 出处 《医宗金鉴》。

2. 组成 金银花三钱，野菊花、蒲公英、紫花地丁、紫背天葵子各一钱二分，水二盅，煎八分，加无灰酒半盅，再滚二三沸时，热服，渣如前法再煎服，被盖出汗为度。本方制成注射液，供静脉滴注用。

3. 功用 清热解毒，散结消肿。

4. 方解 本方所治证属热毒蕴蒸、气血壅滞肝经之急性化脓性甲状腺炎、亚急性甲状腺炎。方中金银花清热解毒、消散痈肿为主药；紫花地丁、紫背天葵子、蒲公英、野菊花均为清热解毒，治疗疮痈肿毒之要药，以为辅佐；加酒少量以助药势，行血脉为使。煎后热服，药借酒势，通行周身，盖被取微汗，使留于肌表的毒邪随汗而出，可加强消散疔毒之功。药仅五味，效力专一，服法得宜，如此一清一汗，清中寓散，共奏清热解毒、消散肿毒之效。

5. 主治 急性化脓性甲状腺炎、亚急性甲状腺炎之红肿热痛，发热恶寒，舌红脉数者。

### 十、如意金黄散

1. 出处 《外科正宗》。

2. 组成 天花粉上白十斤，黄柏色重者，大黄、姜黄、白芷各五斤，紫厚朴、陈皮、甘草、苍术、天南星各二斤。

3. 功用 清热解毒，消炎定痛。

4. 方解 凡遇红赤肿痛，发热未成脓者，乃风热、湿热、血热三者交感而生。方中黄柏燥湿泻火解毒为主；大黄解毒凉血祛瘀；姜黄破血通经。消肿止痛；白芷、天花粉解毒消肿排脓；陈皮、厚朴行滞消肿；苍术燥湿辟秽，逐皮间风水结肿；天南星燥湿散结，消肿止痛；甘草泻热解毒。诸药同用，共收解毒排脓、消肿止痛之效。

5. 主治　急性化脓性甲状腺炎、亚急性甲状腺炎之红肿热痛。

### 十一、仙方活命饮

1. 出处　《校注妇人良方》。

2. 组成　白芷、贝母、防风、赤芍药、当归尾、甘草节、皂角刺(炒)、穿山甲(炙)、天花粉、乳香、没药各一钱，金银花、陈皮各三钱(《医方集解》无赤芍药)组成。上用酒一大碗，煎五七沸服。现用法为水煎服，或水、酒各半煎服。

3. 功用　清热解毒，消肿溃坚，活血止痛。

4. 方解　本方所治痈疮肿毒，证属热毒壅结、气血瘀滞所致。治宜清热解毒、理气活血、消肿止痛。方中以银花清热解毒，为君药；归尾、赤芍、没药、乳香活血散瘀以止痛，陈皮理气以助血行，气血通畅则邪无滞留之所，为臣药；防风、白芷疏风散结以消肿，贝母、天花粉清热排脓，散结消肿，穿山甲、皂角刺穿透经络，溃坚排脓，甘草清热解毒，共为佐使。诸药合用，以使热清毒解、气行血畅则肿消痛止。脓未成者，服之可使消散；脓已成者，服之可使外溃。加酒煎服，因酒性善走，既能活血又能协助诸药直达病所。正如《医方集解》所说："加酒者，欲其通行周身，使无邪不散也。"

5. 主治　急性化脓性甲状腺炎初起，红肿焮痛，或身热微恶寒，舌苔薄白或微黄，脉数有力。

### 十二、犀黄丸

1. 出处　《外科证治全生集》。

2. 组成　乳香、没药末各一两，麝香一钱五分，牛黄三分。取黄米饭一两为丸，每服三钱，热陈酒送服。患者上部临卧服，下部空心服。

3. 功用　清热解毒，活血止痛。

4. 方解　此方为临床常用名方。其主治诸症，多由火郁、痰瘀、热毒壅滞而成。方中牛黄清热解毒、化痰散结。麝香芳香开窍、通经络、行气滞、散瘀血、消痈疽肿毒。乳香、没药活血化瘀、消肿定痛。黄米饭调养胃气，以防诸药寒凉碍胃；以酒送服，是用其活血行血以加速药效。本品纯中药制剂，是抗癌中成药的经典名方，经大量临床验证疗效确切，被誉为中药抗癌"第一药"。本品由牛黄、麝香、乳香、没药四种名贵药材组成。具有抗菌消炎、抗病毒、抗结核、镇静止痛、止血消肿、抗癌以及增强机体抗病能力的作用。

5. 主治　用于痈疽疔毒、瘰疬、流注、甲状腺癌等。

### 十三、肾气丸

1. 出处　《金匮要略》。

2. 组成　干地黄八两，薯蓣四两，山茱萸四两、泽泻三两，茯苓三两，牡丹皮三两，桂枝一两，炮附子一两。

3. 功用　温肾补阳。

4. 方解　方中重用干地黄滋阴补肾为君药，辅以山萸肉养肝涩精，山药补脾而益精血。又用泽泻清泻肾火，并防熟地黄之滋腻；牡丹皮清泻肝火，并制山萸肉之温；茯苓淡渗利湿，以助山药之健运，共为佐使药。六药互相配合，补中有泻，寓泻于补，相辅相成，是通补开合之剂六味地黄丸。方中加以附子、桂枝之辛热，助命门以温化阳气。诸药相伍，补肾填精，温肾助阳，为阴中求阳之治。诸药合用，补而不腻，温而不燥，为温补肾阳之良方，常用于甲减肾阳亏虚等病症。

5. 主治　肾阳不足，腰痛脚软，下半身冷感，少腹拘急，小便不利，或小便反多，尺脉沉细，舌质淡而胖。

### 十四、右归丸

1. 出处　《景岳全书》。

2. 组成　大怀熟地八两，炒山药四两，山茱萸（微炒）三两，枸杞（微炒）四两，炒鹿角胶四两，制菟丝子四两，杜仲（姜汁炒）四两，当归三两，肉桂二两，渐可加至四两，制附子二两渐可加至五六两。

3. 功用　温补肾阳，填精补血。

4. 方解　方中桂、附加血肉有情的鹿角胶，均属温补肾阳、填精补血之类；熟地黄、山茱萸、山药、菟丝子、枸杞、杜仲，俱为滋阴益肾、养肝补脾而设；更加当归补血养肝。诸药配伍，共具温阳益肾、填精补血，以收培补肾中元阳之效。

5. 主治　肾阳不足，命门火衰。久病气衰神疲，畏寒肢冷；或阳痿遗精；或阳衰无子；或大便不实，甚则完谷不化；或小便自遗；或腰膝软弱、下肢浮肿等。

### 十五、阳和汤

1. 出处　《外科证治全生集》。

2. 组成　熟地黄一两、肉桂一钱去皮研粉，麻黄五分，鹿角胶三钱，白芥子二钱，姜炭五分，生甘草一钱。

3. 功用　温阳补血，散寒通滞。

4. 方解　方中重用熟地黄温补营血，针对血虚之"本"。又恐草木之品补力不足，根据"形不足者温之以气，精不足者补之以味"的治则用血肉有形之品，鹿角胶生精补髓，养血助阳，强壮筋骨为辅，二药相伍，于大补阴血之中寓"阴中求阳"之意。本方用姜炭、肉桂、麻黄、白芥子等温热之品为佐，姜炭、肉桂散寒温经，二药均入血分，可引熟地黄、鹿角胶直达病所，姜又入脾，脾主肌肉，故二药温经通脉使经络、血脉、肌肉得温，而寒邪驱除。麻黄辛温宣能可发越阳气，以散在皮表之寒邪。白芥子去痰除湿，麻黄、白芥子合用能使血气宣通，使熟地黄、鹿角胶滋腻之品补而不滞。

5. 主治　一切阴疽、贴骨疽、流注、鹤膝风等属于阴寒之证。皮色不变、不热、舌淡苔白、口不渴、脉沉细或迟细。适用于亚急性甲状腺炎表现阳虚痰凝证者。

### 十六、消瘰丸

1. 出处　《医学心悟》。

2. 组成　玄参、牡蛎、贝母各四两。

3. 功用　清热化痰，软坚散结。

4. 方解　本方所治证属肝肾阴亏，肝火郁结，灼津为痰，痰火凝聚而成瘰病，治当清热消痰、软坚散结，兼顾肝肾之阴、清降虚火。方中以玄参益阴除热，凉血散结，牡蛎软坚散结，贝母清热消痰。三药合用，可使火平热清痰化结散，则瘰疬自除。

5. 主治　瘰疬痰核，咽干，舌红脉弦滑者。

### 十七、四海舒郁丸

1. 出处　《疡医大全》。

2. 组成　青木香15 g，陈皮、海蛤粉各9 g，海带、海藻、昆布、海螵蛸各60 g(俱用滚水泡去盐)。

3. 功用　理气疏郁，化痰软坚，散结消瘿。

4. 方解　本方所治证属七情不遂，肝气郁结，气郁化火，灼津成痰，痰气凝结而成气，方中青木香行气解郁、散结消肿，陈皮理气化痰、燥湿和中，二药相伍，有疏肝解郁、理气化痰之功；海带、海藻、昆布、海蛤粉清热化痰、利水消肿、软坚散结；海螵蛸能疏营气，破瘀血，敛新血，行中有收。合诸药共奏行气化痰、软坚散结之效。黄药子苦平，凉血降火、消瘿解毒，煮酒服，能治瘿瘤结气，故愈后继服，可以根除气瘿。本方适用于肝气不舒、气郁化火、灼津液成痰之气瘿、瘰疬。亦可配合逍遥散服用，能加强疏肝解郁、破瘀消瘰之力。

5. 主治　七情抑郁不伸，肝脾气郁不舒所致之气瘿(甲状腺肿)，结喉之间，气结如胞，可随喜怒消长，甚则饮食噎碍者。

### 十八、十全流气饮

1. 出处　《外科正宗》卷2。

2. 组成　香附9 g，陈皮、赤茯苓、乌药、川芎、当归、白芍各12 g，青皮6 g，炙甘草6 g，木香3 g。

3. 功用　疏肝健脾，理气活血。

4. 方解　忧郁伤肝，思虑伤脾，致脾气不行，逆于肉里，乃生气瘿肉瘤。治宜疏肝健脾、理气活血，方以陈皮、白芍、木香疏肝健脾，赤茯苓、乌药理气消肿，香附、川芎、当归、青皮理气活血。

5. 主治　治疗气瘿、肉瘿，皮色不变，日久渐大。

### 十九、活血散瘿汤

1. 出处　《外科正宗》。

2. 组成　白芍、当归、陈皮、川芎、半夏、熟地黄、人参、茯苓、牡丹皮各一钱，红花、昆布、木香、甘草节各五分，青皮、肉桂各三分。

3. 功用　活血益气，化痰散瘿。

4. 方解　本方以人参、茯苓、木香、青皮、肉桂益气调气，熟地黄、白芍、当归、川芎、牡丹皮、红花养血活血，陈皮、半夏、茯苓、昆布化痰消瘿。全方合奏活血益气、化痰消瘿之效。

5. 主治　治瘿瘤已成，日久渐大，无痛无痒，气血虚弱者。

### 二十、六军丸

1. 出处　《外科正宗》。

2. 组成 蜈蚣(去头足)、蝉衣、全蝎、僵蚕(炒去丝)、夜明砂、穿山甲各等份。上药共研末,神曲糊丸,如粟米大,朱砂为衣。每次 9 g,饭后服,酒送下。

3. 功用 疏通经络,破瘀消肿。

4. 方解 本方所治瘿瘤肿块坚硬,病机实为瘀血阻络,治当疏通经络、破瘀消肿,故用血肉有情之品蜈蚣、全蝎、穿山甲、夜明砂活血化瘀、疏通经络,以蝉衣、僵蚕化痰散结利咽。

5. 主治 治疗肿块坚硬的瘿瘤(甲状腺癌、甲状腺瘤等)。

### 二十一、琥珀黑龙丹

1. 出处 《外科正宗》。

2. 组成 琥珀、血竭各 30 g,京墨、炒五灵脂、海带、海藻、南星(姜汁炒)各 15 g,木香 10 g,麝香 3 g。

3. 功用 破瘀消肿,化痰软坚。

4. 方解 本方治疗痰瘀互结之石瘿、肉瘿。五灵脂、血竭、京墨、琥珀活血化瘀,海带、海藻软坚散结消瘿,南星化痰散结,木香、麝香行气化痰,软坚散结。

5. 主治 治疗石瘿、肉瘿。

### 二十二、软坚化瘤汤

1. 出处 《肘后备急方》。

2. 组成 海藻 12 g,三棱 6 g,莪术 6 g,青皮 5 g,香附 9 g,玄参 12 g,浙贝母 10 g,山慈菇 10 g,黄药子 10 g,瓜蒌 30 g,蜈蚣 1~4 条。

3. 功用 消瘿散结,用治瘿瘤。

4. 方解 方以三棱、莪术、蜈蚣活血化瘀;青皮、香附疏肝理气,玄参、海藻软坚散结消瘿,浙贝母、山慈菇、黄药子、瓜蒌行气化痰,解毒消肿。

5. 主治 甲状腺腺瘤。

### 二十三、藿朴夏苓汤

1. 出处 《医原》卷下。

2. 组成 杜藿香 6 g,真川朴 3 g,姜半夏 4.5 g,赤茯苓 9 g,杏仁 9 g,生薏苡仁 12 g,白蔻仁 1.8 g,猪苓 4.5 g,淡香豉 9 g,泽泻 4.5 g。

3. 功用 健脾化湿,理气和中。

4. 方解 方以香豉、藿香芳化宣透以疏表湿,使阳不内郁;藿香、白蔻仁、厚朴芳香化湿;厚朴、半夏燥湿运脾,使脾能运化水湿,不为湿邪所困。再用杏仁开泄肺气于上,使肺气宣降,则水道自调;茯苓、猪苓、泽泻、薏苡仁淡渗利湿于下,使水道畅通,则湿有去路。

5. 主治 治疗瘿病脾虚湿盛,脘腹痞闷、恶心呕吐者。

### 二十四、防己黄芪汤

1. 出处 《金匮要略方论》。

2. 组成 防己一两,甘草(炒)半两,白术七钱半,黄芪(去芦)一两组成。

3. 功用 益气祛风,健脾利水。

4. 方解　方中重用黄芪补气固表，扶正以祛邪为君药；臣以防己祛风利水，与君药相配，利水消肿之力更强，且利水而不伤正；佐以白术、甘草健脾燥湿，白术与黄芪相配，益气固表之力更大；使以生姜、大枣调和脾胃。诸药共用，相得益彰，表虚得固，风邪可除，脾气健运，水道通利，则表虚水肿，风湿痹症自愈。

5. 主治　甲状腺疾病胫前黏液性水肿。症见两下肢小腿肿胀，或皮肤呈褐黑色，局部结块，或肿胀，舌质淡苔白，脉缓。

### 二十五、茯苓桂枝甘草大枣汤

1. 出处　《伤寒论》。

2. 组成　茯苓半斤，桂枝（去皮）四两，甘草（炙）二两，大枣（擘）十五枚组成。

3. 功用　温通心阳，化气行水。

4. 方解　本方所治证属心肾阳虚，水饮内停心包所致，方中重用茯苓渗湿利水，使水湿渗利于下，并能宁心定悸；桂枝则化气利水，以加强茯苓行水之力，一则温壮心阳，以调补心阳之虚；更用炙甘草益心气，通心脉，配桂枝以加强温通心阳之效；大枣和中健脾，养心宁神。诸药合用，共奏温阳、化气、利水之效，使心阳复、水饮去。本方重在化气行水，适用于水饮内停，心阳虚弱之证，则非本方所宜。

5. 主治　甲状腺功能减退症心脏病伴有心包积液，心悸、怕冷，面部或下肢水肿。

### 二十六、济川煎

1. 出处　《景岳全书》。

2. 组成　淡苁蓉四钱，淮牛膝二钱，绿升麻五分，蜜炙，油当归三钱，福泽泻一钱五分，枳壳七分，蜜炙。

3. 功用　温肾益精，润肠通便。

4. 方解　方中用肉苁蓉温肾益精，暖腰润肠，为君药；当归养血润肠，牛膝补肾壮腰，性善下行，为臣药；枳壳宽肠下气而助通便，此用升麻，是由于其入阳明清宣升阳轻阳得升，浊阴自降，有欲降先升之妙。肾虚气化失职，水液代谢失常，故用泽泻甘淡泄浊，又入肾补虚，配合枳壳，使浊阴降则大便通。

5. 主治　肾虚便秘。可用于甲状腺功能减退症之大便秘结，小便清长，腰膝酸软，舌淡苔白，脉沉迟。

### 二十七、温脾汤

1. 出处　《备急千金要方》。

2. 组成　人参、附子、芒硝、甘草各二两，大黄五两，当归、干姜各三两。

3. 功用　攻下寒积，温补脾肾。

4. 方解　本方证治系由属脾肾阳气虚衰、冷积内结所致。以附子温补脾阳，祛除寒邪；大黄泻下，攻逐积滞；大黄性虽寒，但有附子之辛热，则去性存用。芒硝、当归润肠软坚；干姜温中助阳；人参合甘草益气补脾，且甘草又能调和诸药。本方诸药合用，有寓温补于攻下的配伍特点。本方可用于甲减病程迁延日久。阳虚湿困，颈部肿胀，形寒肢冷，面色少华，精神倦怠，食少便溏或周身水肿，舌淡胖、苔白滑，脉沉迟。

5. 主治　甲状腺功能减退症的阳虚寒积，便秘、腹痛、脐下绞痛，手足欠温，苔白不渴，脉沉弦而迟。

### 二十八、真武汤

1. 出处 《伤寒论》。

2. 组成 茯苓、芍药、生姜切各三两，白术二两，炮附子一枚（去皮、破八片）。

3. 功用 温补脾肾。

4. 方解 甲减的主要病机是肾阳虚，肾为先天之本，肾中元阳衰微，阳气不运，气化失司，开阖不利，以致水湿、痰浊、瘀血等阴邪留滞。用附子之辛热，壮肾之元阳。白术之苦燥，建立中土。生姜之辛散，佐附子以补阳，于主水中寓散水之意。茯苓之淡渗，佐白术以健土，于制温水中寓利水之道焉。而尤妙在芍药之酸收，仲景之旨微矣。盖人之身，阳根于阴，若徒以辛热补阳，不少佐酸收之品，恐真阳飞越矣，以附子温燥之性。用芍药者，是亟收阳气归根于阴也。

5. 主治 甲状腺功能减退症的脾肾阳虚证及甲亢、心力衰竭阳虚水肿者。症见畏寒肢冷、小便不利、水肿、心悸、四肢沉重疼痛者。

### 二十九、酸枣仁汤

1. 出处 《金匮要略》。

2. 组成 酸枣仁二升，甘草一两，知母二两，茯苓二两，川芎二两。

3. 功用 养血安神，清热除烦。

4. 方解 方中酸枣仁养肝血、安心神为君药。川芎调畅气血，疏达肝气，与酸枣仁相配伍，一酸收，一辛散，相反相成以达养血调肝安神之效。茯苓健脾宁心，助酸枣仁以安心神；知母清热除烦，又能缓和川芎之辛燥，共为辅佐药。使以甘草和中缓急。方用枣仁生心血，养肝血，所谓以酸收之，以酸补之是也。顾肝郁欲散，散以川芎之辛散，使辅枣仁通肝调营，所谓以辛补之。肝急欲缓，缓以甘草之甘缓，防川芎之疏肝泄气，所谓以土葆之。诸药合用，以达养血安神、清热除烦之效。本方为治甲亢患者肝血不足，虚火内扰心神之虚烦失眠的常用方。现临床上亦常用于神经衰弱而见烦躁失眠、心悸。

5. 主治 用于甲状腺功能亢进症之虚烦不得眠，心悸盗汗，头晕目眩，咽干口燥，脉弦或细数等症。

### 三十、天王补心丹

1. 出处 《摄生秘剖》。

2. 组成 人参（去芦），白茯苓（去皮），玄参（炒），丹参（炒），远志（去木炒），桔梗各五钱，五味子（烘），当归身（酒洗），麦门冬（去心），天门冬（去心），柏子仁（炒），酸枣仁（炒），各二两，生地黄四两、酒洗上为末。

3. 功用 滋阴清热，补心安神。

4. 方解 方中生地黄滋阴清热，为方中君药；玄参助生地黄壮水以制火；天冬、麦冬滋水之上流增阴液以清虚火，使心神不为虚火所扰，丹参、当归补血养心，使心血足而神自安；人参、茯苓益心气而安心神；柏子仁、远志宁心安神，共为臣药；五味子、酸枣仁酸收以敛心气，使心气平则神自宁为佐药；桔梗载药上行，朱砂为衣取其入心以安神共为使药。诸药合用共成滋阴养血安神之剂。现临床上亦用于神经衰弱、甲状腺功能亢进，症见眩晕不寐、心悸怔忡、舌红少苔属阴亏血少者，均可用本方加减治疗。本方由较多养阴滋腻之品组成，对于脾胃虚寒、胃纳欠佳、湿痰留滞者均不宜长期服用。

5. 主治　甲状腺功能亢进症之阴亏血少的失眠、心悸诸症。症见虚烦心悸，夜寐不安，精神衰疲，梦遗健忘，不耐思虑，大便干燥，口舌生疮，舌红少苔，脉细而数。

### 三十一、孔圣枕中丹

1. 出处　《备急千金要方》。
2. 组成　龟甲、龙骨、远志、石菖蒲各等份。
3. 功用　滋阴降火，宁心安神。
4. 方解　龟板、滋(肾)阴降火，龙骨镇心安神，远志、菖蒲既能安神益智，又能祛痰利窍，合龟板、龙骨具交通心肾、镇心安神之效。临床常用于甲亢或神经衰弱属于阴虚火旺而健忘怔忡，失眠多梦者。
5. 主治　思虑过度，阴虚火旺，以致健忘多梦，心悸怔忡，头晕失眠，遗精盗汗等症。

### 三十二、甘麦大枣汤

1. 出处　《金匮要略》。
2. 组成　甘草三两，小麦一升，大枣十枚。前三味，以水六升，煮取三升，温分三服。
3. 功用　补养心气，宁心安神。
4. 方解　脏躁，多由肝气抑郁和心气不足所致，治宜和中缓急、养心宁神。方中甘草甘缓和中，以缓急迫，深合《内经》"肝苦急，急食甘以缓之"之意；小麦甘寒，补养心气，兼能宁神；大枣甘平，补益中气，坚志除烦；三药相配，共奏甘润缓急、养心宁神之效。
5. 主治　妇人脏躁，喜悲伤欲哭，像如神灵所作，数欠伸。甲状腺疾病情志失常见有上述症状者。

### 三十三、菊花散

1. 出处　《太平惠民和剂局方》卷七。
2. 组成　菊花(去梗)六两，白蒺藜(炒，去刺)，木贼(去节)、羌活(去芦不见火)、蝉蜕(去头、足、翅)各三两组成。
3. 功用　清热散风，退翳明目。
4. 方解　本方用菊花为君药，散风清热，凉肝明目，羌活、蝉蜕为臣药，散风清热；白蒺藜、木贼为佐药，清热凉肝，疏风明目，茶为使药，明目散风，清利头目。合而用之，功可清热散风、退翳明目、消肿止痛。
5. 主治　风热上攻，眼目赤肿，昏暗差明，隐涩难开，攀睛胬肉，或痒或痛，渐生翳膜及暴赤肿痛。

### 三十四、密蒙花散

1. 出处　《太平惠民和剂局方》。
2. 组成　密蒙花(净)、石决明(用盐同东流水煮一伏时，漉出研粉)、木贼、刺蒺藜

（炒去尖）、羌活（去芦）、菊花（去土）各等份组成。

3. 功用　疏风散热，明目消肿。

4. 方解　方用密蒙花为君药，祛风清热、消肿止痛；羌活、菊花，散风清热为臣药，合君药则辛透疏散风热，解肌发表消肿明目；佐以木贼、刺蒺藜疏风清热；石决明平肝清火，配合君药散风热而止泪，消肿止痛而明目，故可治疗风热攻注，双目昏暗羞明者。若肝肾阴血不足而引起的目暗、视物不清者不宜。

5. 主治　风热攻注，两眼昏暗，羞明多眵，隐涩流泪难开，或痒或痛，或生翳膜，视物不清，或久患偏头痛，牵引两眼，渐觉细小，昏涩隐痛，或暴赤肿痛。

### 三十五、明目地黄丸

1. 出处　《审视瑶函》。

2. 组成　熟地黄（焙干）四两，生地黄（酒洗），山药、泽泻、山茱萸（去核、酒洗）、牡丹皮（酒洗）、柴胡、茯神、当归身（酒洗）、五味子（烘干）各二两组成。

3. 功用　滋阴补肾，益精明目。

4. 方解　方中重用熟地黄滋阴补肾，滋阴则火自降补肾则精自生。配用生地黄以增强熟地黄滋阴之力。山药益脾固精，以培万物之母。当归身养血补虚，使目得血而能视。山茱萸补肝肾益精血，五味子养五脏，强阴益精，二味均有明目之效，牡丹皮清泄肝火，使山茱萸补而不涩。泽泻泄肾利湿，使熟地黄补而不腻。茯神养神而生明照之精，柴胡升阳引药上行，归于精明之窍。诸药合用，共奏补肾明目之效。本方为眼科常用方，临床以肾虚目暗不明、视物昏糊、视力减退为辨证要点。现常用本方治疗玻璃体混浊、视神经萎缩等眼科疾患属肾虚阴亏者。

5. 主治　肾虚阴亏，目暗不明，视物昏糊不清，视力减退。

### 三十六、玉屏风散

1. 出处　《丹溪心法》。

2. 组成　黄芪一两，白术一两，防风一两（《医宗金鉴》将三药均做等份）组成。

3. 功用　益气固表止汗。

4. 方解　本方是治疗气虚自汗的代表方剂。方中黄芪益气固表，用为君药。臣以白术补气健脾，配伍黄芪。以补脾而助气血之源，使气充血旺则卫表得固而汗可止。佐以防风走表而祛风邪，合黄芪、白术以益气散邪。且黄芪得防风，固表而不致留邪；防风得黄芪，祛邪而不伤正，实系补中有疏，散中寓补之意。故李东垣说："黄芪得防风而其功益大，取其相畏而相使也。"本方补散兼施，以补为主，若气虚自汗不止者，加党参、浮小麦、麻黄根、牡蛎以加强补气固表作用。

5. 主治　表虚自汗，以及虚人腠理不密，易于感冒，汗出恶风。面色㿠白，舌质淡苔薄白，脉浮缓。

### 三十七、牡蛎散

1. 出处　《太平惠民和剂局方》。

2. 组成　黄芪（去苗、土），麻黄根（洗），牡蛎（水淘浸，刷去土，火烧通赤）各一两（《世医得效方》有知母）组成。

3. 功用 固表止汗。

4. 方解 方中牡蛎收敛止汗，敛阴潜阳，为君药。臣以黄芪益气固表，麻黄根止汗，以增强敛汗固表之功。佐以小麦养心阴。诸药合用，益气固表，收敛止汗，使卫气得固，营阴内守，而病可愈。本方亦常用于病后、妇人产后身体虚弱，或肺之自汗或盗汗。

5. 主治 甲状腺疾病卫外不固的自汗症患者，症见自汗，夜卧尤甚，久而不止，身体消瘦，惊惕，短气烦倦，脉虚弱。本方所治自汗、盗汗是由于体虚卫气不固，又复心阳不潜，明不内守所致。

### 三十八、当归六黄汤

1. 出处 《兰室秘藏》卷下。

2. 组成 当归、生地黄、熟地黄、黄柏、黄芩、黄连各等份，黄芪加一倍组成。

3. 功用 滋阴清热，固表止汗。

4. 方解 用当归、生地黄、熟地黄以滋阴养血，配伍黄芩、黄连、黄柏之苦寒泻火，以治盗汗之本。"然此方之妙，则在于苦寒，寒则胜热，而苦复能坚之。"对于"阴愈虚则火愈动，火愈动则愈出"者，甚为适宜。尤妙在大苦大寒之中倍加黄芪以固表止汗，使之相得益彰，以收滋阴清热、固表止汗之功。故李东垣称其"治盗汗之圣药也"。若汗出过多者，加麻黄根、浮小麦、糯稻根、瘪桃干或龙骨、牡蛎等固涩之品。李时珍说："当归六黄汤加麻黄根，治盗汗甚捷。"本方性味苦寒者居多，若脾胃虚弱，纳减便溏者，则不宜。

5. 主治 阴虚火旺证伴见盗汗者。甲状腺功能亢进症的阴虚火旺迫津外出所见盗汗症患者。

# 第十一章 甲状腺肿瘤的中医特色疗法

## 第一节 针灸治疗

针灸治疗甲状腺疾病的文献记载，最早见于晋代皇甫谧《针灸甲乙经》："瘿，天窗及臑会主之。瘿瘤，气舍主之。"隋代巢元方《诸病源候论·瘿候》明确提出："有三种瘿：有血瘿，可破之；有息肉瘿，可割之；有气瘿，可具针之。"认为针灸可以作为甲状腺疾病的重要治法之一。

针灸通过采用一定的物理或化学刺激，直接作用于腧穴或病变部位，发挥疏通经络、扶正祛邪、调整阴阳的作用，纠正机体阴阳偏盛或偏衰的状态，从而达到治疗甲状腺疾病的目的，属于中医学的外治范畴。在针灸临床具体操作上，包括体针疗法、挑治疗法、火针疗法、艾灸疗法、耳穴疗法等不同的针灸治疗方法。针灸治疗甲状腺疾病的作用关键，在于促使患者自身免疫功能的提高，改善局部微环境，促进机体的自身调节和自我修复。如能将针灸与内治法配合应用，常常可以避免内服抗甲状腺药物的不良反应，同时可以缩短药物治疗疗程，提高甲状腺疾病的治疗效果。对于停药及手术后多次复发的患者，疗效同样满意，尤其是对某些甲状腺疾患轻症，往往可以专用针灸治疗而收功。

### 一、甲状腺良性肿瘤的针灸治疗

1. 体针

（1）主穴：翳风、天柱、天突、局部穴（按甲状腺肿处的大小用四支适当的针，在肿处四周各刺一针，四针之尖端要交叉于肿处之下方）。配穴：合谷、内关。方法：隔日针1次，每次留针30～40分钟，用强刺激手法，10次为1个疗程。适用于甲状腺肿大。

（2）主穴：天突、天荣、天牖、外关、合谷。配穴：翳风、肩髃、曲池、天井、足三里、三阴交、内庭。方法：针刺得气后留针20～30分钟，每5分钟行针1次，除天容、天突二穴外，一律采取轻刺手法，天突穴可刺入1～1.5寸，灸可3～5壮。适用于甲状腺肿大。

（3）取穴：以水突穴为中心，再依肿块大小，针刺角度及刺法稍有出入。配穴：合谷、列缺。方法：①旁刺法：肿块呈双侧弥散性肿大者，以双侧水突穴为中心，针体做45°角横斜刺入腺体1/2以上，再在双侧各斜入旁刺二针，均稍加提插。②齐刺法：单侧肿块较大者，以病侧水突穴为中心，针体呈45°角斜刺入腺体2/3左右，再在水突穴上下各斜刺一针，均做轻度提插。③合谷刺法：单侧较小的肿块，亦以水突穴为中心、一针斜刺入腺体2/3以上，向三个方向提插，配穴做慢按紧提泻法，体力疲乏者加足三里，做紧按慢提的补法。

（4）主穴：天突、天柱、合谷、翳风；配穴：肿大甲状腺四周。方法：常规消毒，用右手持针慢慢捻入穴内，有酸麻、沉重及触电样感觉为度，留针30~40分钟，以轻捻慢提、边捻边提方式，将针退出。再在肿大的甲状腺局部从四周向中心进针，以四周刺入的针尖与针尖要相互交错而过。每日1次，15次为1个疗程，适用于甲状腺肿大。

（5）取穴：肺俞、合谷、曲池、经外穴（在第6、第7颈椎之间横开1寸）。方法：用1寸毫针按上述穴位次序（均是双穴）与皮肤表面成垂直的方向进针，肺俞酸麻感觉至肩胛部，经外穴酸麻至全颈部，合谷穴酸麻感觉至示指尖，曲池穴酸麻感觉至腕、肘关节。采用重刺激手法，捻针3分钟，隔日1次，7次为1个疗程，适用于甲状腺肿大。

（6）局部取穴：常规皮肤消毒后，以左手拇、示指固定肿物，在结节周边将针刺入皮下，然后针尖向内斜直刺到结节的基底部。根据结节大小共刺6~8针，另在结节皮肤正中将1枚针直刺到结节的基底部，得气后轮流捻转提插20分钟，然后出针。邻近和远距离取穴：天柱、大杼、内关、曲骨穴，针刺得气后即出针，隔日针1次。适用于甲状腺腺瘤、结节性甲状腺肿及甲状腺囊肿。

（7）取穴及方法：取相当于足阳明经之人迎、气舍、水突部位，于瘿瘤顶部中心垂直刺入毫针各1支，再于四周取45°向心刺入毫针1支，深度以达瘿瘤中心为度，不可刺穿对侧囊壁，以防刺伤邻近器官，留针15~20分钟，每3日针1次，10次为1个疗程，适用于甲状腺腺瘤。

（8）一般以局部针刺为主，沿肿块边缘斜向中心成30°角刺入，刺4~6针如梅花状，一般针深5分至1寸，肿块大于2 cm者，于正中处垂直加刺一针，以不穿透肿块为度，中等度刺激捻转数次，留针20分钟，如肿块紧挨锁骨上，应注意针刺深度和方向，以免刺入胸腔，对发病时间较长者，先加刺合谷用泻法，同样留针20分钟，每周针刺3次，10次为1个疗程，适用于甲状腺腺瘤。

（9）主穴：翳风、天柱、天突及局部穴（按甲状腺肿处的大小，用四支适当的针，在肿处四周各刺1针，四针之尖端要交叉于肿处之下方），配穴为合谷、内关穴。每2天施针1次，10次为1个疗程。用强刺激手法，每次留针30~40分钟，适用于甲状腺瘤。

（10）医者左手固定患者肿大的腺体，右手持针，在腺体的左右两侧各向肿瘤中心刺入2~4针，留针半小时，每日1次。适用于单纯性甲状腺肿。

（11）用28号2寸许，在结节周围选择3~4个针刺点，从肿瘤左右向肿瘤中心刺入0.5寸至1寸深，留针20分钟，每周治疗2次，10次为1个疗程。适用于单纯性甲状腺肿。

（12）主穴：阿是穴（腺肿局部），配穴：合谷、天突、曲池。方法：阿是穴一般可取肿块两侧基底部各取两穴，一上一下，向甲状腺肿块缓慢刺入，不宜提插，局部有酸胀感。配穴强刺激。各留针20~30分钟，隔日1次，适用于单纯性甲状腺肿。

（13）取穴：①腺内穴：喉结与天突穴连线的上1/3处旁开0.1寸，斜刺进针，穿过肿体中心至远端，用 3 寸针。②腺外穴：与腺内穴相反，即从肿块外缘进针，沿肿体中心向食管方向斜刺 1.5 寸左右。③腺缔穴：从甲状腺峡中央旁开 0.2 寸，向外后斜刺 1.5 寸深左右。④腺根穴：从喉结旁开 1.5 寸向下进针，沿食管外向下刺 1.5 寸左右，针体尽量从腺体组织内通过。⑤喉返穴：胸锁关节上 1 寸，胸锁乳突肌内缘进针，直刺到食管与气管之间，即喉返神经通过处，用 1 寸针，若用治疗机通电 3～5 分钟即可。⑥肌根穴：胸锁关节上 0.2 寸，直刺进针 1 寸深左右，直接刺到甲状腺肌肉的根部。⑦肿下穴：肿块之中央下缘，直刺进针 1 寸左右。⑧肿中穴：肿块之中央直刺进针 1 寸左右。⑨肿上穴：肿体之中央上缘直刺进针 1 寸左右。⑩穿肿穴：肿块之中央上缘再向外 1 寸处，向肌根穴方向斜刺进针。⑪结节穴：有甲状腺结节者，用粗针"直接扎结节体，针尖要透过结节体。⑫支腺穴：第二颈椎旁开 0.5 寸，针 1.5 寸深左右。方法：取常用穴位 1～2 穴，一次一侧针 1～2 穴，留针 15 分钟至 2 小时，也可用治疗机，但刺激里不宜过大，通电时间不宜过长，一般在 15 分钟左右。一般 2～3 日 1 次，也可每日 1～2 次，15 天为 1 个疗程。甲状腺缩小到接近正常，甲亢症状基本消失时，改为巩固治疗，即每周针 1～2 次，1 个月为 1 个疗程，休息 15 天后视病情而定，巩固治疗一般不少于半年。

2. 针挑疗法

（1）取穴：局部刺激点有：①在甲状软骨结节上凹陷正中，即廉泉穴处。头后仰取之。②在甲状软骨与环状软骨之间前正中。③在第一二环状软骨之下正中，即约在 2 点之下 1 寸处。④在 3 点之下约 1 寸处，相当于天突穴处。⑤在 1 点旁开寸半处，左右各一。⑥在 2 点旁开寸半处，左右各一。⑦在 3 点旁开寸半处，左右各一。⑧在 4 点旁开寸半处，左右各一。非固定的刺激点也可称为阿是穴，因为这些点大多数在肿块之上或在其周围，有时选择在局部静脉血管上。

远距离刺激点：胆俞、肝俞、心俞、膏肓俞和八、九椎之间旁开寸半处均取作远距离刺激点。方法：局部皮肤常规消毒后，用消毒过的缝衣针或特制的挑针一枚，术者以右手拇指、示指、中指持针，针尖对正要挑的刺激点的皮肤上，稍向前推，同时左手示指把皮肤压向针尖，当针尖穿过皮肤后，把针体提高些，进行左右或前后摇摆拉动。摇动到一定的时间，所挑起的皮肤便会被拉断。再如前法于原针口下针，这样挑了 2～3 次之后，便可挑出像棉丝样稍具黏韧性之皮内纤维。这些纤维须拔出来，拔纤维的方法是：用消毒过的手指或镊子帮助拔出。但是最好是边摇摆边把针体旋转，将纤维缠在针体上，这样既清洁又可以防止其中断。纤维拔出后，再依前法往下挑，一条条的挑出来。如果挑喉部的刺激点，不久便可挑出皮下的脂肪小体来，针口下的脂肪小体挑完后，如果针口不很深，仍须继续往下挑（背部的刺激点，因为皮下脂肪少而很少能挑出脂肪小体），直到将肌肉表面的筋膜纤维挑出为止。针口的深阔度一般是上窄下阔的古井形，上口直径 0.2～0.3 cm，下底直径 0.4～0.5 cm，深度 0.5～0.8 cm，针挑完毕后用纱布包扎固定。

（2）取穴：主穴：喉2、喉3、喉4、喉6、喉7，阿是穴（颈椎3、4 之间旁开 1.5 寸，及颈椎5、6 之间旁开 1.5 寸）。配穴：气瘿加肺俞，筋瘿加肝俞，血瘿加心俞，肉瘿加脾俞，石瘿加肾俞，眼突明显者加眼睑挑点和肝俞，肿块难消者加挑天柱下 2 寸处。方法：凡挑甲状腺肿、挑局部点穴最好用细针挑筋法，把挑点皮层的纤维取尽，也可用挑摆法，一般每次挑 1 ~ 2 点，开始每日挑 1 次，待常规点挑完后，则每间 3 ~ 5 日挑 1 次，10 次为 1 个疗程，两个疗程间隔 10 ~ 15 天，后期则可间隔 1 个月。

3. 穴位埋线疗法

(1)取穴：腺内穴(在喉结 5 天突穴连线的上 1/3 处旁开 0.1 寸)。方法：用 0 ~ 1 号羊肠线，先把羊肠线剪成 4 ~ 5 cm 长为 1 根，浸在 75% 酒精内或 2.5% 碘酒内，可供长期备用。单纯性甲状腺肿大者，选用碘酒泡的羊肠线，一般一侧只埋一根线；对多次埋线者和甲状腺肿大特别明显的患者，可 1 次一侧埋入 2 ~ 3 根线。一般 2 ~ 3 个月埋线 1 次，也可 20 天 1 次，适用于单纯性甲状腺肿、良性甲状腺瘤。

(2)取穴：鸠尾、肝俞。方法：每次用一个穴位埋入羊肠线，半个月 1 次。

**二、甲状腺癌的针灸治疗**

1. 针刺处方

(1)主穴：气瘿、天鼎、合谷、足三里。

(2)配穴：脾虚湿阻加脾俞、阴陵泉、三阴交；痰瘀凝结加丰隆、膻中、天突、平瘿；气虚者加气海、脾俞。

(3)方义：合谷、足三里可疏导阳明经气，配天鼎可疏导局部瘀滞痰凝。脾俞、阴陵泉、三阴交健脾以利水，丰隆、膻中、天突化痰湿兼利胸胁，脾俞、气海益气血。

2. 灸法处方

(1)选穴：膻中、足三里、阿是穴。

(2)操作：阿是穴选肿块局部，用祛瘀活血、软坚散结的中药调制成糊状制成药饼置于肿块上，再用艾炷灸，每灸 3 ~ 5 壮，膻中、足三里可轮流配合使用。

3. 耳针处方

(1)选穴：甲状腺、颈、皮质下，内分泌。

(2)操作：每次选用 1 ~ 2 对耳穴进行针刺，给予低频脉冲电刺激 20 ~ 30 分钟。亦可用埋针法或压丸法。

4. 中药穴位透入处方

(1)选穴：太冲、合谷、太渊、足三里、人迎、阿是穴。

(2)操作：药用威灵仙 30 g，冰片 10 g，当归 20 g，红花、川芎、丹参各 15 g，以 75% 酒精 150 mL 浸泡 5 天，过滤备用，用低频中药导入治疗机。每天治疗 1 次，15 次为 1 个疗程。

5. 古代处方

(1)诸瘿：灸肩髃(《针灸资生经》)。

(2)瘿：灸天突、肩髃(《针灸集成》)。

6. 火针　火针疗法是由古人经过几千年对疾病的治疗过程中不断发现、总结、完善而成的，它凝结着众多医家的经验。早在内经时代就有记载，目前正逐步地被广泛应用于临床各科中。

宋鲁成教授多年的临床经验，选用火针围刺与中药汤剂内服治疗良性甲状腺结节可获得良好的临床疗效。在火针围刺联合中药治疗甲状腺结节的临床研究中，将 93 例甲状腺结节患者随机分为治疗组、对照 1 组、对照 2 组。治疗组是火针围刺联合中药汤剂组，对照 1 组是中药汤剂组，对照 2 组是西药组。治疗 3 个月后，治疗组总有效率为 87.10%，对照 1 组总有效率为 80.65%，对照 2 组总有效率为 54.84%，治疗组总有效率明显优于对照 1 组和对照 2 组（$P < 0.05$）。该项研究表明，火针围刺联合中药能明显改善甲状腺结节患者的临床症状，并可以缩小甲状腺结节，对甲状腺功能无明显影响，不良反应小，值得进一步研究。

周振坤等利用 TSH 替代联合围刺法治疗桥本甲状腺结节，进针时针尖斜向病变中心刺入皮下，采取单层包围针刺，留针时予以提插捻转等行针手法，疗效显著。

# 第二节　气功疗法

气功疗法属于自养其身的方法，是通过调气、调意、调神等心理活动（其中最关键的是调神，即入静）对人体进行自我调节的身心锻炼方法。它是通过练功的心理活动和意识控制，调节呼吸与肌肉活动，从而改善自身的生理功能与心理状态，达到强身健体、防病治病及延年益寿的目的。

我国气功疗法历史悠久，至少已有两千多年的历史。中国古代医学典籍《黄帝内经》对气功的理论与疗法早有论述。如《素问·上古天真论》中提出了"恬淡虚无，真气从之；精神内守，病安从来""呼吸精气，独立守神，肌肉若一"的气功健身理论。东汉医家张仲景提出用导引吐纳、针灸膏摩等通九窍之法。唐代孙思邈《备急千金方》中论述了导引养生的理论。宋代在气功术式上有所发展，坐式八段锦为此期的代表，后来发展成文八段和武八段。中国历史上还有不少医学名著也论及气功，许多医学大师也长于气功。新中国成立后，于 1955 年在唐山建立了气功疗养院，以便进行气功疗法的临床研究。1959 年 10 月，在北戴河召开了第一次全国气功经验交流会。20 世纪 70 年代后期，在大力普及气功的基础上加强了对气功的多学科综合研究。

## 一、作用机制、功法流派与操作要领

1. 作用机制　气功疗法，患者通过调息、调身、调心等一系列的自身训练，排除杂念，调节心身。由于"精神内守"，故能"真气从之""阴平阳秘"，从而达到防病治病、延年益寿的目的。现代医学认为，医疗气功能够调整大脑皮层兴奋与抑制过程的平衡，促进血液循环，改善心血管系统功能，调节呼吸系统、消化系统功能，促使人体新陈代谢。实验研究表明，练功有素者入静时脑电波 α 波振幅明显增高，节律减慢；气功能明显提高人体痛阈和两点阈，并提高顺背和倒背数字的记忆广度；气功入静后心率明显减慢，练功有素者能够人为地控制心率快慢和血压升降；练功时呼吸频率和每分通气量减少，潮气量增加，呼出气与肺泡气中二氧化碳浓度增高，氧气的浓度减少；气功入静对消化系统具有双向调节效应。

2. 功法流派　中国气功的流派很多，且各有特点。从动静的主辅划分，有静功、动功和静动功。静功如内养功、松静法等；动功如八段锦、易筋经、太极拳、五禽戏等；静动功的特点是静而后动，动静双赅。按练功的姿势分，有卧功、坐功、站功、活动功等。按练功的手段分，则有侧重意念锻炼的意守功，侧重呼吸锻炼的呼吸功，侧重姿势锻炼的调身功。按练功的作用分，有侧重于治疗的保健功和侧重于壮身的强身功。

3. 操作要领

（1）姿势正确：卧式(仰卧和侧卧)、坐式(平坐式和盘坐式)、站式均要自然、放松。

（2）正确掌握呼吸运动：如自然呼吸、深呼吸及停闭呼吸等，以在自然呼吸的基础上，逐渐进行深呼吸锻炼为常用，要求呼吸缓慢、均匀、舒适。

（3）入静锻炼：入静是处在一种无思无虑的状态，要达到听而不闻，但又不是入睡。入静的方法，最常用而易掌握的是意守丹田，或默念字句，进行缓慢均匀的腹式呼吸运动。

**二、注意事项**

1. 练功时要求环境安静，室内空气流通，但不要直接吹风，光线宜暗。

2. 注意及时解释辅导，循序渐进，可使患者逐步体会掌握气功要领，并嘱患者长期坚持锻炼。

3. 练功前应排空大小便，宽衣松带，去除束缚肢体物品，如手表。要停止剧烈体力活动和一般脑力活动，心情愉快。

4. 姿势要自然轻松。放松额部，避免皱眉，要含胸拔背，避免僵颈。深呼吸锻炼避免憋气。入静锻炼避免强制意守，又不能入睡。遇有不良反应时，不要勉强坚持练功。

5. 练功完毕，可先做保健功，如擦手、浴面、浴目等，适当活动四肢后方可外出。

6. 练功时间，一般卧功 15～40 分钟，坐功 15～30 分钟，站功 10～30 分钟。

# 第三节　饮食疗法

饮食疗法是根据病情或患者的需要，利用食物来治疗疾病的方法。它是中国医药学宝库的重要组成部分。我们的祖先在这方面积累了丰富的实践经验，并有不少精辟的论述和一些带有规律性的认识。中医学认为"医食同源"。药物治病，重在攻邪。食物疗养，重在扶正。早在两千多年前，《素问·脏气法时论》就已记载："毒药攻邪，五谷为养，五果为助，五畜为益，五菜为充，气味合而服之，以补益精气。"这说明在用药治病的同时，还要注意用食物(五谷、五果、五畜、五菜)来补充人体的正气，使患者恢复健康。

甲状腺疾病的患者，在采用中西药物、针刺、手术等治疗的同时，如能再根据自己身体的情况，合理地选用食物，进行饮食调养，使药物疗法和饮食疗法两者互相配合，就能共同发挥更好的效能，使患者早日恢复健康。

### 一、甲状腺肿

甲状腺肿包括单纯性甲状腺肿、地方性甲状腺肿、高碘性甲状腺肿。食中缺碘对地方性甲状腺肿的发病影响最大。自然水质和土壤的含碘量，直接影响到粮食、蔬菜等食品的含碘量。动物性食品中的碘剂则主要来自水和植物。所以，环境缺碘，特别是土壤和水中缺碘是机体碘摄入不足的主要原因。流行地区的土壤、水和食物中的碳含量越低，甲状腺肿的发病率就越高。碘化食盐可以预防甲状腺肿大等事实，可以证明缺碘是引起甲状腺肿的重要原因。但这并不是唯一的原因，因为在地方性甲状腺肿流行严重的地区，并非所有居民都得甲状腺肿。有些自然环境中含碘很多的沿海地区，也有不少甲状腺肿的患者，其原因不是缺碘，而是由于食用含碘丰富的海产食物或饮用含碘丰富的水，使身体摄入过多的碘，从而阻碍甲状腺内碘的有机化过程而产生甲状腺肿。所以，把这种甲状腺肿称为高碘性甲状腺肿，这种类型的甲状腺肿就不能用碘防治。甲状腺肿致病因素很多，有时只是一种因素起作用，有时可能是几种因素同时起作用。所以，不能一遇到甲状腺肿就让患者吃海带或碘化物，更不能误认为甲状腺肿只是发生在高原、山区，沿海及平原地带就没有。当然，致甲状腺肿物质往往是与缺碘同时起作用才促成地方性甲状腺肿的流行，单纯由致甲状腺肿物质作用而造成地方性甲状腺肿流行还是少见的。地方性甲状腺肿患区用碘防治无明显效果时，应考虑该地区可能有其他致病物质的存在。此外，还应考虑到精神因素、营养物质和某些微量元素的影响。对于缺碘所致甲状腺肿，可以适当服用海带、紫菜等海产品，补充碘的不足。青春期、妊娠期、哺乳期引起的单纯性甲状腺肿，可补充足量的碘，体征可以消失。高碘性甲状腺肿，应停用高碘饮食。

### 二、甲状腺结节与肿瘤

甲状腺结节主要有三大类病变，第一种是结节性甲状腺肿，是一种退行性病变；第二是甲状腺腺瘤，属良性病变；第三种就是甲状腺癌。平常做到甲状腺结节饮食注意，可使自己的疾病治疗起到辅助的作用。甲状腺结节患者的饮食注意事项是不应喝酒、吸烟；忌辛辣刺激性食物，如葱、花椒、辣椒、桂皮等，忌肥腻、油煎食物；不宜食含碘高的食物，比如海带、紫菜、虾皮、海鱼等。甲状腺结节患者在我们的日常生活中适宜吃一些具有消结散肿作用的食物，包括菱角、油菜、荠菜、猕猴桃等，宜多吃具有增强免疫力的食物，如香菇、蘑菇、木耳、核桃、薏苡仁、红枣、山药和新鲜水果等。甲状腺结节患者在饮食注意事项中需要严格忌碘饮食，食用无碘盐，禁食海带、紫菜、海鱼等海产品。

### 三、致甲状腺肿物质

近年来发现致甲状腺肿物质日益增多，某些蔬菜及药物都具有生甲状腺肿的作用。许多植物，其中大多数为十字花科，萝卜、圆白菜、油菜、黄豆、核桃、木薯、玉米、竹笋、洋葱、大蒜等食物中含有某些物质，可阻断甲状腺激素合成，含有硫葡萄糖苷，后者释放生甲状腺肿物质，如硫氰酸盐或 L-6-乙烯-2-硫代噁唑酮。现在发现其他科食用植物也有生甲状腺中作用，它们中有的含有生氰的葡萄糖苷，通过水解释放氰化物。氰化物去毒以后，产生硫氰酸盐。

在芬兰发现食用十字花种植物的牛的牛乳中也含有这种生甲状腺肿的物质。它类似硫脲类药物，其生甲状腺肿作用不能被大量碘剂应用所防止。又如有些热带地区以木薯为食，而产生地方性甲状腺肿。木薯中的主要葡萄糖苷是棉豆苷。食用木薯的人的血清及尿中含硫氰酸盐高。在严重缺碘地区的人们食用木薯后其尿中碘排出量明显增多，使缺碘进一步加重。木薯不含硫葡萄糖苷或硫氰酸盐，而食入后，从中释放出去毒的氰化物，此为内生的硫氰酸盐。

日本人田氏曾将流行区的生水饲喂动物而引起甲状腺肿，但用煮沸过的水给动物饮用，并不发生甲状腺肿。认为地方性甲状腺肿的原因系饮水中的重碳酸钙过多所致。生水经煮沸后碳酸钙沉淀下去，就不会产生甲状腺肿。根据河南鲁山县宗庄绵马村居民的调查，饮用生水和饮开水的甲状腺肿发病率也有不同，前者患病率高于后者。碳酸钙的生甲状腺肿的作用并不强，仅在碘摄入不足的情况下，钙才能有生甲状腺肿的作用。在西班牙及智利，发现食入核桃能引起地方性甲状腺肿。大鼠实验证明进食核桃促使甲状腺素从粪便流失。

患者如因偏食某些含生甲状腺肿物质的食物，或应用某些生甲状腺肿药物，则停止使用这些食物或药物，甲状腺肿可自行消失。在青年人，或妊娠、哺乳期，因为机体对甲状腺激素的需要增加，可以发生甲状腺肿，但多数患者的甲状腺肿大并不显著，即使不予治疗，往往在青春期过后，或妊娠、哺乳期后可以自行缩小。至于肿大较显著或呈结节性甲状腺肿者，则必须给予治疗。

# 第四节　五音疗法

五音疗法作为一种独特的音乐治疗方法，是根据中医传统的五音理论，运用角、徵、宫、商、羽5种不同音调的音乐来调治疾病的方法。即"宫动脾，商动肺，角动肝，徵动心，羽动肾。"它作为一种疗法能够流传下来，必有其坚固的理论基础。然而，许多现代研究都试图从分子生物学、物理、生理和心理学等方面寻求其理论基础，结果可想而知，只是提出了几种假说。有学者认为这有点犯了"南辕北辙"的错误，五音疗法作为那个时代的产物，必定有那个时代的历史"烙印"。它既非"天才的猜测"，亦非主观臆断，而是古人在生活、生产实践基础上逐步产生的理论认识，而这种认识的关键在于中医的整体观。

中国现存最早的医学典籍《黄帝内经》，首先把五音引入医学领域，《素问·阴阳应象大论》《素问·金匮真言论》就把五音阶中宫（DO）、商（RE）、角（MI）、徵（SOL）、羽（LA）与人的五脏（脾、肺、肝、心、肾）和五志（思、忧、怒、喜、恐）等多方面内容运用阴阳五行学说相应地有机地联系在一起了。这种联系说明中医很早就认识到声调的不同，对人体五脏生理或病理活动以及人的情绪变化有着相应的不同，对人体五脏生理或病理活动以及人的情绪变化有着相应的不同影响。它不仅丰富了中医学整体观念的内涵，而且还构建了声学与医学相关理论的框架。

《灵枢·忧恚无言》曰："喉咙者，气之所以上下者也。会厌者，音声之户也。口唇者，音声之扇也舌。舌者，音声之机也。"说明喉咙、口腔是发声的主要器官。而喉咙、口腔又通过经络与五脏紧密联系，人体只有五脏气血充盈，运行通畅，才能正常发出声音。可见，五脏与声音有密切关系，五脏精气充足、气机调畅是发出各种声音的先决条件，即"五脏外发五音"。由于五脏的形态结构不同，所藏精气有别，参与发声作用不同，所以五音又分别与五脏有选择性的相应关系，即"五音内应五脏"。

《素问·脉要精微论》曰："言而微，终日乃复言者，此夺气也""声如从室中言，是中气之湿也"。《灵枢·邪气藏腑病形》曰："语声喑喑然不彻者，心隔间病。"可见，五脏有病，声音的高低、长短、徐促也不同，体现了"有诸内者，必形诸外"的中医整体观。又进一步说明五脏可以影响五音，五音亦可调五脏。

《礼记》曰："乐者音之所由生也，其本在人心之感于病也。"《乐记》曰："乐至而无怨，乐行而伦清，耳目聪明，血气平和，天下皆宁。"《史记》太史公曰："故音乐者，所以动荡血脉，通流精神和正心也。"清代吴师机《理瀹骈文·略言》曰："七情之病也，看书解闷，听曲消愁，有胜于服药者也。"均认为有节制地选听乐曲，有利于精神舒畅、机体健康和疾病康复。五音疗法在临床运用中的辨证选乐治疗，也充分体现了其整体观思想。五音疗法的临床运用主要有以下方面：

**一、依据五行相生的五音疗法**

根据五音配五脏的思想，中医有"顺其脏腑施乐法"。怒伤肝，可用角调式音乐补之；喜伤心，可用微调式音乐补之；思伤脾，可用宫调式音乐补之；忧伤肺，可用商调式音乐补之；恐伤肾所致失眠，可用羽调式音乐补之。过多的负面情绪容易伤神，时间长久则伤心亦伤身，这时就可以有选择地用欢愉的音乐来舒缓情绪，调理身心。下面列举一些辨证选曲的方法。

1. 肝火扰心证　可选用《蓝色多瑙河》《草木青青》《绿叶迎风》《一粒下土万担收》等角调式音乐曲目，以调节肝胆的疏泄功能，促进人体气机的升发条畅。

2. 痰热扰心证　可选用《卡门序曲》《汉宫秋月》《喜相逢》《百鸟朝凤》等徵调式音乐曲目，以助养心气。

3. 心脾两虚证　可选用《月光奏鸣曲》《秋湖月夜》《鸟投林》《闲居吟》等宫调式音乐曲目，以调节脾胃的升降功能，促进全身气机的稳定。

4. 脾胃不和证　可选用《第三交响曲》《阳光三叠》《黄河大合唱》等商调式音乐曲目，以健脾和胃，调和胃的受纳和通降，促进人的气机内收。

5. 心肾不交证　可选用《汉宫秋月》《昭君怨》《塞上曲》等羽调式音乐曲目，以助养肾气，促进人体气机的下降。

**二、依据五志相胜原理的五音疗法**

根据中医基础理论中五行相克、相胜的关系，通过选择相应的调式音乐可以起到对疾病的预防和治疗。《素问·阴阳应象大论》提出"怒伤肝，悲胜怒；喜伤心，恐胜喜；思伤脾，怒胜思；忧伤肺，喜胜忧；恐伤肾，思胜恐"。具体方法如下：

肝属木，怒为肝之志，过怒会伤肝，所以选用悲切之商调式音乐，来治疗因怒极而致神情亢奋，狂躁之病症，对内分泌系统、消化系统有调节作用。

心属火，喜为心之志，暴喜就会伤心，所以选用恐惧之羽调式音乐，来治疗因过喜而致心气涣散、神不守舍之病症，主要调节循环系统，对神经系统与精神系统疾病也有调节作用。

脾属土，思为脾之志，思虑太过，则气结于脾，可用鲜明、舒畅、激昂之角式音乐，来治疗思虑过度而神情低沉之疾病，对神经系统、精神调节有一定的作用。

肺属金，忧为肺之志，忧悲过度则伤肺，应选用热烈、欢快之徵式音乐，来治疗因悲哀过度而致精神萎靡不振，时时哀叹饮泣之疾病，可调节呼吸，进而影响神经系统、内分泌系统。

肾属水，恐为肾之志，恐惧过甚则伤肾，可选用敦厚、庄重之宫调式音乐，来治疗因极度恐惧而致情绪不宁，甚至神志错乱之疾病，主要对泌尿与生殖系统有调节作用。

### 三、五音疗法用于修身养性

对于性情暴躁、好胜争强之人，其易浮躁，在五行中属"火"，应用"水"来克制，应多听羽调式音乐，如小提琴协奏曲《梁祝》《汉宫秋月》《二泉映月》等，能缓和、制约、克制其急躁情绪。

对于多思多虑、多愁善感之人，其情绪多压抑，属五行中"土"，用"木"应对，多听角调式乐曲，如《春之声圆舞曲》《蓝色多瑙河》《江南丝竹乐》等，这些曲目生机勃勃，风格悠扬沉静，能抒发情感，进而从痛苦中解脱。

对于悲观厌世、多绝望之人，因其遇到挫折或精神创伤，对生活失去信心，其悲哀情绪较重，属五行中"金"的特点，以"火克金"，必须以欢快、明朗的徵调式乐曲，如《溜冰圆舞曲》《闲聊波尔卡》《轻骑兵进行曲》等交响乐及《春节序曲》《喜洋洋》等中国的吹打乐，其旋律活泼、愉快，能降低悲观情绪影响，进而点燃对生活新的希望。

对于平时易生气、动怒之人，愤怒气大，属五行中"木"，以"佐金平木"，多听商调式乐曲，如《威风堂堂》《江南好》《春风得意》等曲目，能使肺的肃降制约肝火的上亢，以达到疏肝理气的功效。

对于平时老唉声叹气、悲泣的人，五行中属"水"，应给予引导排遣，听宫调式乐曲以土制水，如《月光奏鸣曲》《月儿高》等，这些曲目沉静悠扬，能疏泄心头郁闷，摆脱悲痛，振奋精神。

总而言之，五音疗法是根据中医传统的五音理论来治疗和预防疾病的，而五音理论又根源于中医的整体观，所以五音疗法的理论基础还在于中医的整体观，这也是其流传至今的原因所在。我们应将五音疗法与中医药及其他康复疗法互补，综合治疗身心疾病，使这一独特的疗法发挥更大的作用，为人们的身心健康服务，而不应花费巨大的人力、物力、财力去研究其具体的现代作用机制。在甲状腺中发现含有囊状物，其临床表现主要为压迫疼痛、呼吸困难、声音沙哑等症状。传统医学主要采用手术方式治疗，但容易复发，且手术难度大，有危险，对于身体条件有限的人风险难度更大。而采用超声引导下通过穿刺无水乙醇（PEI）治疗甲状腺良性囊肿，能克服这些缺点，可以反复进行，手术创伤小，因此该方法在临床上已得到认可。

# 第十二章 软坚散结法在甲状腺肿瘤中的应用

陈如泉教授的软坚散结法主要应用于结节性甲状腺疾病。结节性甲状腺疾病是指含有甲状腺结节的各种甲状腺疾病的统称，为临床常见病、多发病，借助高分辨率超声的检出率可高达20%～76%。其临床类型众多，包括结节性甲状腺肿、甲状腺腺瘤、亚甲炎、桥本病合并结节、毒性结节性甲状腺肿、甲亢合并结节、恶性甲状腺癌等。

## 一、据病因论治

1. **疏风散结** 主要针对亚急性甲状腺炎患者。亚急性甲状腺炎主要因为外感风热或温热毒邪，蕴结于颈前，进而热结成痛而成。风热犯表，肺卫失宣，可见发热恶寒；郁而化热，上犯颈咽，则咽干喜饮、咽颈疼痛；日久灼伤津液，气血运行不畅，痰瘀互结，形成甲状腺结节。治以疏风散热、散结消肿。陈如泉教授方用银翘散加减治疗，常用连翘、忍冬藤、薄荷疏散风热，紫苏子、牛蒡子、荆芥宣肺散结，板蓝根、桔梗解毒利咽。

2. **解毒散结** 主要针对急性化脓性甲状腺炎、亚急性甲状腺炎甲亢期、毒性结节性甲状腺肿、甲亢合并结节等热毒壅盛，甲状腺癌合并热毒者。急性化脓性甲状腺炎，部分亚急性甲状腺炎患者热毒炽盛，结于颈部，灼伤阴液，炼津为痰，渐至成痈，血脉瘀滞，可见颈部肿胀疼痛，压痛明显，畏寒发热，小便黄，大便干。治以清热解毒，散结消痈。陈师常用五味消毒饮、三黄汤清热解毒，仙方活命饮、平消片、西黄丸解毒散结，常用蒲公英、白头翁、忍冬藤、天葵子、蚤休、连翘、板蓝根、重楼、白蔹等清热解毒；夏枯草、川楝子、龙胆草等清肝火；栀子、黄连、木通等泻心火；石膏、知母、黄芩等清肺胃火；大黄、牛膝等引火下行；牡丹皮、生地黄、玄参、鳖甲、天花粉等滋阴清热；白芷、皂角刺等解毒散结；露蜂房、斑蝥等攻毒散结。

毒性结节性甲状腺肿、甲亢合并结节、亚急性甲状腺炎甲亢期患者，临床症见：甲状腺结节，多汗，口苦咽干，渴而欲饮，多食易饥，心悸手抖，急躁易怒等，陈如泉教授认为多责之于肝火，治以清肝散结，方用丹栀逍遥散、小柴胡汤疏散肝经郁热，龙胆泻肝汤清肝利湿，夏枯草胶囊、清肝泻火方清肝散结。常用药物有龙胆草、柴胡、夏枯草、黄芩、栀子、黄连、生地黄等。

甲状腺癌性结节患者因癌毒内侵日久，可瘀而化热，出现热象，此时可辅以解毒散结，常用药物有石见穿、龙葵、白花蛇舌草、半枝莲等。

3. 化痰散结 主要针对自身免疫性甲状腺炎合并结节者。临床症见：颈部肿大，质地柔韧，伴见乏力，气短，易疲，经常感冒等。证属脾虚痰阻，治以化痰散结，陈师常用二陈汤、贝母瓜蒌散、三子养亲汤或自拟五子消瘿汤等治疗。常用药物有薏苡仁、白术、茯苓利湿化痰，陈皮、半夏燥湿化痰，桔梗、苏子、牛蒡子、莱菔子、葶苈子等宣降肺气而化痰，浙贝母、山慈菇、土贝母、海蛤壳、海浮石、瓦楞子、胆南星等清热化痰，瓜蒌皮、沙参、麦冬等润燥化痰。

4. 理气散结 主要针对结节性甲状腺疾病证属气机郁结者。此类患者多见于女性，结节发生、发展与情志变动密切相关，时长时消，若及早予以调治，可取得满意效果。陈如泉教授常治以理气散结，方用逍遥散、柴胡疏肝散、四逆散疏肝理气，软坚散结；自拟理气消瘿方理气散结消肿。常用药物有柴胡、香附、川楝子、佛手、橘叶、香橼皮、绿萼梅疏肝行气，青皮、枳实破气散结，玫瑰花、郁金、八月札、玫瑰花理气活血，荔枝核、橘核行气散结。另外，陈如泉教授指出，正如李东垣所说："肝阳不足不舒，风药疏补之"，风药多轻清上升，不仅可助肺之宣降，又可启发肝胆升发之用，同时风能泻木，抑制肝气之横逆，散肝脾郁火，故临床可适当使用风药调理气机，如使用薄荷、防风、白芷、升麻等疏肝散郁火。

5. 活血散结 主要针对结节性甲状腺疾病后期证属瘀血凝结者。临床症见：结节迁延不消，质地较硬，活动度欠佳等。治以活血散结，陈如泉教授常用桃红四物汤和自拟活血消瘿方治疗。常用药物有桃仁、红花、赤芍、川芎等活血通络，乳香、没药等行气活血，三棱、莪术、急性子、鬼箭羽、蛴螬虫等破血散结，穿山甲、水蛭、土鳖虫、蜈蚣、红娘虫等虫类药搜络散结。

6. 温阳散结 主要针对结节性甲状腺疾病后期出现脾肾阳虚证者。临床症见：颈部结节，伴见畏冷怕寒，身体水肿，大便干结。多见于自身免疫性甲状腺炎甲减期，亚急性甲状腺炎甲减期。治以温阳散结，陈如泉教授方用右归丸、地黄饮子、阳和汤或小金胶囊治疗。常用药物有菟丝子、枸杞子补肾生阳，肉苁蓉、制附子、熟地黄、肉桂、鹿角胶、淫羊藿、仙茅、补骨脂、巴戟天温肾助阳，吴茱萸、干姜温脾散寒，白芥子、麻黄散寒化痰。

7. 养阴散结 主要针对结节性甲状腺疾病中出现阴虚证者。临床症见：颈部肿块，伴见口干，汗出，大便不畅，皮肤干燥，眠差等。多见于甲亢合并结节、甲状腺结节（包括癌性结节）术后复发。治以养阴散结，陈如泉教授方用生脉饮、二至丸、左归丸、六味地黄丸、一贯煎等治疗。常用药物有麦冬、沙参、玄参等补肺胃阴，生地黄、女贞子、旱莲草、枸杞子、生牡蛎、鳖甲等补肝肾阴。

8. 益气散结 主要针对结节性甲状腺疾病中出现气虚证者。临床症见：乏力易疲，精神差，恶风易感，纳食减少等。多见于自身免疫性甲状腺疾病合并结节或者结节性甲状腺疾病的后期。治以益气散结，陈如泉教授方用四君子汤、五味异功散、玉屏风散等治疗。常用药物有黄芪、太子参、党参、白术、茯苓、黄精等补脾益肺。

9. 利水散结 主要针对结节性甲状腺疾病中出现水湿停聚者。临床症见：全身或颜面、下肢水肿等，多见于甲减合并结节。另外，陈师还运用到结节合并囊变患者的治疗中。治以利水散结。方用五皮饮、桂枝茯苓丸等治疗。常用药物有泽兰、益母草、王不留行等活血利水，茯苓、泽泻、猪苓等利水渗湿，车前子、瞿麦等通利小便，桑白皮、葶苈子等泻肺逐饮。

## 二、综合论治

在运用软坚散结法治疗结节性甲状腺疾病时，陈如泉教授强调多种治法的联合，综合论治，以期取得最佳疗效。

1. 气血同调　气能生血、行血，血能载气，两者常在生理病理上相互影响。陈如泉教授认为，在治疗结节性甲状腺疾病时，常需兼顾气血，以达到软坚散结的目的。气虚血瘀时，予以益气活血，在活血化瘀的同时，加入补气药，推动血行，方用补阳还五汤加减，药用补气药如黄芪、太子参、党参等，配伍以桃仁、川芎、赤芍、当归、地龙等活血通络药；气滞血瘀时，予以理气活血，方用自拟理气消瘿方治疗，此时可选用气血同调的药物配伍使用，如香附、郁金、延胡索、川楝子、玫瑰花、绿萼梅、三棱、莪术等；气血两虚时，予以气血双补，药用八珍汤治疗。

2. 痰瘀同治　陈如泉教授指出，痰湿与瘀血在结节性甲状腺的发病中占有重要地位，两者相互关联、相为因果，兼夹为害，在治疗时常需痰瘀同治。但需明确两者的主次，或以活血为主，或以化痰为主，或者两者同行。治痰治瘀虽然主次有别，但痰化则气机调畅，有利于活血；瘀去则脉道通畅，而有助于痰清。此即所谓"痰化瘀消，瘀去痰散"之意。若痰瘀并重则当兼顾合治，分消其势，使其不致互相狼狈为患。同时应注意宜中病即止，以免耗伤气血阴阳，变生坏病。选药以平稳有效为原则，慎用毒猛辛烈之品。

3. 消中有补　陈如泉教授指出，虽然结节性甲状腺疾病属于中医"瘤"的范畴，多属于邪结而成，据"结者散之""坚者削之"的大法，多予以攻伐之品，但是"正气内存，邪不可干"，正气亏虚是结节性甲状腺疾病发生的内在原因，一方面正气亏虚，气血乏源，可使外邪易于侵扰，同时内虚可导致气机不畅，痰血凝结而为病；另一方面，病程日久，缠绵难愈，正邪胶着，正气不同程度的耗伤。若一味予以攻伐，不知保护正气，只会加重疾病，更加迁延难遇。因此强调在散结过程中应消中有补，即可防止正气损伤，又可助正驱邪。

4. 血水同治　津液与血同行脉中，可相互转化，血不利则为水，水停则血滞不行，常见血水同病而为患。早在张仲景《伤寒论》及《金匮要略》中就有明确的记载与治疗，更是创立了系列血水同治的方剂，其中以桂枝茯苓丸最具代表性。陈如泉教授认为，瘀血、水湿相互胶着、壅结颈前是甲状腺囊肿的基本病机。瘀水互结型超声可见无回声光团或低回声光团，提示甲状腺囊肿伴有结节或囊性结节或甲状腺结节囊性变，穿刺液为鲜红色血性液体或暗红色液体，系肝郁蕴热、灼伤瘿络、瘀血阻滞、迫血妄行，离经之血充于囊内而形成，治宜活血利水、化痰散结。另外，结节性甲状腺疾病后期常可出现阳虚水停瘀阻，阳虚则气化失职，水湿停滞，阻滞气机，血行受阻，或者因为瘀血阻滞，水液不行，停而为患，此时应血水同治，治以活血利水，可用桂枝茯苓丸加减治疗，常用药物有：泽兰、益母草等活血利水，猫爪草、鬼箭羽、土贝母、瞿麦、山慈菇清热利湿，急性子、王不留行籽活血利尿，蜣螂虫、橘叶、三棱、莪术理气通络。

5. 内外合治　陈如泉教授在内服方药的同时，积极探讨结节性甲状腺疾病的外治法，创立了系列外用药膏，如理气消瘿膏、金黄消瘿膏、散结消瘿膏及温阳消瘿膏等膏剂，内外合治，以增强其疗效。

# 第十三章　无水乙醇注射治疗甲状腺囊肿

　　无水乙醇注射治疗就是在直视或 B 超引导下，将装有一定量（一般 0.5 ~ 5 mL）无水乙醇的注射针，经皮穿刺至肿瘤内，注入无水乙醇，使肿瘤坏死。一般每周治疗 1 ~ 3 次，10 次左右为 1 个疗程。此法也可用于止癌痛，将无水乙醇注入蛛网膜下隙、硬膜外或周围神经，使神经阻滞或神经变性而达到止痛作用。无水乙醇注射实质上是非血管性介入治疗方法之一。

　　无水乙醇注射治疗适用于小而不能或不宜手术切除的肿瘤，尤其是接近体表的原发性或转移性肿瘤。目前用得最多的是原发性或继发性肝癌，其癌灶直径小于 3 cm，癌灶数目不多于 3 个为最适宜。国外曾有报道，单用无水乙醇注射治疗的小肝癌，5 年生存率可达 47%。

　　在止痛方面，无水乙醇注射也大有用武之地。据报道，无水乙醇硬膜外阻滞治疗晚期癌痛，一次量最多可用到 18 mL，显效达 92%，有效 8%；无水乙醇蛛网膜下隙阻滞治疗晚期癌痛，如肝癌、胃癌、胰腺癌和子宫颈癌的顽固痛，也有不错效果，1 周后达高峰，镇痛效果可持续 6 ~ 18 个月。若注入神经节内，则神经细胞坏死后不能再生，可达永久性止痛。

　　无水乙醇注射方法简便，成本低，有一定疗效，患者容易接受。但注射点会有短暂的疼痛，系无水乙醇渗漏穿刺通道所致，应在拔针过程中注入局麻药，可减轻疼痛。也有术后发热的，系肿瘤或正常组织坏死后吸收热，可用吲哚美辛（消炎痛）一类退热止痛药处理。少数人在无水乙醇止痛后有尿潴留、血压下降、呼吸轻度抑制等并发症，应予及时处理。

## 一、原理

　　原理主要包括以下几点：

　　1. 超声引导直达病灶部位，准确性高。

　　2. 采用的无水乙醇利用了无水乙醇消毒、脱水、杀灭瘤细胞作用及组织蛋白凝固作用。

　　3. 抽出了囊肿中的坏死细胞及分泌物。

　　在治疗单纯性囊肿时，其治疗效果最佳，原因可能是单纯性甲状腺囊肿具有单一孤立的囊，易于抽取囊液，并且在治疗时无水乙醇能直接到达。而复杂性囊肿，具有多囊，影响了酒精在囊内扩散，分囊中无水乙醇难以到达甚至无法到达；其次，复杂性囊肿内囊黏液黏稠, 抽出囊液多为黏性胶状物。单纯性囊肿抽出的黏液均值为 7.9 mL, 而复杂性囊肿, 均值只有 4.6 mL, 差异明显。

## 二、穿刺方法

患者仰卧, 肩部垫枕, 颈部过伸 20°~30°。利用 2% 利多卡因对患者局部麻醉, 使用西门子 512 超声诊断仪, 浅表器官探头, 频率 5 MHz。于超声引导下将 16G 或 18G PTC 穿刺针进至囊肿液性暗区中心, 拔出针芯, 迅速接上延长管及注射器, 尽可能抽尽囊液, 囊液黏稠时注入适量生理盐水稀释; 接着注入 0.5~1.0 倍于囊液的无水乙醇, 开始时缓慢注射, 然后适当加快, 保留 3 分钟后全部抽出, 再次注入等量无水乙醇。

经过皮穿刺无水乙醇(PEI)治疗后跟踪患者病情发现 3 个月后病灶内黏液均有明显减少, 囊肿明显减小, 效果明显。跟踪检查 6 个月后变化与 3 个月相比, 无明显差异。可能因为坏死及纤维化成分的吸收缓慢。因此, 甲状腺囊肿 PEI 治疗疗效观察期限可定为 3 个月, 如效果不满意, 可进行二次穿刺或采用其他方式治疗。

综上所述, 采用 PEI 治疗甲状腺良性囊肿具有定位准确、治疗简便, 疗效稳定, 不良反应小且复发率低等优点, 有效地解决了传统手术方式存在的风险大、并发症多及费用高等问题, 值得临床推广应用。

# 第十四章　甲状腺肿瘤的西医治疗方法

## 第一节　核素碘治疗

核素碘($^{131}$I、$^{123}$I)分别放射 γ – 射线及 β 射线，均可被 γ – 照相机探测，组织对 γ – 射线的吸收甚微，而对甲状腺滤泡或癌肿起毁坏作用的都是高能量且射程仅 0.5 cm 的 β 射线。

口服核素碘后上消化道能迅速吸收，经血循环到达某些组织并聚集，且以功能性钠 – 碘迁移(Sodium – iodide transporter，NIS)表达。在正常甲状腺、甲状腺癌、乳腺、唾液腺、胃、结肠、肾脏中均有表达，最后由尿、粪排出。碘的摄取与 TSH、NIS 表达上调及功能有关。一般正常的甲状腺滤泡摄碘能力最强，病变组织的滤泡越多、越完整、胶质越多，摄碘能力越强，疗效也最好。滤泡状腺癌的吸碘最多，疗效最好，乳头状癌摄碘较好，疗效也较好；髓样癌摄碘甚少或几乎不摄碘，故疗效更差；因未分化癌不摄碘，故几乎不用核素碘治疗。

### 一、分化型甲状腺癌的核素碘治疗

某些 DTC，如乳头状、滤泡状、乳头 – 滤泡状混合性癌、HUrthle 细胞癌，尤其是滤泡状癌约75%具有明显摄碘并浓缩碘功能。而核素碘对正常甲状腺及能摄碘的癌细胞具有强大的放射性杀伤力，因此这些甲状腺癌具良好的疗效，但必须在至少去负荷手术后才能发挥其最大作用，即只能作为 DTC 的辅助治疗。

由于核素碘伴有一定的不良反应，因此，DTC 术后是否均需行核素碘治疗仍有争论。反对者的意见认为 DTC 在施行甲状腺近全切除术后加用抑制疗法，10 年生存率已相当高，而且 Crile(1988 年)认为抑制疗法的疗效与核素碘相仿。前者价廉、方便、安全。但 Cady(1983 年)认为核素碘的疗效胜于抑制疗法。Mazzaferri(1981 年)分析 576 例直径 >1.5 cm 的甲状腺乳头状癌患者的局部复发率，发现术后用核素碘加上抑制疗法者为 6.4%，单独应用抑制疗法者为 13.1%，两种疗法均不用者达 40%。表明核素碘明显减少术后的复发。Leeper(1973 年)分析甲状腺滤泡状癌的 5 年生存率，发现术后行核素碘治疗组达 100%，而对照组仅 33.3%。

近年来越来越多的学者重视核素碘的治疗，但因其对低分化及未分化甲状腺癌的疗效极差,较少应用。

根据治疗目的,核素碘的治疗可分为甲状腺切除术后的消融(ablation)疗法,及发现转移而无法再手术的内照射治疗两种。

1. 消融疗法 系在 DTC 做甲状腺近全切除术后,应用核素碘销毁残留的正常甲状腺,达到甲状腺全切除的目的,而无甲状腺全切除术的众多并发症,如甲状旁腺功能减退、喉返神经、喉上神经损伤等。同时,无须另外再服用核素碘及再做其他准备。在消融治疗后 5~10 天再做扫描,通常可发现以 2 mCi 小剂量 $^{131}$I 所做的诊断性扫描不能探及的病灶,可发现 24%~39% 术中及胸片不能发现的转移灶,故兼有进一步诊断转移灶的作用。

基于消融疗法所用的核素碘剂量较大,故术后是否均须用此疗法尚有争议。目前大多认为对 I、II 期甲状腺癌术后并无消融的必要。因为,此疗法并不能改善长期生存率及肿瘤复发率。但 Mazzaferri 分析 946 例乳头状癌的 30 年随访资料,发现消融组与对照组相比,II、III 期患者的肿瘤复发率(16%:38%)及癌肿死亡率(3%:9%)明显降低。因此,他们认为若求 30 年生存率,应考虑术后消融疗法。但 Mayo 医院认为,只要初期手术范围恰当,对低危组患者,特别是乳头状癌患者,术后消融疗法的意义不大。他们报道与 Mazzaferri 报道病期相同,但初期都做甲状腺近全切除的 1542 例,发现术后永久性甲状旁腺功能减退的发生率为 2%,永久性喉返神经损害发生率为 1%,30 年复发率也仅为 19.1%,而术后消融组也有 16.6%($P = 0.89$)。但 30 年死亡率在两组分别为7.8% 及 5.9%,无明显差别($P = 0.43$)。但他们也主张在中、高危组的患者中,滤泡状特别是 Hürthle 细胞甲状腺癌,应做术后消融治疗,以达到早期发现转移灶及延长寿命的作用。此外,完全消融后血清 TG 一旦升高,特别是在 TSH 增高时便可考虑有转移的可能,应及早处理。为此,近年在适当剂量的控制下术后消融疗法已被广泛接受。

采用消融疗法的意义在于:①甲状腺本身系多病灶性,根据甲状腺全切除标本的连续病理切片证实,对侧腺体的隐性癌肿发生率高达 10%~25%,甚至 80%。因此甲状腺近全切除术不能保证切除所有的隐性病灶。鉴于甲状腺全切除术的并发症明显增多,因此可选择以核素碘消融甲状腺近全切除术后残留的腺体,既可达到全切除的目的,消除所有腺内隐性病灶,又无众多的甲状腺全切除的并发症,还可达到早期诊断难以发现的转移病灶,并及早行进一步治疗;②已发现残留的 DTC 病灶可转化为未分化癌,若术后采用消融治疗,可减少此种转化的可能。

(1)指征:①II、III 期 DTC;②术后发现颈部有残留病灶而再手术有困难者;③当发现远处转移,而初次手术仍残留部分甲状腺时,作为进一步核素碘治疗的准备。

(2)消融时机通常以术后 2~3 周最为恰当。因在甲状腺近全切除后 2~3 周,TSH 才增高达 30 μU/mL,此时,局限性转移灶或残留的病灶摄碘能力最强。核素碘的疗效最佳。若 TSH 过高,>50 μU/mL 时,反而抑制核素碘的吸收。

(3)消融剂量消融成功的指标为:①48 小时摄碘量 <1%;②消融后甲状腺扫描不显影。

在一定范围内,核素碘的剂量与消融的有效率成正相关。30 mCi 的 $^{131}$I 消融有效率为 53%,100~150 mCi 为 85%~95%。但剂量也与并发症呈正相关,过大的剂量并不增加疗效。因此对消融治疗中核素碘的合适剂量有争论，由于初次剂量越大，消融有效率越高，重复治疗次数减少，Bale 等建议初次应用核素碘的合适剂量应注 30 mCi，Beieraltes 认为，当服用 1～5 mCi 的核素碘，进行诊断性扫描不能显示隐性转移灶时，特别是术前摄碘率 <4 时，须应用 100～149 mCi 大剂量核素碘治疗。但更多学者认为剂量应个体化，初次治疗宜应用较安全的剂量，必要时在初次核素碘治疗 6～12 个月后，再追加 75～100 mCi 或分次消融治疗，以求安全有效。

2. 不能切除的原发灶、残留灶、复发或远处转移灶的核素碘治疗　在发现局部复发，或发生颈部淋巴结转移时，应首选再次手术治疗。对已无手术条件，或伴肝、肺、骨、脑等远处转移者，以及不能手术的原发病灶，只要局部能摄碘均可采用核素碘治疗。通常先用 30～75 mCi 的 $^{131}$I 治疗，然后再用较大剂量的核素治疗，剂量依临床表现而定。常用量为 150～250 mCi，最大剂量为 800～1000 mCi，但不良反应极大。

核素碘治疗对复发、残留及转移灶的疗效明显，尤其是有约 70% 的甲状腺滤泡状癌有效。特别是能延长伴有骨、肺转移者的生存期，对儿童、青年患者的疗效更好。Nemec 发现，具摄碘功能的甲状腺乳头状癌肺转移时，应用核素碘治疗后，10 年生存率可达 74%，而无摄碘功能者仅 6%。Mazzaferri 发现，在 DTC 伴骨、肺等远处转移的 806 例中，5～10 年生存率在核素碘治疗的具摄碘功能者为 79%，而不摄碘者仅 55%。

甲状腺癌的摄碘率明显影响核素碘的疗效。可能影响 DTC 的摄碘率的因素有：①年龄，年轻者甲状腺癌的摄碘率高于年老者；②甲状腺全切除后，伴有轻度甲状腺功能减退者的转移灶常伴甲状腺功能而易吸碘；③甲状腺残留量；④血清 TSH 水平在一定范围内与吸碘成正比，其中 30～50 μU/mL 为最佳，>50 μU/mL 时反而与摄碘率成反比；⑤治疗中加服碳酸钠，可抑制甲状腺释放碘而不改变其的摄取功能，故可增加核素碘的疗效。

此外，核素碘的疗效还与以下因素有关：①非浸润性而有淋巴结转移者的核素碘的疗效较好，而具周围组织浸润能力的 DTC 的核素碘的疗效较差；②无临床表现，但被核素扫描发现的小灶性肺转移疗效较好，可减少 50% 的死亡率，而其他影像学发现的肺转移灶，死亡率是核素扫描发现小灶性肺转移的 6 倍，疗效较差。而影像学发现骨转移时，疗效更差，治愈率仅 7%，而改善率仅 36%。甲状腺癌的转移灶出现临床表现时，疗效也差；③应用核素碘治疗脑、脊髓转移时，对水肿造成的神经损害，可应用肾上腺皮质激素或重组人类促甲状腺素（rhTSH）预防，防止严重的后果产生。

3. $^{131}$I 治疗后全身显像预测分化型甲状腺癌患者放射性唾液腺损伤　分化型甲状腺癌患者口服 $^{131}$I 后，$^{131}$I 除浓聚于残留甲状腺组织、甲状腺癌转移灶外，还会浓聚于唾液腺、泪腺、胃黏膜、哺乳期乳腺等，因为这些组织同甲状腺一样有钠/碘转运体（sodium/iodide symporter，NIS）表达。

因此 $^{131}$I 治疗可能引起唾液腺损伤，有过急性唾液腺炎者可能更易出现慢性唾液腺功能减低。DTC 患者 $^{131}$I 治疗后尽早评价唾液腺情况具有重要的临床意义。目前国内尚缺少在 $^{131}$I 治疗 DTC 期间预测唾液腺损伤情况的可靠方法。$^{131}$I 治疗后全身显像（posttreatment whole body scan，Rx－WBS）可判断残留甲状腺组织和转移灶对 $^{131}$I 的吸收情况，有助于发现诊断性全身显像（diagnostic whole body scan，Dx－WBS）不能发现的转移灶，临床常见 Rx – WBS 图像显示唾液腺有摄取。

（1）临床症状：唾液腺红肿、胀痛且具备以下症状之一：口干、口苦、吞咽困难、味觉功能减退，判断为唾液腺炎。

（2）功能评估：SGS 提示双侧腮腺 15 分钟摄取率在正常参考值范围（1.48‰ ~ 3.88‰）外，酸刺激后双侧腮腺排出百分比低于正常参考值（74.18% ~ 87.00%）下限；双侧颌下腺 15 分钟摄取率在正常参考值范围（1.72‰ ~ 3.38‰）外，酸刺激后双侧颌下腺排出百分比低于正常参考值（52.32% ~ 76.46%）下限。具备其中 1 条即判断为唾液腺损伤。

（3）唾液腺损伤是 DTC 患者术后 $^{131}$I 治疗最常见的并发症之一，尤其是在多次大剂量 $^{131}$I 治疗后。文献报道约 10% 的 DTC 患者行 $^{131}$I 治疗 3 个月后出现唾液腺损伤。唾液腺在一定时间内存在 $^{131}$I 滞留，这是由炎性反应引起毛细血管渗透性增加促使 $^{131}$I 转运至唾液腺细胞，以及炎性改变引起的导管壁损伤和内腔阻塞造成。

**二、髓样癌的核素碘治疗**

家族性甲状腺髓样癌ⅡA 型（MEN ⅡA）的预后较散发性好。MEN ⅡA 的 10 年生存率为 80%，散发性为 55%。但家族性甲状腺髓样癌ⅡB 型较差，10 年生存率仅 50%。MEN ⅡA 型若肿瘤局限于腺体内，又做甲状腺全切除者，10 年生存率达 95% 以上。若初次手术时已有腺外侵犯、肿瘤残留或复发者的预后欠佳。

通常认为髓样癌不摄取碘，核素碘对其无治疗作用。但有学者认为，当残留腺体内癌肿复发，尽管导致髓样癌的 C 细胞不摄碘，但正常甲状腺滤泡具有摄碘功能，可照射附近 C 细胞，所谓旁观（bystander）效应达到一定的疗效。但也有人对此效应持反对意见。

若初次手术发现肿瘤局限在腺体内，未做甲状腺全切除而术后血清降钙素增高、影像学检查未能发现明显腺外转移病灶时，说明残留腺体内可能有隐性病灶，核素碘仍可作为有价值的辅助治疗，并大多能延长生存期。也有人主张在甲状腺全切除后，对残留的局灶性病灶用 150 mCi 的核素碘治疗，但疗效并不可靠。但对已有明显的甲状腺体外，如骨、肺、肝、淋巴等转移的髓样癌，核素碘治疗并不适用，因转移灶内只有不摄碘的癌变 C 细胞，而没有具摄碘功能的正常甲状腺滤泡。

**三、核素碘治疗的并发症**

1. 早期并发症　好发于服药后三周内，小剂量（30 mCi）核素碘治疗时极少发生。当剂量 >150 ~ 200 mCi 时发生率增高。

（1）急性放射病：发生率 <1%，好发于服药后 12 小时内。表现为乏力、头痛、恶心、呕吐。

（2）唾液腺炎：发生率 5% ~ 10%，可在服药后即刻或数天后发生。轻度症状为味觉改变，严重时可有腮腺、颌下腺、舌下腺等唾液腺肿痛。一般症状持续数天，而味觉改变可持续数周或数月。

（3）短暂的放射性胃炎：极少见，于口服药物后 1/2 ~ 1 小时产生，表现为恶心、呕吐。

（4）放射性膀胱炎：表现为膀胱刺激症状。服药后应每小时应饮水 1~2 杯，保持每 2~3 小时排空膀胱 1 次，如服药 24 小时内饮水不够，或未及时排空膀胱，可发生放射性膀胱炎。

（5）腹部不适及轻度腹泻：好发于服药后第 1 至第 2 天。

（6）颈部水肿：常见于消融疗法后，好发于残留甲状腺较多，且摄碘良好时，表现为类似血管神经性的颈部水肿。

（7）短暂性甲亢：核素碘导致甲状腺大量破坏，甲状腺素快速释放过度可致短暂性甲亢。特别好发于疗效极佳的高功能性甲状腺癌广泛转移做核素碘治疗时。严重时可表现为甲亢危象。好发于治疗开始后 1~2 周，肿瘤消退时。

（8）骨髓抑制：几乎均有产生，特别在剂量过大时，可导致严重的骨髓抑制。

（9）暂时性喉返神经麻痹：在甲状腺近全切除后做核素消融疗法时产生。

（10）肿瘤转移灶出血、水肿：在脑转移的患者中可导致致命性出血，也可造成致命性脑水肿。因此，在脑转移应用核素碘治疗前，应使用肾上腺皮质激素预防。

2. 后期并发症 治疗 3 个月后产生的并发症为后期并发症。

（1）放射性肺炎和肺纤维化：好发于摄碘功能良好的肺广泛转移者，特别是剂量过大时。预防方法有：①48 小时内的核素碘剂量控制在 80 mCi 内；②治疗前应用肾上腺皮质激素。

（2）持久性骨髓抑制：极少见。仅发生于骨转移应用的核素碘剂量过大时。

（3）白血病：少见，发生率 <20%。Maron 等在 2753 例中仅发生 14 例（0.5%）。最常见的类型为急性粒细胞性白血病。常因剂量超大所致（总量 >500 mCi），尤在 50 岁以上的老人中发生。最佳预防方法是延长核素碘的治疗期达 6~12 个月。

（4）精（卵）子减少或无功能症：好发于 20 岁以下患者。小剂量核素碘治疗时可致暂时性精（卵）子减少症。而大剂量可致永久性精（卵）子减少症。当核素碘剂量为 200 mCi，长期随访可发现 12% 不育、1.4% 流产、8% 早熟、1.4% 先天性畸形。因此建议应在治疗后 6 个月再妊娠。

（5）膀胱癌：极少发生，超大剂量（ >800 mCi）、间歇期 <1 年的核素碘治疗所致。

（6）分化型甲状腺癌转化为未分化癌：大多数认为系癌肿本身转化，并非核素碘所致。

# 第二节　放射治疗

甲状腺癌是发展较慢的头颈部恶性肿瘤，愈后较好。手术为其主要治疗手段，放疗的价值，意见不一。国内许立功和孙曾一认为甲状腺癌的病理类型及分化程度不同，肿瘤对放射线治疗的敏感度也有所不同。相对而言最敏感的为未分化癌，其余类型较差。分化性甲状腺癌（乳头状癌和滤泡状癌）应首先手术治疗。只是对于手术后有少量局部残留病灶或手术不能切除以及孤立性的远处转移病灶才选用外放射治疗。未分化癌以外放射为主要治疗方法，放疗应尽可能早开始。少数尚可手术的病例，手术亦仅为一种减少肿瘤负荷的手段，在术后应继以放疗，否则局部复发的概率甚高。但对术后残存及未分化癌，放射治疗可作为其治疗手段。残余癌参照标准如下：①手术医生认为有残余癌；②病理证实；③广泛淋巴结转移，可能未切净。

国内王涛认为分化型甲状腺癌，手术为其主要治疗手段，疗效较佳，但对 $T_4N_1$ 者术后有补充放疗的必要，因为对有残留癌及颈淋巴结受侵者，术后放射可降低复发率，减少远处转移的机会，因而可改善预后。因为对手术不能根除的局部微小癌，术后放疗可弥补这一缺憾。甲状腺未分化癌，恶性度最高，病变发展快，出现局部浸润和转移早，因此 UICC 97 TNM 分期中将所有病例认定为Ⅳ期，亦即提示其治疗为姑息性质，放化疗为其主要治疗措施，绝大部分患者在一年内死亡，较之分化型疗效，差异显著。综合认为：对分化型甲状腺癌应首选手术治疗，术后 $T_4N_1$ 患者尤年龄在 45 岁以上者，需补充放疗，以进一步提高疗效；对未分化癌者，应采取综合治疗以改善其预后。

放疗范围包括上纵隔、区域淋巴结以及原发灶。对分化型者包括瘤床及双颈；对未分化型者，包括瘤床、双颈及上纵隔。甲状腺恶性淋巴瘤如初治时病变限于局部，可先放疗。与未分化癌相比，淋巴瘤放疗后局部复发少见、预后较好，且有治愈可能。但要求放疗范围较大，应包括双侧颈部，上至乳突尖部，下界至少包括上纵隔，锁骨上、下窝的大部分亦应包括在内，技术上类似于斗篷野照射。需注意避免脊髓照射量过高。

治疗方法：甲状腺癌是发展较慢的头颈部恶性肿瘤，愈后较好。放射治疗采用 $^{60}CO\gamma$ 线加深部 180kV X 线或电子流照射。照射范围：照射剂量 DT 45~65/5~7 周，常规分割照射，可根据残留癌组织的多少针对残留灶缩野加量照射，注意脊髓剂量不超过 40 Gy/4 周。

有人认为甲状腺癌术后放疗肿瘤量以 40~60 Gy/4~6 周为宜。对有残余癌者放疗剂量提高。照射剂量应根据病理类型、病变范围、淋巴结转移情况以及年龄等因素综合考虑决定。也有文献报道低分化癌照射肿瘤量 60~70 Gy/6~7 周可作为参考。

# 第三节　外科治疗

## 一、甲状腺腺瘤

1. 适应证及禁忌证　目前治疗甲状腺腺瘤的最有效方法仍然是外科手术治疗，改良低体位小切口手术方案与传统甲状腺手术相比，可缩短手术切口，提高美观性，更容易被患者接受。其主要手术适应证包括：①孤立性甲状腺腺瘤；②多发性甲状腺腺瘤；③甲状腺腺瘤体积较大，特别是产生压迫症状者；④甲状腺腺瘤体积较大，影响患者日常工作和生活者；⑤年轻的高功能甲状腺腺瘤患者且内科治疗失败或拒绝内科及放射碘治疗者。

手术禁忌证有：高龄；合并心、肺、脑、肾等器官功能衰竭不能耐受手术或麻醉者；妊娠后期合并甲状腺功能亢进者。

2. 手术原则　甲状腺腺瘤手术的原则是既要切除病变瘤体，又要尽可能多地保留健康的甲状腺组织，以防甲状腺功能减退症及减少术后并发症的发生。依据肿瘤的大小，多主张行患侧的腺叶切除及腺体部分或次全切除术，因腺瘤摘除术的复发概率较大，一般不被推荐使用。由于约25%的甲状腺腺瘤为多发性，手术中常只能找到比较大的瘤体，腺瘤摘除常导致一些小腺瘤遗留下来，这就造成了日后的复发。故而手术方式应根据患者的具体病变性质、部位、大小等情况而采取个体化方案。对于瘤体小或确实有完整包膜的囊腺瘤，可行单纯瘤体摘除术。这种术式优点在于操作简单，损伤小，术后恢复快。对包膜不完整，瘤体周围粘连者，则给予腺体部分切除或患侧腺叶切除，疗效较好。对于多发腺瘤及瘤体过大者，应施行带瘤体的甲状腺腺叶切除。腺瘤合并甲状腺功能亢进症者施行甲状腺次全切除术。有恶变倾向者，在术中经冷冻切片证实后施行甲状腺癌根治术或联合根治术。对于合并有甲状腺功能亢进症的腺瘤，应充分控制甲状腺功能亢进症状，待甲状腺功能正常后方可实施手术治疗，以增加手术安全性，减少并发症。因甲状腺腺瘤是外科常见的良性肿瘤，外科手术是彻底治疗的唯一手段。甲状腺瘤摘除术和甲状腺部分切除术手术创伤小、手术时间短、术后并发症少、安全可行，是治疗甲状腺腺瘤的有效方法；但摘除术术后复发率高。采用甲状腺部分（包括次全）切除术及腺叶全切除术则能明显降低复发率，故而甲状腺腺瘤至少应行一侧部分切除，以减少手术创伤并避免术后复发，可见选择合适的首次手术方式是减少甲状腺再手术的关键。

3. 手术方法　手术操作者沿患者颈正中线切开颈白线，未做结扎处理状态下，不对患者颈前静脉进行切断处理，偶遇变异者断横不断竖，不切断胸骨舌骨肌和胸骨甲状腺肌。同时，两侧使用甲状腺拉钩牵开组织，将患者甲状腺组织充分显露于手术视野下，对甲状腺瘤性状进行观察。手术者以肿瘤为中心，根据肿瘤大小、位置、数量确定切除范围。目前没有任何一种实验室检查可以明确鉴别腺瘤是否为良性，手术过程中需行冷冻病理检查。

仔细分离腺瘤周围组织，充分显露甲状腺瘤，使用3-0丝线大圈贯穿方式进行缝合，吊起甲状腺瘤瘤体，血管钳钳夹周边组织，对覆盖部分正常甲状腺组织在内的甲状腺腺瘤进行切除处理，对甲状腺切除后残面进行缝合与修护。操作过程中注意保护喉返神经、甲状旁腺。最后使用电凝止血方法对手术操作面进行止血，使用无创缝合线对手术切口进行内缝合处理，加压包扎。

4. 术中注意事项　甲状腺腺瘤的手术治疗应着眼于"彻底性"，不能局限于单纯的腺瘤摘除术。根据患者B超、CT、实验室检验结果、术中甲状腺探查结果及冷冻病理结果，确定手术方式及范围。少数病例因瘤体较大或一侧腺叶为多发腺瘤，周围几乎没有正常腺体时，可行一侧腺体的全切除。若为恶性，可行甲状腺癌改良根治术或甲状腺癌根治术。

若甲状腺腺瘤直径较大（大于10 cm），暴露喉返神经困难，可以不暴露喉返神经。但是手术切除甲状腺时尽量保留其完整后包膜或部分后背部腺体，减少损伤喉返神经的机会。

5. 术中及术后并发症及防治　主要有喉返神经损伤、喉上神经损伤、甲状旁腺损伤所致的低钙血症、甲状腺功能低下、术后出血、喉头水肿及甲状腺危象。

术后复发：甲状腺腺瘤术后仍有复发的可能性。预防复发的关键在于术中腺瘤切除的彻底性及术后必要的 TSH 抑制治疗。一小部分患者在行甲状腺腺瘤手术后，有可能会出现甲状腺癌。术后的定期复查在甲状腺腺瘤的复发治疗中十分重要。

### 二、甲状腺癌

（一）治疗原则

甲状腺癌的治疗原则在临床上一直存在很大争议，这主要体现在甲状腺手术适应证、手术切除范围、颈淋巴结清扫术的必要性和清扫范围等方面。目前较为统一的意见是：外科手术是除甲状腺未分化癌以外各型甲状腺癌的首选治疗方法。手术方式包含甲状腺本身的切除手术及颈部淋巴结清除术。根据甲状腺癌的类型、期别不同，手术方式有所不同。此外，甲状腺癌的治疗还包括应用放射性核素、内分泌治疗及外照射等治疗手段。

（二）手术适应证

1. F-NA 结果考虑甲状腺癌或滤泡状腺瘤。
2. 甲状腺结节伴有声带麻痹、局部组织侵犯、颈淋巴结转移或周围组织固定。
3. FNA 结果不典型且患者年龄 <20 岁或 >60 岁。
4. 甲状腺结节患者既往有放射线暴露史。
5. 年轻的高功能甲状腺结节患者，且内科治疗失败或拒绝内科及放射碘治疗者。
6. 出现吞咽困难、不能平卧或声音嘶哑等临床症状的甲状腺结节患者。

（三）手术禁忌证

1. 晚期甲状腺癌并同侧淋巴结广泛转移侵犯颈部组织，与血管、气管、食管等组织粘连融合成团固定而无法切除者。
2. 全身情况极差或有心、肺、脑、肾等器官功能衰竭，难以耐受手术或麻醉者。
3. 未分化癌并颈部淋巴结转移者。
4. 颈部淋巴结炎或淋巴结结核。

甲状腺癌手术治疗过程中有两个核心问题必须把握：①对于疑似癌的甲状腺结节如何处理，结合患者年龄、性别、B 超及其他实验室检查结果制订个体化的手术方式及范围；②对于已经确诊的甲状腺癌应采用何种手术方式及范围。

（四）甲状腺癌的手术方式

依病理类型，常见的甲状腺癌包括乳头状癌、滤泡状癌、髓样癌和未分化癌。其中甲状腺乳头状癌和滤泡状癌又被称为分化型甲状腺癌，是最常见的甲状腺癌，约占甲状腺癌病例总数的 90%。在各型甲状腺癌的治疗上，特别是在分化型甲状腺癌的外科治疗上，甲状腺的切除范围一致存在争议。目前还缺乏前瞻性随机对照试验结果的依据，因而临床上还没有统一的分化型甲状腺癌手术治疗规范。但荟萃资料显示，肿瘤完全切除是一项独立预后因素。因而即使是分化良好的甲状腺癌，小于腺叶切除也是不恰当的。范围最小的应为腺叶加峡部切除，最大至甲状腺全切除。甲状腺切除的范围主要依据病变大小、患者年龄以及是否远处转移等情况而决定。不同医院的治疗规范有所不同。

1. 肿瘤局部切除术　此术式不能保证完整切除病灶，术后复发概率较高，故临床不采用。

2. 患者腺体切除术及峡部切除术＋中央区淋巴结清扫术　对于 AJCC 中 I 期甲状腺癌患者，可采用患侧腺叶加峡部切除术＋中央区淋巴结清扫术，但是对侧合并结节、腺瘤或者曾有头颈部的放射病史者，可行甲状腺全切术＋中央区淋巴结清扫术；AJCC 中 II 期及以上患者，首次治疗一般采取甲状腺全切术＋中央区淋巴结清扫术。临床工作中已明确颈部淋巴结阳性($cN+$)患者实行中央区淋巴结清扫术已无议，但对临床颈淋巴结阴性($cN_0$)患者是否行中央区淋巴结清扫术有争论。我们支持对 $cN_0$ 患者首次治疗行中央区域淋巴结清扫术，原因如下：

(1)选择性颈淋巴结清扫是在原发灶根治基础上的手术，其根治效果不会差于原发灶根治。

(2)选择性颈淋巴结清扫一般为功能性手术，损伤小，对功能及外观影响不大，易被患者接受。

(3)甲状腺癌术后颈淋巴结转移再行淋巴结清扫术的患者不在少数，但术后组织粘连，瘢痕反应严重，解剖结构不清，尤其是喉返神经解剖尤为困难，严重影响手术的彻底性，增加手术难度，也是术后并发症发生的主要原因。

(4)中央区域清扫具有前哨淋巴结活检的意义，对于中央组淋巴结阳性患者的随诊结果显示，其发生颈侧区淋巴结转移的概率升高，清扫中央组淋巴结有利于降低颈侧区淋巴结转移概率，降低肿瘤复发。常规清扫中央区淋巴结从根本上切断淋巴结转移的第一站。即便认为 $cN_0$ 患者病理报告中央区域淋巴结有转移($pN+$)，也无须行同期颈淋巴结清扫，可密切随访。

3. 甲状腺全切术＋中央区淋巴结清扫术＋颈侧区淋巴结清扫术(II、III、IV、V 组淋巴结)　对于颈侧区淋巴结，甲状腺乳头状癌患者若术前临床检查不提示颈侧区有转移者，可定期复查，只行中央区淋巴结清扫术即可，暂不行预防性颈侧区淋巴结清扫术；若甲状腺乳头状癌术前检查高度怀疑颈侧区淋巴结转移(无论肿瘤的大小)，可行甲状腺全切术＋中央区淋巴结清扫术＋颈侧区淋巴结清扫术(II、III、IV、V 组淋巴结)。根据术后病理淋巴结转移数目，应给予 $^{131}I$ 治疗，将会取得较满意的后期结果。对于绝大多数需要颈部淋巴结清扫的患者，我们采用的是改良根治性颈淋巴结清扫术(常规清扫根治性颈清术中的所有淋巴结，完整保留脊副神经、胸锁乳突肌和颈内静脉)。

4. 不同类型甲状腺癌的手术选择

(1)甲状腺乳头状癌：对于小于 1 cm 的甲状腺微小癌可以根据以下原则进行外科处理：①术前或术中确诊为微小癌而无淋巴结转移，45 岁以下者可行甲状腺患侧腺叶全切除加峡部切除，同时探查对侧腺叶。如有结节，应行对侧腺叶次全切除。45 岁以上者则直接行对侧甲状腺全切除术；②术前和术中未能确诊，但术后病理确诊为微小癌的患者，若已行患侧腺叶全切除术，则不必再另行手术，应该严密随诊观察；③术中病理为良性疾病已行甲状腺部分切除术，术后病理证实为微小癌的患者，在保证切缘阴性的情况下也无须再次手术，而应该随访观察；④合并颈淋巴结转移者应行患侧淋巴结清扫；⑤同时合并甲状腺功能亢进症、结节性甲状腺肿甲状腺瘤，应给予良性病变侧的甲状腺腺叶次全切除术。

肿瘤直径大于 1 cm 的患者应行患侧甲状腺叶全切除、加峡部切除及对侧叶全切除术。甲状腺双叶多发癌，则应行全甲状腺切除术。对于已经有远处转移的病例，若转移灶孤立，可行全甲状腺切除，能够切除的转移灶也应该切除。

（2）甲状腺滤泡状癌：是一种相对少见的甲状腺恶性肿瘤，起源于甲状腺滤泡上皮，与乳头状癌同属于分化型甲状腺癌，但其生物学行为与乳头状癌有很大差异，手术治疗是影响其预后的重要因素。

对于甲状腺滤泡状癌原发灶的处理，大多数主张行甲状腺全切除术，有以下几点原因：①双侧甲状腺为统一体，甲状腺全切除术才能最大限度地保证病灶切除的彻底性，避免术后对侧癌复发的可能；②甲状腺球蛋白作为一种甲状腺癌的肿瘤标志物，只有在甲状腺全切除术后使用，才能检验甲状腺癌术后有无复发；③放射性碘治疗复发或转移灶时，甲状腺全切术后才能获得良好效果。

对于甲状腺滤泡状癌淋巴结转移的处理，文献报道甲状腺滤泡状癌颈部淋巴结转移率为 5% ~ 35%，远处转移率为 10% ~ 20%。可以采取以下措施：①临床未证实（体检及影像学诊断）颈淋巴结转移（$cN_0$）的患者不建议行颈部淋巴结清扫术；②甲状腺滤泡状癌发生淋巴结转移概率并不高，但容易发生远处转移，甲状腺全切除术应作为外科首次治疗的推荐术式，可为后续局部复发和远处转移时的放射碘治疗和术后甲状腺球蛋白监测提供有利基础，术中无须行预防性颈部淋巴结清扫术。

（3）甲状腺髓样癌：来源于滤泡旁细胞的恶性肿瘤，是甲状腺癌中少见的病理类型，占 3% ~ 10%，属于中度恶性肿瘤，早期可能会出现淋巴结转移，甚至血行转移至肺。预后较甲状腺乳头状癌和甲状腺滤泡状癌差，一经发现建议手术治疗。

术前诊断为散发型甲状腺髓样癌的患者应行全甲状腺切除加中央区淋巴结清除以及患侧改良性颈淋巴结清除术。若术前已有可触及的颈部淋巴结肿大，有显性家族史或双侧发病者，则应行双侧改良性颈部淋巴结清除术。

（4）甲状腺未分化癌：发病率极低，为 0.1/10 万 ~ 0.2/10 万，占甲状腺肿瘤的 1.3% ~ 9.8%，但病情发展迅速，确诊时多已侵犯周围多个组织或器官。所有 ATC 患者确诊时皆为Ⅳ期。其中，ⅣA 期：肿瘤局限于甲状腺包膜内，可予手术治疗；ⅣB 期：侵及包膜外，不可手术切除；ⅣC 期：伴有远处转移，不可手术治疗。简单地说，如果肿瘤局限在甲状腺被膜内，我们可给予甲状腺根治术，术后给予放化疗；如果肿瘤已经侵及包膜外，可以先行化疗及放疗，在情况好转时再决定是否手术治疗。ATC 的治疗是世界各肿瘤中心所面临的挑战，目前仍未找到标准、有效的治疗方法及途径，也未找到明确的靶向治疗药物。希望其他的治疗途径，可以成为本病的理想治疗方法。

5. 颈淋巴结清扫　其必要性和范围是目前甲状腺临床外科学中另一个热点问题。荟萃分析资料显示，仅两个因素可帮助预测是否有颈淋巴结转移，即肿瘤缺乏包膜和甲状腺周围有肿瘤侵犯。这两种因素存在者颈淋巴结转移率是 38%，两种因素同时存在者颈淋巴结转移率是 87%。目前对分化型甲状腺癌的多数研究认为，淋巴结阳性影响局部复发率，但并不影响患者生存率，同时广泛的预防性颈淋巴结清扫术并不提高初治患者的生存率。因而颈淋巴结清扫术尽管手术效果较为肯定，但是同时可以确信的是，广泛的颈淋巴结清扫术会增加并发症的发生率，使患者的生活质量受到影响，因而目前很多研究并不主张进行预防性的颈淋巴结清扫。

对于分化型甲状腺癌的乳头状癌患者，颈部淋巴结转移比例相对较高，在接受过预防性颈部淋巴结清扫术的乳头状癌患者中存在微转移比例高达 90%。其中，中央区淋巴结是最早和最常被累及的区域，因而对于甲状腺乳头状癌患者，尤其是 45 岁以上的患者，在对其施行甲状腺次全切除术或全甲状腺切除术同时，可以常规行中央区淋巴结清扫，即Ⅵ区及上纵隔的结缔组织和淋巴结。在术中同时探查颈部其他区域，如果有可以触及肿大的淋巴结而怀疑有转移时，应行快速冷冻病理检查，经快速病检确认后，可行患侧改良性颈部淋巴结清扫术。需要注意，行颈淋巴结清扫术时，不可单个摘除淋巴结或仅做淋巴结切除，应连同周围脂肪组织一并切除，否则肿瘤细胞会在脂肪组织中浸润残留。对于期别晚、颈淋巴结受累范围广泛者，应做传统颈部淋巴结清扫术。甲状腺滤泡状癌患者较少发生淋巴结转移，行全甲状腺切除术即可；如触及肿大淋巴结而怀疑有转移存在时，可行经淋巴结清扫术。由于甲状腺滤泡状癌容易发生血行转移，一旦发现颈淋巴结转移，患者大都已有远处的血行转移，因而即使进行彻底的颈部淋巴结清扫，手术疗效也不会有显著提高。

在甲状腺髓样癌和未分化癌患者中，淋巴结转移标志着预后不良。甲状腺髓样癌患者应常规行中央区淋巴结清扫及患侧改良颈淋巴结清扫，临床有可触及的淋巴结肿大怀疑有转移者、有显性家族史或双侧发病者，须进行双侧改良性颈淋巴结清扫。甲状旁腺在甲状腺髓样癌手术中的损伤风险较大，应在手术中特别注意。对于可手术的未分化癌早期患者，在施行全甲状腺切除并周围软组织彻底切除同时，探查颈部淋巴结，有淋巴结转移者应行全颈淋巴结清扫术，术后进行放疗及化疗。

6. 术后主要并发症及防治　喉返神经损伤、喉上神经损伤、甲状旁腺损伤所致的低钙血症、甲状腺功能低下、术后出血、喉头水肿及甲状腺危象等并发症。

乳糜漏是胸导管损伤的直接后果，是颈部淋巴清扫术的较少见的并发症之一，发生率为 1%～3%，但是有淋巴结癌转移时，局部淋巴结会有粘连，无疑增加了胸导管的损伤概率。乳糜漏的预防要注意，术者必须掌握胸导管在颈部的解剖，精准掌握电刀的特性，在不熟悉电刀特性的情况下，减少电刀的使用，以免误伤胸导管。在掌握解剖结构及电刀特性的基础上，电刀将会在颈部淋巴结清扫术中发挥满意的效果。缝合切口术者务必用生理盐水冲洗后用下纱布蘸干颈根部，观察有无胸导管瘘或蛋清样液体渗出。术后要注意观察，保持引流管通畅，如发现乳糜漏，尽快给予局部加压，同时给予低脂饮食及抗生素治疗，一般效果较好，大多数可以自愈。

在行颈部淋巴结清扫术的过程中，有可能会损伤到远处神经，如副神经、臂丛神经、迷走神经、膈神经等。作为一名手术医生，必须熟练掌握解剖结构。

### 三、甲状腺其他恶性肿瘤

1. 甲状腺原发性淋巴瘤　较为少见，近年发病率有所上升。目前，甲状腺原发性恶性淋巴瘤尚无标准的治疗方案，多数学者建议采用综合治疗方法。由于本病在手术常难以明确诊断，只有手术切除肿瘤组织并进行石蜡切片检查，才有诊断的意义。

术前不可能对患者采取有效的化疗或放疗，表明外科治疗对于甲状腺原发性淋巴瘤是必需的。手术过程中，尽可能给予彻底性治疗，术后给予化疗或者放疗。若术前已经明确为甲状腺原发性淋巴瘤，但肿瘤已经广泛浸润周围组织，已不能行手术治疗，可以先给予放化疗，待肿瘤缩减之后，再给予手术治疗。手术治疗虽不是治疗此病的唯一方法，但是手术治疗是治疗本病的有益方法。手术过程中，如果可以行甲状腺全切术，则行甲状腺全切除术；若不能完全切除，则尽量切除，剩余的甲状腺组织经放、化疗将会有明显缩小。

2. 甲状腺鳞状细胞癌　很少见，仅占所有甲状腺恶性肿瘤的 1% 左右，但该肿瘤高度恶性，预后差。目前，在治疗甲状腺鳞状细胞癌上，没有一个标准、有效的治疗规范。有多数学者认为，手术方式是影响甲状腺鳞状细胞癌预后的独立因素，对于初诊的患者，如果可以手术，则首选手术治疗。一部分学者认为手术完整切除是治疗本病的唯一机会，放化疗无效。放射性治疗是影响甲状腺鳞状细胞癌预后的独立因素，因此，手术、放疗、化疗等综合性治疗是更有效的方法。

对于那些就诊较晚，肿瘤已侵犯血管、神经等重要器官的病例，可在肿瘤大部切除的情况下，酌情残留部分肿瘤组织，以保全患者生命和其他重要生理功能，术后局部采用放疗。而对于那些已丧失手术机会或手术禁忌证的患者，采用细针穿刺技术局部穿刺取病理，待明确诊断后进行放疗也是一种不错的方法。

# 第四节　分子靶向治疗

近年来，随着分子生物学技术的提高和从细胞受体和增生调控的分子水平对肿瘤发病机制的进一步认识，开始了针对细胞受体、关键基因和调控分子为靶点的治疗，人们称之为"分子靶向治疗"。它具有治疗特异性强、效果显著、基本不损伤正常组织的优点。分子靶向治疗在肿瘤治疗方面指的是针对肿瘤细胞里面的某一个蛋白家族的某种分子，或者是一个核苷酸的片段，或者一个基因产物进行治疗。分子靶向是靶向治疗中特异性的最高层次，它的靶点可能是导致细胞癌变的环节，如细胞信号传导通路、原癌基因和抑癌基因、细胞因子及受体、抗肿瘤血管形成、自杀基因等，它是从分子水平来逆转这种恶性生物学行为，从而抑制肿瘤细胞生长，甚至使其完全消退的一种全新的生物治疗模式。针对肿瘤细胞与正常细胞之间的差异，只攻击肿瘤细胞，对正常细胞影响非常小。分子靶向治疗是目前肿瘤治疗的一个亮点，凭着它的特异性、有效性和低毒性，已取得很大成功，是目前国内外治疗的焦点。

甲状腺癌是最常见的内分泌系统肿瘤，在恶性肿瘤中发病率较低，但近年来有逐渐上升的趋势。甲状腺癌根据组织学来源可分为乳头状甲状腺癌（papillary thyroid carcinoma，PTC)、滤泡状甲状腺癌(follicular thyroid carcinoma，VFC)、甲状腺髓样癌(medullary thyroid carcinoma，MTC)和未分化型甲状腺癌。前两者统称为分化型甲状腺癌，手术、内分泌及放射碘治疗是传统的治疗方式。然而对甲状腺髓样癌和未分化癌及少部分难治性甲状腺癌，传统的治疗方法难以达到满意的效果。随着分子生物学研究的进展，分子靶向治疗已成为除手术、放疗和化疗之外治疗甲状腺癌的新方法。靶向治疗是在细胞分子水平上，针对已经明确的致癌位点来设计相应的治疗药物。靶向治疗具有特异性强、疗效明确、损伤较小等优点。分子靶向治疗发展迅速、应用前景广阔，为甲状腺癌的治疗开辟了新的途径。

**一、分子靶向治疗的种类**

肿瘤分子靶向治疗常用的治疗靶点主要有细胞受体、信号传导和抗血管生成等。根据药物的作用靶点和性质，主要分为单克隆抗体和小分子化合物两类。

1. 单克隆抗体 某些表面抗原主要存在于恶性细胞而较少存在于周围正常细胞，这些肿瘤的相关抗原可成为特异性抗体结合的靶点，针对这些靶点的单克隆抗体与之结合，并在肿瘤细胞上引发特异性免疫反应而阻断肿瘤发展。这类药物单用大多有一定疗效，与其他化疗药物联合应用可以明显提高疗效。例如：①抗 EGFR 单抗：西妥昔单抗、尼妥珠单抗、帕尼单抗等；②抗 Her－2 单抗：曲妥珠单抗；③抗 CD20 单抗：利妥昔单抗；④VEGF 单抗：贝伐珠单抗；⑤抗 CD52 单抗：阿仑单抗。

2. 小分子化合物 某些非细胞毒性小分子化合物具有明确的攻击靶点作用，根据治疗靶点的多少分为单靶点药物和多靶点药物。该类药物通过阻断治疗中异常活化的激酶、生长因子和信号传导通路等途径来抑制肿瘤的生长，达到治疗目的。例如：①Bcr－Abl 酪氨酸激酶抑制剂：伊马替尼；②EGFR 酪氨酸激酶抑制剂：吉非替尼、厄罗替尼；③多靶点抑制剂：索拉非尼、舒尼替尼、拉帕替尼、阿昔替尼等。

**二、针对不同靶点的药物治疗**

1. 血管内皮生长因子(vascular endothelial growth factor，VEGF)靶向途径 VEGF 是已知最有效的血管生成因子之一，在血管生成中起了关键的作用，通过与内皮细胞上的 VEGF 受体结合刺激血管发生，且对新近形成的血管内皮细胞凋亡起到抑制作用。血管生成不仅在正常机体发挥重要的生理功能，还对恶性肿瘤的形成、生长、进展和转移起着重要作用。VEGF 的靶向治疗作用机制，主要包括酪氨酸激酶抑制剂(tyrosine kinase inhibitor，TKI)与 VEGFR 作用后表现出来的抗血管生成作用。阻断造血祖细胞与内皮祖细胞的接触，对脉管功能的影响及对肿瘤细胞的直接作用。TKI 通过竞争性地抑制 VEGFR，阻断 VEGF 与其受体结合，从而阻断下游的一系列生物效应如血管生成，细胞增生、迁移，进而达到抑制肿瘤细胞增生侵袭的目的。

2. 原癌基因(rearranged during transfection，RET)靶向途径 RET 基因定位于 10 号染色体，编码一种属于酪氨酸激酶受体超家族的跨膜蛋白。此跨膜蛋白的胞内区包含酪氨酸激酶区域，胞内区所含的酪氨酸残基在受体和配体结合后能自动磷酸化，RET 基因特异位点的点突变可以增强 RET 蛋白的转化能力，激发酪氨酸激酶自动磷酸化，诱导甲状腺滤泡旁细胞增生过度以致形成髓样癌，RET 基因的重排突变与甲状腺乳头状癌的发生关系密切，是其特异性分子标志之一，RET 基因 5' 端的跨膜区和胞内的酪氨酸激酶区可与不同异源基因重排形成 RET/PTC 基因，该类型重排使 RET 基因的启动子改变，从而激活该基因。

3. 信号通路靶向途径　B－RAF 基因是 MAP 激酶信号通路下游区域最强的激动剂，它位于 7 号染色体，B－RAF 基因的突变是甲状腺乳头状癌（PTC）最常见也是最特异的变异，主要发生在第 15 外显子 1799 位点 T→A 转换（T1799A），即密码子 600 位的缬氨酸被谷氨酸替代（V600E），特异性的靶向药物作用于 B－RAF 基因，从而抑制 RAF/MEK/ERK 通路，进而达到抑制细胞增生及肿瘤生长的效应。

4. 上皮生长因子受体（epidermal growth factor reception，EGFR）靶向途径　表皮生长因子 EGF 与其受体 EGFR 结合后通过 RAS－RAF－MEK/ERK 及 P13K/AKt 等信号途径促使细胞增生、迁徙等生理活动。机制通路：EGF 靶向药物如吉非替尼一方面通过阻止 EGF 刺激的 EGFR 自动磷酸化；另一方面通过阻止 EGFR 介导的下游信号传导，从而达到抑制肿瘤生长、转移和血管生成的效果。

### 三、针对不同靶点的药物治疗

肿瘤的靶向治疗药物包括细胞生长因子及其受体抑制剂、多靶点激酶抑制剂、抗血管内皮生长因子药物、表皮生长因子受体抑制剂、DNA 甲基化抑制剂、环氧化酶－2 抑制剂、NF－κB 路径靶向药物和细胞周期调控药物等多种类药物，随着对甲状腺癌分子机制研究的不断深入，越来越多的靶向药物开展了针对甲状腺癌的临床试验。酪氨酸激酶抑制剂（tymsine kinase inhibitors，TKIs）是目前在甲状腺癌中研究最多的靶向治疗药物，多个 TKIs 如包括舒尼替尼、索拉非尼、凡得替尼、莫替沙尼、阿昔替尼和吉非替尼等已开展了临床试验，证实 TKIs 在一定程度上可以延缓 [131]I 难治性分化型甲状腺癌进展。

1. 主要针对 VEGF 靶向药物

（1）阿西替尼（AG－013736，axitinib）：是一种有效的 VEGF 受体 1/2/3 的小分子抑制剂。此外，它还抑制血小板源性生长因子受体（platelet－derived growth factor receptor，PDGFR）和原癌基因 c－KTI（Ⅲ型酪氨酸激酶受体）的表达。此药的不良反应包括疲劳、腹泻、恶心、厌食和高血压等。

（2）索拉非尼（sorMenib，BAY43－9006）：为首个双芳基尿素类口服多激酶抑制剂，即酪氨酸激酶抑制剂（tyrosine kinase Inhibitol，TKI）、血管生成抑制剂和血管内皮生长因子抑制剂。它还是 RAF 激酶的强效抑制剂，通过抑制 RAF/MEK/ERK 信号传导通路直接抑制肿瘤生长。即索拉非尼具有抑制血管形成和直接抑制肿瘤细胞增生的双重作用。临床研究显示，索拉非尼在 100 nmol/L 低浓度时抑制 PTCl（包括 RET/PTCl 重排）和 TT 细胞系（包括 C634WRE3 突变）的生长。

2. 主要针对 RET 靶向药物

（1）凡得他尼：是一种多靶点酪氨酸激酶抑制剂，凡得他尼一方面与 RET 有很强的结合能力，抑制了肿瘤的始动因素 RET 酪氨酸激酶；另一方面抑制了与肿瘤血管新生有关的 EGFR 和 VEGFR 等，从理论上讲是一种比较理想的治疗甲状腺癌的药物。

（2）XL－184：与 RET 的亲和力比凡得他尼更强，而且能够有效阻断 VEGFR－2 和

C – MET，是一种有望治疗 MTC 的分子靶向药物。该药的不良反应主要包括掌跖红肿疼痛、黏膜炎、恶心、腹泻、高血压及肝功能变化等。

3. 主要针对信号通路及上皮生长因子靶向药物　吉非替尼（iressa，ZDl839）：是一种选择性 EGFR 酪氨酸激酶抑制剂，具有高度选择性，通过阻止 EGF 刺激的 EGFR 自磷酸化和 EGFR 介导的下游信号传导而发挥作用。该酶通常表达于上皮来源的实体瘤，对于 EGFR 酪氨酸激酶活性的抑制可妨碍肿瘤的生长、转移和血管形成，并增加肿瘤细胞的凋亡，阻断 EGF 诱导的体外肿瘤细胞的生长。

# 第五节　介入治疗

## 一、甲状腺肿块非血管介入诊断

甲状腺肿块非血管介入诊断主要是在 B 超引导下，结合其临床表现，从细胞学、组织学角度，分析其病理变化、免疫组化等相关指标。

甲状腺肿块的影像诊断以超声、CT 或 ECT、SPECT 为主，由于甲状腺疾病多源性及复杂性，采用 B 超、CT、MRI 和核素等现代检查正确诊断率仍有待提高，尤其是对早期甲状腺实性、混合性肿块的良恶性病变的鉴别仍存在一定困难。对微小病情难以确诊，甚至漏诊，延误诊疗时机，导致病情恶化。因此应及时在超声引导下行细针或粗针活检。

穿刺活检和超声引导下穿刺已被用于甲状腺疾病的诊断中。单纯触诊引导下穿刺活检有产生并发症（如出血、神经损伤、气管穿孔等）的危险，一般不被临床采用。超声引导的甲状腺结节细针吸取细胞学活检（ultrasonography – guidcd finc – nccdlc aspiratlon cytology，USgFNJAC）和超声引导下粗针活检（ultrasonography – guided core – needle biopsy，USgCNB）为甲状腺疾病的病理诊断提供了新的途径和依据，提高了甲状腺疾病诊断的准确率和辨别良恶性病变的灵敏度和特异度。

（一）USgFNAC 技术

USgFNAC 是用来评估和指导治疗各种甲状腺结节较为适用的方法，已经成为一项非常普遍的技术。它的优势是很明显的：快速而又经济，可在医师诊断室进行，而且发生并发症的危险性（包括肿瘤种植）很低。另外，细针吸取材料适合进行免疫组化评估。

USgFNAC 适合所有甲状腺结节，多数乳头状癌和除了滤泡状癌以外的其他类型的恶性肿瘤均容易辨认，甲状腺炎也是如此，可以筛选出甲状腺非肿瘤性疾病，良性肿瘤和恶性肿瘤。主要的困难是不能找到需要的诊断标准，无法辨别高分化滤泡状癌。已经发表的结果显示，其敏感性和特异性均超过 90%。USgFNAC 比单纯触诊引导下的细针吸取细胞学检查优越。但 USgFNAC 仍有一定的假阴性，主要因为抽取的标本不满意，这与操作者的经验有关，在超声引导下可提高标本采集的满意度。由于 FNAC 仅凭少量细胞做出诊断，所获标本失去与血管、结缔组织的空间关系，很难鉴别良恶性疾病，样本量较少而导致不确诊率占 10% ~20%。

操作步骤：患者采取仰卧位，垫肩，颈部过伸，充分暴露颈部，常规超声探测甲状腺，进行体表定位，并探测进针深度。局部消毒皮肤。采用 10 ~ 20 mL 注射器，外径 0.7 mm 针头。超声引导下，左手固定结节，右手持空针刺入病变内，进退 2 次抽吸即可。将吸取物涂片数张，分别做 HE 和 Wright 染色，病理显微镜下诊断。

细针穿刺可能导致肿瘤部分或完全梗死，仅仅在周围留下薄薄一圈肿瘤组织，出血和血栓也偶可发生，伴有继发性机化和再通，有时导致假血管肉瘤性乳头状内皮细胞增生性改变，对囊性病变细针吸取时，可能发生一过性的甲状腺毒症。

（二）USgCNB 技术

USgCNB 在美国和国外少数医院，已经被广泛应用，但是未被普遍接受。它适用于所有甲状腺疾病伴甲状腺弥散肿大Ⅱ度以上病例，如桥本甲状腺炎，或甲状腺结节直径在 2 cm 以上，以及证实为晚期恶性肿瘤是有帮助的。由于 USgCNB 能够取得组织学标本，因而有一定的优越性。穿刺出的标本除供病理检查外，还可用于组织化学、免疫组织学、DND 定量分析和电镜研究。有文献报道其对甲状腺疾病诊断正确率明显优于 USg-FNAC，USgCNB 对于诊断良恶性病变的灵敏度、特异度均较 USgFNAC 高。但是多数学者不愿意用它去评估单个甲状腺结节，这不仅是因为它有产生并发症（出血、神经损伤、气管穿孔、肿瘤种植）的危险性，而且也因为这项技术通常不可能做出良性和恶性滤泡性病变的鉴别诊断，因为诊断恶性的两个组织学标准（即血管和包膜侵犯）在多数穿刺活检标本中并不明显。

操作步骤：患者取仰卧位，垫肩，颈部后仰，充分显露甲状腺，常规超声探测甲状腺，进行体表定位，并探测进针深度。颈前区常规消毒，左上固定穿刺侧甲状腺或甲状腺结节，右手持针，按超声提示自甲状腺上下方向进针达肿块边缘，迅速按压活检枪扳机，随即退针完成活检。穿刺局部用无菌纱布压迫约 10 分钟。测量标本长度，迅速用 4% 中性甲醛固定。

USgCNB 有一定的禁忌证，如：甲状腺过小、严重钙化、囊肿、高血压、血液病等影响出凝血机制的全身性疾病。甲状腺疾病变结节越小穿刺失败机会越大，且越易损伤周围组织。甲状腺质地韧硬、边界清楚者易于固定和穿刺，且穿出组织块较长。甲状腺功能亢进症时甲状腺组织血运丰富，穿刺后容易引起局部出血。此外甲状腺质地软，有时边界不易确定，会给固定和选择穿刺点带来困难。

## 二、甲状腺肿块介入治疗

（一）甲状腺肿块非血管介入治疗

甲状腺非血管介入治疗具有微创、简单、安全、有效、经济、并发症减少等诸多优点，已逐渐成为治疗部分甲状腺疾病的主要非手术治疗方法。主要方法有经皮无水乙醇注射消融术（PEI）和 B 超引导下间质激光光照凝固术（ultrasonography – guidcd intcrstitial laser photocoagulation，USgILP）。主要应用无水乙醇和激光的热效应等手段抑制或缩小甲状腺肿块，选择性地使病变组织坏死，改善与其相关的各种激素浓度水平，达到改善患者临床症状的目的。

1. 经皮无水乙醇注射消融术(PEI)

(1)适应证:主要为甲状腺囊肿、甲状腺囊性腺瘤和实性腺瘤等甲状腺结节,多数属良性病变。甲状腺良性孤立性结节有完整包膜,乙醇注入后可完全局限于瘤体内弥散,不会外渗,硬化效果明显。其中以囊肿的治疗反应最佳;其次是囊腺瘤及实质性腺瘤。

(2)禁忌证:甲状腺结节体积较大,超过 30 cm³ 或直径 ≥3 cm 的实性结节,因乙醇难以弥散,不宜作为治疗对象。有恶性倾向者不宜介入治疗,应及早手术。所以,治疗前建议先做细针穿刺活检。

(3)治疗机制:在 B 超或 CT 引导下,将无水乙醇注入病变部位,使局部组织细胞发生凝固性坏死,导致肿块缩小、纤维化甚至消失。

(4)操作步骤:对于囊性病变,治疗前计算液体量。在超声引导下进针抽吸完液体,冲洗后缓慢注入无水乙醇,2~5 mL/min,用量应占所抽液体体积的 40%~100%。停止注射的标准为乙醇渗出或患者诉痛。对于实性病变,进针后直接注入无水乙醇,使之弥散整个结节并产生一定的压力。较大的肿瘤应行多点注射,具体用量不超过其肿瘤体积。对于囊实性病变则按照处理囊性和实性的方法综合处理。出针前可注入少许麻药,以免乙醇沿针道溢出,引起疼痛。

(5)并发症:常与乙醇漏出有关,主要有:①注射局部疼痛、声嘶,系乙醇漏出刺激皮下组织和喉返神经所致;②一过性甲亢,与乙醇破坏甲状腺组织,甲状腺激素大量释放入血有关;③血肿、呼吸困难,与乙醇漏出破坏周围组织引起出血,血肿压迫气管等有关。

(6)疗效:囊性病变注射 1~2 次后,68% 以上患者结节明显缩小。实性腺瘤注射 3 次后结节明显缩小。Song 等研究 PEI 治疗前后甲状腺良性结节细胞形态学的改变,发现 PEI 治疗后能显著地使坏死的细胞和多核巨噬细胞明显增多,提示 PEI 能损伤病变组织,但对于恶性病变的细胞学改变没有放疗和化疗那样明显。Taranlino 等研究发现 122 例甲亢患者在 PEI 治疗后,全部患者的 $FT_3$、$FT_4$ 和 TSH 恢复到正常的水平,随访表明,甲状腺结节缩小 50%~90%,提示 PEI 是一种有效和安全的治疗甲状腺结节患者的方法,特别是对 3 cm³ 以上体积的结节疗效更佳。Meskhi 等对甲状腺良性结节患者用 PEI 治疗 3 个月后给予 50 mg/kg 的甲状腺激素治疗 2~6 个月,发现能显著缩小结节体积,使之达到接近正常水平,比单纯应用 PEI 的疗效好,提示 PEI 与甲状腺激素的联合应用对甲状腺结节体积改善较好。

2. USgILP 技术

(1)适应证:主要适用于甲状腺良性孤立性结节。

(2)治疗机制:在超声引导下,将激光纤维束通过穿刺针送入甲状腺结节内,直接与结节内组织接触,通过激光热效应烧灼结节组织,导致结节缩小。

(3)操作步骤:无菌条件下,用利多卡因局部麻醉后,超声引导下将 18 号穿刺针刺入结节中心,激光纤维束通过穿刺针进入结节内与组织接触,将穿刺针退 20 mm,并使激光纤维束距神经血管丛至少 1.5 cm,后以 1~3 W 的输出功率治疗,平均治疗时间为 490 秒,平均输出能量为 761 J。激光治疗期间,会出现一个不断扩大的不规则同声区,当此同声区大小不再变化时,即可终止操作。

（4）并发症：与 PEI 相比，激光诱导的坏死范围可控制，不会损伤周围组织，避免结节外组织纤维化、声带麻痹等不良反应。但部分患者会出现局部疼痛和甲亢症状等不良反应。

（5）疗效：USgILP 治疗效果同 PEI，但并发症大大减少，是治疗良性甲状腺结节的一种有效非手术疗法。它对多结节甲状腺肿比单结节甲状腺肿的治疗灵敏度高。Dossing 等认为 USgILP 对甲状腺结节患者的疗效低于 $^{131}$I。目前对 ILP 疗效的观察期较短，其潜在治疗价值还有待进一步的研究，其远期疗效及不良反应还需要进一步临床观察。

（二）甲状腺肿块血管介入治疗

1. 概述　自 20 世纪 70 年代我国各地相继开展了血管性介入放射治疗。采用 Seldinger 经皮穿刺股动脉插管技术行选择性动脉造影及恶性肿瘤灌注化疗和栓塞治疗，取得了良好效果。介入放射治疗毒副反应要比化疗、放疗小，因为它局限在局部，对全身的伤害要小得多。目前这一技术受医院条件设备、人才方面限制，大都局限于大中型医院，该技术在肝癌、消化道恶性肿瘤、肺癌、乳癌取得了显著进展，在甲状腺疾病方面，主要用于顽固性甲亢和甲状腺癌的介入放射治疗，小组病例报道取得了显著效果，尚需进一步观察总结。

2. 动脉内栓塞治疗的原理　甲状腺的血流量丰富，其中 70% 以上的血供由甲状腺上动脉供应。甲亢和甲状腺癌时甲状腺的供血动脉增粗，血流量增大，动静脉循环时间加快。通过栓塞甲状腺动脉，使甲状腺供血血管闭塞，血液供应停止，腺体缺乏营养而变性、坏死、萎缩及纤维化。对于甲亢，腺泡失去分泌功能，使有功能的腺体总量减少，从而便血液的甲状腺激素水平降低，达到临床改善和控制甲亢的目的；对于甲状腺癌，可以减少粘连，使肿瘤缩小，能为手术创造良好条件，从而减少手术切除的范围，提高成功率，提高患者的生存概率。

3. 适应证　主要针对 Graves 病的难治性甲亢病例患者［即抗甲状腺药物（ATD）、$^{131}$I 内照射、甲状腺次全切除等疗法受限、困难、疗效不佳、复发、产生并发症不能继续治疗或不愿接受上述经典疗法的患者］以及甲状腺癌术前辅助化疗与栓塞的患者，应考虑行介入栓塞治疗。主要适应证有：①对使用抗甲状腺药有明显不良反应，如药物过敏、粒细胞减少等，无法继续使用药物使甲状腺功能控制至正常者；②经长期、系统的抗甲状腺药物治疗，甲亢病情反复或无效的顽固性甲亢者；③行放射性 $^{131}$I 治疗或手术切除治疗指征不强或有禁忌证者；④作为难治性甲亢综合治疗的有机组成部分。如果甲状腺重度弥散性增大，有手术切除的指征，但难以用药物做好术前准备，此时可考虑术前栓塞；⑤甲状腺癌术前辅助治疗。

4. 禁忌证　除一般介入治疗共同的相对禁忌证外，没有绝对的禁忌证。相对禁忌证：①严重的心、肝、肾功能不全，严重的高血压未能控制及全身情况严重衰弱者；②碘对比剂过敏者；③做穿刺入路的动脉闭塞或局部皮肤疾患者。

5. 介入手术技术　施术者应具备头颈部介入的经验和能力，掌握甲状腺血管解剖、侧支循环和危险吻合的显示和识别，充分认识误栓等并发症的危害和防治，并且熟悉甲亢的经典诊治方法，严格选择适应证患者进行介入治疗。

（1）动脉栓塞技术：穿刺点局部消毒铺孔巾，应用 Seldinger 技术，经股动脉穿刺引入导管，在电视监视下选择性行双侧甲状腺上动脉和甲状腺下动脉插管并造影，明确甲状腺动脉的走向、形态及分支，以及甲状腺的供血情况，然后分别经导管在每一条甲状腺动脉内注入末梢型栓塞剂，透视下观察甲状腺动脉栓塞的情况，直至细小动脉分支闭塞，造影证实甲状腺腺体染色消失为止。然后测量该支动脉干的直径，选用合适的不锈钢弹簧圈栓塞该支动脉主干，再次造影证实。为达到良好的疗效，应行 3 支以上甲状腺主要供血动脉的栓塞，所以常规栓塞双侧甲状腺上动脉，必要时加栓单侧或双侧甲状腺下动脉，可根据术前超声、术中 DSA 造影甲状腺染色的多少及供血情况而选择栓塞范围。

（2）栓塞剂的选择：血管栓塞水平可分为毛细血管栓塞、小动脉栓塞、主干栓塞和广泛性栓塞。甲状腺的解剖学单位是腺体小叶，小叶动脉为其终末动脉，甲状腺动脉栓塞水平应为小叶动脉末梢永久栓塞，以达到甲状腺组织血管床的确实闭塞，减少血管再通、侧支形成而复发。可选择的栓塞剂有吸收性明胶海绵粒、聚乙烯醇和白及微球。其中吸收性明胶海绵粒为暂时性栓塞剂，一般较少选用。PVA 引起反应甚小，且可供选择的粒径剂型较多，是较为理想的永久性栓塞剂。病理研究表明，甲状腺腺体部接近上下动脉处的网状血管内径平均为 0.12 ~ 0.25 mm，最小动脉内径平均为 0.04 ~ 0.11 mm，可先用直径 150 μmPVA 粒栓塞，微粒直径过小，如 100 μm，有可能通过小动脉进入微静脉的危险；直径过大，则不能有效地栓塞微小动脉，甲状腺栓塞范围及效果可能受到影响。之后再用直径为 200 ~ 300 μmPVA 粒栓塞，这样可以达到完整的栓塞效果。弹簧圈可行永久性主干栓塞，常与聚乙烯醇和白及微球等永久性栓塞剂合用可以起到辅助栓塞效果。

6. 并发症　精细操作超选择性栓塞，严格避免反流、危险吻合等引起的误栓并发症。认真术前准备和术后处理，重视甲状腺危象等并发症的防治。常见并发症有：①异位栓塞，是一个严重并发症。甲状腺上动脉起自颈总动脉分叉处附近，并与颈内动脉关系密切。栓塞过程中发生反流，栓塞脑动脉、眼动脉等，将引起严重后果。一旦发生会引起颈内动脉的重要分支梗死；②甲亢危象：甲状腺动脉栓塞后腺体破坏，大量甲状腺素进入血液，引起血液中甲状腺素一过性增高，引发甲亢危象，是甲状腺动脉栓塞术的严重并发症之一。表现为发热、出汗、心悸加剧及心率增加等症状，严重者可致患者死亡，这些患者临床内分泌检查常可发现血中 $T_3$、$T_4$、$FT_4$ 一过性升高；③甲状腺及甲状旁腺功能减退：同时完全栓塞双侧甲状腺上、下动脉，可能发生甲状腺及甲状旁腺功能减退；④栓塞后综合征：体温升高，范围从 37.5 ~ 39℃ 不等；咽部疼痛及吞咽异物感，几乎出现于所有患者，可能与甲状腺上动脉的咽喉部穿支被栓塞有关。

7. 栓塞后甲状腺疾病理形态变化　闭塞的甲状腺动脉细分支腔径为 120 ~ 250 μm，未闭塞的末梢血管分支腔径为 40 ~ 110 μm，说明栓塞剂粒径尚可减少，闭塞的血管周围有异物性肉芽反应及纤维组织增生，血管壁呈黏液变性、坏死及机化，血管腔内见多核巨细胞、浆细胞、淋巴细胞等炎症细胞。甲状腺腺泡细胞变小、变扁平，间质减少，间质被纤维分隔并见淋巴细胞浸润及淋巴滤泡形成。

8. 疗效及应用前景　介入栓塞作为一种微创疗法，通过闭塞甲状腺血管，使甲状腺组织缺血坏死萎缩，甲状腺亢进的功能下降恢复，能解决难治疗性甲亢临床治疗需要的实际问题。使甲状腺癌患者病灶缩小，可以减少粘连，能为手术创造良好条件，从而减少手术切除的范围，提高成功率，提高患者的生存概率，具有确实的价值。它为难治性甲亢提供了一种新的治疗途径，但应严格适应证范围，开展与内分泌科等相关学科的合作研究与评估，加强基础和循证医学研究，形成严谨的技术规范，控制并发症，合理临床定位，使这一以中国介入医师为主创立和发展的治疗项目继续完善，将有望成为一种有价值的临床治疗方法。

# 第十五章　甲状腺良性肿瘤的诊治

## 第一节　甲状腺良性肿瘤的分类

### 一、甲状腺结节

1. 概述　甲状腺结节十分常见，多在体检中或无意中发现，成年女性患病率为6.4%，男性为1.5%。超声检查健康人群甲状腺结节的患病率为18%~67%，其中女性患病率明显高于男性。尸检发现60岁患者发生甲状腺结节达50%以上。在众多的甲状腺结节中，大多数是良性病变，恶性所占比例虽然较小，但因术前诊断甲状腺癌有一定难度，故对甲状腺结节要综合年龄、性别、病史、家族史及相关检查进行评估处理。对甲状腺癌的诊断应高度重视，以免漏诊，延误治疗。

2. 流行病学　通过体检发现（颈部触诊）的甲状腺结节，在碘充足人群中的发现率约为5%，不同年龄和性别会有所差异。但是临床中会遇到更高比例的隐匿性甲状腺结节的患者，可高达68%。这些偶然发现的无症状结节，通常很小，很多是在做与甲状腺无关的影像学检查中被发现。甲状腺结节的患病率和多结节率随着年龄和BMI增加而增加，女性更为常见。

美国预防服务工作组（USPSTF）审查了无症状人群筛查计划的有效性后，不推荐在没有疾病症状和体征的成人中筛查甲状腺癌，工作组认为潜在的危害可能超过潜在获益。该推荐不适用于存在危险因素的患者。对有颈部照射既往史或非髓质甲状腺癌家族史的个人进行筛查，可能有助于癌症的早期诊断，但没有充足的证据表明会降低发病率和死亡率。

3. 病因及发病机制　导致甲状腺结节发生的病因有多种。单纯性甲状腺肿和地方性甲状腺肿在多年甲状腺肿的基础上可伴发结节；多结节性甲状腺肿时呈结节样肿大，结节大小不等；局灶性甲状腺炎时病变部位甲状腺可呈结节样改变；单叶甲状腺发育不全可导致对侧叶增生形成结节样变；甲状腺腺瘤为甲状腺单一结节。

（1）地方性甲状腺肿：多见于碘缺乏所致。由于长期饮食和饮用水中的碘含量不足，使甲状腺素合成减少，导致甲状腺出现代偿性肿大，开始可为弥散性肿大，但是如果未及时干预和治疗，使患者长期处于缺碘状态，甲状腺功能减退，TSH长期处于高水平，可致甲状腺继续增大，有的则表现为巨大甲状腺肿，甲状腺在增大过程中，可以出现不规则增大，在弥散性甲状腺肿的基础上伴有结节。碘过多时也可致甲状腺肿，称为高碘性甲状腺肿；环境和饮食中有致甲状腺肿物质、放射线照射等也可使甲状腺肿大，并可伴有结节。

（2）散发性甲状腺肿：在人群中散发，无甲状腺肿的流行病学特征，原因复杂。外源性因素包括食物中的碘化物、致甲状腺肿物质和药物等。内源性因素包括儿童先天性甲状腺素合成障碍，导致甲状腺素合成减少，使 TSH 反馈性增高，刺激甲状腺增生肿大。如未进行干预和治疗，可导致甲状腺不规则肿大，出现结节。

（3）Graves 病：开始为弥散性甲状腺肿伴甲亢。如治疗时间，病情反复发作者，或在治疗甲亢过程中出现甲减者，甲状腺可进一步肿大，并出现结节。

（4）桥本甲状腺炎：可有甲状腺肿大史多年，病程较长。如未及时监测甲状腺功能，发生甲减后在 TSH 的作用下，使甲状腺进一步肿大，尤其是伴有甲减者可发生甲状腺结节。

（5）甲状腺炎：如亚急性甲状腺炎、产后甲状腺炎和无痛性甲状腺炎等，在出现甲状腺炎的同时，甲状腺可呈结节样肿大。

（6）先天性甲状腺素合成障碍：如甲状腺内的碘转运障碍、过氧化物酶活性缺乏，碘化酪氨酸耦联障碍、异常甲状腺球蛋白形成、甲状腺球蛋白水解障碍、脱碘酶缺乏等，这些障碍导致甲状腺素合成减少，反馈刺激 TSH 分泌增多，导致甲状腺肿大长期甲状腺肿多伴有甲状腺结节。

（7）其他：甲状腺素抵抗综合征、某些药物致甲状腺肿（如抗甲状腺药物）、遗传性疾病、浸润性病变（淀粉样变、结节病）、继发性甲亢（TSH 分泌瘤）等可致甲状腺肿，并伴有结节。

4. 临床表现　甲状腺结节患者多数常年无不适感觉，在查体或检查其他疾病时可偶尔发现，但是还有些甲状腺结节逐渐增大或影响甲状腺功能或发生恶变，出现症状而就诊。

（1）增生性结节性甲状腺肿：其病因可由摄入量过高或过低、食用致甲状腺肿的物质、服用致甲状腺肿药物或甲状腺素合成缺陷等。临床上以青少年、女性多见，表现为甲状腺弥散性肿大，质地软或韧，较大的结节在查体时可触及，边缘清楚，无压痛，活动度好；多结节者触诊甲状腺有结节样感。甲状腺功能多正常，结节是腺体在增生代偿过程中发展而来的，大多数是多结节甲状腺肿，滤泡充满胶质，少数为单结节，有 5% ~ 8% 出现毒性症状。

（2）结节性毒性甲状腺肿：本症起病缓慢，常发生于已有多年结节性甲状腺肿的患者，年龄多在 40 ~ 50 岁以上，以女性多见，可伴有甲亢症状及体征，但甲亢症状一般较轻，常不典型，且一般不发生浸润性突眼。查体示甲状腺肿大，触诊时可扪及光滑的圆形或椭圆形结节，边界清楚，质地较硬，随吞咽上下活动，甲状腺部位无血管杂音。甲状腺功能检查示血中甲状腺素水平升高；由功能自主性结节引起者，核素扫描可显示"热结节"。

（3）炎性结节：可分为感染性和非感染性两类，前者主要是由病毒感染引起的亚急性甲状腺炎,其他感染如急性化脓性甲状腺炎较少见。亚急性甲状腺炎临床上除有甲状腺结节外,还伴有发热和甲状腺局部疼痛,早期可伴或不伴有甲状腺毒性症状,结节大小视病变范围而定,质地较坚韧,甲状腺核素扫描示甲状腺摄碘率降低。非感染性炎性结节主要是由自身免疫性甲状腺炎引起,多见于中青年妇女,患者的自觉症状较少,检查时可扪及多个或单个结节,质地坚韧,少有压痛,甲状腺功能检查示甲状腺球蛋白抗体和甲状腺微粒体抗体常呈强阳性。

(4)甲状腺囊肿:绝大多数是由甲状腺结节或腺瘤退行性变形成的,囊肿内含有血液或微混液体,与周围边界清楚,质地较一般无压痛,多数患者甲状腺素水平正常,核素扫描可示"冷结节"。甲状腺癌囊性变者也可表现为甲状腺囊肿;少数患者是由先天性甲状腺舌骨囊肿或第四鳃裂的残余所致。

(5)肿瘤性结节:多表现为甲状腺单一结节,包括甲状腺良性肿瘤、甲状腺乳头状癌、滤泡状癌、甲状腺未分化癌、淋巴癌等甲状腺滤泡细胞和非滤泡细胞恶性肿瘤及转移癌等。当有甲状腺良性肿瘤、甲状腺腺瘤时,甲状腺触诊可发现孤立的在一侧甲状腺的肿瘤,边缘及表面光滑,质地韧或偏硬,吞咽时活动度好,无压痛,无周围淋巴结肿大。而甲状腺恶性肿瘤,肿块表面不光滑,与周围组织有粘连,吞咽时活动度差;有转移者甲状腺部位可触及多结节,或有周围淋巴结肿大。

**二、甲状腺腺瘤**

1. 概述 甲状腺腺瘤是起源于甲状腺滤泡细胞的良性肿瘤,目前认为本病多为单克隆性,是由与甲状腺癌相似的刺激所致。

2. 病因 甲状腺腺瘤的病因未明,可能与性别、遗传因素、射线照射、TSH 过度刺激等有关。

(1)性别:甲状腺腺瘤在女性的发病率为男性的 4 倍,提示可能性别因素与发病有关,但目前没有发现雌激素刺激肿瘤细胞生长的证据。

(2)癌基因:甲状腺腺瘤中可发现癌基因 c - myc 的表达。腺瘤中还可发现癌基因 H - ras 第 12、13、61 密码子的活化突变和过度表达。高功能腺瘤中还可发现 TSH - G 蛋白腺嘌呤环化酶信号传导通路所涉及蛋白的突变,包括 TSH 受体跨膜功能区的胞外和跨膜段的突变和刺激型 GTP 结合蛋白的突变。上述发现均表明,腺瘤的发病可能与癌基因有关,但上述基因突变仅见于少部分腺瘤中。

(3)家族性肿瘤:甲状腺腺瘤可见于一些家族性肿瘤综合征中,包括 Cowden 病和 Carney 联合体病等。

(4)外部射线照射:幼年时期头、颈、胸部曾经进行过 X 线照射治疗的人群,其甲状腺癌发病率约增高 100 倍,而甲状腺腺瘤的发病率也明显增高。

(5)TSH 过度刺激:部分甲状腺腺瘤患者可发现其血 TSH 水平增高,可能与其发病有关。实验发现,TSH 可刺激正常甲状腺细胞表达前癌基因 c - myc,从而促使细胞增生。

3. 临床表现 甲状腺腺瘤是常见的甲状腺良性肿瘤,多在青壮年发病,即 20～40 岁。初发症状多为颈前肿块,生长缓慢,无自觉症状。肿瘤多数为单发,圆形或卵圆形,亦有多发病例。表面光滑,质地坚韧,边界清楚,随吞咽上下活动,与皮肤无粘连,直径从数毫米至数厘米，切面多为实性，灰白或棕黄色，可出血或纤维化、钙化，有完整的包膜。肿瘤内出血，肿块迅速增大，伴局部疼痛，这些症状可在 1~2 周消失。少数肿瘤较大者可发生气管压迫，偶见食管压迫，引起呼吸或吞咽困难，罕见压迫喉返神经引起声音嘶哑。颈淋巴结一般无肿大。除伴发甲亢者外，甲状腺功能正常，同位素扫描多为凉结节或冷结节，B 超扫描为实质性肿物，囊内出血或囊性变者表现为囊性肿物。颈部 X 线摄片可以证实，偶见肿瘤内有钙化点。

### 三、甲状腺高功能腺瘤

1. 概述　甲状腺高功能腺瘤也称功能自主甲状腺瘤和毒性甲状腺腺瘤，其组织结构和甲状腺瘤相似，但并非 TSH 受体抗体刺激引起，功能不受垂体的制约。腺瘤周围的甲状腺组织因 TSH 受抑制而萎缩改变。有时虽然甲状腺高功能腺瘤很小，但却能将正常甲状腺组织的功能全部抑制，表明肿瘤功能活跃，甲状腺激素的合成和分泌增高。

2. 临床表现　甲状腺高功能腺瘤多见于中老年女性，按功能表现分为甲亢型和非甲亢型两种类型。甲亢型的临床症状比原发性甲亢轻，而且以循环和消化系统表现为主，如心动过速和消瘦乏力，胃肠道症状表现为大便次数增加，而神经症状如失眠、烦躁等少见，无突眼表现。体检可触到甲状腺单个或多个圆形和卵圆形结节，边界清楚，质地坚硬，随吞咽活动。结节无震颤或血流杂音，颈淋巴结不大。实验室检查 $T_3$ 常升高，呈 $T_3$ 型甲亢，$T_4$ 正常或增高。同位素核扫描图上往往表现为热结节，个别为温结节，当结节直径 $\geqslant 3$ cm 时，结节周围腺体完全处于抑制状态，此时应与先天性单侧甲状腺的扫描图像相鉴别。直径 <3 cm 时表现不完全抑制。

### 四、其他甲状腺良性肿瘤

甲状腺内也可能发生畸胎瘤，主要由软骨、上皮、神经多种组织混合组成，但以神经组织为主体。甲状腺良性畸胎瘤多发生于婴儿，如发生于成人，常为恶性。除腺瘤和畸胎瘤外，其他甲状腺良性肿瘤极为少见，偶有血管瘤及平滑肌瘤的个别报道。

# 第二节　甲状腺良性肿瘤的中医诊治

常见的甲状腺良性肿瘤有甲状腺腺瘤、甲状腺毒性腺瘤、甲状腺囊肿、结节性甲状腺肿、单纯性甲状腺肿等。甲状腺腺瘤发病率高，多发于 20~40 岁青壮年女性，表现为单发的圆形或椭圆形肿块，表面光滑，边界清楚，质地韧实，和皮肤无粘连，无压痛，可随吞咽活动。患者多无自觉症状，往往无意中发现颈前肿物。甲状腺毒性腺瘤多见于女性，患者往往有长期甲状腺结节病史，早期仅有轻微的心悸、消瘦、乏力，随着病情发展，患者常表现有不同程度的甲状腺中毒症状和甲亢症状。甲状腺囊肿绝大多数是由单纯性甲状腺肿，如结节性甲状腺肿和甲状腺腺瘤退变而来，多为柔软的结节，触压有囊性感；当内容物较多，囊内压力较高时，也可很坚实。相当于中医学"瘿""瘤"范畴。

甲状腺肿瘤确诊后，原则上需手术切除，中国也早已开展外科手术治疗，在《三国志》中已有"十人割瘿九人死"的传闻，至于中药治疗，在《千金方》《千金翼方》《外台秘要》等古籍中已记载数十首治瘿的方剂，已有用羊靥的以脏治脏的方剂，金代张从正则已提出"海带、海藻、昆布三味，皆海中之物，但得二味，投入与水瓮中，常食亦可消矣"的防治措施，金代医家不仅充分认识到了含碘中药对瘿瘤的利弊关系，并进一步采用消瘤抗癌的药物与辨证施治有机地结合，进一步提高了疗效。

**一、中药治疗**

1. 肝郁痰凝证

（1）主症：情志抑郁，咽部作憋，颈前瘿肿，质柔如胶，光滑圆润，随吞咽上下，胸闷胁胀，舌苔薄白或白腻，舌质淡红，脉弦细滑。

（2）治法：理气消瘿，化痰散结。

（3）方药：瘿瘤散结汤。

（4）处方：香附10 g，郁金10 g，青皮10 g，三棱10 g，莪术10 g，山慈菇15 g，白芥子10 g，全瓜蒌15 g，海蛤壳30 g，生牡蛎30 g，八月札20 g，白花蛇舌草20 g。

（5）方解：方中香附、郁金、青皮疏理郁结之肝气，以除其因；三棱、莪术、软坚散结、山慈菇、生牡蛎是消瘿之要药，再辅以海蛤壳、白花蛇舌草消癥抗癌，皆为消蚀甲状腺肿瘤而为之，再佐以白芥子、全瓜蒌化痰、散结，加之八月札既能疏肝理气，又能消瘤散结，故全方既疏肝理气、化痰散结以解其郁又能消瘿抗癌，故药后不仅可使肿瘤缩小，甚至使肿块消失而除病。

（6）加减：甲状腺肿块质地较硬，病程较长者，加桃仁、鬼箭羽、石见穿、山甲片、乳香、没药等，或加乌贼骨、煅瓦楞子等；大便燥结能行者，可重用瓜蒌；或加用生大黄；年老体弱或服药后出现神倦乏力，面色少华等虚弱症状者，加炙黄芪、党参、黄精等；妇女在经期，去三棱、莪术，改用丹参、赤芍。

2. 痰瘀交阻证

（1）主症：颈部瘿肿，质中偏硬，呈圆或椭圆形，边界尚清，可随吞咽上下，伴有咽部不适，胸闷气憋，或有月经不调，苔薄腻，舌质偏暗，脉弦细涩。

（2）治法：化痰软坚，活血散结。

（3）方药：海藻玉壶汤（《外科正宗》）。

（4）处方：海藻10 g，昆布10 g，陈皮10 g，法半夏10 g，贝母10 g，连翘15 g，当归10 g，川芎10 g，茯苓12 g，香附10 g，郁金15 g，穿山甲（先煎）15 g，土贝母12 g，蚤休15 g，石见穿15 g，天南星10 g。

（5）方解：方中海藻、昆布为含碘消瘿之主药，陈皮、法半夏、茯苓、贝母、南星化痰敛结，当归、川芎活血通脉，辅以香附、郁金理气，连翘、蚤休清解，共奏化痰活血、消瘿散结之功，再加上穿山甲、土贝母、石见穿，消瘤破癥，更助上药消除肿瘤之功。

（6）加减：郁久化火、烦热、舌红者，加牡丹皮10 g、栀子10 g、夏枯草15 g；神疲乏力、便溏者，加白术10 g、山药15 g。

3. 血瘀石瘿证

（1）主症：颈前瘿病，质硬如石，难以推移，或见颌下瘰疬，咽喉阻塞，吞咽不畅，甚则声音嘶哑，形瘦清癯，面黯不泽，苔薄或少，舌色紫黯，可见瘀斑，舌下青筋暴露，脉沉细涩。

（2）治法：活血化瘀，散结消瘿。

（3）方药：消瘿汤（《陕西中医》）。

（4）处方：昆布、黄药子、海藻各15 g，土贝母12 g，穿山甲、乌蛇、重楼各10 g，生牡蛎、忍冬藤30 g。

（5）方解：本方是针对甲状腺肿瘤所设，昆布、海藻、黄药子、生牡蛎均为主药，以消瘿散瘀，土贝母、穿山甲软坚消瘤为辅，再加乌梢蛇、重楼，通脉消肿，活血散瘀，更加强诸药消瘿之功，至于方剂中纳入忍冬藤一味，可通络止痛，为缓解甲状腺癌之疼痛而设。本方为基本方，临床为辨证施治，随其气郁、血瘀、痰凝而另加佐使之品以相辅相成。

（6）加减：痰甚者加南星、瓜蒌；气郁甚者加香附；血瘀甚者加蜈蚣、䗪虫；热毒甚者加山豆根。

4. 阴虚火郁证

（1）主症：颈前瘿肿，扪之质硬，心悸烦躁，面部烘热，咽干口苦，手颤失眠，舌苔薄黄，或苔少舌红，脉弦细数。

（2）治法：养阴清热，化痰软坚。

（3）方药：清心软坚方（《河南中医》）。

（4）处方：夏枯草20 g，北沙参20 g，白芍20 g，生地黄20 g，天冬20 g，麦冬20 g，川贝10 g，石斛20 g，海藻20 g，昆布15 g，黄药子10 g，僵蚕20 g，地龙30 g，银花20 g，酸枣仁20 g，夜交藤30 g。

（5）方解：本方以夏枯草、黄药子、海藻、昆布消瘿软坚以治其本，用沙参、白芍、生地黄、天冬、麦冬清热滋阴以消其症，更以僵蚕、地龙软坚消散，贝母化痰，银花清热利咽为辅，纳酸枣仁、夜交藤以宁心安神，既针对其病，又兼顾其证，也可适用于甲状腺癌放、化疗后出现阴虚烦热之症。

（6）加减：口干口渴，苔少加玉竹、芦根；心悸不宁加五味子、莲子心；纳差、便溏加白术、茯苓、砂仁；神疲力乏加党参、黄芪。

**二、针灸治疗**

1. 体针

（1）局部取穴：以左手拇、示指固定肿物，在结节周边将针刺入皮下，然后针尖向内斜，一直刺到结节的基底部。根据结节大小，共刺6～8针。另在结节皮肤正中，将一枚针直刺到结节的基底部。注意勿刺伤喉返神经。

（2）邻近和远距离取穴：天柱、大杼、内关、曲骨穴。

2. 扬刺法

（1）取穴：足阳明经之人迎$ST_9$、气舍$ST_{11}$、水突$ST_{10}$部位，瘿瘤顶部中心及四周。

（2）方法：于人迎、气舍、水突及瘿瘤顶部中心，垂直刺入毫针各一支，再于瘿瘤四周取45°向心刺入毫针一支，深度以达瘿瘤中心为度，不可刺穿对侧囊壁。留针15～20分钟，每3日针1次，10次为1个疗程。

3. 耳穴压丸

（1）取穴：神门、肝、脾、颈、甲状腺、内分泌、胃。

（2）方法：用探棒在穴区内找到敏感点后，用胶布将王不留行籽贴于敏感点上。嘱患者每日自行揉按 3~4 次，每隔 3~4 天换 1 次，两耳轮流换贴，10 次为 1 个疗程。

4. 耳针

（1）取穴：神门、皮质下、肺、咽喉、颈 6。

（2）方法：用耳针在上述穴位轻刺，每日 1 次，5 天为 1 个疗程。

**三、药膳疗法**

1. 夏枯草 60 g，瘦猪肉 100 g。加水炖服，可加盐等佐料。

2. 海带 30 g，薏苡仁 30 g，鸡蛋 3 只，油、盐、胡椒粉各适量。将海带用清水浸泡洗去咸味，切成条状，薏苡仁淘洗干净，然后一起放入锅内加水同煮至海带、薏苡仁烂透，打入鸡蛋，调以油、盐、胡椒粉即可食用，喝汤吃海带及薏苡仁。

3. 蛎肉 210 g，海带 50 g。将海带用水发胀，洗净，切细线，放水中煮至熟软后再放入牡蛎肉同煮，以食盐、猪脂调味即成。

4. 蛤肉带壳 60 g，紫菜 30 g。煮熟后，吃肉和菜并喝汤。

5. 干海蛾鱼 7~8 尾，瘦猪肉 100 g。炖食，饮汤食鱼及肉。

6. 蛇皮 2 g，鸡蛋 1 枚。将蛋破 1 小孔，装入蛇皮末，封口煮食。每次服 1 枚，每日 2 次，连服 60 天。

# 第三节　甲状腺良性肿瘤的西医诊治

**一、甲状腺结节**

（一）诊断

1. **病史**　许多患者无自觉症状，在查体时发现有甲状腺结节。甲状腺瘤为颈前肿块，生长缓慢，自己无明显不适感觉。有的患者有症状，以前存在的甲状腺结节，近期无痛性、迅速增大、变硬，甲状腺癌可能性较大。近日突然出现的甲状腺结节增大，或伴有疼痛，则多为甲状腺肿囊内出血所致。另外，儿童时期出现的甲状腺结节也应当重视，有甲状腺癌家族史者，发生癌肿的可能性较大。甲状腺髓样癌为自主显性遗传，也应重视。

2. **体格检查**　甲状腺查体可以了解结节的大小、数目、形态、质地、活动度以及有无颈部淋巴结肿大。甲状腺瘤多为单发，圆形或卵圆形，也有多发腺瘤。表面光滑，质地较韧，边界清楚，可随吞咽上下活动与皮肤无粘连。颈部淋巴结一般无肿大。约 80% 分化型甲状腺癌及 70% 未分化癌临床表现为单一结节，质地较硬，表面不光滑，有的甲状腺癌为多发结节，肿瘤较晚期时，结节活动度差。有的癌肿患者可于颈部触及肿大、质硬的淋巴结，对诊断更有意义。

3. B超检查 B超可以区分囊性、实性及混合性结节，还可以显示单一和多发结节。甲状腺瘤单发多见，也可见多发，形态为圆形，有声晕，边界清晰，包膜完整，肿瘤内部为实性，当发生出血或囊性变时，也可为囊性或囊实性。对瘤内血流异常丰富者，要注意高功能腺瘤的可能。甲状腺多为单发，形态不规则，包膜不完整或无包膜，边界不清楚，可见蟹足状浸润，内部回声不均，常合并沙砾样、针尖状、点状钙化。颈部肿大淋巴结可较清晰观察到，形态圆，横纵比例小于2:1。术前B超检查可为手术方案提供参考依据。

4. 针吸涂片细胞学和病理学检查 超声引导定位下，用7号针头，局部麻醉，多方位穿刺，至少应穿刺6次，保证取得足够的标本。穿刺时以左手示指、中指固定结节，以右手持针筒，回抽针栓以产生负压，同时缓慢向外将针头拔出2 mm，再刺入，重复数次。见到针栓内有细胞碎屑后停止抽吸，去除负压吸引，拔出针头，脱开针筒，针筒内吸入数毫升空气，再接上针头并将针头内标本排到玻片上，要求能有1～2滴橘红色液体，内有细胞碎屑。然后用另一玻片以45°推出涂片，或另一玻片平放稍加压后分开，可得到薄而均匀的涂片。用粗针取出的标本，也可行病理学检查，诊断意义更大。

5. 血清学检查 甲状腺素结合球蛋白(TBG)水平常与结节大小有关，对甲状腺结节的良恶性鉴别意义不大，甲状腺功能减退时，TBG明显升高，甲状腺功能恢复后，TEBG也恢复正常，甲状腺功能亢进症TBG降低，有些Graves病患者TBG也可升高。TBG检测可用于手术后分化型甲状腺癌患者，观察是否有早期复发。

6. 核素扫描 甲状腺扫描能反映甲状腺功能活动情况，还可以发现胸骨后甲状腺肿，但扫描结果并不能决定甲状腺结节的治疗方案。核素扫描检查有一定局限性，冷结节并不是恶性病变的特征表现，多数甲状腺冷结节系良性病变，有无功能不能作为鉴别良性或恶性的依据。

7. CT检查

(1)甲状腺表现：甲状腺内孤立性低密度结节，密度均匀，边界清楚，增强扫描呈均匀性强化，有的可见囊性变或钙化灶。

(2)甲状腺癌CT表现：甲状腺内低密度结节，密度不均，内有不规则坏死区，与正常组织分界不清。肿瘤较大时常向两侧浸润，可侵犯气管、食管及周围的颈前肌群，侵犯颈内静脉可形成静脉内栓，引起淋巴和血行转移。乳头状癌内常见点状、沙砾样钙化，并伴有颈部淋巴结转移。转移的淋巴结内出现沙砾样钙化，常提示为甲状腺乳头状癌。

(3)甲状腺转移癌常由邻近组织肿瘤直接浸润甲状腺，也可由淋巴逆行扩散或血行转移至甲状腺。由颈部邻近组织肿瘤直接浸润至甲状腺的甲状腺转移癌，CT检查不仅可以发现原发肿，还可以确定肿瘤位置、浸润范围及其与周围组织器官的关系，远处转移肿瘤表现为多个低密度小结节，原发癌多为黑色素，乳腺癌、肾癌和肺癌。

(4)结节性甲状腺肿CT表现：肿大的甲状腺内有多个结节，可见实性结节、囊变、出血性结节，结节大小不一，增强扫描，结节有强化，强化后有的结节密度可与正常甲状腺相当。当结节内出现坏死、边界不规则及向周围侵犯时，提示癌变。

(5)弥散性甲状腺肿伴甲状腺功能亢进CT表现：甲状腺弥散性肿大，密度均匀但较正常甲状腺低，增强扫描均匀显著强化，有的可见腺体内出现细小的血管影。如并发 Graves 眼病，眼眶 CT 扫描可发现双侧对称性眼球突出，眼肌肥大呈梭形。

（6）慢性淋巴细胞性甲状腺炎和亚急性甲状腺炎 CT 表现：甲状腺弥散性肿大，密度减低，增强扫描轻度强化。亚急性甲状腺炎肿大的甲状腺内可出现强化的结节，应与肿瘤鉴别。

（7）甲状旁腺腺瘤与增生的 CT 诊断：甲状旁腺腺瘤大多数发生于下旁腺，90% 为单发，肿瘤较小，有包膜。CT 表现为甲状腺后方，气管食管沟软组织结节影，平扫时密度低于正常甲状腺，圆形或类圆形，边界清楚光滑，增强扫描明显强化。肿瘤较大时可见中心坏死无强化区。少数可在边缘部分出现不规则钙化，有的甲状旁腺腺瘤位于甲状腺内，表现与甲状腺腺类似甲状旁腺增生一般 4 个腺体都增大，但往往大小不等。增生体较小时，CT 难以发现。

（8）甲状旁腺腺癌非常少见，以中年男性为多见。甲状旁腺生长缓慢，晚期才出现转移。CT 检查可明确肿瘤位置、大小及邻近器官浸润情况，局部淋巴结转移可同时显示。

8. MRI 检查

（1）甲状腺瘤与结节性甲状腺肿的 MRI 表现：甲状腺腺瘤 $T_1WI$ 上呈低信号，有时接近等信号改变，$T_2WI$ 上为高信号，增强扫描时强化明显。扫描可见腺边界清晰，周围组织有受压改变，甲状腺腺瘤发生囊性变时，表现为 $T_1WI$、$T_2WI$ 高信号增强扫描可见瘤壁和附壁结节出现显著强化。结节性甲状腺肿看到单发或多个大小不一的结节，结节边缘整齐，较大的结节可有囊性变。MRI 信号特征为 $T_1WI$ 呈不均匀稍低信号，$T_2WI$ 呈不均匀稍高信号，增强扫描其实质部分明显强化。

（2）甲状腺囊性病变的 MRI 表现：甲状腺囊性变时，$T_2WI$ 表现为均一的明显高信号，$T_1WI$ 信号根据囊肿内容物的成分不同，可出现低信号、高信号或等信号。囊肿合并出血时，表现为 $T_1WI$ 高信号，$T_2WI$ 可见囊肿边缘细条状极低信号影。胶样囊肿含大量蛋白，$T_1WI$ 表现为高信号，非胶样囊肿表现为水样低信号，合并出血时可呈高信号。

（3）甲状腺恶性肿瘤的 MRI 表现：甲状腺恶性肿瘤的 MRI 信号改变较多，$T_1WI$、$T_2WI$ 信号特点与结节性甲状腺肿差异不大。$T_1WI$ 呈稍高、稍低或等信号，肿瘤出血可见局灶性高信号，$T_2WI$ 信号较正常腺体轻度或明显增高。MRI 可清晰显示肿瘤对气管、食管及颈部肌肉的侵犯，当肌层出现肿瘤性异常信号时，提示肿瘤浸润肌层。MRI 上还可看到颈部淋巴结肿大、转移情况。

（4）甲状腺弥散性疾病的 MRI 表现：弥散性甲状腺肿并亢进，表现为甲状腺弥散性增大，MRI 信号改变的特征为 $T_1WI$、$T_2WI$ 呈均匀高信号，它与血清高甲状腺素水平、24 小时摄碘率增高有关。清晰度高的 MRI 扫描，腺体实质内能看见许多条索状纤维间质和扩张的血管影。

（5）胸骨后甲状腺肿的 MRI 表现：胸骨后甲状腺肿进入胸腔内，位于上纵隔。肿瘤可位于前纵隔、中纵隔或后纵隔。MRI 横断、冠状和矢状扫描能准确显示肿块的位置，还可以看到肿块对气管、大血管的压迫情况。

（6）甲状旁腺疾病的 MRI 表现：甲状旁腺腺瘤的 MRI 表现变化不定，可表现为 $T_1WI$

等信号、稍低信号，与甲状腺信号接近，$T_2WI$ 呈显著高信号，与脂肪信号相当。肿瘤合并出血时，$T_1WI$、$T_2WI$ 均为高信号。增强 $T_1WI$ 扫描，可见肿瘤显著强化，信号高于甲状腺组织，矢状位扫描增强 $T_1WI$，能看到清晰、增大的甲状旁腺瘤。有一部分甲状旁腺功能亢进患者的甲状旁腺分布于上纵隔的胸腺组织、颈动脉鞘、气管食管沟、颈根部、咽旁或食管旁区。异位甲状旁腺最多见于胸骨后，MRI 扫描可明确显示病灶具体部位。

（二）治疗

1. 治疗原则

（1）应用细针抽吸细胞学检查，细胞学检查发现有癌细胞，甲状腺恶性病变可能性很大，应当手术治疗；而细胞学检查呈阴性结果，仍有 10% 比例可能是恶性，还需结合其他检查，决定是否需要手术。若针吸活检发现结节呈实质性，细胞学或病理学诊断为可疑或确定恶性病变，则需手术治疗。

（2）核素扫描是冷结节，甲状腺功能正常或减低，可给予左甲状腺素片以抑制 TSH 生成，3 个月后复查。如发现结节增大，有手术指征；但若结节变小或无变化，可继续以 TSH 抑制治疗，每隔 3 个月复查，半年后结节不变小，则应手术治疗。

（3）甲状腺 CT 或 MRI 扫描见到结节形态不规则，密度不均，内有点状、沙砾样钙化，或伴有颈部淋巴结明显肿大时，甲状腺癌可能性较大，则应手术治疗。

（4）儿童的甲状腺结节，青年男性单发的甲状腺结节，有甲状腺癌家族史者发生的甲状腺结节，要考虑手术治疗。

（5）以前存在的甲状腺结节，近期无痛性、迅速增大、变硬，甲状腺癌可能性较大，则应手术治疗。

（6）当发现肿瘤较大，已向两侧浸润，侵犯气管、食管、喉返神经及周围颈前肌群，侵犯颈内静脉，形成静脉内栓，颈部肿大淋巴结融合、固定等情况，要全面权衡，慎重手术。

2. 良性甲状腺结节的非手术处理　检查发现的甲状腺结节，大多数是无临床显著意义的，即没有提示恶性肿瘤的超声特征，或者细胞学检查结果为良性。在连续对 2000 个至少 1 cm 结节的分析中发现，58% 超声检查良性或低度可疑。

一项 5 年的前瞻性研究中，992 名患者基于超声和细胞学检查，确定 1597 个良性甲状腺结节，结果发现大多数（约 85%）根本没有增大。增大的结节也表现出缓慢和稳定的增长，5 年平均最大直径增加了约 5 mm。多因素 logistic 回归显示，结节增长与存在多个结节、结节较大以及年龄更小存在相关性。更加重要的是，5 年随访期内，只有非常少的结节（0.3%）被发现癌变。

基于超声表现预测的恶性肿瘤风险，不仅指导细针穿刺活检（FNAB）的初始指征，还指导随访，详见图 15-1。

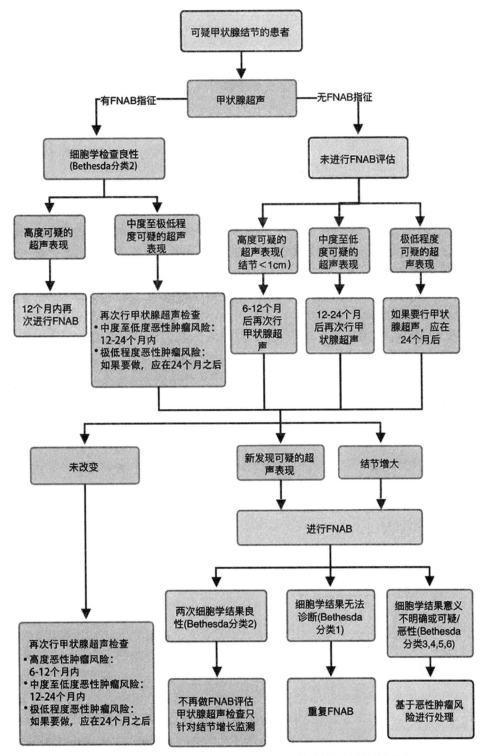

图 15-1 细胞学良性或未进行 FNAB 的甲状腺结节的随访流程图

注：超声表现可疑是根据美国甲状腺协会（ATA）指南中的描述，FNAB 为细针穿刺活检

整体而言，活检细胞学检查的假阴性率很低（<3%），不过，细胞学良性的甲状腺结节，如果超声表现高度可疑，仍需要在 12 个月内再次活检。对于这部分亚组患者，细胞学结果的假阴性率较高，在对 1343 个细胞学检查为良性结节的分析中，研究者发现如果超声表现可疑，恶性率可达 20%，而如果超声检查也显示正常，恶性率只有 0.6%。

超声和细胞学检查结果均显示为良性的结节，如果要再次进行评估，应该至少间隔 24 个月，因为间隔时间短的超声不太可能提供更多信息。根据目前的指南，对低度至中度恶性风险的结节进行超声监测，应该间隔 12~24 个月，不过有些证据表明这个间隔时间延长，也是安全的。如果超声检查发现结节增长，或者出现了新的可疑特征，应该考虑再次活检。临床上有意义的最小变化是至少 2 个直径增加 20%，最小增加 2 mm，相当于结节体积增加超过 50%。

两次细胞学检查结果均阳性，无论超声表现如何，恶性肿瘤的风险基本接近零。对于这类患者，可能应该停止继续随访，旨在评估结节增长的监测策略可能只针对更容易导致压迫症状的较大结节。

因为其超声表现或大小不满足细针穿刺活检标准的甲状腺结节，对于高风险结节，应在 6~12 个月后再次行超声评估；低度至中度风险结节，在 12~24 个月之后；超过 1 cm 的极低风险结节，如果要做超声评估，应至少在 24 个月后。这一长期随访推荐主要基于低质量证据或专家意见。

一项研究直接比较了良性和恶性甲状腺结节的增长率，结果显示后者更有可能每年增长超过 2 mm（RR=2.5）：这个临床参数可有助于评估甲状腺风险，特别是对未进行细胞学检查的结节。

不推荐使用甲状腺激素进行促甲状腺素抑制治疗。

3. 手术方式

（1）甲状腺叶部分切除术适于单个或较小的甲状腺肿瘤或囊肿，切除后送快速病理。

（2）甲状腺一侧叶次全切除术适于：①甲状腺一侧叶腺癌；②多发性甲状腺腺局限于甲状腺一侧叶内；③局限于甲状腺一侧叶的结节性甲状腺肿；④微小癌局限于一侧腺叶内。

（3）甲状腺双侧腺叶次全切除术适于：①原发性甲状腺功能亢进症；②多发性甲状腺腺瘤；③单纯性甲状腺肿和多结节性甲状腺肿，肿块较大，有压迫症状者；④巨大甲状腺肿有呼吸道压迫症状者；⑤结节性甲状腺肿继发甲状腺功能亢进症；⑥微小癌。

（4）甲状腺叶切除术适于：①甲状腺乳头状癌病灶局限于一侧叶，无淋巴结转移；②甲状腺乳头状微小癌；③甲状腺高功能腺瘤；④局限于甲状腺一侧叶内的多发性甲状腺腺瘤；⑤多结节性甲状腺肿布满甲状腺一侧叶者。

当临床、细胞学检查或超声检查结果不一致时，建议进行多学科讨论。对于细胞学结果良性的大结节（>4 cm），如果认为存在恶性可能，当存在新的可疑超声特征（不论细胞学检查结果如何）或有压迫症状时，应考虑手术。

4. 其他治疗　最近，影像学引导的微创技术（经皮乙醇消融，射频，激光，微波消融，高强度聚焦超声）出现，被用于考虑治疗有临床意义的良性甲状腺结节。有功能亢进结节的患者，生化检查显示甲亢，应考虑放射性碘治疗，但对于大结节（>4 cm），手术也是合理的方法。

## 二、甲状腺腺瘤

（一）检查

1. 甲状腺超声波检查　B 超可以明显辨别甲状腺肿块属于囊性或实质性，彩色 B 超还可以观察肿块的血流情况。

2. 甲状腺吸 $^{131}$I 率测定　甲状腺吸 $^{131}$I 率多为正常，功能自主性甲状腺腺瘤可以偏高。

3. 甲状腺核素扫描　甲状腺腺瘤及少数甲状腺癌可以表现为热结节或温结节，甲状腺囊肿、甲状腺腺瘤囊性变或内出血表现为凉结节或冷结节，一般轮廓清晰，边界规则。

4. 甲状腺各项功能多正常。

5. 颈部 X 线检查　当甲状腺肿瘤巨大时，可见气管受压或移位，部分瘤体内可见钙化影像。甲状腺淋巴造影显示网状结构中有圆形充盈缺损，边缘规则，周围淋巴结显影完整。

（二）鉴别诊断

1. 结节性甲状腺肿单结节　甲状腺瘤与结节性甲状腺肿单结节临床表现相似，较难区别，以下几点可供鉴别：①甲状腺瘤较少见于单纯性甲状腺肿流行地区；②甲状腺瘤经数年仍保持单发，结节性甲状腺肿经过一段时间后，多演变为多发结节；③在组织学方面的区别是，腺瘤有完整包膜，周围组织正常，分界明显而结节性甲状腺肿的单发结节包膜不完整。

2. 甲状腺恶性结节　区别甲状腺良恶性结节对于选择适当的治疗方案十分重要，主要依靠病史、体检、放射性核素扫描、多普勒超声和穿刺细胞学检查。

（1）病史：儿童期出现的甲状腺结节 50% 为恶性，发生于年轻男性的单结节，也应警惕恶性的可能。如果患者突然发生结节，且短期内发展较快，则恶性可能性大。

（2）体检：甲状腺单结节比多结节恶性机会大，触诊时良性腺瘤表面平滑，质地较软，吞咽时移动度大。恶性结节表面不平整、质地较硬和吞咽时移动度较小，恶性结节常伴有颈淋巴结肿大。有时癌结节很小，而同侧颈部已有肿大淋巴结。

（3）核素扫描：应用放射性 $^{131}$I 或 $^{99m}$Tc 扫描，比较结节与周围正常甲状腺组织的放射性密度，可发现温结节多为良性腺瘤，甲状腺癌的机会较少；热结节几乎均为良性；甲状腺癌均为冷结节，其边缘一般较为模糊，但冷结节不一定都是癌肿的表现，良性结节性甲状腺肿的结节内常由于血液循环不良发生退行性变，形成囊肿，也表现为冷结节，不过其边缘多清晰可见。而甲状腺瘤可表现温、凉结节外，也可能是冷结节，其边缘多数较清晰，少数也可能略模糊。此外，还应警惕当甲状腺癌的冷结节表面覆盖正常甲状腺组织时，可显示为温结节。进一步鉴别冷结节的良恶性，还可用"亲肿瘤"的放射性核素铯137（$^{137}$Cs）、硒75（$^{75}$Se）或镓67（$^{67}$Ga）做甲状腺显影，如在冷结节有放射性浓聚，则恶性可能性大；反之，如仍无浓聚，则良性可能性大。

（4）彩色多普勒超声检查：如核素扫描呈冷结节表现，B 超扫描为实质性结节，且边缘模糊，但彩色多普勒超声检查发现瘤内血流丰富时，恶性的可能性大。

（5）穿刺细胞学检查：可进一步明确甲状腺结节性质。用直径 0.7～0.9 mm 的细针直接刺入结节内，从 2～3 个不同方向进行穿刺吸取，尽管可能出现假阳性或假阴性结果，但诊断正确率可达 80% 以上。

（三）治疗

1. 手术治疗

（1）适应证：诊断为甲状腺腺瘤的病例。

（2）禁忌证：有严重凝血障碍及严重心、肺功能损害者。

（3）术前准备：术前对全身身体状况进行评估，有心脑血管病服阿司匹林等抗凝剂者需术前 5 天停服抗凝剂，如为高功能腺瘤则术前准备同甲亢术前准备。

（4）手术入路：一般常规采用颈部顺皮纹方向的弧形切口，在胸骨切迹上方 1～2 cm 沿皮纹方向做衣领状与皮纹平行的弧形切口。在不影响操作的前提下，切口应尽量短，以满足患者的美观需求，一般至胸锁乳突肌内侧缘或中部即可。近十年来，有采用经胸或经腋窝入路的腔镜下甲状腺腺瘤切除术。该种手术借助腔镜手术创口小、长臂器械远离目标器官操作即可获得良好的解剖、暴露的特点，在取得与传统开放手术切除病灶一样效果的同时，最大限度将切口缩小、隐蔽，符合现代美容的观点。

（5）注意要点：由于甲状腺周围有气管、食管、喉上神经、喉返神经、甲状旁腺、颈内静脉、颈总动脉等重要的组织器官，操作不当容易造成声嘶、呛咳、抽搐等并发症，术者应熟悉颈部解剖结构，操作轻柔细致，仔细止血，避免钳夹切断大块组织，以免损伤喉上神经或喉返神经。

2. 术后手术的一般处理

（1）检测生命体征。

（2）术后 6 小时平卧位。

（3）床旁备气管切开包。

（4）术后 6 小时后半流食。

### 三、甲状腺高功能腺瘤

1. 诊断　依据临床表现，如甲状腺原有单个或多个结节，无临床症状或仅有轻度甲亢，结节表面平滑，质实，边界清楚、活动、无震颤或杂音可做初步诊断。同位素扫描结节部位为热结节，周围甲状腺组织不显影。必要时，可进行 TSH 兴奋试验，肌内注射 TSH 10～20 U，24～48 小时再次重复扫描，如受抑制的甲状腺组织恢复重吸 $^{131}$I 功能，可诊断为此病。此外，B 超可确定结节大小部位、数目，排除先天性的甲状腺叶阙如或局部腺本增厚所致的"热结节"。

2. 治疗　治疗前应了解患者是否有甲亢，如患者的甲亢症状明显，血清 $T_3$、$T_4$ 升高，或结节较大，有压迫症状和体征时，应采取手术切除，行患侧叶甲状腺次全切除或全切除术，方法简单，效果良好。对甲亢症状明显的患者，应进行适当的术前准备，包括抗甲状腺药物治疗，控制甲亢症状后才能后才进行手术。与手术治疗甲亢不同，术前应用碘剂有可能进一步加重症状，故不提倡应用。手术中，应避免过多挤压腺瘤，以避免血循环中甲状腺素浓度突然升高，发生术后甲状腺危象。手术时尽可能多保留受抑制的甲状腺组织，使术后甲减的发生率降低。

对于呈热结节而周围甲状腺组织不显影的高功能腺瘤，可采用 $^{131}$I 治疗。$^{131}$I 治疗可有效地破坏瘤体组织，但对结节以外甲状腺组织很少有损伤。$^{131}$I 用量应较大，一般在 25～50 mCi。$^{131}$I 治疗存在放射性污染，不良反应较多，且目前无法证实是否会增加远期甲减的发生率。

### 四、其他甲状腺良性肿瘤的治疗

1. 诊断　可依据临床表现及颈部 X 线摄片，甲状腺区有单个或多个结节，巨大结节可能导致邻近器官的压迫症状，如压迫气管引起呼吸困难，压迫喉返神经引起声嘶等。X 线摄片可见肿瘤内有钙化斑、牙齿或小块骨组织。手术切除标本的病理学检查可确诊。

2. 治疗　手术治疗效果良好，大多选择患侧甲状腺叶切除。必要时，对切除标本做冰冻切片检查，若证实为恶性时，应按甲状腺恶性肿瘤的手术原则进行治疗。

# 第十六章　甲状腺癌的诊治

## 第一节　甲状腺癌的分类

### 一、概述

甲状腺癌是较常见的恶性肿瘤，占人体全部恶性肿瘤的 1% ~2%，女性明显多于男性，一般为(2 ~4)∶1，发病年龄一般为 21 ~40 岁，可见中青年是发病率较高的人群。近年随着越来越多的单位开展体格检查，更多的早期甲状腺癌患者被发现，使得甲状腺癌的发病率有上升趋势，但总的治疗效果却明显改善。

### 二、发病率

甲状腺结节的发病率因受到被调查人群的影响而存在一定的差异，但通常认为，甲状腺良性结节是常见疾病。目前，我国没有甲状腺结节发病率的确切统计资料，美国的资料表明，4% ~7% 的成年人在体检时可发现甲状腺结节，而通过超声波检查甲状腺，或尸检发现的甲状腺结节更多，可高达 30% ~50%。但甲状腺结节中恶性结节的发生率仅为 1% ~5%，临床上能发现的甲状腺癌并不多。

甲状腺癌的年发病率因地域、肿瘤登记系统的不同而有较大的差异，一般而言，男性甲状腺癌的年发病率为 1.2/10 万 ~2.6/10 万，女性为 2.0/10 万 ~3.8/10 万。冰岛和夏威夷是高甲状腺癌发病率的地区，几乎是北欧和北美，是美国和加拿大的两倍。我国甲状腺癌的发病率较低，据天津市 1993—1997 年肿瘤发病登记资料，甲状腺癌的年发病率为 0.35/10 万，占全部恶性肿瘤的 0.78%。

### 三、病因和致病因素

随着分子生物学的进展，对甲状腺癌的病因和致病因素的认识逐渐增加，但甲状腺癌的发生原因至今仍未明了。尽管甲状腺癌发生与甲状腺的放射性接触的相关性受到肯定，但大多数甲状腺癌患者从未有放射性接触史，对饮食、性激素、环境影响、遗传易感性等因素的研究结果也没有发现明显的相关性。

此外，一直以来童年期及青春期长期暴露于电离辐射被认为是唯一可变的诱发甲状腺癌的可变危险因素，特别是对 PTC 的影响更大。但近年来，大量研究表明还有其他可变危险因素可诱发甲状腺癌。

首先，有研究结果证据显示：体重超重（$25 \sim 29 \ kg/m^2$）以及肥胖（$\geqslant 30 \ kg/m^2$）与肿瘤的发生存在高度正相关性。这就为肥胖是诱发甲状腺癌的危险因素提供了有力证据。此外，大量实验室研究揭示了肥胖促进甲状腺癌发生的可能机制是多种因素相互独立又存在协同效应的结果，这些因素包括：胰岛素抵抗、胰岛素样生长因子、脂肪因子（如瘦素）、雌激素以及促甲状腺激素（TSH）等。

其次，另一项与甲状腺癌相关的可变危险因素为吸烟。相反，吸烟会减少甲状腺癌的发生。其可能机制为：吸烟或可降低机体 TSH、$T_3$、$T_4$ 水平，减少血清甲状腺自身抗体，增加 Graves 病的发生并降低雌激素水平。

Cari 教授等人就甲状腺癌发病率的改变要点总结如下：①在过去的几十年中，全世界很多国家甲状腺癌的发病率均有所升高，其中 PTC 占绝大多数；②由于检测及诊断技术的广泛普及，使得部分体积小且无痛的甲状腺癌得到早期确诊，这是甲状腺癌发病率升高的原因之一；③流行病学研究结果表明相当比例（美国 >40%）的甲状腺癌归因于环境因素，如肥胖和吸烟。

**四、甲状腺癌的分子生物学研究**

分子生物学的研究进展表明，人体正常细胞向恶性肿瘤细胞的转化存在多种分子生物学改变的累积，包括启动、促进和进展的连续过程。基因缺陷的逐渐积累，导致细胞生长不受正常生长调控的控制，或细胞对正常调控无反应，最终出现细胞恶性变。近些年来证实，甲状腺癌存在着多种的癌基因和抑癌基因异常。癌基因通过染色体易位、重排、缺失、点突变、基因扩增等途径激活，使正常细胞转化为生长失控的恶性细胞。大多数的癌基因与调控正常细胞分裂的生长因子或激素受体密切相关。单个癌基因或抑癌基因的激活并不足以引起甲状腺细胞转化，必须有其他基因的参与，细胞恶变通常有数个这些基因的表达，或基因突变和扩增同时发生。

**五、甲状腺癌分期**

见第七章。

**六、甲状癌分类**

1. 甲状腺乳头状癌 属低度恶性的肿瘤，是甲状腺癌中最常见的病理类型，占成年人甲状腺癌的 60%～70% 和儿童甲状腺癌的 70%。甲状腺乳头状癌患者有多中心性病灶者超过 20%，尤以儿童患者为多见。甲状腺乳头状癌的发病年龄较其他类型的甲状腺癌低。如果严格按照病理学的诊断标准，约 2/3 的甲状腺乳头状癌的病例实际上是混合性肿瘤，在其病灶中可发现不同比例的滤泡状癌的组分，这些患者的自然病程与乳头状癌相似，目前的分类标准将这部分患者归入乳头状癌中。

2. 甲状腺乳头状微小腺癌（papillary microcarcinoma，PMC） 有独特之处，多数学者认为 PMC 的定义是肿瘤的直径 ≤1.0 cm，亦有学者认为 ≤1.5 cm。WHO（1988 年）统一了 PMC 的诊断标准，为直径 ≤1.0 cm。Schrager 早在 1906 年首先提出"迷走性甲状腺"的概念，即与正常的甲状腺并不直接相连，而且具有几乎正常组织学结构的颈部甲状腺肿物。但是后来发现，所谓迷走性甲状腺实际上与淋巴系统有关，是原发于甲状腺的乳头状癌的转移灶，即"隐匿性甲状腺癌"。由于 B 型超声波检查技术的发展，已较容易发现直径约 1.0 cm 的甲状腺结节，而且在 B 超引导下进行细针穿刺甲状腺组织细胞学检查（FNAC），即可获得明确诊断，因此正式命名为 PMC，但仍有学者沿用"隐匿性甲状腺癌"的名称。

3. 其他特殊类型的甲状腺乳头状癌

（1）青少年甲状腺乳头状癌：是一种特殊类型的甲状腺癌，一般指年龄小于 20 岁的青少年甲状腺癌患者，约占甲状腺癌总发病率的 5%。青少年甲状腺癌具有病期晚、预后好的特点。所以手术既要彻底清除病灶，又要尽可能保留颈部外观与功能减少术后并发症；又要尽可能避免致残手术。

（2）家族性甲状腺乳头状癌：甲状腺乳头状癌中一部分患者具有家族性，有文献报道其发病率占甲状腺乳头状癌的 5% ~ 10%。目前，国际上家族性甲状腺乳头状癌仍没有统一诊断标准。

其中 Thomas 提出一个参考标准：

主要条件：①在一等亲中有 2 个和 2 个以上甲状腺乳头状癌患者；②在一等亲中有 1 个甲状腺乳头状癌患者和 3 个结节性甲状腺肿或子代中有 3 个结节性甲状腺肿患者。

次要条件：①患者的年龄 < 33 岁；②多发或双侧甲状腺乳头状癌；③$T_4$ 病灶；④有淋巴结转移或远处转移；⑤家族中有多个青春期甲状腺疾病患者。

满足 2 个主要条件或者是 1 个主要条件和 3 个次要条件即可诊断为家族性甲状腺乳头状癌。在所有的病例中必须要排除家族性息肉病和家族性多发性内分泌肿瘤等。但是家族性甲状腺乳头状癌不一定是遗传性甲状腺乳头状癌。发病相关基因定位工作正在进行，但目前无统一结果。大多数报道的家族性甲状腺乳头状癌为一种外显率降低的常染色体显性遗传，实际可能是一种异源基因，多基因遗传和基因与环境相互作用的复合状况。我们推荐以下相关处理原则：①在所有甲状腺乳头状癌的患者中有 5% ~ 10% 是家族性甲状腺乳头状癌，所以在该病患者中要仔细询问和检查一等亲家属；②流行病学研究发现在家族性甲状腺乳头状癌中一等亲（父母、子女、兄弟姐妹）患病是普通人群的 5 ~ 8 倍。当 1 个家族中有 2 个或 2 个以上甲状腺乳头状癌患者时，一等亲和二等亲都要定期仔细检查甲状腺，如果发现有结节，应适当放宽手术指征，及时处理；③家族性甲状腺乳头状癌双侧的病灶近一半以上，所以术前应仔细检查对侧甲状腺情况，了解是否存在双侧病灶；④由于至今家族性甲状腺乳头状癌没有统一的金标准，和家族性大肠腺瘤综合征中甲状腺乳头状癌很难区别，所以要注意是否有大肠肿瘤。

4. 甲状腺滤泡状癌　占甲状腺癌25%，恶性程度较高。大体标本检查时，一般都有完整的包膜，大多为实性、肉样、质较软。肉眼不易发现包膜浸润，可以发生退行性变，包括出血、坏死、囊性变和纤维化等，常与良性滤泡性腺瘤相似而不易区分，甚至在病理冰冻切片时，诊断亦有一定困难。甲状腺滤泡状癌的镜下表现呈多样性改变，可为表现为具有滤泡结构、类似正常甲状腺的组织，也可以是无滤泡和胶样物的低分化改变。有些是分化好的滤泡状癌，有的为分化差的腺癌，有的滤泡状腺癌的部分或大部分细胞是嗜酸性细胞，如以嗜酸性细胞为主，可诊断为嗜酸性细胞腺癌。有时少部分的癌细胞类似透明细胞，为透明细胞癌。由于恶性细胞学的表现不明显，诊断甲状腺滤泡状癌的可靠指标是血管和包膜侵犯，以及发生远处转移。手术时，可完整切除病灶的病例为 1/2 ~ 2/3。

5. 甲状腺髓样癌　即滤泡旁细胞，起源于甲状腺 C 细胞，属中度恶性肿瘤，占甲状腺癌的 3% ~ 8%。C 细胞起源于神经嵴，与肾上腺髓质细胞、肠的嗜铬细胞、胰岛细胞、垂体的促皮质细胞和促黑色素细胞等为同一起源，即所谓 APUD 细胞(amine precursor uptake and decarboxylation cell)。大部分的甲状腺髓样癌与定位于第 10 号染色体 q11.2 的 RET 癌基因有关。

6. 甲状腺未分化癌　又称为间变癌或肉瘤样癌，是一种高度恶性的甲状腺肿瘤。其发病率较低，占甲状腺原发肿瘤的 1.3% ~ 9.8%。很早局部浸润和转移至淋巴结，也易经血行转移至其他部位和脏器，所以预后极差，1 年生存率仅约 20%。

7. 甲状腺其他恶性肿瘤

(1)恶性淋巴瘤：甲状腺淋巴瘤是一种临床很少见的恶性肿瘤，约占全身淋巴瘤的 2%。临床上甲状腺恶性淋巴瘤早期难以与其他甲状腺肿瘤相鉴别。甲状腺原发恶性淋巴瘤，常同时伴有淋巴细胞性甲状腺炎，可以表现为单侧或双侧肿块。常侵犯周围组织，细针穿刺有助于诊断。肿瘤的病理类型即恶性程度是影响治疗结果和预后的最重要指标之一。黏膜相关型低度恶性淋巴瘤的预后明显好于弥散大 B 细胞型等其他类型的甲状腺恶性淋巴。甲状腺恶性淋巴瘤主要采用以 CHOP 方案为主的全身化疗，辅以甲状腺区及颈部的局部放疗的综合治疗。外科手术的地位已基本被取代。

(2)其他肉瘤：甚为罕见，少数报道包括纤维肉瘤、血管肉瘤、骨软骨肉瘤及恶性血管外皮等。这些必须经反复切片，仔细检查后方可确诊。本病恶性程度高，患者多为老年，主要采用手术治疗。预后较差。

(3)甲状腺转移性癌：甲状腺较少见转移性癌，多数来自乳腺癌、肺癌、恶性黑色素瘤等，恶性淋巴瘤死亡者中，约 20% 伴有甲状腺受累。肾癌亦常转移至甲状腺，需与甲状腺透明细胞癌鉴别。临床常可见胸段食管癌甲状腺侵犯，其常转移至气管前甲状腺后包膜处，在 CT 图像表现中凡是甲状腺被肿瘤推向前方，而气管前呈肿瘤表现时，要注意检查食管，以免误诊。

(4)甲状舌管癌：是一种极为少见的恶性肿瘤，1927 年由 Owen 首先描述，它的发生率 <1%，多见于女性，以乳头状癌最为多见，占 90% 以上，生长缓慢，可以侵犯至带状肌，颈淋巴结的转移率为 8% 左右，约 5% 为状细胞癌，要注意与甲状腺癌舌骨前淋巴结转移相鉴别，治疗以手术为主，预后很好。

# 第二节　甲状腺癌的中医诊治

甲状腺癌是甲状腺最常见的恶性肿瘤，近年来，我国甲状腺癌的发病率呈明显上升趋势，尤其是在沿海城市，甲状腺癌的发病率以年均 4% 的增幅上升，是增长速度最快的恶性肿瘤之一。甲状腺癌以女性发病较多，男女比例约为 1∶3。甲状腺癌初期多无明显症状，仅在甲状腺组织内出现肿块，常逐渐增大，表面不平，质地硬，吞咽时肿块上下移动度降低；晚期可出现压迫症状和远处转移，如压迫喉返神经和气管，可出现声音嘶哑和呼吸困难，压迫颈交感神经节可产生 Horner 综合征。目前甲状腺癌一般以手术治疗为主，对未分化癌可行放射治疗，而近年来分子靶向性化疗成为治疗甲状腺未分化癌新的治疗方向。单纯西医治疗甲状腺各种类型癌症虽有较好的总体预后，但仍有较高复发率，且手术后易并发喉返神经损伤、术后乳糜瘘、出血、气管塌陷等症状。近年来，中医药治疗甲状腺癌的临床经验不断丰富，并已取得一定的临床效果，现将中医药治疗甲状腺癌的临床研究概况综述如下：

## 一、病因病机

甲状腺癌属中医学"瘿瘤""石瘿"范畴。《说文解字》云："瘿，颈瘤也。"宋代陈无择在《三因极一病证方论》中提到："坚硬不可移者，名曰石瘤"，与现代甲状腺癌相近。中医理论认为，甲状腺癌的发生主要与以下两个方面关系密切。

1. 情志因素 《诸病源候论》曰："瘿者由忧急气结所生"；《济生方》曰："夫瘿瘤者，多由喜怒不节，忧思过度，而成斯疾焉。大抵人之气血，循环一身，常欲无滞留之患，调摄失宜，气滞血凝，为瘿为瘤"。《圣济总录》亦谓瘿瘤为"妇人多有之，缘忧郁有甚于男子也"。现代医家在研究传统理论的同时结合临床经验，分别提出自己的观点。如有研究强调肝郁气滞为"石瘿"的主要病机，并以《圣济总录》中所述内容阐释其机制，即"瘿病咽喉塞者，由忧患之气，在于胸膈，不能消散，搏于肺脾故也。咽门者，胃气之道路，喉咙者，肺气之往来，今二经为邪气所乘，致经络痞涩，气不宣通，结聚成瘿"。另有研究认为，甲状腺癌多因情志不遂，肝郁气滞，痰湿凝聚引起。肝郁不疏，脾失健运，痰湿凝聚，随肝气上逆，凝结于颈部；痰湿凝聚，气滞血瘀则癌肿如石；阻于气道，则声嘶气粗；若郁久化火灼伤阴津，则见烦躁、心悸、多汗；若病程日久耗阴伤血，气血双亏则见全身乏力、形体消瘦、精神不振、口干、纳差等。

2. 饮食因素 《诸病源候论》还提出瘿病另一病因，即"诸山水黑土中，出泉流者，不可久居，常食令人作瘿病，动气增患"。甲状腺癌的发生与碘摄取量有关，加碘盐政策实施以来，一些国家和地区甲状腺肿瘤的发病率显著上升。希腊的一项调查则发现，出生于碘充足地区人群甲状腺乳头状癌的发生率明显高于缺碘地区出生人群。

由此可知，情志内伤、饮食失调是导致甲状腺癌的两大主要病因，气滞、痰凝、血瘀壅结颈前是瘿病的基本病机。本病初期多为气机郁滞、津凝痰聚、痰气搏结颈前，日久则可引起血脉瘀阻，进而气、痰、瘀三者合而为患。

## 二、辨证论治

目前甲状腺癌的主要治疗方法是手术切除，但是手术治疗耗气伤血，且复发率较高。有资料显示，甲状腺癌手术的残癌率为 67.4%、淋巴结转移率为 70.6%。临床观察发现，中医药根据甲状腺癌术前术后以及不同证型辨证论治，可以明显改善患者的生活质量，甚至有效改善术后并发的声音嘶哑、颈部肿胀。中医药治疗甲状腺癌主要从甲状腺癌期和甲状腺癌术后期两个时期进行辨证治疗。

1. 甲状腺癌期 根据文献研究结果，甲状腺癌共有 23 个中医证型，其中阴虚、气滞血瘀、肝郁气滞、痰瘀互结、气阴两虚为常见证型，占42.25%。另有文献研究显示，经过统计归类后甲状腺癌共有中医证型41个，其中肝郁气滞、痰瘀互结、气滞痰结、气滞血瘀、痰湿瘀阻、痰气郁结证共占53.06%，同时亦有阴虚、气血两虚、肾阳不足证。综合以上研究并结合临床实践可知，甲状腺癌主要可以分为肝郁气滞、痰湿凝结、痰瘀互结、心肾阴虚四个证型。

（1）肝郁气滞型（多见癌症初期）

主症：颈前瘿瘤隆起，逐渐增大，质韧，疼痛不明显，随吞咽稍可上下运动，咽部作憋，颈部郁胀，伴胸胁胀闷不舒，善太息，平素情志抑郁，烦躁易怒，口苦口干，可有大便秘结，妇女可见乳房作胀疼痛，月经不调，舌质淡红，舌苔薄白，脉弦。

治法：疏肝理气，消瘿散结。

主方：四逆散加减。

常用药：柴胡、枳实、芍药、香附、青皮、郁金、山慈菇、海蛤壳、生牡蛎、八月札等。

（2）痰湿郁结型（多见癌症初期）

主症：颈前瘿瘤隆起，逐渐增大，质硬，可有胀痛压痛，随吞咽稍可上下运动或固定不动，颈部憋胀不适，肿块经久不消，伴胸闷气，纳呆食少乏味，口淡黏，恶心欲呕，肢体困重，舌质淡，苔薄白或白腻，脉弦滑。

治法：健脾理气，化痰散结。

主方：四海舒郁丸加减。

常用药：海藻、昆布、陈皮、法半夏、白术、贝母、生薏苡仁、茯苓、香附、苍术、天南星等。

（3）气滞血瘀型（多见癌症中期）

主症：颈前病，质硬如石，难以推移，压之可有刺痛，或见颌下瘰疬，咽喉梗塞，吞咽不畅，甚则声音嘶哑，胸闷气憋可伴走窜疼痛，面黯不泽，急躁易怒。妇女可见月经闭止，或痛经，经色紫暗有血块，苔薄或少，舌色紫暗，可见瘀斑，舌下青筋暴露，脉弦涩。

治法：行气活血，化瘀散结。

主方：柴胡疏肝散合桃红四物汤加减。

常用药：柴胡、芍药、枳实、香附、桃仁、红花、当归、川芎、穿山甲、生牡蛎、蜈蚣等。

（4）气郁痰凝型（多见癌症中期）

主症：颈部瘿瘤肿大质较硬，性情急躁，胸痛、胸闷，喉有堵塞感，咽部发憋。或有颈部两侧瘰疬丛生，可伴气短懒言，神疲肢困，面色少华，胃纳不佳，苔薄白或白，脉弦滑。

治法：疏肝行气，化痰散结。

主方：柴胡疏肝散合二陈汤加减。

常用药：柴胡、芍药、枳实、香附、陈皮、法半夏、白术、贝母、生薏苡仁、茯苓、生牡蛎等。

（5）痰瘀交阻型（多见癌症中晚期）

主症：颈部瘿瘤，质地坚硬，可有颈前刺痛，随吞咽上下移动受限或推之不动，可伴有胸闷痰多、肢体倦怠、胃纳不佳，或有颈前瘰疬、两侧瘰疬丛生，苔多白腻，舌质多紫暗或有斑点，脉弦或涩。

治法：理气化痰，散瘀破结。

主方：海藻玉壶汤加减。

常用药：昆布、海藻、法半夏、陈皮、连翘、贝母、川芎、当归、茯苓、土贝母、香附、郁金、穿山甲、天南星等。

(6)阴虚火郁型(多见癌症晚期及手术、放化疗后)

主症：多颈前瘿肿，叩之质硬，心悸烦躁，面部烘热，咽干口苦，手颤失眠，气短乏力，舌质红或红紫苔少，脉细数。

治法：滋阴降火，软坚散结。

主方：知柏地黄丸加减。

常用药：黄柏、知母、熟地黄、山药、山茱萸、夏枯草、白芍、川贝、黄药子、炙鳖甲等。

(7)气阴两虚型(多见癌症晚期及手术、放化疗后)

主症：颈部多质硬，伴神疲气短，气促多汗，乏力懒言，五心烦热，潮热盗汗，口干咽燥欲饮，心悸失眠，形体消瘦，头晕目眩，善忘，可有震颤，纳呆食少，大便可溏可秘，舌质淡或红，边有齿痕，苔薄白或苔少，脉细弱。

治法：益气养阴，软坚散结。

主方：四君子汤合增液汤加减。

常用药：党参、茯苓、炙甘草、麦冬、五味子、玄参、川贝、白芍、牡蛎等。

2. 甲状腺癌术后期　甲状腺癌患者手术治疗后，气、血、津液耗伤，可造成全身虚弱的状态，而且手术后主要是以放射性核素和甲状腺激素抑制治疗。放射性核素虽能有效杀灭肿瘤细胞，但作为一种"热毒"，容易伤人阴津，而左甲状腺素片"性温"，皆易耗气伤阴。所以甲状腺癌患者术后以气虚、阴虚表现为主。研究认为，因手术麻醉、内分泌治疗、放射性元素治疗等影响，甲状腺癌患者可出现肝、脾、肾虚损、气血阴阳失调为主要表现的中医证型。从另有研究则认为，甲状腺癌患者术后易表现阴虚火旺、气阴两虚、痰瘀互结这三种证型。综合以上可知，甲状腺癌患者术后以虚证和瘀证为主要表现。

(1)虚证：治疗甲状腺癌术后虚证患者当以扶正培本为主、以解毒抗癌为辅。采用以此治法为指导原则的自拟方(太子参、麦冬、五味子、酸枣仁、柏子仁、郁金、延胡索、半夏、枳实、浙贝母、山萸肉、生地黄、熟地黄、牡丹皮、益智仁、覆盆子、杜仲、半枝莲、白花蛇舌草、丹参)加减治疗，患者临床症状明显好转。以扶正消瘿汤(太子参、北沙参、麦冬、枸杞子、鸡血藤、白花蛇舌草、山慈菇、大枣、甘草等)为基本方加减治疗，患者血清甲状腺球蛋白值较治疗前降低、中医证候较治疗前明显改善。以黄芪、党参、白术、茯苓、玄参、灵芝、淫羊藿、红枣、甘草等补虚药为主治疗，或者从补益气血、滋阴平肝、养心宁神、扶正培本辨治，均在临床获得良效。对于甲状腺癌术后的并发症如声音嘶哑乃至失声，有研究者将此证也归为"虚证"范畴，认为患者主要为术前便已气阴两虚，加上术中失血，故使阴虚更盛，发为此证，临证选用沙参麦冬汤随症加减(南沙参、北沙参、麦冬、天花粉、石斛、杏仁、胖大海、浙贝母、桔梗、炙甘草)治疗。

(2)瘀证：甲状腺癌术后，阴虚火旺，虚火上炎，阴津耗损，血液凝滞，故易发为瘀证。临床治疗多以益气养阴、活血化瘀为治疗大法。临床研究证实，以通络汤(当归、赤芍、川芎、三棱、莪术、桃仁、泽兰、丝瓜络、茯苓皮、白术、枳壳、陈皮、甘草)加减治疗甲状腺癌术后瘀证，可有效改善患者颈部肿胀及其他诸症；以养阴散结汤联合左甲状腺素钠治疗甲状腺癌术后患者，亦可明显缩小最大甲状腺结节直径。

3. 其他治法　有文献指出，甲状腺癌患者除了采用手术切除、放射治疗、中医药辨证论治外，还可以选用外敷、针灸、静脉滴注、口服中成药等疗法。如以自制消癌化癌膏于患者左右甲状腺癌处贴敷治疗，同时服用抗癌消癌散；对甲状腺腺瘤局部采用围刺和扬刺法，再配以足三里、丰隆、太冲、合谷、外关等穴针刺治疗；针对甲状腺癌术后复发患者，采用中药鸦胆子油乳剂静脉滴注，同时配合运用止咳、化痰、止血药物。从针对甲状腺癌术后颈部淋巴结肿大患者，运用槐耳颗粒内服治疗，以上治疗手段均于临床应用并已证实有效。

甲状腺癌作为近年来发病率迅速增高的癌症之一，现代中医大多认为，其是由气滞、痰凝、血瘀、虚损引起，治疗上多以疏肝理气、化痰散结、活血化瘀、益气养阴、温补脾肾为法。中医药治疗甲状腺癌，从情志内伤、饮食失调等方面综合考虑，辨清甲状腺癌的寒、热、虚、实，根据患者所处的不同时期及其证型的不同，予以个体化遣方用药，在治疗原发病的同时又可整体调节患者的体质，具有疗效全面、不良反应少、禁忌证少的优点。综合分析中医药治疗甲状腺癌临床研究概况显示，中医药在减轻放疗及手术治疗的不良反应、改善患者的生存质量及综合施治方面均具有重要的作用。

临床上结合中医药治疗甲状腺癌虽有良好的疗效，但是现代中医对甲状腺癌的认识尚有不足。如甲状腺癌在中医古籍中属于"瘿瘤"中的"石瘿"范畴，但不可完全等同。现代中医临床上多从瘿瘤体系分析病因、病机，从中医对癌肿的认识诊治甲状腺癌，治疗上多为各个医家的经验用药，在辨证论治的基础上选用有抗癌作用的中药辅助，然而中药种类繁多，药物之间的相互药理作用并未完全阐释清楚。基于此，在目前中医中药研究的基础上，将传统医学与现代医学相结合，完善中医对甲状腺癌的认识、提高临床疗效尤为重要。


# 第三节　甲状腺癌的西医诊治


## 一、分化型甲状腺癌

甲状腺癌是内分泌系统最常见的恶性肿瘤，近十年来甲状腺癌尤其是分化型甲状腺癌全球发病率稳步上升。目前国内甲状腺癌整体规范化诊治水平已明显提升，在精准医学持续发展的时代如何更好地把握诊治标准以及最新进展，避免临床上诊断治疗不足及过度现象的发生仍需努力。分化型甲状腺癌(DTC)是甲状腺癌中最常见的类型,主要包括甲状腺乳头状癌(PTC)和甲状腺滤泡状癌(FTC)。PTC 占甲状腺癌的 90% 左右,而 FTC 占 5% 左右。分化型甲状腺癌(DTC)发病人数攀升、早期患者比例增加以及乳头状癌构成比上升已经成为目前国内分化型甲状腺癌临床流行病学最主要的三大特征。目前,DTC 的主要治疗方法包括手术治疗、术后 $^{131}$I 辅助消融治疗、促甲状腺激素(TSH)抑制治疗和分子靶向治疗等。

(一)分类

1. 甲状腺乳头状癌

(1)发病特点:发病高峰年龄为 30 ~ 50 岁,女性患者是男性患者的 3 倍。部分患者有颈部的同位素照射史,在外部射线所致的甲状腺癌中,85% 为乳头状癌。由于恶性程度较低,人与癌瘤并存的病程可长达数年至数十年,甚至发生肺转移后,仍可带瘤生存。

(2)临床表现:甲状腺乳头状癌表现为逐渐肿大的颈部肿块,肿块为无痛性,可能是被患者或医师无意中发现,或在 B 超等检查时发现。由于患者无明显的不适、肿瘤生长缓慢,故就诊时间通常较晚,且易误诊为良性病变。在病变的晚期,可出现不同程度的声音嘶哑、发音困难、吞咽困难和呼吸困难等。少部分患者也可以颈部的转移性肿块、肺转移灶症状为首发表现。一般而言,甲状腺乳头状癌的患者没有甲状腺功能的改变,但部分患者可出现甲亢。

颈部体检时,特征性的表现是甲状腺内非对称性的肿物,质地较硬,边缘多较模糊,肿物表面凹凸不平。若肿块仍局限在甲状腺的腺体内,则肿块可随吞咽活动;若肿瘤侵犯了气管或周围组织,则肿块较为固定。

(3)转移特点:甲状腺乳头状癌发生淋巴结转移时,多局限于甲状腺区域或通过淋巴结转移至颈部或上纵隔,以锁骨上、颈静脉旁和气管旁的淋巴结多见,少数病例可出现腋窝淋巴结转移,部分病例可出现甲状腺峡部上方的哨兵淋巴结肿大,可能有约 50% 的患者发生区域淋巴结转移。

少部分病例通过血行途径转移,主要为肺部转移,可在肺部形成几个肿瘤结节或使整个肺部呈现雪花状。乳头状癌肺部转移对肺功能影响少,患者可带瘤维持相对正常的肺功能 10 ~ 30 年。部分肺转移病灶可有分泌甲状腺激素的功能,成为甲状腺切除术后体内甲状腺激素的唯一来源。肺部转移灶可逐渐进展,导致阻塞性和限制性肺病。远处转移还可发生在骨等处。

(4)预后:甲状腺乳头状癌的预后良好,5 年生存率可高达 95%。年龄与预后关系很大,尽管部分儿童期的患者预后不佳,但 45 岁以下的患者预后通常较好。颈部淋巴结转移的发生对患者的预后影响不大。但 45 岁以上患者的肿瘤标本在显微镜下检查时,常可发现部分病灶呈低分化或未分化样改变,故预后常较差。45 岁以上的患者出现区域淋巴结转移时,甲状腺癌的复发率和病死率都较高。提示预后较差的指标包括:肿瘤侵犯到甲状腺的腺体外、发生转移、年龄超过 45 岁和肿瘤直径超过 3 cm。

2. 甲状腺滤泡状癌

(1)发病特点:可发生于任何年龄,但中老年人较多,发病的高峰年龄为 40 ~ 60 岁。女性约 3 倍于男性。可能部分甲状腺滤泡状癌的病例是甲状腺滤泡性腺瘤转变而成。有些病例就诊时,已有明显的淋巴结转移或远处转移,甚至是远处骨转移的活检时才得出诊断。

(2)临床表现:大部分患者的首发表现为甲状腺的肿物,肿物生长缓慢。体检时,肿物质地中等,边界不清,表面不光滑。早期,甲状腺的活动度较好,肿瘤侵犯甲状腺邻近的组织后则固定。可出现不同程度的压迫症状,表现为声音嘶哑、发音困难、吞咽困难和呼吸困难等。局部淋巴结转移较少见。由于甲状腺滤泡状癌易发生血行转移,部分患者可能以转移症状,如股骨、脊柱的病理性骨折为首发症状。

(3)转移特点:由于甲状腺滤泡状癌较多侵犯血管,可以发生局部侵犯和经血液远处转移,与甲状腺乳头状癌相比,发生颈部和纵隔区域的淋巴结转移较少,为 8% ~ 13%。远处转移以肺部和骨骼转移为多,其他脏器,如脑、肝、膀胱和皮肤等也可累及。骨骼的转移灶多为溶骨性改变,较少出现成骨性改变。由于甲状腺滤泡状癌的转移灶常保留摄碘的功能,可有利于口服核素碘后,通过内照射进行放射治疗。有些转移灶可分泌甲状腺激素,甚至可过度分泌甲状腺激素。

(4)预后:本病预后好,但较甲状腺乳头状癌稍差,预后与肿瘤大小、有无转移和年龄有关,肿瘤直径 <1 cm 者预后好,年老患者预后较差。诊断后 10 ~ 15 年,本病所致的死亡率为 30% ~ 50%。通常将乳头状癌和滤泡状癌合称分化良好的甲状腺癌(DTC),DTC 的预后好。美国 Mayo Clinic 统计发现,DTC 的 20 年生存率为 24% ~ 99%。

(二)诊断

甲状腺癌在甲状腺疾病中的发生率为 5% ~ 10%,近年来发病率有增加的趋势。虽然目前在临床上有很多方法可用于甲状腺癌的诊断,包括体格检查、B 超、X 线、CT、MRI、针刺抽吸细胞学检查,以及应用分子生物学的手段等,但在手术前仍旧不能获得百分之百的早期诊断率。其中的原因可能有:①甲状腺微小癌(≤1 cm)患者并无任何不适,也触不到肿大的甲状腺,更触不到细小的甲状腺癌结节;②甲状腺癌可以有很长的病程,有时可达数十年而不察觉,直至发现区域淋巴结转移后才被发现。但也有病程发展甚快的,得出诊断时已属晚期,虽经手术治疗亦难以得到根治;③甲状腺癌伴发甲亢时,往往只按甲亢治疗,而忽略了甲状腺癌存在的可能性;④甚至在病理诊断时,有些甲状腺滤泡状腺癌与甲状腺滤泡状腺瘤的鉴别亦会存在一些困难。

临床上若发现有如下情况,应考虑有癌肿可能:①体格检查发现颈部有肿大的甲状腺,且甲状腺质地坚硬,或表面凹凸不平或肿块较固定;②甲状腺有硬结,并出现同侧的颈部区域淋巴结肿大或发生肺、骨等远处器官的转移病灶;③有甲状腺肿物,并有声音嘶哑,检查声带时发现同侧声带麻痹,可能因喉返神经受侵犯;④B 超或 X 线检查发现甲状腺结节有砂粒体,B 超显示甲状腺结节血流增加;⑤甲状腺结节的 $^{131}$I 扫描显示冷结节,而且临床上可排除甲状腺囊肿。

1. 甲状腺癌的体格检查　甲状腺癌病理类型较多,各类型的临床表现可不一致,部分患者的年龄小,病程长。在甲状腺癌的病程早期,临床表现与甲状腺瘤、结节性甲状腺肿等相似,鉴别困难,故误诊率较高。误诊率以乳头状癌最高,滤泡状癌次之,因甲状腺未分化癌的临床表现较明显而较少误诊。

在诊断甲状腺疾病病变过程中,对甲状腺的局部检查是一个重要的步骤,检查应包括视诊、扪诊和听诊三方面。

（1）视诊：正常情况下，甲状腺不能见到，如发现颈部肿块，且肿块能随吞咽而上下移动多为甲状腺肿块，通过视诊可初步估计肿块的形状与大小。如颈部或胸壁有静脉怒张，提示肿块压迫，引起颈胸静脉回流。

（2）扪诊：甲状腺扪诊检查时，检查者可站患者身后或面对患者，应了解甲状腺的大小、形状和质地、有无震颤现象、甲状腺肿块的边缘是否清晰、表面是否光滑，肿块活动度，以及肿块能否随吞咽上下移动。扪诊时，还应检查气管有无移位、颈部的各组淋巴结是否肿大、颈总动脉有无移位等。

（3）听诊：双侧甲状腺弥散性肿大时，应做听诊以明确有无杂音，甲亢时可闻及血流杂音。

2. 甲状腺癌诊断　临床上有甲状腺肿大时，应结合患者的年龄、性别、病史、体征进行全面分析，有以下表现者应考虑甲状腺癌。

（1）病史：儿童期甲状腺结节 50% 为恶性，青年男性的单发结节也应警惕恶性的可能。甲状腺实质性结节、短期内发展较快，发生气管压迫引起呼吸困难或压迫喉返神经导致声音沙哑时，则恶性的可能性大。

（2）体查：甲状腺结节的形态不规则，质硬或吞咽时上下移动度差而固定，病变同侧有质硬、肿大的颈淋巴结时应考虑甲状腺癌。在发现颈侧淋巴结肿大而未扪及甲状腺结节时，如淋巴结穿刺有草黄色清亮液体，多为甲状腺癌淋巴结转移。

（三）辅助检查

1. 血清生化检查　有助于甲状腺癌的诊断及术后随访。

（1）甲状腺球蛋白（thyroglobulink，TG）测定：TG 值 > 10 ng/mL 为异常。任何甲状腺疾病的活动期，如单纯性甲状腺肿、结节性甲状腺肿、甲亢、亚急性甲状腺炎、甲状腺瘤及甲状腺癌等，均可发现血清 TG 升高，故 TG 不能作为肿瘤标志物用于定性诊断。但因甲状腺癌而全切除甲状腺或虽有甲状腺残存，但 $^{131}$I 治疗后甲状腺不再存在，应不再有 TG，若经放射性免疫测定，发现 TG 升高，则表明体内可能有甲状腺癌的复发或转移。此时，TG 可作为较具有特异性的肿瘤标志物，用作术后的动态监测，了解体内是否有甲状腺癌复发或转移。如为甲状腺叶切除，仍有甲状腺残留，则检测 TG 仅能作为参考，而不如前者的效用大。测定 TG 前应停止服用甲状腺片（$T_4$ 或 $L-T_4$），以免干扰检查结果。

（2）降钙素测定：正常人血清和甲状腺组织中降钙素含量甚微，放射性免疫测定降钙素的水平为 0.1 ~ 0.2 ng/mL。甲状腺髓样癌患者血清降钙素水平明显高于正常（ > 0.1 ng/mL），大多数 > 50 ng/mL。必要时可行降钙素激发实验，静脉注射钙盐或胰高血糖素以刺激降钙素分泌，血清降钙素明显升高为阳性，正常人无此反应。髓样癌虽然大量分泌降钙素，但降钙素对血钙水平的调节作用远不如甲状旁腺激素强大，故血清钙水平大多正常，患者无骨质吸收的 X 线表现。手术切除甲状腺髓样癌和转移的淋巴结后，如血清降钙素恢复正常，说明肿瘤切除彻底；如血清降钙素仍高，表示仍有肿瘤残留或已发生转移。手术后监测血清降钙素，有助于及早发现肿瘤复发，提高治疗效果，增加存活率。

2. 甲状腺癌的核医学检查　甲状腺有吸碘和浓集碘的功能，放射性碘进入人体后大多数分布在甲状腺内，可以显示甲状腺形态、大小以及甲状腺结节的吸碘功能，并可测定甲状腺的吸碘率。目前国内常用的甲状腺显影剂有 $^{131}I$ 和 $^{99m}Tc$。近年来应用单光子发射型计算机断层摄影术(single photon emission tomography, SPECT)诊断甲状腺肿瘤，诊断效果有所提高。

3. 甲状腺癌的影像学检查 甲状腺癌的影像学检查包括下列三个方面。

(1)X线检查：①颈部正、侧位平片：正常情况下甲状腺不显像，巨大甲状腺可以显示软组织的轮廓和钙化阴影。良性肿瘤钙化影边界清晰，呈斑片状，密度较均匀，而恶性肿瘤的X线平片常呈云雾状或颗粒状，边界不规则。此外，可通过颈部正侧位片了解气管与甲状腺的关系，甲状腺良性肿瘤或结节性甲状腺肿可使气管移位，但一般不引起狭窄；晚期甲状腺癌浸润气管可引起气管狭窄，但移位程度比较轻微；②胸部及骨骼X线片：常规胸片检查可以了解有无肺转移，骨骼摄片观察有无骨骼转移，骨骼转移以颅骨、胸骨柄、肋骨、脊椎、盆骨、肱骨和股骨多见，主要是为溶骨性破坏，无骨膜反应，可侵犯邻近软组织。

(2)CT检查：在CT图像上，甲状腺癌表现为甲状腺内的边界较模糊、不匀质的低密度区，有时可以看到钙化点。除观察肿瘤的范围、数目外，还可以观察邻近器官，如气管、食管和颈部血管等受侵犯的情况，以及气管旁、颈部静脉周围、上纵隔有无肿大的淋巴结。

(3)B超和彩色多普勒超声检查：做彩色多普勒超声检查时，甲状腺癌结节的包膜不完整或无包膜，可呈蟹足样改变。内部回声减低、不均质，可有砂粒样钙化，多见于乳头状癌，较少出现囊肿的图像。肿瘤周边及内部均可见较丰富的血流信号，瘤内有动脉血流频谱。淋巴结转移时，可发现肿大的淋巴结，淋巴结的纵径：横径<2。淋巴结中心部的髓质强回声消失，血流信号分布紊乱。肿瘤侵犯甲状腺包膜或颈内静脉时，表现为甲状腺包膜或颈内静脉回声中断，若转移至颈内静脉内出现低、中或强回声区，彩色多普勒超声可显示点状或条状的血流信号。

甲状腺乳头状癌转移淋巴结的超声特征如下：

1)转移部位(图16-1)：最常位于PTC(甲状腺乳头状癌)同侧颈静脉周围的Ⅱ、Ⅲ、Ⅳ区。下图所示为颈部淋巴结分区：

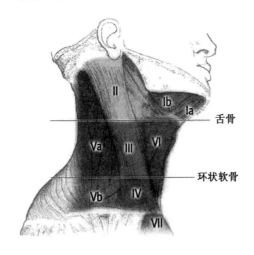

图16-1 颈部淋巴结分区

2）大小及形态：PTC 转移淋巴结的大小及形态并无特异性，既可表现与正常淋巴结相似，也可表现为体积增大或形态呈圆形。

3）高回声：转移性淋巴结皮质内常出现高回声，但具体原因并不是明确，可能与球蛋白在皮质内的沉积有关。

4）囊性变：肿大的转移淋巴结内可见单发或多发的无回声区，表明淋巴结内发生液化坏死。

5）钙化：表现为点状强回声，多位于淋巴结周边，一般和原发 PTC 病灶内的微钙化类似。

6）血供丰富：淋巴结内显示丰富血流信号，多以混合型血流信号为主，与良性病变的门型血供有明显区别。

（4）甲状腺癌的细针穿刺细胞学检查：用细针穿刺甲状腺肿物，抽得微量细胞后涂片，进行细胞学检查（FNAC），操作简单，不需麻醉，并发症少，除组织内有微量出血外，无癌细胞播散或种植的危险。在 B 超引导下进行穿刺，可提高确诊率。尽管 FNAC 确诊率不能与病理切片相比，误诊率约 10%，但快捷，有时半小时内即有结果。如细胞涂片显示分枝状或乳头状特征，细胞核有包涵体时，可诊断甲状细乳头状癌。甲状腺肿块伴有颈淋巴结肿大时，可做颈淋巴结的 FNAC，如发现乳头状癌结构可考虑甲状腺乳头状癌转移。FNAC 对诊断甲状腺滤泡状癌比较困难，可判断为滤泡性肿瘤，但不能鉴别良性或恶性。

（5）甲状腺癌的基因检查：FNAC 和 B 超检查可以明确甲状腺肿瘤的诊断，通过 FNAC 提供的细胞学证据是术前诊断甲状腺癌的最佳办法。但因检查的主观性，FNAC 的准确性依赖于训练良好、经验丰富的病理学家。有没有更客观的方法可以鉴别甲状腺肿物的良恶性质呢？随着人类基因组计划的完成和现代分子生物学技术的发展，通过检测甲状腺肿瘤细胞不同的基因表达，进而判断甲状腺肿物的良恶性成为可能。

（四）治疗

1. 甲状腺乳头状癌　目前仍主要采用外科治疗，在治疗过程中涉及两个问题，一是对于疑为癌的甲状腺结节如何正确处理；二是对已经确诊的甲状腺应该采用何种最佳治疗方案。

甲状腺孤立结节在临床上比较常见，其中有腺瘤、亚急性甲状腺炎和甲状腺癌等。有时病史和临床检查都难以明确其性质。常采用以下方法进筛选：根据病史、体检疑有癌变者，结合超声检查，提示肿瘤无包膜，周围血流丰富，伴有细颗粒状、沙砾样多发钙化辅以核素检查提示"凉结节"或"冷结节"者，应行手术探查。细针穿细胞学检查是最为方便的首选方法，有条件的单位可以开展使用。

（1）原发病灶的外科治疗：有关原发病灶手术治疗的外科术式国内外尚没有统一意见。

1）癌限于单侧腺叶：目前推荐术式是患侧腺叶加峡部切除术。国内多数学者主张当单侧甲状乳头状临床尚未证实有多发癌灶存在时，以本术式较为合适。其根据为：本病虽病理检查常为多灶性，但病理检出原发灶以外的多发灶常处于隐匿状态，临床常无任何表现；其次当对侧腺体出现病变，再次手术并不影响预后；且临床统计证明单侧腺叶切除术与全甲状腺切除术相比,其远期疗效并无显著性差异。但全甲状腺切除术后并发甲状旁腺功能不足的发生率增加,严重影响了患者的生活质量。

2)双侧腺叶受累或有多发病灶:此种情况多属施行全甲状腺切除术的适应证,术中要注意对甲状旁腺的保护。

3)癌变位于峡部:此种情况一般主张做扩大的甲状腺峡部切除术加气管前淋巴结清扫术。

4)癌变累及甲状腺外组织:甲状腺乳头状癌及腺外组织并不少见,往往给手术带来很大困难,是影响预后的重要因素之一:在现代外科条件下,多数已非手术禁忌证,不可轻易放弃手术治疗。由于本病很少血行转移,如能将局部肿瘤与受累组织一并彻底切除,一些患者仍有获得长期生存的可能。

A. 累及气管的甲状腺癌处理原则:颈段气管受累占分化性甲状腺癌的 1%~3%,可将其分为三型:①外壁型:肿瘤仅侵及气管外层软骨膜;②软骨受侵型:肿瘤已侵犯气管软骨未侵入腔内;③腔内侵入型:肿瘤已入气管。前两型占 95%,故大多数患者可以在气管表面锐性切除,尽最大可能剔除肿瘤,镜下残留者可辅以放射治疗,其 10 年生存率仍可达 85% 以上,仅对腔内侵入型需行气管切除加造瘘术或修补术。

B. 累及喉返神经的处理原则:侵犯一侧喉返神经可以术中与原发肿瘤一并切除;如在术中发现一侧喉返神经部分受侵,对侧喉返神经完全受侵时,应在根治瘤的基础上尽量保留未受侵的正常神经纤维;仅对双侧喉返神经侵犯者行永久性气管造瘘术。故对部分受侵的喉返神经要谨慎处理,可保留者应尽量保留,术后辅以放疗也能得到较好的疗效。

C. 累及食管的处理原则:大多数仅侵犯肌层。术中应仔细分离,如术中发现食管黏膜层受侵病变局限,可于局部切除缝合加周围肌肉填充加固术或予肌皮瓣修复;如病变范围广泛,无法保持消化道连续性,应行食管拔脱加胃代食管术。

D. 侵犯前上纵的甲状腺酶的处理原则:有甲状腺瘤手术史者或肿瘤侵犯颈淋巴结,造成淋巴回流改变;肿瘤沿着颈内静脉向下或沿着喉返神经向下发展;肿瘤经气管前或气管旁转移至对侧内深淋巴链,随着肿瘤向下发展,形成前上纵隔转移,采用胸锁关节切除术,或经前上纵隔入路切除病灶,可取得较好的疗效。

(2)颈淋巴结转移癌的外科治疗:主要根据以下两种情况来制订治疗方案。

1)颈淋巴结阳性:对临床上已出现的淋巴结转移,且原发灶可以切除时,一般均主张行甲状腺原发灶与转移灶联合根治术。目前主要采用功能性颈淋巴结清扫术:即常规保留颈内静脉、副神经、胸乳突肌,亦可进一步保留颈外静脉、颈丛神经、带状肌、肩胛舌骨肌等。但要注意掌握手术适应证,对已浸出包膜外的颈淋巴结,不能单纯追求保留组织而放弃了彻底清除肿瘤的原则。如为双颈淋巴结转移,可一期或分期行清扫术,要求尽可能保留一侧颈内静脉,避免严重影响颈部静脉回流。

2)临床淋巴结阴性:对此类患者颈淋巴结的处理,意见分歧较大。部分学者认为:甲状腺乳头状癌淋巴结的转移率可高达 70% 左右,主张对大多数临床 $N_0$ 的患者行功能性颈清扫术。也有部分意见认为:对临床 $N_0$ 的甲状腺乳头状癌采用腺叶切除加中央区淋巴结清扫术,不做颈侧区淋巴结清扫。在以后随访中,即使出现颈侧淋巴结转移,再实施手术，并不影响预后，但患者的生活质量却明显提高。后一种意见正在获得越来越多的认同。

（3）外放射治疗：甲状腺乳头状对放射线感性较差，且甲状腺邻近重要组织众多，如甲状软骨、气管软骨、食管以及脊髓等，均对放射线耐受性较低，大剂量照射常引起严重并发症，一般不宜采用，尤其作为常规术后辅助治疗更属错误。适应证：仅对镜下或肉眼有残留者，可以辅以放疗，常用放疗剂量为 50 ~ 60 Gy，有姑息治疗的效果。

（4）$^{131}$I 治疗：主要用于治疗甲状腺癌的远处转移。一般需先行全甲状腺切除术（清甲手术），以增强转移灶对碘的浓集。癌组织的吸碘能力与其病理组织结构有关，一般癌组织中滤泡结构越多，越完整，胶质越多，其浓集碘的能力越高；癌组织分化越差，吸碘越少。未分化癌几乎不吸碘，滤泡样癌吸碘较多；次之为乳头状癌。关于用药的剂量，意见不一，有学者主张小量多次，每次 30 ~ 50 mCi，每隔 4 ~ 5 天给药 1 次，此法比较安全，反应亦较轻，适用于晚期患者，尤其广泛转移、全身情况较差者。另有主张一次大剂量法，癌细胞蒙受致死剂量，每次给药 75 ~ 200 mCi，半年后根据病情需要，考虑是重复给药，适用于转移较少，全身情况较佳者。本疗法可并发骨抑制、生殖功能障碍或黏液性水肿等，肺转移者常并发放射性肺类，弥散性肺转移者可致肺纤维化，少数并发再生障碍性贫血或白血病。

（5）内分泌治疗：甲状腺素可抑制脑垂体前叶分泌促甲状腺激素（TSH），从而对甲状腺组织的增生起到抑制作用。但是否可以抑制肿瘤的复发，目前尚没有前瞻性资料证实。目前使用的 L – Thyroxine 或甲状腺素片，仅起替代作用。常用剂量 L – Thyroxine 50 ~ 100 μg/d 或甲状腺干粉片 40 ~ 80 mg/d。

（6）化学药物治疗：由于甲状腺组织具有天然的多药耐药基因（MDR）产生 P – 糖蛋白高表达现象。故甲状腺癌化疗敏感性很差。目前主要用于不能手术或远处转移的晚期癌肿，常用药物阿霉素 50 mg 加顺铂 100 ~ 120 mg 为 1 个疗程，有时可以起到姑息作用，但不作常规术后化疗。

2. 甲状腺滤泡状癌　主要的治疗方法是全甲状腺切除术，术后可采用或不采用放射性碘消融。侵袭性不明显的，可行一侧叶切除或峡部切除。滤泡状癌的预后较好，10 年生存率为 85%。预后不良的因素包括患者年龄大于 45 岁及肿瘤处于进展期。

呼特勒细胞癌是一种变异的滤泡状癌，其内超过 75% 的细胞为嗜酸性细胞或呼特勒细胞，占甲状腺原发癌的 3%。

呼特勒细胞癌治疗方法与滤泡状癌有所不同，因为呼特勒细胞癌具有局部转移的倾向，因此需要扩大范围的手术。呼特勒细胞癌的预后中等，10 年生存率为 76%，低于滤泡状癌。

未分化癌可考虑为变异的滤泡状癌，因为其常常孤立生长且核的表现具有高度恶性。

3. 复发转移性分化型甲状腺癌的治疗　这里主要介绍分子靶向治疗。

分子靶向治疗是根据参与肿瘤细胞的分化、凋亡、浸润、转移等生理过程的致癌位点而研制出的治疗手段，主要机制是靶向药物与致癌位点特异性地结合从而导致肿瘤细胞的死亡，而且不伤害肿瘤细胞周围正常组织细胞。目前证实的与 DTC 复发转移的相关的分子机制主要包括：①有丝分裂原激活蛋白激酶/细胞外信号调节蛋白激酶（MAPK/ERK）信号通路和磷脂酰肌醇－3激酶/苏氨酸丝氨酸激酶（PI3K/Akt）信号通路的异常激活，对甲状腺癌的发生、增生及转移起到至关重要的作用。如通过 RET/PTC 重排、RAS 基因突变、BRAF 基因突变可异常激活 MAPK/ERK 信号通路；②CTNNB1（β－catenin 基因）突变、Wnt/β－Cateni 信号通路激活；③BRAF 与 TGF－β 信号通路的协同作用，BRAF 基因突变的细胞更易发生 TGF－β 诱导的上皮－间质转化，而后者是肿瘤侵犯及转移的必备条件，BRAF$^{V600E}$ 下调 NIS 的表达、抑制碘摄取的作用依赖于 TGF－β 信号通路；④表观遗传沉默，表观遗传修饰主要包括 DNA 甲基化、组蛋白修饰、染色体重塑等，阻碍基因启动子区转录从而导致基因沉默。如 NIS、TSHR、pendrin、SL5A8 和 TTF－1 等基因启动子区域甲基化使这些基因 mRNA 表达下调，导致甲状腺癌病灶失去摄碘能力。

分子靶向治疗是近年肿瘤临床治疗研究的热点。Nikiforov 等的研究显示在 DTC 的治疗过程中，其分子靶点主要包括酪氨酸激酶受体 RET 蛋白和 NTRK1 蛋白，G 蛋白 H－RAS、K－RAS 和 N－RAS。80% 的 DTC 的发生途径为 RET/PTC－RAS－RAF－MEK/ERK－丝裂原活化蛋白激酶（MARP）信号传导通路。

（1）DTC 治疗常见分子靶向治疗药物：目前小分子酪氨酸激酶抑制剂、表皮生长因子受体（EGFR）抑制剂和血管内皮生长因子受体（VEGFR）抑制剂等是 DTC 临床治疗中最常用的分子靶向治疗药物。

DTC 的分子靶向治疗虽然起步较晚，但新发现的分子靶点越来越多，与之对应的靶向药物也进入了临床试验阶段，如索拉非尼（Sorafenib，BAY 43－9006）、莫替沙尼（Motesanib，A mg706）、AZD6244（ARRY－142886）、哌立福辛、伏林司他（Vorinostat）等，其发展潜力不可限量。

索拉非尼是第一个完成Ⅲ期临床研究的 DTC 治疗分子靶向药物。研究提示索拉非尼能显著改善患者的无进展生存期。2017 年 3 月，CFDA 批准索拉非尼可用于治疗局部复发或转移的进展性 RAIR－DTC。研究显示，应用低剂量（200 mg/次，每天 2 次）索拉非尼亦可获得疗效，且不良反应相对较轻、提高了患者的依从性并降低了医疗费用。

今年索拉非尼被列入国家医保乙类药品目录，将显著降低晚期 DTC 患者治疗费用，为他们带去更多治疗机会和生存希望。

（2）DTC 分子靶向治疗的适应证和疗效评价：手术、$^{131}$I 以及 TSH 抑制治疗无效或存在治疗禁忌的进展性复发或转移性 DTC 患者可考虑接受分子靶向药物治疗。

如何评价 DTC 靶向治疗疗效呢？专家推荐使用 mRECIST 标准评价 DTC 治疗疗效，与 WHO、RECIST 传统评价标准相比，mRECIST 标准一致性更好，且 mRECIST 反应与患者生存相关，能在治疗后早期准确地反映肿瘤疗效。

**二、甲状腺髓样癌**

*（一）发病特点和分型*

本病恶性程度较高，可通过血液发生远处转移。依据遗传学特点和伴发的疾病，甲状腺髓样癌可分为四型：

1. 散发型　占 70% ~ 80%，非遗传型，家族中无类似疾病患者，也不会遗传给后代。一般以单侧发病多见，无伴发其他内分泌腺病变。高发年龄为 40 ~ 60 岁，男女发病的比例约为 2∶3。50% 左右的患者可发现其体细胞发生 RET 基因第 918 密码子突变，而且有该密码子突变者的预后较差。

2. 家族型　指有家族遗传倾向，但不伴有其他内分泌腺受累的患者。在所有类型中恶性度最低，高发年龄为 40 ~ 50 岁。其基因突变模式与 MEN2A 相同。

3. MEN2A　MEN 即多发性内分泌腺瘤（multiple endocri neneoplasia syndromes，MEN），其中与甲状腺髓样癌有关的是 MEN2A 和 MEN2B。MEN2A 也称 Sipple 综合征，包括双侧甲状腺髓样癌或 C 细胞增生、嗜铬细胞瘤和甲状旁腺功能亢进。本病为常染色体显性遗传，故男女发病率相似，高发年龄为 30 ~ 40 岁。超过 97% 的本型患者可发现生殖细胞突变，涉及 RET 基因第 10 和 11 外显子的 609、611、618、620 和 630 密码子。

4. MEN2B　包括双侧甲状腺髓样癌、嗜铬细胞瘤（常双侧发病且为恶性）、黏液状神经瘤，但很少累及甲状旁腺。本病亦为常染色体显性遗传，男女发病率相似，高发年龄为 30 ~ 40 岁。几乎所有病例都可发现 RET 基因第 16 外显子中的第 918 密码子发生突变。

（二）临床表现

大部分患者首诊时，主要表现是甲状腺的无痛性硬实结节，局部淋巴结肿大，有时淋巴结肿大成为首发症状。甲状腺髓样癌的临床表现有多样性的特点，如伴有异源性 ACTH、前列腺素和血清素时，可产生不同的症状。如表现与癌分泌的前列腺素（prostaglandin）、肠血管活性肽（vasoative intertinal peptid）或血清素（Serotonin）有关的腹泻、腹痛及面部潮红。癌细胞分泌大量降钙素，血清降钙素水平明显增高，这是该病的最大特点，因而降钙素成为诊断性标志物。正常人血清降钙素低于 0.1 ~ 0.2 ng/mL，高于 0.6 ng/mL，则应考虑 C 细胞增生或髓样癌。但血钙水平并不降低，因降钙素对血钙水平的调节作用远不如甲状旁腺激素强大。若同时伴发嗜铬细胞瘤、甲状旁腺瘤或增生，以及神经节瘤或黏膜神经瘤，即为 MEN。

体检时甲状腺肿物坚实，边界不清，表面不光滑。散发型的患者多为一侧甲状腺肿物，而家族型及 MEN2 的患者可为双侧甲状腺肿物。本病的早期，肿物活动较好，晚期侵犯了邻近组织后则较为固定。此时可出现不同程度的压迫症状，如声音嘶哑、发音困难、吞咽困难和呼吸困难等症状。

（三）转移特点

甲状腺髓样癌的早期即侵犯甲状腺的淋巴管，并很快向腺体外的其他部位以及颈部淋巴结转移，也可通过血液发生血运转移，转移至肺、肝、骨和肾上腺髓质等，这可能与髓样癌缺乏包膜有关。

（四）辅助检查

1. 降钙素和癌胚抗原（CEA）　是甲状腺髓样癌有价值的肿瘤标志物，其血清浓度与 C 细胞数量直接相关。甲状腺 C 细胞分泌数种激素或生物胺，包括降钙素、CEA、嗜铬粒蛋白、组胺酶、神经降压素、生长抑素等。降钙素水平在以下疾病中可能升高，如慢性肾衰竭、甲状旁腺增生、自身免疫性甲状腺炎、小细胞和大细胞肺癌、前列腺癌、肥大细胞增多症以及各种肠和肺的神经内分泌肿瘤。Basuyau 等报道，出生后 1 周的婴儿、低体重儿和早产儿的血清降钙素浓度特别高，且他们提出了降钙素的参考范围：6 个月内的婴儿小于 40 ng/L，6 个月至 3 岁的儿童 <15 ng/L，超过 3 岁的儿童降钙素值与成人类似，男性高于女性，其原因是由男性 C 细胞数量较多造成的。如果血清 CEA 和降钙素水平同时增加，表明其病情恶化。部分患者病情恶化时血清 CEA 水平不断升高，但血清降钙素水平保持不变或者降低，这通常被认为是甲状腺髓样癌低分化的表现。降钙素原与降钙素比值的升高与疾病进展风险的升高及无进展生存期的缩短相关，其可能可以用于预测甲状腺髓样癌患者的预后。

2. 五肽胃泌素激发试验　促分泌素如静脉注射钙或五肽胃泌素可能会增加降钙素检测的敏感性，五肽胃泌素是比钙更有效的促分泌素，而有一些研究的结论则相反。尽管结论不一致，但部分学者认为，激发试验在以下方面仍有应用价值，如为遗传了突变的 RET 等位基因的儿童确定甲状腺切除的手术时机、评估甲状腺切除术后甲状腺髓样癌的残余和复发情况、在结节性甲状腺肿患者中检测甲状腺髓样癌等。

3. 彩超和病理检查　颈部的超声检查常规进行，对甲状腺结节 ≥1 cm 者都建议行穿刺活检。穿刺结果不确定或疑似甲状腺髓样癌者都必须测量标本的降钙素及进行免疫组织化学染色检测，如降钙素、嗜铬粒蛋白、CEA 以及甲状腺球蛋白的缺失。

4. 晚期髓样癌的特殊检查　有颈椎病且有区域及远处转移迹象的髓样癌患者以及所有血清降钙素水平 >500 ng/L 的患者应进行颈部和胸部的造影强化 CT 或肝脏的多层螺旋 CT，或肝脏 MRI 检测、轴向 MRI 和骨扫描。不论是脱氧葡萄糖 - 正电子发射体层显像/电子计算机断层扫描（CFDG - PET/CT）还是 18 氟 - 左旋多巴 PET/CT 都不被建议检测远处转移。

5. 遗传性髓样癌需进行的特殊检查　怀疑遗传性髓样癌的患者应排除嗜铬细胞瘤和甲状旁腺增生，常规筛查游离血浆甲氧肾上腺素和异丙肾上腺素、24 小时尿液甲氧肾上腺素和异丙肾上腺素，若阳性患者行肾上腺 CT 或 MRI。根据 ATA 风险水平，极高风险组第 1 次筛查嗜铬细胞瘤年龄从 11 岁开始，高风险组及中等风险组第 1 次筛查嗜铬细胞瘤和甲状旁腺增生的年龄从 11 岁开始。

（五）甲状腺髓样癌的基因检测及早期诊断

已经证实为遗传性髓样癌患者的一级亲属、患儿父母在其婴幼儿期存在有多发性内分泌肿瘤 2B 型的典型表现、皮肤苔藓淀粉样变的患者、先天性巨结肠病、RET 外显子 10 基因突变的婴幼儿、多发性内分泌肿瘤 2A 型合并先天性巨结肠病症状的外显子 10 突变的成人，上述情况均应通过遗传咨询和基因检测来发现 RET 基因突变。

多发性内分泌肿瘤 2B 表现型与预期的基因型相矛盾或者没有检测出 RET 基因突变者，应考虑进行整个编码区测序。多发性内分泌肿瘤 2A 型最初推荐检测外显子 10（密码子 609，611，618，620）、外显子 11（密码子 630 和 634）和外显子 8，13，14，15 和 160 多发性内分泌肿瘤 2B 型的患者应检测 RET 密码子 M918T 突变（外显子 16），若为阴性，还应检测 RET 密码子 A883F 突变（外显子 15），若没有检测出这两个外显子的突变，就推荐进行整个 RET 编码区测序。

散发性甲状腺髓样癌患者不常规检测体细胞 H - RAS，K - RAS，N - RAS 突变或

RET M918T 突变。在极少数满足多发性内分泌肿瘤 2A 型或 2B 型诊断标准的家庭中，即使整个 RET 基因编码区测序呈阴性，高危亲属仍应定期通过传统方法筛查甲状腺髓样癌、嗜铬细胞瘤和甲状旁腺增生，每隔 1～3 年进行复筛。

关于胚胎植入前或胎儿期诊断检测的遗传咨询应面向所有育龄 RET 基因突变携带者，特别是多发性内分泌肿瘤 2B 型患者。应对不希望做产前 RET 基因突变检测的父母提供遗传咨询，并告知对其子女进行 RET 基因突变检测的必要性。美国人类遗传学协会支持在特殊情况下将遗传信息披露给"高危"亲属，尽管这可能与患者的意愿不符。关于甲状腺髓样癌的诊治流程详见图 16－2。

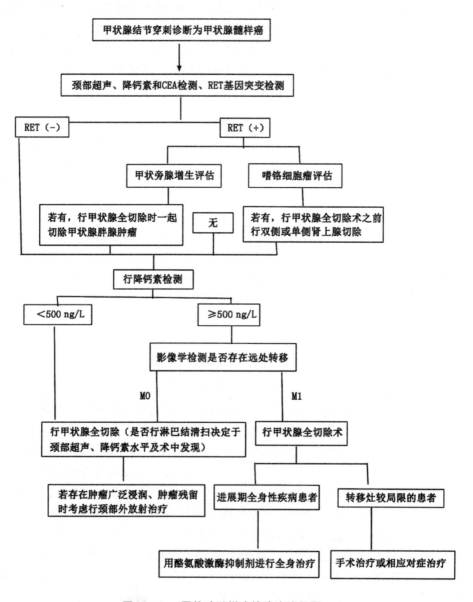

图 16－2 甲状腺髓样癌的诊治流程图

（六）治疗

1. 手术治疗

（1）预防性手术：遗传性甲状腺髓样癌患者具有典型的疾病进展过程，从 C 细胞增生到甲状腺髓样癌、局部淋巴结转移、最终发生远处转移，该过程可从几个月到几年，多数取决于 RET 突变，在这种背景下，在肿瘤发生前或肿瘤局限于腺体内时切除甲状腺是可行的。手术的时机和范围详见表 16-1。另还可取决于血降钙素水平（40 ng/L），但建议还是应该由外科医生、儿科医生与患儿父母共同商讨决定最终甲状腺预防性切除的时机。对于已经确诊甲状腺髓样癌的多发性内分泌肿瘤 2A 型或 2B 型患者，无论年龄和症状，计划怀孕或已经怀孕患者必须在任何治疗前排除嗜铬细胞瘤。原则上均先处理嗜铬细胞瘤。

表 16-1　预防性切除时机及范围

| ATA 风险水平 | RET 基因检测年龄 | 第1次做彩超检查年龄 | 第1次降钙素检测年龄 | 预防性手术的年龄 | 手术范围（甲状腺全切或加中央区淋巴结清扫） |
| --- | --- | --- | --- | --- | --- |
| 极高风险 | 出生时进行或尽早 | 尽可能早做或1岁以内 | 尽早但应慎重 | 尽可能早做（出生1个月内）或1岁以内 | 术中能否辨认甲状旁腺，不能就不做清扫 |
| 高风险 | – | 3岁开始 | 3岁开始 | 5岁左右，降钙素升高可提前 | 降钙素 >40 ng/L，影像学或直接观察有淋巴结转移的证据就做 |
| 中等风险 | – | 5岁开始 | 5岁开始 | 童年或青春期进行，父母担心可提前到5岁 | 年龄太小者可观察，肿块明显触及或淋巴结明显转移才做中央区淋巴结清扫 |

（2）治疗性手术：①2015 版 ATA 指南推荐，甲状腺髓样癌患者经超声检查如果没有颈部淋巴结转移迹象及无远处转移迹象，应进行甲状腺全切除 + 中央区（Ⅵ区）淋巴结清扫，另外还可以基于血清降钙素水平考虑是否进行颈侧区（＜Ⅱ～Ⅴ区）淋巴结清扫，ATA 指南没有对这项建议达成共识（Ⅰ级建议）；若肿瘤局限于颈部或颈部淋巴结的甲状腺髓样癌患者，则应行甲状腺全切除 + 中央区（Ⅵ区）淋巴结清扫 + 患侧侧区（Ⅱ～Ⅴ区）淋巴结清扫。术前影像学显示单侧侧区阳性但对侧阴性且降钙素 >200 ng/L 时，应考虑同时行对侧颈侧区清扫；②术前仅靠超声或 CT 判定是否存在颈部淋巴结转移，容易遗漏隐匿性的淋巴结转移。刘微薇等报道，有 14 例散发性甲状腺髓样癌未行淋巴结清扫术的患者，术后复发 7 例，占 50%，而其余 12 例行淋巴结清扫术的患者，术后复发仅 1 例，占 8.33%，且术后病理证实术前存在颈部淋巴结转移者 5 例，术后 4 例出现上纵隔淋巴结转移及肺部转移者，可能与首次手术时未注意Ⅶ区淋巴结的处理有关，这也提醒了首次手术的彻底性及淋巴结清扫的必要性；③术前血清降钙素的水平对于确定淋巴结是否转移是有用的。在一项 300 例甲状腺髓样癌患者的研究中，在血清降钙素 <20 ng/L 时行甲状腺全切除 + 区域淋巴结清扫后几乎没有淋巴结转移风险（正常参考范围 <

10 ng/L）；当血清降钙素水平超过 20 ng/L、50 ng/L、200 ng/L、500 ng/L 时，对应的淋巴结转移情况是同侧中央区和同侧颈侧区、对侧中央区、对侧颈侧区、上纵隔；④试图清扫全部颈部淋巴结的患者术后血清降钙素水平恢复正常（＜10 ng/L），被视为生物治愈，这种治愈的 10 年生存率是 97.7%，但是仍有约 3% 的血清降钙素水平正常的患者在术后的 7.5 年会出现复发。不幸的是，多数伴有区域性淋巴结转移的甲状腺髓样癌患者同时存在全身性疾病，通过甲状腺全切除和双颈淋巴结清扫无法达到治愈。在一项纳入 534 例甲状腺髓样癌患者进行甲状腺全切除 + 颈部淋巴结清扫的研究中发现，淋巴结转移个数与清扫淋巴结总数的比值与预后相关。有研究表示，≥10 个淋巴结转移或多于 2 个淋巴结区域转移者术后血降钙素不能降至正常；⑤多数甲状腺髓样癌患者的治疗目标是进行甲状腺全切除，伴或不伴淋巴结分区清扫。然而，对于进展期的甲状腺髓样癌患者，其治疗目标更倾向于姑息性或最大限度地降低并发症的发生。当甲状腺髓样癌患者出现肿瘤侵犯气管、甲状软骨或食管的表现时，手术切除的范围（姑息性减瘤术、喉切除术、食管切除术或喉咽切除术）取决于评估保留说话和吞咽功能、甲状腺髓样癌的程度和其他疾病的基础上患者的生存期望。治疗决策最好基于个体化。患者出现广泛的局部侵犯或转移时，为了保留说话、吞咽和甲状腺旁腺功能及肩关节功能，进行较保守的中央区和颈侧区的手术可能较为合适，外放疗、全身治疗和其他非手术治疗可用于控制甲状腺髓样癌的局部进展。

2. $^{131}$I 治疗　甲状腺髓样癌术后不是使用放射性碘治疗的指征，只有原发肿瘤和淋巴结转移为甲状腺髓样癌混合乳头状癌或滤泡状癌者，才可考虑使用放射性碘治疗。

3. 姑息性治疗　包括姑息性手术、体外放射治疗或全身性治疗，用于晚期肿瘤、有转移灶造成疼痛、机械性压迫或激素过量体征和症状的患者。

有局部高复发风险（镜下或肉眼残余甲状腺髓样癌、甲状腺外浸润或广泛性淋巴结转移）或有气道阻塞风险患者，行颈部和纵隔的辅助性外放射治疗。

ATA 指南建议，出现迁延持续或复发的甲状腺髓样癌患者，再手术前应考虑对其肝脏行腹腔镜或开放直视评估与活检，以排除隐匿性转移。单独脑转移的患者适合接受手术切除或体外放射治疗，全脑体外放射治疗适用于多处脑转移者。对于有大型孤立肺转移灶者，应考虑行手术切除，当转移灶位于肺周边并较小时，应考虑射频消融术；当转移多发且呈进行性增大时，应考虑全身性疗法。对于有大型孤立的肝转移灶患者，应考虑手术切除转移灶，对于播散转移灶单个、小于 30 mm 且总共累及肝脏 1/3 以下的患者，应考虑化疗栓塞治疗转移灶，若可能，则应对皮肤转移灶行手术切除，对其多发性皮肤损害最好采用体外放射治疗或乙醇消融术。

有脊髓压迫的患者需要紧急使用糖皮质激素治疗和手术解压，若不适合手术，则单独使用体外放射治疗。有骨折或即将发生骨折的患者需要接受治疗，包括手术、肿瘤热治疗（射频消融或冷冻疗法）、骨水泥灌注和体外放射治疗。对于有转移性骨痛患者，推荐使用狄诺赛麦或双膦酸盐的治疗方案。

晚期甲状腺髓样癌合并腹泻患者，应首先使用抗动力药物，替代疗法包括生长抑素类似物和局部疗法如手术或化疗栓塞。甲状腺髓样癌合并由异位分泌的促肾上腺皮质激素或促肾上腺皮质激素释放激素导致的 Gushing 综合征的患者，选择包括采用酮康唑、米非司酮、氨鲁米特、甲吡酮及米托坦的药物治疗，对药物治疗无反应者则选择双侧肾上腺切除。

证实有血清降钙素和CEA水平升高但无确切转移病灶的患者，不应进行全身性治疗。对于有稳定的低容积转移灶，如由影像学检查确定降钙素和CEA倍增时间大于2年的患者，也不应该进行全身性治疗。

考虑低反应率和新兴治疗选择的出现，单药或联合细胞毒性化疗药物的治疗方案，不应作为有持续性或复发性甲状腺髓样癌患者的一线治疗。

对于有明显肿瘤负荷和症状性或进展性转移病灶患者采用靶向攻击RET和血管内皮生长因子受体酪氨酸激酶的酪氨酸激酶抑制剂的治疗方案，应认为是全身性治疗。对于晚期进展性甲状腺髓样癌患者，凡德他尼或卡博替尼作为酪氨酸激酶抑制剂，能单独用作一线全身性治疗。

4. 甲状腺髓样癌的术后随访　术后4~6周内检测血促甲状腺激素(CTSH)水平。左甲状腺素的替代治疗剂量应使血TSH维持在正常水平，术后应监测血钙，对有全身症状的低钙血症患者应给予口服钙剂和维生素D，对不能停药的患者应长期予以替代治疗。

在预测甲状腺髓样癌术后患者的结局和规划长期随访时应综合考虑TNM分期、转移淋巴结的数量、术后降钙素水平。若术后3个月内降钙素值正常或不可测，则继续观察，随后观察的1年内每6个月复查1次，结果仍阴性时，则之后每年复查1次；若降钙素<150 ng/L时，则进行颈部查体和颈部超声，结果阴性时，则每6个月复查1次；若降钙素>150 ng/L时，则进行颈部超声、胸部CT、肝脏对比一增强MRI或者CT、骨盆和中轴骨的骨扫描及MRI检查。

（七）预后

甲状腺髓样癌预后较DTC差，病灶局限于甲状腺时，10年生存率为90%，而伴有淋巴结转移者为70%，有远处转移者仅为20%。但是，预后是否良好与手术是否彻底、能否同时将伴发的内分泌瘤切除有极大关系。

### 三、甲状腺未分化癌

（一）发病特点

甲状腺未分化癌为高度恶性肿瘤，占甲状腺癌的2%~3%，也有报道认为5%~14%。该病多见于老年患者，发病年龄多超过65岁，年轻人则较少见。根据病理组织学，来源于滤泡细胞的甲状腺未分化癌还可分为巨细胞、梭形细胞、多核细胞、透明细胞、多形细胞、圆形细胞等类型，其中以巨细胞及梭形细胞为多。有人认为小细胞型不属于未分化癌。部分未分化癌可由DTC转化而来，也可在同一病例中同时存在分化型和未分化型癌。有学者曾治疗一例同时存在三种病理形态的典型过渡性患者，包括滤泡性腺瘤、滤泡状腺癌及未分化癌，并有肱二头肌的转移癌，虽行颈淋巴结清扫及肱二头肌切除，仍发生肺转移而死亡。

（二）临床表现

绝大部分患者表现为进行性颈部肿块，占64%~80%。部分患者可追溯到20多年前的颈部射线照射史。临床表现包括：①突然发生颈部肿物，而发病前并无甲状腺肿大，肿块硬实、表面凹凸不平、边界不清、活动度差，且迅速增大；②甲状腺肿大、声嘶、呼吸及吞咽障碍，可伴有远处转移；③已有多年的甲状腺肿块病史，但甲状腺肿块突然急速增大，并变得坚硬如石；④已有未经治疗的 DTC，在经一段时间后迅速增大，并伴有区域淋巴结肿大。

（三）转移特点

由于甲状腺未分化癌的恶性程度高，病情发展非常迅速，侵犯周围的组织器官，如气管、食管、颈部的神经和血管等，甚至在气管与食管间隙形成肿块，导致呼吸和吞咽障碍。据统计，首诊时已有颈部淋巴结转移的患者为 90%，气管受侵犯的患者为 25%，通过血液已发生肺转移的患者为 50%。

（四）诊断

1. 临床诊断　女性多见，中位发病年龄 60～70 岁。肿块短期迅速肿大，并发声音嘶哑、呼吸困难等，伴发颈部肿大淋巴结，不难做出诊断。

2. 影像学诊断　超声、CT、喉镜、骨扫描等，结合资料确定病变范围和分期。PET 对评估转移病灶是非常有效的。血清学检测对诊断帮助意义不大。

3. 病理学诊断　细针穿刺抽吸活检在 ATC 诊断中有一定价值，由于 ATC 常有坏死或感染的组织，会影响穿刺结果。必要时需术中快速冰冻病理以明确诊断。常借助特殊染色和免疫组织化学方法协助诊断，如细胞角蛋白和上皮膜抗原在鳞状细胞样 ATC 为阳性，在梭形细胞和巨细胞 ATC 为阴性或弱阳性。由于 ATC 通常来源于异常甲状腺，约 80% 以上伴有甲亢；7%～89% 高分化甲状腺癌，特别在高细胞变体型，与 ATC 并存，因此，ATA 2012 版《未分化型腺癌诊治指南》建议，当 ATC 与高分化或低分化甲状腺癌共存时。应明确 ATC 所占的比例，便于临床指导治疗和判断预后。

（五）治疗

本病甚难控制，目前尚无较为满意的治疗方法，大多数患者就诊时已经局部晚期，难以彻底切除。对病灶较小适宜手术的还应积极争取做根治性手术，术后辅以放疗，亦可取得一定的疗效。也有少数报道用化疗加放疗，方取得一定的效果。

1. 手术治疗　甲状腺未分化癌的恶性程度高，临床上甲状腺的原发肿瘤常伴气管、食管等周围器官的累及、颈部淋巴结和远处转移，大部分患者一旦确诊，已无手术机会。对于原发肿瘤发现较早，体积较小尚未出现周围组织侵犯时，可考虑手术切除（AJCC/UICC 2002 Ⅳa），手术包括甲状腺全切除、次全切除或肿块肉眼切除或去容积手术。文献认为手术可提高肿瘤的局控率和延长患者的生存时间。

Palestini 等报道 20 例行手术切除，其中 13 例肉眼全切除，7 例因肿瘤周围侵犯明显，行大部分肿瘤切除，随访中 17 例死亡，中位生存 8（3～28）个月，3 例末次随访时仍然存活，分别为 1 个月、6 个月、80 个月。而对照组 15 例患者仅行部分肿块切除或未手术，所有患者均死亡，中位生存 4（1～13）个月。当肿瘤侵犯气管或双侧喉返神经麻痹时，患者会出现呼吸困难。如何保持气道通畅是一个棘手的问题，气管或环甲切开术是一种选择，但考虑到患者生存期短且此手术会明显影响患者的生活质量，故行此手术应该慎重。必须指出部分患者因病变广泛受累，已不宜行切开术，此时应考虑行放疗和化疗。对就诊时已失去手术切除机会,如术前经肿块细针穿刺细胞学检查(FNA)证实为未分化癌者不提倡再行激进的甲状腺手术,因为大量资料表明手术范围的扩大并不提高存活率和延长生存时间,反而增加了手术并发症的发生而影响生存质量。

2. 化学治疗 即使初诊时病变局限于颈部且被控制,但几乎所有的患者都会出现远处转移,所以,甲状腺未分化癌是一种全身性的疾病。常用于甲状腺未分化癌的化疗药物主要有阿霉素、顺铂、博来霉素、依托泊苷(鬼臼乙叉甙)和米托蒽醌等,其中以阿霉素最为常用并被认为单药有效,文献报道反应率为35%左右,联合用药以阿霉素和顺铂为主的化疗方案,但用药时需注意随访肾脏及心脏功能。近年来一些新的化疗药物开始被应用于甲状腺未分化癌的治疗中,如包括紫杉醇注射液、多西他赛、吉西他滨等,但疗效尚未被肯定。甲状腺癌的化疗并发症及处理与其他实体肿瘤相似。Pudney 报道 5 例外科医师认为不能手术的甲状腺未分化癌(Ⅳb)患者行手术、放疗、化疗的综合治疗。2 例就诊时有明显的局部症状,所以立即进行了同期放疗和化疗的综合治疗。另 3 例无明显局部症状,所以先进行了诱导化疗:泰素帝 75 $mg/m^2$ + 阿霉素 50 $mg/m^2$ + 环磷酰胺 500 $mg/m^2$,3 周后重复,共 4 个疗程,后同期放化疗。2 例Ⅳ度骨髓抑制,其中 1 例粒缺性发热。诱导化疗中的 1 例为完全缓解(CR),但患者拒绝手术治疗,22 个月后死于局部进展。诱导化疗中的另一例化疗后 PET – CT 显示为 CR,手术切除了残留病灶,术后病理未发现有增生活性的肿瘤细胞,另一例患者在诱导化疗中,病变进展。该组患者中位无进展生存 11 个月,中位总生存期 13 个月。

3. 放疗 放疗靶区和剂量:鉴于甲状腺未分化癌死亡的主要原因是局部浸润而窒息,而局部放疗剂量对局部控制率具有重要作用。放疗的靶区包括肿瘤区 + 淋巴结引流区(Ⅱ ~ Ⅵ淋巴结引流区 + 上纵隔淋巴结),一般不包括Ⅰ区和咽后淋巴结,但如果有高度可疑淋巴结转移时,则应包括在治疗范围内。理想的靶区剂量:肿瘤区≥65 Gy,高危区≥60 Gy,包括甲状腺区、周围的淋巴结引流区及所有淋巴结阳性区,低危区≥54 Gy,包括无阳性病灶但可能转移的Ⅱ ~ Ⅵ淋巴结引流区 + 上纵隔淋巴结。同时要考虑到脊髓、喉、肺、食管等的耐受量,以免其造成放射性损伤。在非调强计划中,可采用逐步缩野技术使靶区达足量,一般开始,采用前后野照射,以后成角照射以满足靶区剂量和脊髓的耐受量,射线用光子线照射至脊髓耐受量后用电子线补量,且需在每次放疗 20 Gy 后给予中心线移位以保证边界安全,鉴于甲状腺与肩部的关系这种移位常常是困难的,由于要满足脊髓等器官的耐受量,靶区剂量很难到达足量,从而造成局部控制率下降。Wang O 等回顾性分析了 47 例甲状腺未分化癌患者资料,其中高剂量组 Tn >40 Gy、低剂量组 TD >40 Gy 统计结果表明:6 个月局部控制率在高剂量组和低剂量组分别是 94.1%,64.6%(P = 0.02),中位生存时间分别是 11.1 个月、3.2 个月(P < 0.0001)。调强放疗技术在剂量分布上具有明显优势,可同时使肿瘤区分割剂量高(2.0 ~ 2.2 Gy),而亚临床病灶分割剂量低(1.8 Gy),且未受肿瘤累及的喉、食管、脊髓等重要器官仅受到低剂量的照射,使治疗不良反应明显下降。Foote 等报道了一组甲状腺癌调强放疗的情况:10 例无远处转移的患者中 3 例行肿瘤全切,2 例镜下残留,2 例肉眼残留,3 例常规分割59.4 ~ 70.0 Gy;4 例同时加量,剂量61.8 ~ 66.0 Gy;3 例行超分割,每日 2 次,剂量57.6 ~ 64 Gy,放疗中行同期化疗,7 例为阿霉素单药或阿霉素、紫杉醇联合化疗。中位随访36(4 ~ 89)个月,1 例在

治疗 22.8 个月后出现局部复发,以后出现远处转移;2 例在平均 2.5(2.4 ~ 2.6)个月出现局部复发伴远处转移;2 例分别在治疗后 1.4 个月、4.1 个月出现远处转移,余 5 例无瘤生存。5 例死亡时均有远处转移,其中 3 例同时伴局部复发,1 年、2 年存活率分别为70%、60%。全组无治疗相关性死亡,1 例依赖胃管,2 例严重的食管狭窄,1 例颈部明显纤维化。我们采用调强放疗技术进行放疗,患者的体位:仰卧位,头垫合适的头枕以保证后仰,面罩固定。在增强的定位 CT 上勾画靶区,靶区包括肿瘤区 + 淋巴结引流区(Ⅱ ~ Ⅵ + 上纵隔),肿瘤区剂量 66 Gy,高危区 60 Gy,低危区 54 Gy。

4. 综合治疗 虽然由于甲状腺未分化癌因发病率低,无法行前瞻性Ⅲ期研究,但多个肿瘤中心的回顾性分析结果都表明:手术、放疗、化疗联合的综合治疗能改善疗效。Swank – Kragten 等治疗 75 例甲状腺未分化癌:Ⅳa、Ⅳb、Ⅳc 分别为 9%、51%、40%,全组患者分为 3 组:第一组为 1998 年前的,第二组为 1998 年后按照制订计划执行的,第三组为 1998 年后未按照制订计划执行的。36 例患者行手术治疗,其中 53% 为完全切除或镜下残留。1998 年前放疗和化疗由各治疗医师决定,1998 年后的 30 例患者治疗方法(第二组):局部放疗剂量 50.6 Gy,超分割,每日 2 次,每次 1.1 Gy,同期阿霉素化疗:15 mg/m²,每周 1 次。放疗范围包括肿瘤区、颈部淋巴结引流区、上纵隔。辅助化疗:阿霉素化疗:50 mg/m²,每周 1 次,累计剂量达 550 mg/m² 或病变进展。另 1998 年后的 25 例患者未采用此治疗方法(第三组)。随访结果:完全切除或镜下残留、肉眼残留的局部控制率分别为 63%,12%(P < 0.001)。第二组、第一组 + 第三组的局部控制率分别是 50%、9%(P < 0.001),且第二组中的行完全切除或镜下残留的局部控制率达89%。第二组、第三组、第一组的中位存活期分别是 5.4 个月、2.8 个月和 1.9 个月。第二组中约 50% 患者因严重的黏膜炎和食管炎而需置入胃管。

甲状腺未分化癌的治疗仍然是世界各国肿瘤中心所面临的挑战,尽管各肿瘤治疗中心进行了手术、放疗、化疗等研究,但目前仍未找到标准的、有效的治疗方法。鉴于综合治疗有助于提高疗效,手术是独立预后因素,调强放疗优于常规放疗,所以我们的探索方案是:一旦确诊为甲状腺未分化癌,Ⅳa 在手术治疗后,行调强放疗 + 化疗。Ⅳb、Ⅳc行调强放疗 + 化疗。放疗剂量:肿瘤区 66 Gy,高危区 60 Gy,低危区 54 Gy。化疗:PTX 135 mg/m²(d1),DDP 25 mg/m²(d1 ~ d3)。如果患者能耐受,放疗可以采用加速超分割或与化疗同期进行,但应避免其产生严重并发症,降低患者的生活质量。

(六)预后

本病确诊后,大多在 12 个月内死亡。即使积极治疗,3 年生存率仍低于 10%。死亡原因可为肿瘤压迫气管而窒息,纵然切开气管,肿瘤亦迅速侵入气管。远处转移亦为其死亡的主要原因。

**四、甲状腺癌患者孕期治疗方案的制订**

新诊断的分化型甲状腺癌的标准治疗是手术,其次考虑放射性碘疗法和甲状腺激素抑制疗法。研究显示,如果在怀孕期间进行甲状腺手术,手术并发症的发生风险很高。手术也会使孕早期发生流产和胎儿器官发育异常,以及孕晚期发生早产的风险增加。

因此,最好在怀孕前进行甲状腺手术。如果在怀孕期间被诊断患有甲状腺癌,则可以推迟手术一直到产后。近期的研究显示，如果孕期发现患有乳头状微小癌，51 名患者中只有 8% 的患者的病灶大小发生增大，而没有一名患者发生淋巴结转移。

所有患者在甲状腺全切除术后均需要甲状腺激素替代治疗，10% ~ 50% 的患者在甲状腺腺叶切除术后需要甲状腺激素替代治疗，大多数甲状腺癌女性患者需要在怀孕前和怀孕期间接受甲状腺激素替代治疗。

大多数甲状腺癌患者在怀孕时所需的左甲状腺素剂量会增加近 30%。为了获得对胎儿和母亲最有利的效果，对于甲状腺功能减退的患者，TSH 控制目标是 < 2.5 mIU/L；对于甲状腺癌患者，TSH 控制目标值会更低。

根据最新的美国甲状腺疾病学会指南，很多低风险甲状腺癌患者可以不考虑放射性碘治疗。对于适用放射性碘治疗的患者而言，放射性碘治疗在怀孕期间是禁忌开展的；并且建议在放射性碘治疗结束后至少 6 个月后再怀孕。推迟 6 个月怀孕是考虑到了很多因素，包括放射性碘的半衰期，以及需要等待甲状腺激素水平恢复正常。

另外，只要孕前 TSH 水平处于可接受的范围内，不需要因为左甲状腺素剂量调整而推迟怀孕。此外，亚临床甲亢作为一些甲状腺癌女性患者的治疗目标，不会对孕期的母亲或胎儿产生有害影响。

**五、甲状腺癌术后的长期随访**

DTC 术后促甲状腺激素（thyroid stimulating hormone，TSH）抑制治疗的目的是补充 DTC 患者所缺乏的甲状腺激素的同时抑制 DTC 细胞生长，TSH 抑制水平与 DTC 的复发、转移和癌症相关的死亡密切相关。DTC 术后随访方案制订应根据肿瘤复发危险度分层和 TSH 抑制治疗的不良反应风险分层，制订个体化治疗目标以评估 TSH 抑制治疗效果，即基于双风险评估的 TSH 抑制治疗目标。

复发危险度分层是评估甲状腺癌术后复发风险的方案体系，有助于预测患者预后，我国 2012 年发布的《甲状腺结节和分化型甲状腺癌诊治指南》中基于肿瘤大小及病理分型、有无腺外累及、有无远处转移等条件建议将其分为低危、中危和高危 3 层长期使用超生理剂量甲状腺激素可造成亚临床甲亢，引起心血管和骨骼系统相应病变。因此，减少不良反应的发生也是 TSH 抑制治疗需重视的问题。《甲状腺结节和分化型甲状腺癌诊治指南》中对 TSH 抑制治疗不良反应风险分为低危、中危和高危 3 层。TSH 抑制治疗需兼顾 DTC 患者的肿瘤复发危险度和 TSH 抑制治疗的不良反应风险，最佳目标值应满足：既能降低 DTC 的复发、转移发生率和相关病死率，又能减少外源性亚临床甲亢导致的不良反应发生、提高生活质量。根据双风险评估结果，制订个体化治疗方案，在 DTC 患者的初治期（术后 1 年内）和随访期中设立相应 TSH 抑制治疗目标。

1. Tg 测定　Tg 是一种由甲状腺细胞产生的糖蛋白，是甲状腺全切的患者能灵敏预测肿瘤残留或复发的重要手段。DTC 随访中，血清 Tg 测定包括基础 Tg 测定（TSH 抑制状态下）和 TSH 刺激后（TSH > 30 mIU/L）的 Tg 测定。近年来，高灵敏度 Tg 测定技术可在不需要 TSH 刺激状态下对很低浓度的 Tg 进行检测。Tg 水平因受其生物半衰期、甲状腺球蛋白抗体（TgAb）的存在水平、TSH 水平等因素的影响，临床上通常要结合 TgAb 和甲状腺超声结果来对 Tg 进行综合判定。

根据综合判定的 Tg 结果，可将 DTC 患者的预后分为复发转移、Tg 阳性而未见其他复发证据和治愈 3 类。①复发转移：患者经过甲状腺全切除术及术后 $^{131}$I 治疗后体内已无 Tg 来源。若随访复查发现血清 Tg 明显增高，可考虑有复发转移，需结合影像学及病理学活检寻找证实；②Tg 阳性而未见其他复发证据：可能因诊断剂量的 $^{131}$I 剂量较小致敏感度稍差，推荐予以治疗剂量 $^{131}$I 后行全身潴留显像寻找定位转移灶；③治愈：除了上述情况外，排除各种影响因素，长期监测血清 Tg 呈阴性（TgAb 亦呈阴性），无肿瘤的临床依据，无肿瘤的影像学依据则判定为治愈。Webb 等分析表明，清甲前 Tg 水平低于参考值的 DTC 患者，其无病状态的阴性预测价值较高。Wong 等一项研究显示，DTC 去除治疗后，Tg 每年增加 > 0.3 μg/L，预测复发的敏感度为 83.3%，特异度为 94.4%。

应用对象及方法：①行全或近全甲状腺切除术的 DTC 患者，应用免疫测量法每 6 ~ 12 个月测定 Tg（CRM - 457 校准）。随访中应在同样的实验室、采用同样的方法测定血清 Tg。每次测定 Tg 时应同时检测抗 - 甲球蛋白抗体（TgAb）；②小于全甲状腺切除的 DTC 患者和行全甲状腺切除但未行放射性碘（RAI）治疗的患者，在随访中应定期测定 Tg 和颈部超声。而在 TSH 抑制或刺激期间升高的 Tg 值到底是增生的正常甲状腺组织所为还是甲状腺癌残留尚难以判断；③已行残余甲状腺消融治疗后第 1 年，颈部超声阴性和 TSH 抑制后未能测及 Tg 的低危患者，在甲状腺素撤药或重组人促甲状腺素（rhTSH）刺激后、且 RAI 治疗后约 12 个月时应检测 Tg 以证实无瘤；④已行残余甲状腺消融、颈部超声阴性和 TSH 被刺激下仍未能测及 Tg 的低危患者可在甲状腺激素替代治疗的情况下，每年通过临床检查和 Tg 测定进行随访。

2. 颈部超声  对 DTC 的随访十分重要，是术后甲状腺残留复发以及转移性淋巴结检测最敏感的影像技术。然而，术后肉芽肿、创伤性神经瘤、反应性淋巴结增生结节病等许多良性疾病超声表现有时类似于甲状腺癌复发。要在超声下仔细探查可疑结节的大小、形态、结节边缘、内部结构、回声特性、血流状况和颈部淋巴结等情况。边缘呈毛刺状或者分叶状与 DTC 复发显著相关。实性结节中出现细小钙化时，诊断为恶性的特异度高达 90% 以上。结节形状对良恶性判断也有重要的参考价值，结节前后径/横径比 ≥1 提示结节为恶性的可能性显著增高。结节内血流增多和紊乱也是恶性征象之一。临床上对超声发现的可疑颈部淋巴结，可进行穿刺活检，研究显示，测定穿刺针冲洗液 Tg 的水平，可提高发现 DTC 转移的敏感度。

应用方法：①术后或 $^{131}$I 治疗后第 1 年内每 3 ~ 6 个月应用颈部超声评估甲状腺床和中央区、颈侧区淋巴结情况，此后，无病生存者每 6 ~ 12 个月 1 次，需依患者复发风险和 Tg 状态定期检查；②超声可疑、最小径为 5 ~ 8 mm 的淋巴结应行穿刺细胞学检查及穿刺冲洗液 Tg 测定。如为阳性，应改变治疗策略；③最大径为 5 ~ 8 mm 的可疑淋巴结可随访，如淋巴结增大或威胁重要结构，应考虑干预治疗。

3. 全身碘扫描  $^{131}$I 全身扫描是术后随访的重要工具之一。形态学显像（如颈部超声、胸部 CT 等）阴性，而 $^{131}$I 扫描阳性的 DTC 转移病变主要表现为颈部淋巴结弥散性和肺部粟粒样病变，$^{131}$I 全身扫描对于颈部转移淋巴结定位和额外淋巴结的评价是有用的。近年来，单光子发射计算机断层成像（SPECT）的出现，使 $^{131}$I 摄取和 CT 解剖图像得以融合，提高了诊断的准确性。$^{131}$I 全身显像反映的是病变是否摄取 $^{131}$I，可提供患者复发和转移病变是否适合 $^{131}$I 治疗的信息，有利于对患者采取适宜的个体化治疗。$^{131}$I 治疗后进行的全身扫描，其 $^{131}$I 剂量远高于诊断性 $^{131}$I 全身扫描所用的剂量。研究显示，诊断性 $^{131}$I 全身扫描时未见 DTC 转移病灶的患者中，10% ~26% 可通过 $^{131}$I 治疗后进行的全身扫描发现转移灶，9% ~15% 会根据治疗后进行的全身扫描结果调整后续治疗方案。因此，治疗后 $^{131}$I 全身扫描是对 DTC 进行再分期和确定后续治疗适应证的基础。

应用方法：①残余甲状腺行 RAI 治疗后，完成第一次全身扫描。TgAb 阴性、超声阴性、服用甲状腺素的情况下未能测及 Tg 的低危患者，随访中不必常规行诊断性全身扫描（DxWBS）；②残余甲状腺行 RAI 治疗后 6 ~12 个月，有残留病变的高、中危病例随访中，甲状腺激素撤药或给予 rhTSH 后的诊断性全身扫描可能有用，但需用 $^{123}$I 或低剂量的 $^{131}$I 完成。

4. $^{18}$FDG – PET 扫描 恶性病灶在 $^{18}$FDG – PET 中可呈阳性显像。$^{18}$FDG – PET 扫描除用在 Tg 阳性（ >10 μg/L）、RAI 扫描阴性患者中定位病变的作用外，还可用于：①低分化癌或许莱特（Hürthle）细胞癌（即嗜酸性细胞癌）的首次分期，尤其是有影像学改变或 Tg 升高的病例；②作为转移的检查手段，评估高危患者的疾病快速进展期和病死率；③转移或局部侵袭病变治疗后的疗效评价手段。

PET 图像可以与 CT 图像融合，即氟代脱氧葡萄糖 PET/CT（$^{18}$F – FDG PET/CT）显像，可更好地显示组织结构与代谢之间的关系。Tg 升高而全身碘扫描阴性常见于 DTC 随访患者，$^{18}$F – FDG PET/CT 显像被证实是评估这类患者的可靠工具，研究显示其诊断的敏感度为 70% ~95%。$^{18}$F – FDG PET/CT 显像可预测疾病特异死亡风险，并且可早期诊断那些对 $^{131}$I 治疗无反应而可能得益于外科手术的患者。最近，Schneider 等进行的一项针对 223 例 DTC 术后残留甲状腺摄碘率的研究显示，残留甲状腺摄碘率是一项有用的术后肿瘤质量指标，可预测患者复发的危险性，并提示手术切除的完整性。

5. 其他随访内容 规范化长期随访还包括：① $^{131}$I 治疗的长期安全性，包括对继发性肿瘤、生殖系统的影响；②DTC 患者的伴发疾病，由于某些伴发疾病（如心脏疾病、其他恶性肿瘤等）的临床紧要性可能高于 DTC 患者本身，所以长期随访中也要对上述伴发疾病的病情进行动态观察。

医生在临床工作中应对甲状腺癌术后患者给予足够的重视，做好手术后规范化管理，通过规范化长期随访动态观察病情进展，早期发现肿瘤复发及转移，监控治疗效果并及时调整治疗方案，对降低 DTC 病死率意义重大。因此，甲状腺癌术后规范化管理势在必行。

# 第十七章　甲状腺肿瘤术后的中医治疗与调理

## 第一节　甲状腺肿瘤术后的证候分析及辨证论治

　　甲状腺癌是头颈部最常见的恶性肿瘤，同时也是最常见的内分泌肿瘤，它来源于甲状腺上皮细胞。2000年肿瘤登记协会报道，全球甲状腺癌发病率男性1.2/10万，女性3.0/10万，并呈逐年上升趋势。2005年有报道显示，甲状腺癌全球发病率以每年4%的增幅上升，已跃居女性常见肿瘤第8位，且发达国家发病率高于发展中国家。在甲状腺癌的发病人群中，女性发病率高于男性。上海市甲状腺癌的发病率亦呈现逐年上升的趋势，甲状腺癌总发病率从2002年4.71/10万逐年上升至2006年的9.69/10万，男性发病率从2002年2.27/10万上升至2006年4.06/10万，女性发病率从2002年7.18/10万上升至2006年15.37/10万。

　　甲状腺癌是头颈部较常见的恶性肿瘤，占全身恶性肿瘤的1%～2%，以女性多见，可见于任何年龄段。目前甲状腺癌的发病率呈逐年显著上升的趋势。甲状腺癌分为乳头状癌、滤泡状癌、未分化癌、髓样癌等多种类型。其中乳头状癌临床最常见，占甲状腺癌的50%～70%。乳头状癌的治疗方法有手术治疗、放射治疗、化学治疗、内分泌治疗及中医药治疗等。目前"手术 + $^{131}$I 治疗 + 甲状腺激素抑制"被公认为是乳头状癌的最佳综合治疗方案，可降低复发或转移的发生率。由于乳头状癌属于低度恶性肿瘤，患者常常会忽略术后的康复治疗，手术只能切除可见的癌瘤，但并不能消除癌瘤对人体所造成的损坏，乳头状癌术后在原手术部位复发率较高。因此，乳头状癌术后的康复应引起高度的重视。此外对于手术切除不彻底或有转移的患者，可采用内外照射治疗、化学药物治疗，各期均宜配合中医中药治疗。

　　目前越来越多的证据表明，术后中医药治疗可以改善手术本身带来的不良反应；提高免疫力，加速患者术后康复；减轻口服甲状腺素片的不良反应；软化甲状腺癌术后颈部凸起性瘢痕；减轻化疗不良反应；抑制甲状腺球蛋白，降低血清甲状腺球蛋白水平，防止和延缓甲状腺癌的复发和转移等。甲状腺术后因为手术创伤、术野长时间暴露、麻醉影响、气管插管损失、手术体位、术后长期固定姿势、术后[131]I治疗、甲状腺功能低下等综合原因，导致患者出现各种临床不适症状存在，给患者带来很多的身体、心理上的痛苦。

甲状腺癌术后病机多由风热、气郁、痰阻、瘀毒等胶结，郁久化火，灼伤阴津、阴血，气血津液俱亏，则由实转虚，以虚实夹杂的病变多见。本病多属本虚标实，本虚以气阴亏虚为主，标实以风热、气滞、痰结、血瘀、肝火、瘀毒等为主，两者虚实夹杂，互为因果，共同致病。笔者遵从中医辨证论治的理论体系，根据临床体会，认为临床上可见风热犯表、气郁痰阻、痰结血瘀、肝火旺盛、气阴两虚、气血亏虚、阴阳两虚等证型。相应采取疏风清热、理气化痰、活血化瘀、软坚散结、清肝泻火、养阴益气、补气养血、滋阴补阳等治疗措施，具体如下：

## 一、风热犯表证

风热犯表证多出现在甲状腺癌术后或放射性碘清甲治疗后较短的时间内。

1. 主症 颈部手术部位疼痛，压痛明显，拒按，颈肩部僵硬、麻木、疼痛等不适症状明显，咽喉干燥、红肿、疼痛，口舌生疮，吞咽困难，疼痛，面红，发热，多汗，头胀痛，口干口渴，喜冷饮，小便黄，大便干，舌红或舌边尖红，苔薄黄或黄，脉浮或数。

2. 治则 清热解表，利咽消肿，滋阴活血，散瘀止痛。

3. 方药 自拟疏风散热、解毒消肿方加减。药物有金银花、连翘、黄芩、大青叶、蒲公英、板蓝根、一枝黄花、夏枯草、黄药子、牛蒡子、鱼腥草、射干、桑叶、菊花、白头翁、败酱草、葛根、羌活、柴胡、北沙参、天花粉、知母、贝母、桔梗、淡豆豉、生地黄、玄参、牡丹皮、赤芍。

## 二、气郁痰阻证

气郁痰阻证多见于年轻女性，多在甲状腺癌术后或放射性碘清甲治疗后逐渐出现。

1. 主症 思想负担过重，精神抑郁，少言寡语，闷闷不乐，喜叹气，易怒易哭，胁肋胀满或胀痛，气短，口干，或咽喉黏腻不爽，咳吐少量黏痰，或咽喉中异物感明显，吞之不下，咳之不出，颈部手术部位疼痛、麻木、僵硬，转侧、抬头受限，颈部活动时牵扯疼痛，手术瘢痕明显，脘闷嗳气，嗳气频作，不思饮食，食少纳差，苔薄白或腻，脉弦或滑。

2. 治则 疏肝理气，化痰散结，利咽消肿。

3. 方药 自拟理气化痰方加减。药物有柴胡、青皮、陈皮、半夏、茯苓、川楝子、延胡索、川芎、香附、夏枯草、郁金、贝母、山豆根、蚤休、路路通、皂角刺、肿节风、凤凰衣、瓜蒌皮、白芥子、南星、猫爪草、穿山龙、白花蛇舌草、山慈菇、露蜂房、僵蚕、昆布、海藻、蛤壳等。

## 三、气滞血瘀证

气滞血瘀证多见于年轻女性，多在甲状腺癌术后或放射性碘清甲治疗后逐渐加重。

1. 主症 心情抑郁，易怒易哭，胸胁胀满不适，头晕，咽喉中异物感明显，吞之不下，咳之不出，脘闷嗳气，不思饮食，颈部手术部位疼痛，瘢痕明显，月经不调，提前或推迟，苔薄白腻，脉弦。

2. 治则 疏肝理气，活血化瘀，软坚散结。

3. 方药　自拟疏肝理气、化瘀散结方加减。药物有柴胡、青皮、川芎、香附、夏枯草、郁金、贝母、猫爪草、穿山龙、白花蛇舌草、山慈菇、露蜂房、三棱、莪术、鬼箭羽、紫参、漏芦、瓦楞子、蜣螂虫、全蝎、蜈蚣、地龙、僵蚕、穿山甲、鳖甲。

### 四、肝火旺盛证

肝火旺盛证多见于中年男性，多在甲状腺癌术后早中期多见。

1. 主症　平素性情急躁易怒，胁肋胀痛，面部烘热，目赤，耳鸣，多言好动，烦热多汗，手心脚心多汗，心悸，手指颤抖，咽喉干燥、红肿、疼痛，口干口苦，喜冷饮，多食易饥，嘈杂吞酸，阴囊潮湿，失眠多梦，颈部手术部位瘢痕红肿，皮下可触及硬结，有压痛，转侧、抬头受限，小便黄，大便干结，舌质红，苔黄或黄厚腻，脉弦数或滑数。

2. 治则　清肝泻火，软坚散结，活血散瘀。

3. 方药　自拟清肝泻火、化瘀散结方加减。药物有龙胆、黄芩、夏枯草、黄药子、青黛、牡丹皮、栀子、菊花、天麻、牛膝、钩藤、白芍、郁金、代赭石、磁石、石决明、龙骨、牡蛎、龟甲、鳖甲、穿山甲等。

### 五、瘀毒阻滞证（甲状腺癌术后晚期）

瘀毒阻滞证多见于中年体壮男性，多在甲状腺癌术后晚期多见。

1. 主症　平素性情急躁易怒，颈部手术部位瘢痕红肿，灼热疼痛连及头项，转侧、抬头受限，手术部位皮下可触及硬结，声音嘶哑，咽喉肿痛，口干口苦，喜冷饮，小便黄，大便干结，舌质红，苔黄或黄厚腻，脉弦数或滑数。

2. 治则　化瘀解毒，破血散结。

3. 方药　自拟解毒化瘀方加减。药物有天葵子、七叶一枝花、黄药子、野荞麦、鬼箭羽、白花蛇舌草、蒲公英、菊花、半枝莲、山慈菇、山豆根、蚤休、泽漆、地鳖虫、玄参、牡丹皮、芍药、猫爪草、龙葵等。

### 六、气阴两虚证

气阴两虚证多见于老年人，女性多见，多在甲状腺癌术后或放射性碘清甲治疗后逐渐加重。

1. 主症　面色萎黄，神疲倦怠乏力，气短，心悸怔忡，健忘，失眠，多梦，自汗盗汗，活动后加重，懒言少动，头痛，头晕目花，耳鸣，口干口渴，口唇咽喉干燥，皮肤干燥，腰膝酸软，目干畏光，视物不明，平素易于感冒，食少纳差，指甲色淡，肌肤枯糙，小便频数而清，大便燥结，手术瘢痕部位色素沉着，有条索状硬结，有压痛。舌淡，苔淡红或薄白，脉细弱或细涩。

2. 治则　益气养阴，活血化瘀，软坚散结。

3. 方药　自拟益气养阴、化瘀散结方加减。药物有党参、黄芪、白术、茯苓、防风、五味子、浮小麦、麦冬、北沙参、石斛、天花粉、桑葚、玄参、知母、鳖甲、龟板、穿山甲、三棱、莪术、乳香、没药、蜣螂虫、全蝎、贝母等。

### 七、气血亏虚证

气血亏虚证多见于老年人，女性多见，多在甲状腺癌术后或放射性碘清甲治疗后逐渐出现加重，或放化疗后。

1. 主症　面色苍白，或淡白，或萎黄无华，无光泽，神疲乏力，少气懒言，自汗，头晕目眩，言语音低，心悸气短，脱发，口唇、眼睑、爪甲色淡，肌肤干燥，头发干枯，掉发，发黄，甚则眉毛、腋毛、阴毛亦同时稀少脱落，形体消瘦，平时易感冒，两目干涩，或肢体肌肉麻木、瞤动、蠕动，饮食不佳，失眠，手心偏热或者出汗或者手冰冷，妇女月经量少，色淡或月经延期不至，甚至闭经，颈部手术部位肿胀不适，瘢痕色深，长时间无消退，舌体瘦薄，或者舌面有裂纹，舌淡或淡胖有齿痕，苔少，脉细无力或芤。

2. 治则　补气养血，活血化瘀，软坚散结。

3. 方药　自拟益气养阴方加减。药物有黄芪、党参、白术、山药、白扁豆、薏苡仁、陈皮、枳壳、龙眼肉、熟地黄、当归、白芍、何首乌、鹿角胶、阿胶、枸杞子、泽兰、三棱、莪术、五灵脂、姜黄、穿山甲、全蝎、贝母、车前子等。

## 八、阴阳两虚证

阴阳两虚证多见于老年人，多在甲状腺癌术后或放射性碘清甲治疗后逐渐加重，或放化疗后。

1. 主症　面色萎黄或苍白或晦暗无光泽，畏寒肢冷，手足不温，出冷汗，神疲，气短，乏力，语声低微，懒言少动，肢体无力，心悸，眩晕，耳鸣，神疲嗜睡，腰背酸痛，饮食减少，食后胃脘不舒，双下肢或全身水肿，肌肤枯糙，体重增加，遗精，阳痿，颈部手术部位肿胀不适，舌质暗，舌体淡胖或胖大，舌边有齿印，苔淡白而润，脉沉迟或沉细弱。

2. 治则　滋阴补阳，活血化瘀，软坚散结。

3. 方药　自拟滋阴温阳、化瘀散结方加减。药物有干姜、肉桂、肉苁蓉、补骨脂、杜仲、黄芪、白术、山药、熟地黄、旱莲草、女贞子、黄精、桑葚、何首乌、穿山甲、蛴螬虫、全蝎、蜈蚣、贝母、泽兰、泽泻、车前子等。

甲状腺癌术后的治疗，应从"扶正抗癌复发"出发，本着"辨证论治"的原则，指出甲状腺癌术后的辨证治疗应做到"抗癌解毒贯始终""软坚散结化增生""活血破血需辨证""扶正固本固疗效"。简言之，不论何种证型，在辨证论治的原则上均不同程度加用清热解毒抗癌药和破血消癥药，即白花蛇舌草、山慈菇、黄药子、鬼箭羽等，且贯穿在甲状腺癌各个病程治疗的始终，即"抗癌解毒贯始终"；甲状腺癌术后，因手术机械性损伤导致局部组织受损，结缔组织增生，表现为颈部硬化凸起，自觉颈部紧缩不适，针对这一病机治疗上应加用动物类及风类药，如穿山甲、蛴螬虫、羌独活等起到畅达气机、疏通经络、软坚散结的作用，还可达到软化局部增生的瘢痕组织的目的，即"软坚散结化增生"。甲状腺癌术后早期有瘀血证候稍加破血行气药，虚证者不可盲目活血，易致癌肿扩散或淋巴结转移，即"活血破血需辨证"；术后患者羸弱不坚，气血受损者，在辨证论治的基础上加用黄芪、当归、熟地黄等补气养血之品，即"扶正固本固疗效"。

# 第二节　甲状腺肿瘤术后并发症的中医治疗

目前，甲状腺癌的经典治疗方案是手术 + $^{131}$I 治疗 + 甲状腺激素抑制。然而手术、$^{131}$I 及内分泌治疗导致的亚临床甲亢都会引起或多或少的临床不适症状，如颈部肿痛、颈部凸起性瘢痕、情绪紊乱、手抖、多汗、排便异常及女性月经失调等。中医则从整体观念和辨证论治出发，在改善甲状腺癌术后临床不适症状方面发挥了积极作用。

## 一、甲状腺癌术后病因病机

甲状腺癌属于中医学"石瘿"范畴，纵观各大医家经验及临床观察，学者总结其病因有肝气郁结、饮食失调、手术损伤、碘及激素治疗等，其病机为本虚标实，标实以气郁、痰阻、血瘀、热毒为主，本虚包括气血阴阳俱虚。甲状腺癌术后病因病机多由甲状腺癌病因病机发展演化而来，且手术、$^{131}$I 及激素治疗作为一种"外邪"本身易导致气滞、痰、热、瘀，因此甲状腺癌术后病机多由气滞、痰凝、血瘀及热毒等交互影响。

1. 病因　以情志因素为主。《济生方》云："夫瘿瘤者，多由喜怒不节，忧思过度，而成斯疾焉。"临床我们观察到，由于甲状腺癌术后患者对本病缺乏了解或有误解，导致患者精神压力大、情志失常，因此病因主要与患者情绪悲观失望、抑郁寡欢等情志不畅因素相关。五志过极，躁扰阳气，化生火热，可致甲状腺癌术后患者表现出一些火热征象，甚至并发其他疾病。《灵枢·百病始生》曰："内伤于忧怒，则气上逆，气上逆则六腑不通，温气不行，凝血蕴里而不散，津液涩渗，著而不去，而积皆成也。"可见不良的情绪不但在肿瘤疾病的治疗中起消极作用，甚至是在其他疾病的治疗中有时可起到至关重要的作用。

2. 病机　多气滞津凝夹有热毒。《济生方·痰饮论治》中说："人之气道贵乎顺，顺则津液流通，决无痰饮之患，调摄失宜，气道闭塞，水饮停膈。"气机疏泄失常导致津液的运行、输布和排泄障碍，致使体内的津液滞留形成痰饮。津血同源，津停痰凝则气血化源不足，易形成血虚、血瘀等病理产物，且痰凝作为有形或无形等病理产物可阻碍气血的正常运行，血液运行受阻，从而加重气滞血瘀。综合之即"痰随气行，气因痰阻"，人之气机升降出入，行津帅血。痰已既成，随气而行，外至经络，内达脏腑，日久成瘀，乃生百病。另据临床所见，甲状腺癌术后放射性核素清甲、清灶，虽能有效杀灭肿瘤细胞，但又是一种热毒，容易伤人阴津；左甲状腺素片"性温"，易耗气伤阴，提示我们热毒作为一种继发病理因素，在甲状腺术后的病机发展中起一定作用。简言之，气机郁滞而聚痰，痰气凝滞而成瘀，痰瘀交阻而酿毒，瘀热毒火而伤阴，阴精亏耗而伤气。临证病机极为复杂，很少单一病理因素作病，多是诸种病理因素的复杂胶结，且不同病理阶段其病机也不同。早期病机以气机阻滞为主，发展期以痰瘀为主，中晚期以阴阳、气血虚为主。

## 二、甲状腺癌术后并发症的中医治疗

1. 颈部不适 甲状腺癌病位位于颈部，因手术创伤、麻醉影响、气管插管损伤、手术体位等原因，术后瘀血留于颈部，手术部位及颈部局部不适，出现紧缩不适、疼痛，麻木，转头受限，局部压痛等症状，严重影响患者生活质量。多因出血导致气血运行不畅导致气滞血瘀，日久化热，治疗以活血化瘀、散结消肿、清热解毒为主。可以在患者的具体证候基础上，选择应用半夏、厚朴、紫苏、茯苓、陈皮、枳壳、龟甲、鳖甲、穿山甲、全蝎、路路通、皂角刺、肿节风、凤凰衣、瓜蒌皮、三棱、莪术、白芍、甘草、猫爪草、鬼箭羽、拳参、穿山龙、白花蛇舌草、山慈菇等。

2. 声音嘶哑 甲状腺癌术后因手术创伤、麻醉影响、气管插管损伤、手术体位等原因，可能会对周围组织如喉返神经、甲状旁腺等造成一定的负面影响，容易造成患者声音嘶哑、呼吸困难和窒息等并发症，其中声音嘶哑是最为常见的症状；临床多采用西医疗法缓解甲状腺术后患者的声音嘶哑症状，如氢化可的松琥珀酸钠等激素类药物、甲钴胺片等神经营养药物和维生素 $B_1$ 等修复损伤的神经，进而改善神经功能，并抑制炎症的进一步发展，达到消肿等功效，但有些患者会有稠厚痰液附着于声带并造成间质性水肿、黏膜下渗血积聚及炎性渗出，进而引起永久性的声音嘶哑或失声，难以尽如人意。

中药可以发挥优势，可有效改善甲状腺癌术后声音嘶哑的症状，加速术后康复，提高患者生活质量的问题。可以在患者的具体证候基础上，选择应用生地黄、玄参、麦冬、桔梗、甘草、枳壳、木蝴蝶、蝉蜕、诃子、牛蒡子、板蓝根、鸡内金、川芎、白术、陈皮、半夏、贝母、猫爪草、穿山龙、白花蛇舌草、山慈菇、三棱、莪术、鬼箭羽、鳖甲、大黄、全蝎、蜣螂虫、黄药子等。

3. 术后抑郁 目前"手术 + $^{131}I$ 治疗 + 甲状腺激素抑制"被公认为是乳头状癌的最佳综合治疗方案，可降低转移或复发的发生率。但由于种种原因，其疗效及手术的预后并不尽如人意，还需要终生甲状腺激素替代治疗，同时术后的各种不适症状、癌症本身及各种治疗的不良反应等都会给患者造成的心理负担，比如抑郁等心理疾病，并有可能由此所引发的癌瘤的转移与复发等，严重影响其治疗及康复效果。而甲状腺功能低下等综合原因，导致患者易出现抑郁状态。既往研究也显示甲状腺癌术后患者抑郁状态的发病率较普通人群显著升高，患者所承受的精神压力对其治疗的依从性、疾病的预后、生活质量等均产生了严重的负面影响。缓解抑郁情绪，改善患者的心理健康状况，对提高甲状腺癌术后患者的生活质量具有十分重要的意义。中医药在缓解甲状腺癌术后患者的心理及身体问题方面具有独特优势。

中医学中未明确提出"抑郁"病名，抑郁状态可归属于中医的情志病范畴，涵盖"郁证""脏躁""梅核气""百合病""虚劳"等。多数医家认为七情所伤、情志不遂是本病发病的心理社会原因，而肝气郁结、痰瘀互结为本病的基本病机。中药在整体观念、辨证论治的基础上，相应采取疏肝理气、化痰开郁、祛瘀通络等治疗措施，在缓解患者抑郁状态、改善不适症状、改善手术本身带来的不良反应的同时可提高患者免疫力，进而加速患者术后康复，防止和延缓甲状腺癌的复发和转移等。可以在患者的具体证候基础上，选择应用柴胡、白芍、郁金、薄荷、枳实、黄芩、黄连、荷叶、青皮、陈皮、半夏、莱菔子、青葙子、枸杞子、菊花、川牛膝、桃仁、苍术、白术、当归、生地黄、薏苡仁、海藻、穿山甲、甘草等。

4. 术后焦虑 甲状腺癌术后因手术创伤、术野长时间暴露、麻醉影响、气管插管损伤、手术体位、术后长期固定姿势、术后 $^{131}$I 治疗、甲状腺功能低下等综合原因，导致患者易出现焦虑状态。既往研究也显示甲状腺癌术后患者焦虑状态的发病率较普通人群显著升高，患者所承受的精神压力对其治疗的依从性、疾病的预后、生活质量等均产生了严重的负面影响。缓解焦虑情绪，改善患者的心理健康状况，对提高甲状腺癌术后患者的生活质量具有十分重要的意义。

中医药在缓解甲状腺癌患者术后的心理及身体问题方面具有独特优势。根据中国精神障碍分类与诊断标准第 3 版（CCMD－3）焦虑症的诊断标准及常见的临床症状看，焦虑状态可归属于中医的情志病范畴，涵盖了"郁证""惊恐""惊悸""心悸""怔忡""不寐""脏躁""百合病""灯笼病""奔豚气"等。可以在患者的具体证候基础上，选择应用柴胡、黄芩、陈皮、半夏、竹茹、枳实、龙胆、栀子、决明子、菊花、白芍、生地黄、夜交藤、磁石、珍珠母、藕节、水蛭、蜈蚣、皂角刺、花椒、甘草、夏枯草、海藻、茯苓、白术等。

5. 术后失眠 手术只能切除可见的癌瘤，并不能消除癌瘤对人体所造成的损坏，且因为手术创伤、术后调养不当以及对本病的担忧、恐惧等综合原因常常导致患者出现失眠症状，轻者入寐困难或睡而易醒、醒后不寐，重者彻夜难眠；而长期失眠易造成许多严重影响生活质量的症状，如头痛头晕、食欲缺乏、神疲乏力、心神不宁、工作效率下降等，同时失眠又给患者带来诸如焦虑不安、情绪低落、记忆力下降、思维迟缓等严重的精神症状，甚至进一步发展为精神类疾病。目前失眠在治疗方面，西药占着重要的比例，但安眠药的长期应用易产生药物的依赖和滥用，并且服用后会产生相应的不良反应，如头晕、困倦、健忘、恶心、便秘等。失眠，即中医的"不寐"，中医认为本病形成原因很多，主要病因有情志所伤、饮食不节、劳逸失调、病后体虚等，这些病因均可引起心神不安而导致不寐，其发病机制多为邪热、情志、劳倦、体虚等因素伤及脏腑，影响心及脾、肝、肾的功能而成，治疗以补虚泻实、调整脏腑阴阳为原则，针对失眠患者的病因发挥中医整体治疗的作用。

相对于西医，中医在治疗失眠方面有独特的优势，既能解决减少西药不良反应，易产生依赖性、耐药性等问题；有可以明显改善患者临床症状，延长睡眠时间，加深睡眠深度，又无毒副反应，改善失眠症状，提高患者生活质量。可以在患者的具体证候基础上，选择应用当归、白芍、柴胡、茯苓、白术、栀子、龙胆、郁金、香附、黄芪、党参、川芎、赤芍、牡丹皮、夏枯草、首乌藤、合欢皮、麦冬、黄连、肉桂、远志、酸枣仁、柏子仁、龙眼肉、木香、五味子、龙骨、牡蛎等。

6. 术后月经过少 甲状腺癌是头颈部较常见的恶性肿瘤，占全身恶性肿瘤的 1% ~ 2%，以女性多见，可见于任何年龄段。手术只能切除可见的癌瘤，但并不能消除癌瘤对人体所造成的损坏，加之 $^{131}$I 治疗的不良反应，女性患者会在术后出现不同程度的经量减少，周期缩短，色淡，质稀如水，短暂性闭经，绝经年龄的轻度提前等不良反应。下丘脑－垂体－卵巢轴的生理调控下子宫内膜周期性剥脱性出血行成正常的月经周期，当上述轴上的任一组织或子宫本身发生病变或所分泌的激素发生变化时即可出现月经紊乱。其中甲状腺功能异常是导致上述异常的一个常见病因，且卵巢组织对射线较敏感，超过一定量的射线即可引起患者卵巢结构及功能的改变，且与卵巢接受的照射剂量有直接关系。故减少患者月经紊乱的不良反应，提高患者的生活质量，已成为不可回避和亟待解决的问题。

目前越来越多的证据表明，中医药治疗可以改善女性患者术后月经过少有独特的疗效。该症状多在甲状腺癌患者术后或放射性碘清甲治疗后逐渐出现，临床表现多为月经量少，或点滴即静，色淡无块，无痛经，质稀薄，皮肤干燥，视力下降，或伴头晕眼花或耳鸣，心悸怔忡，小腹空坠或冷痛，面色萎黄，情绪低落，腰膝酸软，或夜尿增多，舌淡红，脉细或脉沉等，病机多属气阴亏虚。可以在患者的具体证候基础上，适当加用人参、山药、黄芪、茯苓、白术、阿胶、川芎、当归、白芍、熟地黄、杜仲、枸杞子、女贞子、石斛、麦冬、墨旱莲、桑葚、益母草、牛膝、砂仁、柴胡等。

7. **胃肠道不适**　症状多在甲状腺癌患者术后或放射性碘清甲治疗后逐渐出现，有学者认为患者治疗期间处于甲状腺功能减退状态，故易出现恶心、呕吐等不适，亦有人认为这与患者口服 $^{131}$I 有关。

临床表现多为恶心，呕吐，脘闷嗳气，不思饮食，食少纳差，或多食易饥，腹胀，痞满，嘈杂吞酸，便秘或腹泻，思想负担过重，急躁或精神抑郁，胁肋胀满或胀痛，气短，口干，或咽喉黏腻不爽，咳吐少量黏痰，或咽喉中异物感明显，吞之不下，咳之不出，颈部手术部位疼痛、麻木、僵硬，转侧、抬头受限，颈部活动时牵扯疼痛，手术瘢痕明显，舌苔厚腻，脉滑等。病因痰气交阻，腑气不通，治疗以健脾祛湿、行气化痞、软坚散结，可以在患者的具体证候基础上，适当加用药物，如半夏、陈皮、枳实、厚朴、竹茹、茯苓、白术、山药、薏苡仁、大黄、黄连、砂仁、鸡内金、山楂、神曲、麦芽、黄芪、当归、郁金、香附、柴胡、牡丹皮、栀子、夏枯草、干姜、甘草等。

8. **术后肺转移**　甲状腺癌分为乳头状癌、滤泡状癌、未分化癌、髓样癌等多种类型。其中乳头状癌临床最常见，占甲状腺癌的 50% ~70%。分化型甲状腺癌发生肺转移者约为 5.2%，如不进行及早的诊断和有效的治疗，5 年死亡率高达 >69%。即使在足够的 TSH 刺激准备下，经过多次 $^{131}$I 重复治疗，仅有 42% 的肺转移获得治愈。目前国际上公认的治疗分化型甲状腺癌肺转移最佳综合治疗方案为：双叶甲状腺根治性切除 + $^{131}$I 清除残留甲状腺组织（清甲）+ $^{131}$I 清除转移灶（清灶）。但影响 $^{131}$I 治疗 DTC 肺转移疗效的因素很多，其中有无远处转移（除肺外）、有无胸片显示、肺转移灶大小及转移灶摄取 $^{131}$I 的能力等是影响 $^{131}$I 治疗效果的主要因素。目前越来越多的证据表明，术后中医药治疗可以改善手术及放化疗本身带来的不良反应；提高免疫力，加速患者术后康复；减轻口服甲状腺素片的不良反应；软化甲状腺癌术后颈部凸起性瘢痕；减轻放化疗不良反应；抑制甲状腺球蛋白，降低血清甲状腺球蛋白水平，防止和延缓甲状腺癌的复发和转移等。甲状腺癌术后病机多属本虚标实，本虚以气阴亏虚为主，标实以气滞、痰结、血瘀、肝火、瘀毒为主，两者虚实夹杂，互为因果，共同致病。甲状腺癌肺转移是由于癌肿日久，正气耗损，内固癌毒的能力下降，毒邪浸淫，癌毒随络流溢，损伤肺络，发为肺转移癌。甲状腺癌肺转移患者多无自觉不适，且病变多无明显的恶性表现，大部分患者有咳嗽、咳痰、胸闷、气短等非特异性的肺部症状。其治疗较主要为 $^{131}$I 清除转移灶，放疗、化疗等。但由于种种原因，其使用并不尽如人意。

中药在有效治疗甲状腺癌术肺转移症状可以发挥一定的作用，改善患者症状，延长患者生存期，提高患者生活质量的问题。可以在患者的具体证候基础上，适当加用药物，如北沙参、麦冬、黄芪、白术、茯苓、半夏、陈皮、白花蛇舌草、浙贝母、山慈菇、漏芦、仙鹤草、土鳖虫、僵蚕、三棱、莪术、夏枯草、路路通、王不留行、露蜂房、猫爪草等。

临证还需对伴随症状加以辨析，若夜寐不安伴情绪急躁等兼有肝阳上亢证者，加用石决明、珍珠母；若出汗明显者加用煅龙骨、煅牡蛎、麻黄根；若颈肩肿胀疼痛明显者，加桑枝、羌活、皂角刺；若口干、皮肤毛发干燥等属阴虚证者，加用北沙参、麦冬、石斛、玉竹、天花粉；舌质暗红有瘀斑，加用三棱、莪术。甲状腺癌术后导致声音嘶哑者，多加板蓝根、胖大海、木蝴蝶、诃子肉、牛蒡子、罗汉果等以利咽开音，其中木蝴蝶具有疏肝和胃之效，诃子肉涩肠敛肺、降火利咽。对放化疗后呃逆频发者，多加用旋覆代赭汤加减以降气化痰止呕。

### 三、临床用药

1. 清热解毒贯始终　不论何种证型，在辨证论治的原则上均不同程度地加用清热解毒抗癌药、软坚散结药及破血消癌药，即白花舌蛇草、山慈菇、黄药子、金银花、七叶一枝花、蒲公英、夏枯草、鬼箭羽、猫爪草、穿山龙等，且贯穿于甲状腺癌术后不同阶段治疗的始终。其中金银花、白花舌蛇草、山慈菇、黄药子清热解毒，黄药子消肿破积、解肝肺毒瘀，并有显著的抗癌作用。黄药子浸酒抗癌效应更大，其缺点有伤肝作用。有人认为，经过慢火隔水蒸煮的黄药子酒，或黄药子酒与食物共煮，可减轻伤肝作用。夏枯草活络消痰核，鬼箭羽、猫爪草、穿山龙活血破血消癥瘕。

2. 软坚散结化增生　甲状腺癌术后，由于局部组织受损，结缔组织增生，血管淋巴管堵塞破坏，使软组织弹性下降，形成临床常见的局部硬化凸起，在辨证施治基础上加用动物类及风类药，如穿山甲、地龙、鳖甲、僵蚕、蜣螂虫、柴胡、升麻、羌活、独活等，取其疏调气机、通经活络、软坚散结之力，达到疏通经脉、重建侧支循环、恢复软组织弹性、软化局部瘢痕和增生的目的。动物类中药以穿山甲为要药，乃遵从《本草从新》"穿山甲善窜，专能行散，通经络，达病所。"

3. 活血破血需辨证　研究报道，加用破血药容易引起癌肿扩散或加速淋巴结转移。我们的经验是一切以辨证为准，早期有瘀血证候稍加破血行气药亦可奏效。如不加以辨证，正虚为主的证候加以破血药，势必会导致正气更虚、邪气更盛，即西医所谓的淋巴结转移。因此中医与西医是两个截然不同的理论体系，治疗理念也大相径庭，尚不可一概而论。

4. 扶正固本固疗效　甲状腺癌经手术后引起机体抵抗力降低、气血受损的患者，术后在辨证论治基础上加用黄芪、党参、白术等健脾补气，当归、熟地黄养血补血，从而达到扶正固本的目的，预防复发、转移，巩固手术疗效。而晚期甲状腺癌或手术结合放疗的患者，因患病时间长，或放疗后易耗伤阴液、心肾阴虚、增毒助热，故用麦冬、玄参、女贞子、旱莲草、生地黄、五味子、黄精以滋肾养阴清热，可减少不良反应并增强疗效。

# 第三节　富碘中药在甲状腺肿瘤术后的临床应用

甲状腺疾病属于中医学"瘿病"范畴。中医学对瘿病的认识最早可追溯到战国时代，《吕氏春秋》记载："轻水者，多秃与瘿人"。在病因认识上，《诸病源候论》引《养生方》言："诸山水黑土中，出泉流者，不可久居，常食令人作瘿病，动气增患"；《杂病源流犀烛》载："然西北方依山居涧之民，食溪谷之水，受冷毒之气，其间妇女往往生节如瘿，均说明本病与水土因素有关。之后历代医家不断补充完善，认识到瘿病与体质、情志密切相关，局部病变则由气滞、痰凝、血瘀而成。在用药方面《肘后备急方》首次提出使用海藻、昆布治疗瘿病；《千金翼方》《外台秘要》等记载用昆布、羊靥、鹿靥等药物治疗瘿病；《本草纲目》记载了黄药子治疗瘿病。在方剂方面《外科正宗》创海藻玉壶汤、活血消瘿汤、十全流气汤等，《疡科大全》所载四海舒郁丸，《医学心悟》所载消瘿丸等，均疗效确切，且大多使用了含碘中药。

随着现代医学的进步，人们对甲状腺的生理病理认识更加深刻，对碘在甲状腺疾病中的作用也更加了解。1996年我国开始实行普遍食盐碘化政策（USI），群众碘缺乏的状态得到很大改善。但随着该政策的强化，碘摄入过量引发的甲状腺疾病也开始逐渐增多，含碘中药在甲状腺疾病中的使用也开始受到争议。

## 一、碘与甲状腺的关系

甲状腺的生理作用是合成和分泌甲状腺激素。碘是人体必需的微量元素，是甲状腺激素的重要成分，分别占 $T_4$ 和 $T_3$ 分子质量的65%和59%。正常人每天需碘量为100～160 μg，每日摄入50～1000 μg 的碘是安全的。碘缺乏或者碘过量都会影响甲状腺的形态结构和生理功能，导致甲状腺疾病的发生。碘缺乏会出现程度较重的地方性克汀病、地方性甲状腺肿、单纯性耳聋、新生儿甲状腺功能低下等；碘过量引起的甲状腺疾病包括高碘性甲状腺肿、碘致甲状腺功能亢进、桥本甲状腺炎、甲状腺癌、碘中毒等。高碘地区儿童亚临床甲状腺功能减退症多数为非自身免疫源性的，过量的碘能抑制和破坏甲状腺滤泡上皮细胞，增加甲状腺滤泡的异质性，使低功能滤泡比率增高，从而抑制甲状腺的功能。随着对碘作用认识的深入，高碘带来的不良影响逐渐被临床所重视，含碘中药治疗甲状腺疾病开始受到争议。

## 二、含碘中药治疗甲状腺疾病的争议

20世纪80年代至今，临床经历了30余年的发展，含碘中药在甲状腺疾病中应用的争议仍无定论。马书玖等就含碘中药治疗甲状腺功能亢进症的争鸣进行总结，认为主要有四种观点：第一种是沿袭传统，主张使用含碘中药；第二种以现代医学为依据，主张摒弃含碘中药；第三种主张使用含碘较少的中药；第四种是根据病情辨证选用含碘中药。在诸多研究主张中，潘文奎对含碘中药的学术观点提纲挈领，颇为中肯，其对含碘中药的应用主要包括三个方面：一是认为瘿瘤与甲状腺功能亢进症并非等同，古之瘿瘤主要指单纯性甲状腺肿，其病因多与水土因素相关，多由缺碘所致，而甲状腺功能亢进症并非缺碘所致，两者不能混为一谈；二是含碘药物治疗甲状腺功能亢进症并非禁忌，因为在甲状腺功能亢进症危象中，碘剂可用于突击治疗及甲状腺手术术前准备，含碘中药复方治疗甲状腺功能亢进症在短期内确有疗效；三是中药复方治疗甲状腺功能亢进症并非单靠其中的含碘成分，而是方中各种药物及成分相互作用的共同效应。此外还认为，富碘中药海藻、昆布等能软坚散结、"消瘿"，但不能"平亢"。

如上所言，中医"瘿病"含义更为广泛，包括了现代医学多种甲状腺疾病。随着现代医学的发展，对含碘中药的临床和基础研究结果也不断推出，为广大医生的临床决策提供了更可靠的依据。临证应审因论治，辨病为先，结合现代研究的成果合理使用含碘中药，才能事半功倍。

### 三、含碘中药及方剂含碘量的测定

崔鹏整理了历代医家治疗瘿病的方剂104首，统计出临床使用频率较高的中药有昆布(63.5%)、海藻(67.3%)、夏枯草(26.0%)，牡蛎(22.1%)、当归(19.2%)、浙贝母(15.4%)、生地黄(14.4%)、黄药子(11.5%)等，这些高频使用的中药均为含碘中药。王旭等采用氧化还原滴定法测定常用消瘿中药的碘含量，结果显示，昆布、海藻含碘量最高，分别为493 μg/kg、575 μg/kg；牡蛎、香附含量次之，分别为115 μg/kg、93 μg/kg；夏枯草、玄参含量较低，分别为38 μg/kg、19 μg/kg。崔鹏使用砷铈催化分光光度法测定黄药子饮片碘含量为4.69 μg/kg，煎剂碘含量为54.24 μg/L；海藻玉壶汤碘含量为1951.75 μg/L；去除海藻、昆布、海带的海藻玉壶汤碘含量为51.39 μg/L。孙勤国等对四海舒郁丸(青木香、陈皮、海蛤粉、海带、海藻、昆布、海螵蛸组成)中的单味药含碘量和复方含碘量进行检测，发现复方含碘量明显高于各单位中药含碘量之和。

总体来说，各种中药的碘含量测定结果因检测方法不同而略有差异，但是含碘多少的趋势是一致的。消瘿中药的含碘量与其性味归经有密切的关系，含碘最高的消瘿药多为藻类或介类，其性味咸寒，归肝、胃、肾经，具有化痰软坚散结的作用，如海藻、昆布、牡蛎等；含碘量次之的药物多为植物药，性味辛苦，功善理气解郁，如香附等；含碘较低的消瘿药亦多为植物药，性味苦寒，具有清热泻火散结的作用，如夏枯草、玄参等。

### 四、富碘类中药

1. **海藻** 马尾藻科植物羊栖菜或海蒿子全草。

(1)出处：《神农本草经》。

(2)性味归经：苦、咸、寒。归肝、胃、肾经。

(3)临床应用：本品能消痰软坚以散结，可用于痰火凝结所致的瘿瘤。治瘿瘤结肿，常与昆布、夏枯草、海蛤等同用。现代常用于地方性甲状腺肿大、单纯性甲状腺肿等。

(4)功效：消痰散结，利水清肿。

(5)用法用量：煎服，4.5~9 g；浸酒或入丸、散。

(6)使用注意：脾胃虚寒蕴湿者忌服。反甘草。

(7)现代研究：含藻胶酸、甘露醇、钾、碘等，所含碘化物可预防和纠正由于缺碘所引起的甲状腺肿。藻胶酸硫酸酯有抗高脂血症作用，动物实验可降低血清胆固醇及减轻动脉粥样硬化。本品并有降压、抗血凝作用，其作用与肝素、水蛭素相似，对人型结核杆菌有抗炎作用。流浸膏对感染血吸虫尾蚴的家兔有保护作用；水浸剂对某些真菌有抑制作用。盐藻提取物对癌变具有预防作用，能显著抑制癌变，并能使小鼠脾细胞增生活性和腹腔巨噬细胞产生肿瘤坏死因子的功能增强。说明盐藻提取物对前胃癌的预防作用可能是通过提高小鼠细胞免疫功能实现的。

海藻与甘草配伍应用的研究。海藻反甘草属于中药十八反范畴，从其相反学说出现以来、中医界将其视为配伍禁忌。但在临床上，海藻与甘草出现于同一方中也不乏其例，如《外科正宗》之海藻玉壶汤、《疡医大全》中的内消瘰疬丸等，一直为人们所习用。以家兔急性肝损伤为条件，探讨海藻配伍甘草后对病情的影响与转归，研究结果表明海藻与甘草配伍服用并非绝对禁忌。海藻与甘草在治疗肿瘤、心血管疾病方面的配伍应用疗效满意，在内服中海藻与甘草配伍比例应为 2∶1 或 3∶1，方能取得协同作用，如用 1∶1，则发现有药后欲吐不适感。实践证明，海藻与甘草的适当比例配伍是安全的。

2. 昆布　为海带科植物海带或海藻科植物昆布的叶状体。

（1）出处：《名医别录》。

（2）性味归经：咸，寒。归肝、胃、肾经。

（3）功效：消痰软坚，利水消肿。

（4）临床应用：《本草从新》曰："顽痰积聚。"《名医别录》曰："瘿瘤聚结气。"

本品有与海藻相似的消痰软坚之功。用于瘿瘤等证，常与海藻同用，以本品与海藻、海蛤壳、夏枯草等配伍。利水用于水肿或脚气等，力量较弱，较少用。

海藻、昆布均能软坚散结，用于腺病、瘿瘤、睾丸肿痛，尤为治疗瘰疬瘿瘤要药，凡肝胆火盛灼痰凝结者皆为所宜。海藻、昆布作用基本相似，昆布作用较海藻稍强。

3. 瓦楞子

（1）出处：《名医别录》。

（2）性味归经：咸，平。归肺、胃、肝经。

（3）功效：消痰散结，软坚散结。

（4）临床应用：元代朱丹溪《本草衍义补遗》曰："消血块，化痰积。"本品消痰散结之功较强，能化瘀软坚以消肿块，用于痰核、瘿瘤等病症，常与海藻、昆布等配伍。用于癥瘕痞块，每与行气活血、散结消癥的莪术、三棱、鳖甲等同用。

（5）用法用量：3～9 g，研细做丸、散用。6～30 g，入煎剂。

现代研究：煅用能制酸止痛，可用治胃痛泛酸。近与甘草制成散剂，对胃及十二指肠溃疡，有一定的治疗效果。近年来还用于肝脾大及消化道肿瘤。

4. 海浮石　为胞孔科动物脊突苔虫的干燥骨骼，或火山岩浆形成的石块。

（1）出处：《日华子诸家本草》。

（2）性味归经：咸、寒。归肺经。

（3）功效：清肺化痰，软坚散结。

（4）临床应用：明代李时珍《本草纲目》曰："消瘤瘿结核"，元代朱丹溪《本草衍义补遗》曰："清金降火，消积块，化老痰。"本品清热化痰及软坚而散结之功，可与牡蛎、浙贝母、昆布、海藻同用。治疗瘿瘤、瘰疬结核之病证；可用于甲状腺结节、甲状腺肿瘤等病证。常与昆布、海藻、浙贝等同用，共奏软坚散结之效。用于痰热咳嗽、痰稠难咳等证。常与海蛤壳合用治痰热；若肺热久咳不愈，且痰中带血，则与瓜蒌、青黛、山栀子等品同用。

(5)用法用量：6~9 g。入煎剂。

5. 海蛤壳　为帘蛤科动物文蛤和青蛤的贝壳。

(1)出处：《神农本草经》。

(2)性味归经：苦、咸、寒。归肺、胃、肾经。

(3)功效：清热化痰，软坚散结。

(4)临床应用：本品用于肺热痰稠、咳喘气急等证。海蛤壳能清肺热而化稠痰。若为痰热咳喘，常与白前、桑白皮、海浮石等配伍，以增强其化痰平喘之功；若为痰火郁结，胸胁疼痛，可与青黛、栀子、瓜蒌等宽胸开郁之品同用。用于瘿瘤、痰核等证。本品有软坚散结之功，常与海藻、昆布、瓦楞子配伍。

此外本品微有利尿作用，可用于水气浮肿、小便不利等。煅用可制酸止痛，故亦可用于胃痛泛酸。

海蛤壳和海浮石均能清肺化痰、软坚散结，皆可用于痰热喘咳及瘰疬瘿瘤等证。然海蛤壳咸性寒，既能清热化痰，又善治热邪痰闭之咳嗽胸痹证；海浮石，咸、寒，则善攻枯痰积块，多用于热痰不易咳出之证。

海蛤壳与海藻，均味咸性寒，善于软坚散结、利水消肿。然海藻入肝经，软坚散结力更强，善治瘿瘤结肿、睾丸肿痛及肝脾大；海蛤壳入肺经，清热祛痰力较强，用治痰火咳嗽，胸痹之证更为适宜。

**五、代表方剂**

1. 海藻玉壶汤

(1)出处：《外科正宗》卷二。

(2)药物组成：海藻、贝母、陈皮、昆布、青皮、川芎、当归、半夏、连翘、甘草节、独活各一钱，海带五分组成。

(3)用法：量病上下，食前、后服。

(4)功效：行气化痰，散瘿消瘤。

(5)主治：瘿瘤初起或肿，或硬、或赤、或不赤，但未破者。

(6)临床应用：本方可用于碘缺乏病所致甲状腺肿大，及颈部结节肿块，局部胀痛不适，吞咽困难等病症。

(7)方解：本方中海藻、海带、昆布清热软坚、消肿散结为君药；贝母、半夏、连翘，化痰散结，共为臣药；青皮、陈皮疏肝解郁，当归养血，川芎活血，调理气血，养肝疏肝；独活祛风通络，皆是佐药。甘草反海藻，二药同用于一方，取其相反相激，使瘿散瘤消而不伤正。古法有："病在上，食后服；病在下，食前服"之说故本方有"量病上下，食前、后服"之法。

2. 昆布散1

(1)出处：《证治准绳》。

(2)药物组成：防风、荆芥、海藻、蛤粉、昆布、羌活、升麻、连翘、半夏、薄荷、青皮、胆南星、贝母、牛蒡子(炒)、夏枯草、沉香、香附子、川芎、黄芩(酒炒)、黄连(酒炒)。

(3)用法：本方以薄荷煎服，或末或丸俱可，痰多加南星、半夏。

(4)功效：祛风火郁滞，散壅结。

(5)主治：腹内诸气胀满、甲状腺肿大、局部胀痛不适等病症。

(6)临床应用：本方可用于碘缺乏病所致甲状腺肿大及颈部结节肿块，局部胀痛不适，吞咽困难等病症。

(7)方解：本方中海藻、蛤粉、昆布清热软坚、消肿散结为君药；夏枯草、黄芩、黄连，清热泻火，散结消肿，共为臣药；防风、荆芥、升麻、羌活，疏散风邪，疏达风火郁滞，即"火郁发之"之义；贝母、半夏、连翘化痰散结，青皮、沉香、香附子疏肝解郁，川芎行气活血、调理气血，皆是佐药。薄荷辛凉疏散，引药力上达，为方中佐使药。

3. 昆布散 2

(1)出处：《证治准绳·疡医》。

(2)药物组成：方由昆布(洗)、海藻(洗)、松萝、半夏(汤泡)、细辛、海蛤(细研)、白蔹、甘草(炙)各一两，龙胆草、土瓜根、槟榔各二两组成。

(3)服法：上药为细末，每服二线，食后温酒调下。

(4)功效：行气解郁，化痰散结。

(5)主治：瘿气结肿，胸膈不利。

(6)临床应用：本方可用于碘缺乏病所致甲状腺肿大及颈部结节肿块，局部胀痛不适，吞咽困难等病症。

(7)方解：方中昆布、海藻、海蛤清热利水、软坚散结共为君药。松萝清肝化痰，白蔹散结消肿，龙胆草泻肝胆湿热，土瓜根清热散瘀，共为臣药。细辛破痰开结，半夏和胃化痰，二药虽皆温燥，但有大量咸寒、苦寒药相制约，可制其性面取其用；槟榔下气破结，使气顺痰消，皆为方中佐药。甘草益气和中，原与海藻相反，本方二药同用，正取其相反之性，使散瘿破气而不伤正，亦是佐使之品。如此寒温并用，润燥兼施散中有补，则去痰而不伤津，泻火而不碍凉，散瘿而不耗气，用以治疗气瘿。

4. 散瘿消瘤汤

(1)出处：《辽宁中医杂志》。

(2)药物组成：柴胡、昆布、海藻各12 g，川贝、青皮、香附、赤芍、川芎、当归、玄胡、黄药子、制乳香、没药各9 g，三棱、莪术各8 g。水煎，每日1剂，分2次口服，疗程最短20天，最长5个月。

(3)功效：疏肝化痰散结。

(4)主治：甲状腺肿大。

(5)临床应用：本方可用于甲状腺肿大及颈部结节肿大，局部胀痛不适等病症。

(6)方解：本方中海藻、昆布、黄药子，清热软坚、消肿散结为君药；三棱、莪术活血散瘀、散结消肿，共为臣药；制乳香、没药、玄胡活血止痛；柴胡、青皮、香附疏肝理气、疏达郁滞，即"气为血帅，气行则血行"之义；川贝化痰散结，川芎、当归行气活血养血、调理气血；皆是佐药。

（7）加减：气血不足加党参、黄芪、枸杞子；阴虚加沙参、麦冬；大便秘结加大黄、芒硝；口干口苦加知母、黄柏。

### 六、含碘中药在甲状腺疾病中的应用

目前研究认为，瘿病并不等同于甲状腺功能亢进症，其包括单纯性甲状腺肿、甲状腺功能亢进症、甲状腺功能减退症、甲状腺炎、甲状腺瘤、甲状腺癌等多种疾病。且现代医学的研究结果已经证实，碘对不同甲状腺疾病的影响并不完全相同，不是所有甲状腺疾病都适合富碘中药。基于此，当代医家已经普遍认识到应辨病与辨证互参，以现代医学对疾病和药物的研究成果为依托，吸取中医学治疗瘿病的有效经验，在不同的甲状腺疾病中合理使用含碘药物。

1. 单纯甲状腺肿与含碘中药  单纯甲状腺肿是指良性甲状腺上皮细胞增生形成的甲状腺肿大，当一个地区儿童中单纯甲状腺肿的患病率超过 10% 时，即称之为地方性甲状腺肿。本病常见的原因是碘缺乏，多见于山区和远离海洋的地区。而随着摄碘量的增加，甲状腺肿的患病率则会回升，这部分的甲状腺肿称为"高碘性甲状腺肿"。审病求因，缺碘引起的单纯甲状腺肿治疗当选用富碘中药海藻、昆布等，既能软坚散结消瘿，又能补充碘以去除病因。如高天舒使用富碘中药治疗结节性甲状腺肿即取得了确切疗效；曾灏等以加减海藻玉壶汤治疗肉瘿（以瘿囊肿块作为诊断标准）100 例，结果亦证实富碘中药确有疗效。

值得注意的是，临床部分合并甲状腺功能亢进的甲状腺肿患者停药后病情可能反复，且治疗会对游离 $T_3$、游离 $T_4$、促甲状腺激素有不利影响。有研究显示，海藻玉壶汤治疗缺碘所致甲状腺肿大鼠，在甲状腺功能上会出现 $T_3$ 型甲状腺功能亢进症；另有研究证实，海藻玉壶汤可使机体和甲状腺内抗氧化能力增强从而治疗碘缺乏引起的甲状腺肿，但同时也存在引起甲状腺功能亢进症的风险。说明甲状腺肿患者合并甲状腺功能亢进症时应慎用富碘中药。此外，"高碘性甲状腺肿"需要根据患者尿碘水平以确定碘摄入是否超量，而中药的碘等同于西药碘化物，高碘引起的甲状腺肿应避免使用富碘中药。

2. 甲状腺结节与含碘中药  甲状腺结节在甲状腺疾病中极为常见，是指甲状腺内出现一个或多个组织结构异常的团块，常见于甲状腺炎、甲状腺肿等多种甲状腺疾病中，有良性和恶性之分，恶性者即为甲状腺癌。

良性甲状腺结节与碘的摄入密切相关，缺碘是增生性甲状腺肿的常见原因，如陈泽鑫对杭州市甲状腺结节与含碘盐相关性的横断面研究显示，食用非加碘盐和偏淡的口味偏好与甲状腺结节风险显著相关；但高碘也会导致甲状腺结节的发生，其机制是高碘导致甲状腺过氧化物酶（TPO）功能基因被占用，阻断碘的有机化过程，甲状腺代偿性增生，诱发本病。在含碘中药的使用方面，有研究使用化痰祛瘀散结方、富碘中药治疗甲状腺功能不高的甲状腺结节取效；使用富碘中药取其软坚散结之效治疗缺碘引起的良性甲状腺肿，亦取得满意疗效。

碘摄入与甲状腺癌的发病关系目前仍存在争议，如 Lind 等报道甲状腺癌在高碘地区与低碘地区发病率并无差异。关海霞等调查辽宁、河北 22 976 人碘摄入与甲状腺癌的关系，结果显示高碘地区甲状腺癌的发病率高于低碘地区和适碘地区。王晓霞调查发

现，乌鲁木齐地区甲状腺癌患者碘营养状况高于一般人群，认为其发病与碘过量可能存在一定关系。关海霞等研究显示，普遍食盐碘化后乳头状甲状腺癌发病增加，滤泡状甲状腺癌发病减少，表明碘摄入增加可能引起甲状腺癌的类型发生变化。吕艳艳等研究发现，适度碘摄入的差异并不影响甲状腺癌的发病及亚型分化趋势。综上，碘过量可能是甲状腺癌的危险因素之一，故临床甲状腺癌的中医药治疗应当避免使用富碘中药；而适碘中药在甲状腺癌中并非绝对禁忌，可以酌情选用。碘对不同甲状腺疾病的影响不同，应当结合每个疾病不同的生理病理情况，以现代研究为基础，在甲状腺疾病的治疗中合理使用含碘中药。综上所述，单纯性甲状腺肿、良性甲状腺结节等由缺碘引起的疾病，可以使用富碘中药进行治疗；对甲状腺炎、甲状腺功能减退症中伴有甲状腺肿大或结节患者，可以适当选用适碘中药；碘剂能加重甲状腺功能亢进症状，故在甲状腺功能亢进症的治疗中应谨慎使用。

中药中的碘与西药中的碘化物当属同一种物质，但是中药中还包括蛋白、糖类、无机盐、甘露醇等其他成分，比单纯的碘化物复杂。中药复方煎煮时会发生一系列化学变化，各种成分互相协同，故含碘中药复方并不完全等同于化合物中单一的碘剂；同时中药治疗甲状腺疾病以复方为主，并不单纯依靠其中的含碘成分，而是通过配伍应用起到综合效应。此外，使用含碘中药应当注意，虽然单剂中药的含碘量不多，但服用时间长，故需要监测患者尿碘水平，关注含碘中药治疗甲状腺疾病中累积剂量产生的不良反应。因此，开展对日常服用剂量复方中碘的吸收量测量尤为重要；同时还应当测定所用方剂日服量的含碘量，以及血清碘浓度和尿碘排除量，以推测患者体内碘的储存量。含碘中药的争议依然存在，而目前缺乏长时间、大样本的临床研究来证实含碘中药的治疗作用，这也是今后科研应该努力的方向。

# 第四节　甲状腺肿瘤术后的中医施护

甲状腺切除术是治疗甲状腺肿瘤、单纯性甲状腺肿、甲状腺功能亢进等甲状腺疾病的有效手段之一，但甲状腺切除术后患者短时间内除常见急性并发症如术后出血、窒息等，还常出现头痛失眠、恶心呕吐、腰背肩颈部疼痛等不适症状，严重影响了患者术后的快速康复。先介绍中医特色护理在甲状腺肿瘤术后的应用。

## 一、吴茱萸热敷

操作方法：使用吴茱萸热奄包(吴茱萸、粗盐各250 g)于微波炉中高火加热3~4分钟达60~70℃，将药物装入布袋中，护理人员以手掌试温后，请患者试温，患者自觉温度适宜时，将其外敷于颈肩部或腰背部疼痛处，每次治疗时间为20~30分钟，每日2~3次。护理上应注意：热敷前要试温，热敷过程中在作用部位游走，不可在某一部位长时间停留，以免灼伤皮肤。现代研究表明，吴茱萸敷贴疗法作为中医外治法的重要组成部分，有机地结合了经络穴位学说和中药内外同治的理念，具有简、廉、便、验的特点。吴茱萸其性热、味苦寒，有散热止痛、降逆止呕之功，用于治疗肝胃虚寒、阴浊上逆所致的头痛等症有较好疗效。另外，甲状腺切除术患者中大部分切除原发病因为肿瘤，而现代医学认为肿瘤患者均有不同程度的慢性微循环障碍，因此以吴茱萸外熨肩颈、腰背部不仅可以镇痛，同时还可以减轻微循环障碍，增加血流量，提高机体免疫功能，防止癌肿复发转移。

### 二、耳穴压豆操作方法

取双耳心、肾、交感、神门、内分泌共10个穴位。用王不留行籽贴放于0.6 cm×0.6 cm的胶布上，常规消毒双侧耳郭后，贴于双侧耳穴，药籽保留3天。嘱患者每天按压贴压部位3次，每次5分钟。护理上应注意：操作前常规消毒，操作时力度适宜，以患者能耐受为宜，外耳有皮肤破损、感染、孕妇及有严重心脏病的患者禁用。耳穴压豆是运用经络学说，通过刺激耳郭的特定部位达到调节经络，运行气血，可引起大脑网状系统正常有序化激活和抑制，从而使病理性睡眠状态向正常的生理性睡眠状态转化。耳郭上有丰富的神经、淋巴管、血管，其中枕小神经、耳大神经、三叉神经分支、耳颞神经、迷走神经、交感神经均分布在耳郭上，并互相交织成网，耳郭通过这些神经与经脉、脏腑各部分发生密切联系。心、脾、肝、肾经通过经络与耳郭相连。故取穴心、肾点具有养心安神、健脾益肾、疏肝理气之作用，取穴神门、内分泌、交感可调节大脑皮质功能，使患者能进入较佳的睡眠状态。

### 三、中药沐足

操作方法：将花椒30 g加水煎取药液约3000 mL，放置至适宜温度（夏季38～41℃，冬季41～43℃）后倒进浴足盆内，浸泡深度至小腿1/2处为宜，每次沐足时间为30分钟，1次/日，沐足时间为晚上睡前。住院期间首次中药沐足护士示范指导，使患者掌握沐足方法及相关注意事项。护理上应注意：每次沐足前要测量水温，以免烫伤患者。老年人及儿童沐足全程要有家属陪同。人的脚掌密布血管，有丰富的末梢神经；人体全息系学说认为，脚上存在着与人体各脏腑器官相对应的反射区，以及调节全身健康状况的许多经络和穴位。通过花椒入水沐足的过程可刺激脚部循环，进而影响全身各器官。花椒味辛，性温，归脾、胃、肾经，具有温中止痛、祛湿、散寒、解表的功能。《名医别录》中指出花椒可除六腑寒冷，具有开腠理、通血脉、坚齿发、调关节、耐寒暑的作用。花椒煎水浸泡双足，通过足三阴经和足三阳经汇聚之处，并可随足少阴肾经的涌泉穴而直达病所。患者双足的舒适度提高直接可提高患者整体舒适性，最终可使阴阳平衡、水火相济、祛风散寒、心神安宁。

### 四、开天门操作方法

推上星，印堂→上星36次；推头维，印堂→头维36次；抹眉，攒竹→丝竹空36次；梳理太阳经，双手指端交替梳推头额10～20次；叩印堂、百会穴各36次；揉太阳穴顺逆各10次；轻拍头部：前额→左太阳穴→前额→右太阳穴→前额→额顶3分钟；按双侧风池、肩井穴5～10次。施术时力度适中，每次10～15分钟。住院期间护士示范指导患者，教会患者开天门方法及相关注意事项。护理上应注意：头部有外伤，皮疹、血液病患者、过敏的患者禁用此法。中医穴位按摩是中医整体观念辨证施护以及脏象、经脉学说的临床应用，穴位按摩具有营卫调和、气血通畅、疏通经络、阴阳平衡的作用。开天门主要是刺激末梢神经，使机体产生感应，疏通经络，促进血液循环，加强机体代谢功能，从而达到阴阳平衡，解除头晕、头痛、偏头痛、神经衰弱、失眠等。即使无病通过按摩也可以增强体质，起到预防保健的作用。

### 五、中药药膏

药物组成：海藻，昆布，青皮，陈皮，连翘，猫爪草，露蜂房，乳香，没药，莪术，浙贝母，川芎，当归，甘草，独活，半夏，夏枯草，牡蛎，海蛤壳，黄药子，柴胡，合欢皮，鬼箭羽，冰片，穿山龙，蜂蜜。

将上述除蜂蜜外的药物研成粉末，将蜂蜜与粉末混合在一起，加开水搅拌，直至变成均匀的药糊，即成。

本发明为纯中药配制，具有行气活血、化痰软坚、消瘿散结之功效，能够有效改善甲状腺肿瘤患者颈部肿大的症状，提高患者生活质量，是甲状腺肿瘤治疗药物上的创新，经济和社会效益显著。

# 第五节　甲状腺癌术后中医康复优势

甲状癌是头颈部比较常见的恶性肿瘤，发病以女性居多，男女之比 1：2.58。美国新墨西哥州报道，1970—1996 年女性甲状腺癌的发病增长速度是男性的 2~3 倍，甲状腺癌较多发生于青壮年，其平均发病年龄为 40 岁左右，女性在 45 岁左右达到高峰。女性在青春期过后发病率急剧升高，过了育龄期，大约 40 岁以后上升水平减缓，75 岁以后有所下降；而男性发病率则简单地随着年龄的增长逐渐升高。

甲状腺癌约占全身癌肿的 1.5%。据国际癌症学会资料统计，各国甲状腺癌的发病率逐年增加。我国天津市区 1981—2001 年间甲状腺癌新发病例共 1318 例，平均年发病率为 1.770/10 万。1981 年至 2001 年发病率从 0.869/10 万上升到 2.543/10 万，增长了 193%，呈逐年显著上升的趋势，差异有统计学意义。

### 一、中医对于甲状腺肿瘤的认识

中医学对本病早有认识，主要归属于"瘿瘤"。宋代陈无择著《三因方》对瘿瘤就予以分类："坚硬不可移者名石瘿；皮色不变者即为肉瘿；静脉露著者名筋瘿；赤脉交络者，名曰血瘿；随忧愁消长者，名气瘿"。其中的石瘿与甲状腺癌相似。宋代《圣济总录》说："石与泥则山水饮食而得之"，说明古人已认识到瘿的发生与地区的水质有关。《证治准绳·瘿瘤》曰："如推之不动者不可取也。瘤无大小，不量可否而妄取之，必妨人命，俗云瘤者留也，不可轻去"。《外科正宗·瘿瘤论》说："夫人生瘿瘤之症，非阴阳正气结肿，乃五脏瘀血、浊气、痰滞而成。"《济生方·瘿瘤证治》曰："夫瘿瘤者，多因喜怒不节，忧思过度，而成斯疾焉。大抵人之气血，循环一身，常欲无滞留之患，调摄失宜，气凝血滞，为瘿为瘤"。

对瘿病的治疗，历代也积累了比较丰富的经验，如唐代孙思邈在《备急千金要方》卷二十四里就有提到用海藻、龙胆、海蛤、通草、昆布、矾石、松萝、麦曲、半夏治疗石瘿等。李时珍在《本草纲目》中载有用黄药子酒治疗瘿病。陈实功《外科正宗·瘿瘤论》曰："通治瘤初起，元气实者，海藻玉壶汤、六军丸；久而元气虚者，琥珀黑龙丹、十全流气饮"等。

一旦诊断为甲状腺癌，手术是最好的治疗方法。但是甲状腺癌多属低度恶性肿瘤，生物学特性多变，起病隐匿，早期临床表现不典型。早期的甲状腺癌与良性肿瘤在临床上难以区别；少数甲亢、桥本甲状腺炎、腺瘤样甲状腺与癌并存；少数甲状腺良性肿瘤恶变等。临床上鉴别甲状腺良恶性肿瘤的诊断指标的特异性不高，很容易将甲状腺癌误诊为良性肿瘤或其他疾病；或者首次术式选择不当；手术范围过小，不可避免地使部分病例出现癌细胞残留；手术范围过大则易形成甲减症。甲状腺癌的初次手术切除范围目前仍存在分歧，多数学者主张行患侧腺叶及峡部切除术。邓军报道甲状腺癌手术后的残癌率为29.8%，淋巴结转移率为58.6%；郭海鹏等报道甲状腺癌手术的残癌率为67.4%，淋巴结转移率为70.6%。文献资料报道残余腺体的残癌率可达42%～65%。

由此可见，手术只能切除可见的癌瘤，但不能消除癌瘤对人体所造成的破坏。而中医强调整体观念，根据患者的整体表现来辨证用药。临床上，中医重在整体调整，通过调整人体阴阳气血，来改变和消除机体生长癌细胞的环境和条件。

**二、中医康复优势**

1. 提高免疫力，改善术后并发症　中医认为"正气存内，邪不可干""邪之所凑，其气必虚"。癌症患者其病理性质是以正气亏虚为本，气滞、血瘀、痰凝、热毒为标，手术后可导致气、血、津液的大量耗伤，造成全身虚弱，抵抗力下降，容易引起手术并发症。故手术后补益气血为主要方法，辨证施治，通过扶助正气，以提高机体免疫力，增强抵抗力。现代药理学研究证实，扶正之品可增加骨造血功能，提高细胞免疫和体液免疫能力，调节内分泌功能，促进核酸和蛋白质合成代谢过程，增强机体抗应激能力，增强单核巨噬细胞对肿瘤细胞的杀伤力。

(1)补气固表敛汗：手术常造成患者气血的大量耗伤，导致卫外不固，而出现多汗，动则汗出，治疗应补气固表敛汗，中药多用黄芪、白术、茯苓、熟地黄、防风、太子参、牡蛎、浮小麦等。

(2)养阴生津润咽：由于手术丢失大量血液，中医认为"津血同源"，可导致患者津液匮乏，而出现咽喉嘶哑、口干舌燥、大便干、舌光红无苔等宜养阴生津润咽，中药多用胖大海、黑玄参、沙参、太子参、麦冬、天冬、生地黄、天花粉、淡竹叶、浙贝母、北五味子、炙鳖甲等。

通过中药的治疗，可以加速术后不良反应的康复，机体的免疫功能的提高。

2. 减轻甲状腺素片的不良反应　所有甲状腺癌患者术后都要终生服用甲状腺素，以防止甲状腺功能减退和抑制甲状腺激素(TSH)的分泌。有时为了清除残余的甲状腺，

在术后还会使用 $^{131}$I 的治疗。服用甲状腺素可反馈抑制垂体释放 TSH，长期维持服用，防止癌症复发、延缓肿瘤生长，并对术后甲状腺功能低下者有治疗作用。若单纯用甲状腺素片代替治疗，其代替剂量大，维持量至少为 60～100 mg/d，多则达 120～240 mg/d。而使用 $^{131}$I 的治疗的患者，甲状腺素片的用量就更大。临床上，甲状腺素片的用量不易把握，用量过大易导致毒性反应，如心悸、多汗、激动、震颤、消瘦、体温升高、中枢兴奋失眠，重者可引起呕吐、腹泻、发热、心动过速且不规则、心绞痛、肌肉震动甚至痉挛、心力衰竭等，严重影响患者的生命健康和生活质量；用量过小则难以防止甲减的形成；且糖尿病、冠心病患者忌用。因此在服用甲状腺片的同时服用中药，可减轻过量、长期服用甲状腺素带来的毒副反应，并能在甲状腺素片的逐步减量的过程中保证疗效的稳定，不易复发。忌用者中医药的治疗更是有效的选择。目前中医药的治疗在临床上已经出现优势。如白芳、陶珍用中药配合甲状腺素片治疗 66 例甲减患者，治疗 3 个月后观察疗效，痊愈 13 例，显效 44 例，有效 9 例；甲状腺素片的剂量降为 20 mg/d，严重者为 20～40 mg/d。曹胜雁、李军民治疗 29 例甲减患者，全部患者临床症状在服药 1～2 周减轻，5～6 周基本缓解。患者服用甲状腺素片，量小 20 mg/d 维持，最大未超过 60 mg/d，远远低于单纯服用甲状腺素片 60～100 mg/d 的维持量。

中医认为甲减多由于气血不足，脾肾亏虚；或久病不愈或失血过多，脾肾失养，阳气不足所致，而肾阳虚是导致甲减病的直接因素。故常用中药有党参、黄芪、茯苓、炮山甲、川芎、白术、当归、丹参、赤芍、白芍、生牡蛎等。党参、黄芪、当归益气温阳养血，调节免疫功能；茯苓、白术温脾化湿；丹参、川芎、赤芍、白芍行气活血化瘀；生牡蛎软坚散结；另外，川芎为血中之气药，有上行走窜、引导诸药直达病所之功；赤白芍药滋补阴血，以取"阴中求阳"之意。诸药合用共奏温肾健脾、益气养血、活血化之功。

3. 抑制甲状腺球蛋白，防止和延缓甲状腺癌的复发和转移　血清甲状腺球蛋白（TG）是由甲状腺滤泡上皮细胞分泌，血清 TG 水平取决于分化的甲状腺组织大小、炎症、出血、活检、手术或放射性治疗等造成甲状腺组织损伤的程度，被促甲状腺激素（TSH）、人绒毛膜促性腺激素（hCG）或甲状腺受体抗体（TRAb）所刺激的 TSH 受体数量等方面。甲状腺癌破坏甲状腺组织可释放 TG，另外肿瘤本身也可产生 TG，临床上检测血清 TG 主要用于甲状腺癌切除甲状腺后确定有无癌肿复发或转移，血清 TG 升高提示癌肿组织存在，故血清 TG 水平既有诊断意义还可提示病情程度，是诊断甲状腺癌及观察病情发展有价值的特异性指标。

甲状腺癌大多有淋巴结转移，特别是乳头状癌，其区域淋巴结转移，特别是乳头状癌，其区域淋巴结转移率为 44.7%，有些患者在术后 1～3 个月就发现甲状腺结节。故术后服用中药以调节脏腑、气血、阴阳平衡，不仅可以抑制甲状腺球蛋白的升高，还可以有效防止或延缓甲状腺癌的复发和转移。常用瓜蒌皮、夏枯草、茯苓、蒲公英、炮山甲、浙贝母、赤芍药、郁金、白花蛇舌草、蚤休、山慈菇、北柴胡等，由于瘿病病位居上，且术后气血亏虚，周流不畅，普通药物难达病所，宜加虫类药物，如蜣螂虫、全蝎、蜈蚣等，一可入络引经，二可活血消肿，能大大增加疗效。在临床上观察，在益气健脾、化痰活血药物中加入全蝎、山慈菇等，有明显抑制 TG 产生的作用。同时，根据患者的临床表现随症加减，阴虚者可加鳖甲、龟板等滋阴；气滞重者可加青皮、陈皮、制香附等疏肝理气。

由于甲状腺癌属于低度恶性肿瘤，患者常常会忽略术后的康复治疗，甲状腺癌术后在原手术部位复发率较高。因此，甲状腺癌术后的康复应引起高度的重视。中医药在其独特的理论指导下，不仅能改善手术本身带来的不良反应，改善治疗的不良反应，并能在防止和延缓甲状腺术后复发上发挥优势。

### 三、中医治疗分化型甲状腺癌术后的优势

近年来，无论在国内还是国外，甲状腺癌发病率逐年增高，得到医学界的普遍关注。分化型甲状腺癌为甲状腺癌组织学分类中的一种，分化良好，属于恶性程度相对较低的恶性肿瘤，目前现代医学关于 DTC 的治疗，以外科手术治疗为主，根据手术方案选择 $^{131}$I 治疗，并给予甲状腺激素抑制治疗。对于患者的治疗及预后有较大影响的则是手术方案的制订，因甲状腺位于颈部，颈部淋巴结血管丰富，而恶性肿瘤最常见的转移途径为淋巴道，淋巴结为最常见的转移部位。为了患者能有更好的预后，国内外学者一直在努力研究相对合理的手术方案，很多国家都已发布了相关方面的指南，并对 DTC 术中可能存在的问题提出了参考意见，但各国指南的指导意见并未统一，临床医生在诊治过程中，由于各种因素的影响，在一些具体的问题上，手术的选择方案也不尽相同，预后情况难以估算。且外科手术切除术只能切除肉眼可见的癌瘤及临近组织，并不能消除癌毒对人体造成的损伤，乳头状癌术后在原手术部位复发率较高。此外，部分患者外科手术和碘治疗后联合应用甲状腺激素使患者长期处于亚临床甲亢的状态，以致术后出现口干、全身乏力等，不良反应发生率较高，另由于手术的创伤术后部分患者出现颈肩部麻木刺痛、声音嘶哑等临床表现造成心理、身体的诸多不适，严重影响患者的生活质量。针对以上术后临床表现西医缺乏特异有效的治疗药物和方法。

由于与现代医学相比，中医学讲究辨证论治，把握整体，从整体观念出发，考虑患者全身的特点，不局限在病灶本身，把整体治疗与局部治疗有效地结合起来，通过中草药治疗能纠正机体的某些失调，恢复患者损伤的元气，使人体阴阳、气血、脏腑生理功能达到平衡，最早达到全面康复的目的。大量的临床实践也证实了在 DTC 术后、$^{131}$I、甲状腺激素治疗后应用中医药治疗具有明显的优势，表现在：①有助于弥补手术治疗、同位素 $^{131}$I 治疗的不足；②有助于防止甲状腺癌的复发，控制转移扩散；③有助于改善临床症状，降低 Tg 水平；④有助于软化患者甲状腺癌术后颈部凸起性瘢痕，减轻手术瘢痕；⑤有助于减轻手术、同位素 $^{131}$I 治疗的不良反应；⑥有助于增强患者体质，提高患者机体免疫功能以达到抑制癌细胞生长，增强机体免疫力，延长生存期，提高生存质量，提高患者"带癌"生存率，甚至达到临床治愈，从而有助于患者的全面康复以及最后的带瘤正常生存。

# 第十八章　甲状腺肿瘤的预防与护理

## 第一节　甲状腺肿瘤的饮食护理

治疗甲状腺疾病，多采用西医方法治疗，如甲亢时采用抗甲状腺药物治疗、放射性 $^{131}I$ 治疗等，甲减时采用甲状腺素治疗等。中医学认为"药食同源"。药物治病，重在攻邪；食物疗养，重在扶正。甲状腺疾病患者在采用药物治疗的同时，如能根据自己身体情况合理选用食物进行饮食调养，使药物疗法和饮食疗法两者互相配合，能共同发挥治疗疾病和滋养精气的作用，使身体恢复健康。

国际医学界公认，碘的摄入量与甲状腺疾病相关。研究显示，碘的摄入量与甲状腺疾病的关系呈"U"形曲线关系，即碘缺乏和碘过量均可使甲状腺疾病的发病率升高。所以，在饮食方面，甲状腺疾病，除了有明确碘缺乏病因的甲状腺疾病，如地方性甲状腺肿、地方性克汀病以及由其导致的甲状腺功能减退以外，均需少吃含碘量高的食物。

甲状腺癌发生的机制比较复杂，除了与遗传、基因突变、放射性照射等因素有关外，也与高碘摄入有关。所以，甲状腺癌患者不宜食用含碘高的食物，宜食用具有增强免疫力及有抗癌作用的食物。

1. 宜多吃具有增强免疫力作用的食物　如甜杏仁、柿饼、芦笋、薏苡仁、甲鱼、乌龟、核桃、香菇、蘑菇等。

2. 宜多吃具有抗癌作用的食物　如茯苓、山药、香菇、猴头菇、无花果、山慈菇、萝卜、菱角、杏、魔芋、海参、牛羊肉等。

3. 宜多吃具有健脾利水作用的食物　如核桃、黑大豆、山药、荔枝、桑葚、青鱼、虾、雀肉、鹌鹑蛋、石榴、梅子、薏苡仁、扁豆、魔芋等。

如果核电站发生核泄漏，放射性碘可能被核电站附近的居民吸入，可引发甲状腺疾病，包括甲状腺癌。服用碘片可防止人体吸收放射线碘，降低核辐射的伤害。

# 第二节　甲状腺肿瘤围术期护理

由于甲状腺结构富含血管神经，甲状腺肿瘤的临床手术治疗过程较为复杂，甚至会引起术后并发症，治疗时应加强严格护理，以提高治疗效果。

**一、加强心理护理**

甲状腺肿瘤患者对于病情认识的心理状态对手术效果影响很大，手术切除前后要充分加强与患者的沟通交流和对患者的心理疏导，及时了解和掌握患者的情绪变化，消除患者对于甲状腺肿瘤的紧张焦虑和恐惧急躁等多种不良心理刺激，采用合理方式鼓励患者正确对待和配合手术治疗。

**二、加强术前护理**

针对甲状腺肿瘤患者的身体素质以及肿瘤性质，在明确诊断基础上，加强患者血清电解质检测，了解患者甲状旁腺功能状态，调节患者最佳身心状态，加强术前体位指导和训练，并充分准备甲状腺肿瘤手术切开包、气管内插管、吸引器、氧气等急救物品，保证手术顺利进行。

**三、术中护理**

建立静脉留置输液，在患者的肩颈下垫软枕，使患者的头后仰，将患者的双手适当固定在同侧体位，放置手术托盘架在患者的头面部，手术中要注意不要压迫托盘架。准备无菌大包、甲状腺器械、电刀等，手术中要严密监测患者的血压、呼吸等情况，清醒患者术中应观察患者的发音情况，及时为患者吸氧。

**四、术后常规护理**

患者在麻醉清醒之后，如果患者的生命体征平稳则协助患者取半卧位，这样的体位能够大大减轻患者颈部的切口张力，能够促进患者的呼吸与引流。给患者实施吸氧、心电监护，严密观察患者的整体情况，严密监测患者的体温、脉搏、呼吸等情况。为患者使用冰袋冰敷切口，减少渗血。要确保引流管通畅，护士要密切观察引流液的颜色、性质、量，一般情况下 24 小时引流液的量要比 50 mL 低，并且是逐渐减少的。

如果有血凝块出现或者是 24 小时引流量大于 100 mL，患者主诉颈部存在压迫感，呼吸不畅，三凹征明显，这些情况说明患者的伤口有内活动性出血情况，要马上通知医生处理。如果发现患者的切口下有血肿形成，就要及时进行处理。护士要严格观察患者是否发生了并发症，如果患者的声音嘶哑，就是一侧喉返神经受损。如果患者的声音低调，则是喉上神经受损。失声，则是双侧喉返神经受损。在发现患者出现异常情况的时候要第一时间进行处理。

### 五、呼吸道管理

手术结束后患者会觉得咽喉干涩，痰液黏稠，排痰不畅，护士要嘱患者不要用力咳嗽，避免出现切口出血与血肿，为患者应用庆大霉素与地塞米松雾化吸入，以达到湿化气道、稀释痰液的目的，避免出现肺感染。

### 六、颈部功能训练

手术后 2 天护士嘱患者不要过度活动，要较好地保护患者的颈部。指导患者深呼吸，有效咳嗽，手术后 3 天教给患者颈部正确活动的方法，预防切口粘连和瘢痕收缩，指导患者轻柔的活动颈部，在手术后 2 周实施颈部全关节活动。

### 七、甲状腺肿瘤切除术后并发症的护理

1. 恶心呕吐　术后在患者鼻翼两侧放置新鲜柠檬片可预防术后恶心呕吐的发生，术后 6 小时可让患者饮用温开水；患者感到恶心时，给予深呼吸指导，还可通过让患者听音乐、看电视的方式分散患者对病症的注意力；如果患者呕吐不止，可给予昂丹司琼等止吐。

2. 颈胸皮肤发紧不适　术前告知患者术后可能出现颈胸皮肤发紧不适的并发症，让患者做好心理准备，并解释其原因；鼓励患者术后拆线两周进行颈部前后左右运动，逐渐缓解颈胸皮肤发紧不适症状。

3. 颈胸皮肤红肿瘀斑　术前告知患者术后出现颈胸皮肤红肿瘀斑的可能性和原因；如果症状较轻可不做特殊处理，待瘀斑自行消失即可；如果症状严重，术后早期可给予患者冷敷处理，后期行热敷处理，同时，进行活血化瘀的对症处理。

4. 皮下气肿和肩背酸痛　这两种并发症均与术中采用 $CO_2$ 灌注维持手术空间有关，术后可给予患者常规吸氧 6 小时，帮助机体排除 $CO_2$，麻醉过后指导患者行深呼吸和有效咳痰；肩背酸痛患者还可适当给予局部按摩、更换体位。

5. 手足麻木、抽搐　术后了解患者的口唇、手足感觉，如果患者抽搐，可静脉推注 10% 葡萄糖酸钙或氯化钙 10～20 mL，症状较轻者可口服钙片；饮食上应少食用肉类、蛋类、乳类等高含磷量食物，多食用豆制品、绿叶蔬菜等含钙量较高的食物。

6. 声音嘶哑　术后麻醉过后及时了解患者的发音情况，嘱咐声音嘶哑患者少说话，并采取理疗、针灸等促进恢复，同时通过药物促进神经恢复。

# 第三节　甲状腺肿瘤的心理护理

无论何种疾病，均会导致患者出现不同程度的精神紧张、心理恐惧等现象，影响患者的正常生活；尤其是在疾病还未得到明确诊断时，患者的顾虑和心理负担更是严重，如未及时得到纠正，往往会导致心理疾病的发生。这在甲状腺疾病中也不例外，在甲状腺功能异常的状态下，患者在出现甲状腺功能亢进或减退症状的同时，还会出现心理的

异常；而甲状腺肿、甲状腺结节的患者，即使甲状腺功能是正常的，但是甲状腺局部的变化也会使患者的心理负担加重。尤其是甲状腺肿瘤的性质尚未确定前，患者的精神压力、恐惧心理会使患者出现心理异常。所以，我们临床医生要以科学的态度和精湛的技术给患者治疗疾病，同时还要尽可能地减轻患者的心理负担。要积极做好甲状腺疾病的预防工作，认真、准确地诊治甲状腺疾病，很好地与患者沟通，给患者讲明病情，得到患者的理解与配合，提高甲状腺疾病的诊断率和治愈率，减少并发症的发生，并使患者的心理负担减轻，减少心理疾病的发生。

### 一、医学心理学与临床心理学

医学心理学是把心理学的理论、方法和技术应用到医疗实践中的产物，是医学与心理学结合的边缘学科。它既具有自然科学的性质，又具有社会科学的性质。医学心理学兼有心理学和医学的特点，它研究和解决人类在健康或患病以及两者相互转化过程中的一切心理问题，即研究心理因素在疾病病因、诊断、治疗和预防中的作用。如怎样克服过度焦虑，如何消除抑郁，医生与患者如何建立和谐的关系等。

现代医学心理学强调从整体上认识和掌握人类的健康和疾病问题，主张把人看作是自然与社会相统一的存在物，是物质运动与精神活动相结合的统一体。人不仅是一个单纯的生物有机体，而且也是一个有思想、有感情、从事劳动、过社会生活的社会成员。人身体和心理的健康与疾病，不仅与自身的躯体因素有关，而且也与人的心理活动和社会因素有密切联系。临床实践和心理学研究证明，有害的物质因素能够引起人的躯体疾病与心理疾病，有害的心理因素也能够引起人的身心疾病。良好的心理因素与积极的心理状态能够促进人的身心健康或作为身心疾病的治疗手段。

临床心理学是应用心理学中的一门新的分支学科，是运用心理学的知识和原理，帮助患者纠正自己的精神和行为障碍，通过心理咨询指导和培养健全的人，以便有效地适应环境和更有创造力。临床心理学属于应用心理学的范畴，应用心理学是心理学中最有生命力的组成部分，包括工程心理学、教育心理学、临床心理学和组织管理心理学四大领域。作为一门应用学科，临床心理学必须以减轻痛苦、提高健康水平、保障人们健康的生活为出发点。临床心理学的实践需要丰富的知识和科学的态度，对待许多老问题采取新的解决办法，要用各种方法解决日益增加的问题，所以临床心理学也被视为一门社会科学。

### 二、传统医学的心理学思想

早在我国古代就通过巫术、占卜、祈祷等心理方法解决病痛。心理治疗的产生与实践远较针灸和草药早得多。先秦时期《荀子》一书中提出了"形具而神生""性之好、恶、喜、怒、哀、乐，谓之情""心者，形之君也，而神明之主也"等心理学思想。2000多年前的《黄帝内经》，在临床心理学思想方面以"五神脏"理论为核心，在心身方面阐述了"情态致病"的发病机制，指出人的情感由五脏所生，"人有五脏化五气，以生喜、怒、悲、忧、恐"；提出了"喜伤心、怒伤肝、思伤脾、忧伤肺、恐伤肾"的"五情致病"的观点。其"五脏主五神主五志"的观点成为中医心理学的核心。东汉张仲景《伤寒杂病论》一书中论述了心神、情志疾病的辨证论治原则，将异常心理与躯体疾病联系起来认识，确立了完整的理、法、方、药的治疗原则。明朝李时珍在《本草纲目》中首先提出"脑为元神之府"的科学论断；清朝王清任在《医林改错》中提出"灵机记忆不在心在脑"的科学论点，从而开创了心理器官的"脑髓说"。这些我国临床心理学思想对医学心理学的发展做出了贡献。

### 三、甲状腺肿瘤患者的心理改变

**（一）患病时的心理变化**

人具有生物性和社会性的双重特征。作为患者，既有体内组织器官的功能或代谢改变，也有心理行为的异常。患者对于疾病的发生、进展、治疗、预后和康复不会无动于衷，对于就诊、化验、服药、输液和住院不会漠不关心，对于病后的生活、工作、家庭和社会适应不会没有考虑。患者的心理、生理和治疗复杂地交织着，互相影响、互相制约。患者生病后其心理反应主要有：①怀疑是否有病，诊断是否正确；②担心疾病迁延不愈、疗效不佳；③顾虑药物不良反应和各项检查，害怕医疗措施；④有个人隐私不敢向医生倾诉；⑤担心疾病对自己学习、工作、家庭生活和经济收入的影响；⑥渴望家庭、亲友、同事和邻居关心；⑦听到他人病重、病故时产生不良心理反应；⑧社会舆论、报刊书籍、社会宣传的影响。

对于甲状腺肿瘤患者，尤其是恶性肿瘤患者，需根据患者同时期的心理状态，采取合适的心理治疗措施，使患者从各种烦恼压抑的情绪中解脱出来，达到最佳心态来配合治疗。

**（二）甲状腺疾病的心理治疗**

1. 心理治疗的分型　心理治疗的种类及实施方式是多种多样的。按照心理学的主要理论与治疗实施要点，分为分析型心理治疗、认知型心理治疗、支持型心理治疗、行为型心理治疗、人际关系型心理治疗等；按照心理治疗进行的方式，分为个人心理治疗、夫妻治疗、家庭治疗、集体治疗等；按进行的时间长短，分为长期心理治疗、短期与限期心理治疗等。主要的心理治疗形式及特点如下：

（1）分析型心理治疗：其特点在于探求个体的心理与行为如何受自己童年期经验的影响而形成的潜意识，经过内心的分析，理解自己的内心动机，特别是潜意识中存在的症结，经领悟理解来改善自己的行为。

（2）认知型心理治疗：其主要理论认为个体对自己、对他人、对事物的看法和观念都直接或间接地影响其情绪和行为。其非适应性或非功能性的心理与行为，常是由于错误的或扭曲的认知而产生的，如果更改或修正这些错误或扭曲的认知，则可改善其心理和行为。其治疗重点在于矫正其对人、事的错误及扭曲的认知。

（3）行为型心理治疗：其理论根据是巴甫洛夫的经典型条件反射和斯金纳的操作型条件反射学说，以及班杜拉的模仿学习理论。该理论认为：人的任何行为，经过适当的奖励或惩罚，都可获得改进。

（4）人际关系型心理治疗：该治疗是从"人与人的关系"这样一种特殊角度来理解人的心理与行为现象的，它认为人的行为都脱离不了人与人的关系。其治疗的重点是如何改善不妥当的、有困难的人际关系。认为人与人之间的关系改善了，一切问题也就迎刃而解。

（5）支持型心理治疗：心理医生无论选择任何一种心理治疗方法，都不可能不用支持型心理治疗。支持型心理治疗是强调医生应理解患者的处境，并且以此为依据用语言、行为等各种方式支持患者。一方面发挥患者自己潜在的自我调节能力；另一方面运用患者周围的环境优势来改变患者目前的困境；特别是当患者心理焦虑或抑郁时，施治者更要尽量支持患者，同时还应调动其家属或同事对患者的支持，来减轻患者的心理困境与症状。

2. 甲状腺肿瘤患者的心理治疗　对于甲状腺肿瘤患者，尤其是恶性肿瘤患者，需要根据患者不同时期的心理状态，采取合适的心理治疗措施，使患者从各种烦恼压抑的情绪中解脱出来，达到最佳心态来配合治疗。

（1）抑郁悲观的患者：医护人员应采取支持型和认知型心理治疗，把病情婉转、逐步地告诉患者，指出治疗可能获得的效果，争取患者积极配合治疗。要向患者讲明本病有关的治疗情况，帮助患者树立战胜疾病的信心，使其安心治病。与患者交谈时，要注意倾听患者的痛苦，表示热心和理解，用诚恳、自信的情绪，严肃认真的态度去感染患者，获得患者的信任和好感。

（2）焦虑、恐惧的患者：恶性肿瘤患者大都存在焦虑、紧张忧郁及恐惧等心理变化，整日郁闷，一想起自己的疾病及将要面临的治疗就紧张，并有恐惧感，不知未来将是怎样。医护人员应采取保护性医疗措施来稳定患者的情绪，给患者讲述治疗成功的病例，鼓励患者建立信心和勇气，使患者摆脱恐惧心理，配合医生，安心治疗。在对患者进行诊疗的过程中，要态度热情，语言谨慎，举止稳重。另外，要争取患者家属的关心、鼓励和支持，使患者得到心灵的安慰。对患者敏感的话题应巧妙地回避，鼓励和支持其亲人和朋友探望，使患者感到受重视，生活在温暖之中，减轻患者的孤独感。

（3）情绪烦躁的患者：情绪波动是久病患者容易出现的一种心理变化，当患者感觉自己的病情没有明显好转时会出现烦躁、易怒等情绪，此时，医护人员应对患者讲解治疗原理，耐心开导，认真倾听患者的诉说，对于某些患者片面的认识和过激的言语，医护人员不能以愤怒回击患者，应宽容、忍让，委婉地与其交谈，让其宣泄心中的痛苦和烦恼，得到心理上的满足。亦可采取一些放松治疗措施，减轻患者的焦虑、愤怒等情绪，使其能够积极配合治疗。

3. 甲状腺肿瘤围术期心理护理

（1）术前的心理护理

1）抑郁、焦虑、恐惧：谈癌色变是对癌症患者心理最恰当的表述，患者在得知身患"绝症"时，往往焦虑、恐惧。患者脱离工作环境，到医院求医，角色的变化使他们受到很大的精神压力，对手术的恐惧，对预后的担忧，对未来生活质量的不确定，大多数患者易产生悲观抑郁心理，沉默寡言，情绪低落，精神不振。护理人员应帮助患者进入患者角色，克服焦虑紧张的心理，使患者能主动配合治疗，达到手术前的最佳心理状态。

2）年龄性别差异：年龄不同的患者，其心理特征有所不同。幼儿和青年患者往往怕手术疼痛，护理人员应密切观察患者的情绪变化，多给予关心爱护，并指导家长如何控制消极情绪；中年患者担心手术的并发症、疗效及手术康复问题，考虑到事业可能中断，家庭负担重，应多予开导，帮助处理角色冲突，动员家属和单位多给患者关怀和支持；老年患者大多较固执，需要被人尊重，有强烈的独立感，恐惧手术引起死亡的危险，对治疗缺乏信心，护士应充分了解老年患者的个性，尽量满足需要，开导患者按医生治疗计划进行检查治疗，动员家属子女多来看望老人。甲状腺癌发病率女性高于男性，患者对诊断为癌症充满恐惧，对手术缺乏信心，特别是女性患者，对术后可能带来的影响顾虑较多，如留瘢痕、影响美观等情况，因此应做好患者和家属的思想工作，解释手术治疗的必要性。

3）消除环境因素对患者心理的影响：积极为患者创造安静舒适的治疗、休养环境。医护人员礼貌而自信的言谈举止，敏捷、准确的操作，不仅能使患者及家属感受到安全、可靠，被尊重、被爱护，而且在一定程度上可以消除患者惶恐不安的心理状态，使患者意识到医护人员有能力，有信心治疗好自己的疾病，能够安下心来治疗和护理。

4）建立良好的护患关系，给予心理支持：患者入院时，要热情接待，主动向患者介绍周围环境。多与患者交谈，态度和蔼，语言亲切，使他们感到家庭般的温暖，护士要及时了解患者的病情及心理状态，了解其对治疗、护理、生活等方面的希望和要求，尽量给予满足，尽快建立良好的护患关系，取得患者的信赖，解除焦虑、恐惧、悲观的心理，讲解一些必要的肿瘤学常识，鼓励患者树立坚强意志，并讲述治愈或生命得到延长的具体例子，使患者在正视自己疾病的基础上树立战胜疾病的信心。

5）消除对手术效果的担忧：由于大多数患者缺乏医学知识，使患者把麻醉和手术想得很神秘，很痛苦，很危险，担心和害怕病变太晚，难以清除干净，或者已经扩散无法清除。所有患者及家属在术前又都希望手术顺利成功，既能达到手术前预订的手术目的，又能顺利渡过手术和麻醉关，这时要给予患者精神安慰，关心体贴患者。以科学负责的态度耐心、详细解答患者提出的问题，向患者及家属宣传手术治疗的意义，手术后的近期、远期疗效，坚定他们对手术的信心，消除手术的恐惧心理，要让他们积极配合手术，尽早康复。

（2）术后的心理护理

1）切口疼痛的护理：术后切口疼痛的折磨也可使患者产生新的焦虑，提供适时的帮助，解除患者的疼痛和不适往往是解决其心理问题的有效措施。经常询问患者，重视其主诉，及时采取措施，分散患者的注意力，以减轻疼痛。必要时给予止痛剂。

2）术后的心理支持：根据病情，取舒适的体位，严密观察体温、脉搏、呼吸和血压的变化，注意保持引流管的通畅，术后经常巡视患者，询问有无不适，检查切口有无异常，同时应指导患者积极配合治疗，如定时翻身、早期下床活动、将痰咳出等，这样做有利于康复，并能得到患者的心理支持，从而增强患者战胜疾病的信心。

3）加强患者营养：术后患者切口疼痛，吞咽不适，或在接受治疗过程中由于病情发展、抗肿瘤治疗、心理因素以及肿瘤本身产生抑制食欲而厌食，得不到充分的营养，从而引起胃肠功能紊乱，抵抗力下降，易于感染。因此，我们应开导、鼓励患者少食多餐，多进食高热量、高蛋白、含丰富维生素的食物，以保证充足的营养，有利于切口愈合。为减少切口出血应指导患者进温凉的半流食。禁止甜食，因为甜食可增加呼吸道分泌物。

（3）康复指导：认真做好基础护理，防止并发症的发生。给予正确的康复指导，术后患者抵抗力低，应避免受凉感冒，认真做好晨晚间护理，对术后可能出现的并发症做到早发现、早治疗，为患者早日康复提供条件。

围术期的护理越来越受到人们的关注，术前护理应使患者具有良好的心理准备，以最佳状态进入手术；术中护理应使患者能够感到安全，确保手术成功；术后护理为患者早日康复提供有利条件。当今，三个阶段的结合是围术期最完善的护理。在以患者为中心的整体护理模式中，心理护理在患者的康复中起着举足轻重的作用，是促进患者康复的重要方法和手段。

# 第四节　甲状腺肿瘤的健康教育与预防

## 一、健康教育

### （一）预防甲状腺癌自查五法

甲状腺位于气管上端甲状软骨两侧，左右各一，呈椭圆形，重 20～40 g。甲状腺分泌的激素为甲状腺素。目前知道有两种：一种是甲状腺素，又称四碘甲状腺原氨酸（$T_4$）；另一种是三碘甲状腺原氨酸（$T_3$）。在腺体或血液中，$T_4$ 含量占绝大多数，但 $T_3$ 的生物活性比 $T_4$ 强约 5 倍。它们都是酪氨酸的碘化物，因此，甲状腺的活动与碘代谢有密切关系。

正常的甲状腺既薄又软，看不见也摸不着。只有出现肿胀，才能在衣领部位触摸到肿块。如果肿块不痛不痒并且孤立存在，不排除是甲状腺癌的可能。因为，甲状腺癌初期无任何明显症状，患者不易早期发现，即便出现肿块，也常常被误以为是其他疾病而延误治疗。

如果颈部摸到肿块，应特别留意肿块的形状、大小以及表面是否光滑等，以尽早发现病症，尽早治疗。

1. 肿块形状　外形如果似蝴蝶，多见于地方性甲状腺肿、甲状腺炎及部分甲状腺功能亢进；如果甲状腺某个部位出现圆形肿块，多见于甲状腺囊肿、甲状腺癌。

2. 肿块大小　肿块是弥散性肿大或多发性结节肿大，多为地方性甲状腺肿。但是囊肿的直径如超过 2 cm，应疑似为甲状腺癌。

3. 肿块光滑度和软硬度　用拇指和示指仔细触摸肿块表面，如果表面光滑多为地方性甲状腺肿；表面不光滑，则有甲状腺炎的可能。如果是单个结节肿大并且表面不光滑、呈实体感者，应怀疑癌肿。

4. 肿块生长速度　地方性甲状腺肿增长缓慢，病程长达数年之久；良性肿瘤及囊肿的病程可能是数月至数年；而甲状腺癌的肿块增长较快，十几天内肿胀明显。

5. 是否触及淋巴结　在甲状腺周围如果触摸到质地较硬的淋巴结，应高度怀疑为甲状腺癌伴有局部淋巴结转移。

另外，预防甲状腺癌不是单纯补碘。因为，碘摄入量过多，也会导致甲状腺癌。其实，甲状腺癌致病因素并不明确，可能与土壤、遗传因素、放射线照射等有关。因此，生活中应避免头颈部 X 线照射；避免使用雌激素；避免食用肥腻、辛辣等食品。

对甲状腺增生性疾病和良性肿瘤积极治疗也能预防癌变。据悉，甲状腺单发结节癌变者约占 20%，结节性甲状腺肿癌变者占 5%，甲亢恶变者占 2%，单纯性甲状腺肿大，仍有恶变可能。

（二）甲状腺癌饮食禁忌

1. 适宜的食物

（1）宜多吃具有抗甲状腺癌作用的食物：茯苓、山药、香菇、猴头菇、无花果、山慈菇、萝卜、菱、杏、魔芋、海参、海带及牛、羊、鹿等动物的靥肉。

（2）宜多吃具有增强免疫力作用的食物：甜杏仁、柿饼、芦笋、薏米、甲鱼、乌龟、核桃、香菇、蘑菇。

（3）宜吃具有健脾利水作用的食物：如核桃、黑大豆、山药、韭菜、荔枝、桑葚、青鱼、虾、淡菜、猪羊肾、雀肉、鹌鹑蛋、石榴、梅子、薏米、扁豆、魔芋。

2. 忌食用的食物

（1）忌烟、酒及辛辣刺激性食物。

（2）忌肥腻、黏滞食物。

（3）忌坚硬不易消化食物。

（4）忌油炸、烧烤等。

（三）甲状腺癌患者的康复指导

1. 适当休息与活动　临床症状显著时应以及时卧床休息为主，尤其是食后 1~2 小时应限制活动；临床症状明显改善时，在注意休息的同时适当活动或进行体育锻炼，切忌过度劳累；无临床症状，各项实验室检查均正常可以不限制活动。

2. 情志护理指导　中医认为，人的精神状态与机体的脏腑气血密切相关，人的情志活动与心藏神的功能密切相关，凡是精神饱满、心胸开朗的患者，疗效一般较好，相反则较差。因此，在护理上要关心、体贴患者，多与患者交谈，了解患者的思想状态，引导患者放下思想疑虑。

3. 饮食护理指导　饮食应以高热量、高蛋白、高维生素、适量脂肪和钠盐摄入为原则，少用辛辣刺激性佐料食物，食物应软，易于消化，富含营养；不要多食高碘食物，如海带、紫菜、海蜇、海苔以及藻类食物等，防止甲亢控制不良。不吸烟，不喝酒、浓茶和咖啡。①给予充足的糖类和脂肪。糖类和脂肪有节约蛋白质的作用，若供应充足，可使蛋白质发挥其特有的生理功能。给予充足的维生素和无机盐。维生素和无机盐能够调节生理功能，改善机体代谢，尤其是维生素 B 和维生素 C。应给予充足的钙和铁，以防缺乏。②适当增加动物内脏、新鲜绿叶蔬菜，或补充维生素制剂。③适当控制纤维素多的食物。甲亢患者常有腹泻现象，如过多供给富含纤维素的食品会加重腹泻。

4. 病情护理指导　主要是观察全身有无高代谢综合征的表现，甲状腺是否肿大，眼球是否突出，神经系统、心血管系统、消化系统、血液系统、生殖系统、运动系统有无异常，皮肤及肢端有无水肿、潮红、潮湿等异样表现。特别注意观察体温及心血管系统的变化，防止甲亢危象及甲亢性心脏病的发生。

5. 对症护理指导　使用西药治疗时，要注意参照年龄、性别、病情选择甲状腺药物，治疗中应注意观察病情的变化，有无对甲状腺药物过敏，有无药疹、肝损害、白细胞减少，应定期复查肝功能和血常规。使用中药治疗时要注意煎药、服药的方法及服药过程中的禁忌。

**二、甲状腺肿瘤的预防**

1. 指导患者建立起规律的生活方式，保证良好的休息和充足的睡眠，合理膳食，合理作息，努力保持心态平衡。

2. 加强户外活动，如散步、慢跑、气功、太极拳、各种健身操等，以促进机体血液循环，促进新陈代谢，增强机体免疫力，预防感冒及其他呼吸道传染病。在活动时，应注意选择无竞争性的项目，避免发生不愉快的事情。

3. 甲状腺癌是一组良恶性极不均一、预后相差悬殊的疾病。因此分化型甲状腺癌，如甲状腺乳头状癌手术切除后，应积极进行综合治疗，术后应遵医嘱，长期应用甲状腺素治疗，有远处转移者应用 $^{131}$I 治疗。向患者及家属解释，只要遵医嘱进行治疗，保持良好的心理状态，合理膳食，合理作息，加强自我保健，大部分患者可以长期生存，使患者增强与疾病做斗争的信心。

4. 对恶性程度高的未分化或分化较差的甲状腺癌，应指导遵医嘱定期进行必要的放射治疗及化学治疗，以延长生命，提高生活质量。

5. 遵医嘱定期进行复诊。分化型甲状腺癌应定期复查甲状腺球蛋白、$^{131}$I 显影；髓样癌应定期复查降钙素及癌胚抗原（CEA）。未分化癌或无亲碘性的分化癌应定期做 B 型超声、CT、MRI 或核素铊（TI）显影或 PET – CT 全身检查，以便及时发现复发灶及转移灶。

6. 加强自我观察，患者应密切注意自身的细微变化，特别是甲状腺部位及周围的肿块、结节、疼痛、声音嘶哑、吞咽困难及身体其他部位的异常感觉等，发现异常，应及时就诊。

# 第二篇　典型病例

## 第十九章　甲状腺肿瘤中药膏治疗病例

**病例介绍**：张某，女性，58岁。3年前无明显原因出现颈部肿大，未予处理及正规治疗，1周前自觉颈部较前明显增大，偶伴颈部憋闷感，为求系统诊治来我科门诊。触诊颈部不适，甲状腺Ⅱ度肿大，质韧；辅助检查：甲功提示 $FT_3$ 增高，$FT_4$、TSH 未见明显异常；彩超：右侧叶可见数个低回声结节，较大者范围约 17 mm×15.5 mm，低回声不均质结节，边界清，内回声不均匀；CDFI：血流信号丰富；左侧叶可见数个低回声结节，较大者 6.9 mm×3.3 mm，边界清，未见明显血流信号；右侧颈部可见数个淋巴结回声，较大者 11.7 mm×6.8 mm，边界清，形态规整，皮髓质分界清；细针穿刺符合甲状腺肿瘤病理诊断。现主症：颈部偶感不适、有憋闷感，恶寒，易汗出，活动后明显，偶伴乏力、头蒙，大便干，小便黄；舌质红，苔黄，脉弦。

**诊断**：甲状腺肿瘤。

**治法**：行气活血，化痰软坚，消瘿散结。

**处方**：海藻20~30 g，昆布20~30 g，青皮10~20 g，陈皮20~30 g，连翘20~30 g，猫爪草10~20 g，露蜂房10~20 g，乳香10~20 g，没药10~20 g，莪术10~20 g，浙贝母10~20 g，川芎20~30 g，当归20~30 g，甘草15~20 g，独活10~15 g，半夏10~20 g，夏枯草20~30 g，牡蛎20~30 g，海蛤壳20~30 g，黄药子10~15 g，柴胡15~30 g，合欢皮10~20 g，鬼箭羽10~20 g，冰片10~20 g，穿山龙10~30 g，蜂蜜10~20 g，将上述除蜂蜜外的药物研成粉末，将蜂蜜与粉末混合在一起，加开水搅拌，直至变成均匀的药糊，即成。

外敷本中药膏治疗4个疗程后颈前触诊轻微变软，憋闷感消失，伴颈部不适，彩超提示双侧甲状腺结节未见明显缩小。8个疗程后，肿块明显减小，偶伴颈部不适。彩超示：右侧叶较大低回声结节约 10 mm×9.1 mm、左侧叶较大者5.2 mm×3.4 mm、颈部淋巴结较大者9.3 mm×5.2 mm。12个疗程后，颈部未见明显不适，肿块明显缩小，彩超示：右侧叶较大低回声结节约 5.6 mm×3.7 mm、左侧叶较大者 2.8 mm×1.7 mm、颈部淋巴结较大者 3.3 mm×2.5 mm。

# 第二十章 甲状腺癌术后病例

## 病例1 风热犯表证

**病例介绍：** 侯某，男，43岁。2年前发现甲状腺结节，未予治疗。1个月后复查甲状腺彩超提示，甲状腺结节疑似癌变，伴颈部淋巴结转移。行甲状腺全切＋颈淋巴结清扫术。术后病理诊断为甲状腺乳头状癌。现主症：术后出现颈部僵硬、麻木、疼痛，咽喉红肿疼痛，吞咽困难，口干，多汗，舌红，苔薄黄，脉浮数。

**诊断：** 甲状腺癌术后风热犯表证。

**治法：** 清热解表，利咽消肿，滋阴活血，散瘀止痛。

**处方：** 金银花28g，连翘22g，黄芩18g，大青叶22g，蒲公英28g，板蓝根22g，一枝黄花28g，夏枯草22g，黄药子14g，牛蒡子17g，鱼腥草28g，射干12g，桑叶18g，菊花12g，白头翁28g，败酱草22g，葛根18g，羌活12g，柴胡14g，北沙参22g，天花粉28g，知母17g，贝母23g，桔梗17g，淡豆豉23g，生地黄17g，玄参23g，牡丹皮17g，赤芍23g。

患者服用本中药1个疗程后，上述症状逐渐改善。继续服用本中药2个疗程后，症状、体征基本消失。

## 病例2 肝火旺盛证

**病例介绍：** 周某，男，37岁。甲状腺乳头状癌术后半个月逐渐出现急躁易怒，胸部满闷疼痛，多言好动，面红，烦热多汗，手心脚心明显，心悸，口苦，目赤，嘈杂吞酸，大便秘结，手术瘢痕部位红肿，僵硬，皮下可触及硬结，压痛明显，颈部活动受限，舌质红，苔黄，脉弦数。

**诊断：** 甲状腺癌术后肝火旺盛证。

**治法**：清肝泻火，软坚散结，活血散瘀。

**处方**：龙胆30 g，黄芩20 g，夏枯草30 g，黄药子10 g，青黛20 g，牡丹皮30 g，栀子20 g，菊花20 g，天麻20 g，牛膝20 g，钩藤30 g，白芍25 g，郁金20 g，代赭石20 g，磁石20 g，石决明20 g，龙骨20 g，牡蛎20 g，龟甲20 g，鳖甲20 g，穿山甲15 g。

患者服用本中药1个疗程后，上述症状逐渐减轻；3个疗程后，症状、体征明显改善。

# 病例3　气血亏虚证

**病例介绍**：范某，女，46岁。确定甲状腺乳头状癌诊断后行甲状腺全切联合放射性碘清甲、口服优甲乐抑制治疗。治疗2个月后逐渐出现以下症状：面色苍白，神疲乏力，心悸气短，自汗，活动后加重，懒言少动，头昏神疲，头晕目花，脱发，头发变黄变白，口渴，皮肤干燥，盗汗，易于感冒，饮食减少，失眠，手术瘢痕部位有条索状硬结，时有麻木、疼痛，月经量逐渐减少，舌淡胖有齿痕，苔少，脉细无力。

**诊断**：甲状腺癌术后气血亏虚证。

**治法**：益气养阴，活血化瘀，软坚散结。

**处方**：黄芪20 g，党参10 g，白术20 g，山药20 g，白扁豆20 g，薏苡仁20 g，陈皮10 g，枳壳15 g，龙眼肉20 g，熟地黄15 g，当归10 g，白芍20 g，何首乌20 g，鹿角胶20 g，阿胶10 g，枸杞子15 g，泽兰15 g，三棱20 g，莪术10 g，五灵脂20 g，姜黄20 g，穿山甲10 g，全蝎6 g，贝母10 g，车前子20 g。

患者服用本中药2个疗程后，上述症状逐渐减轻；8个疗程后，症状、体征基本消失。

# 病例4　气阴两虚证

**病例介绍**：田某，男，45岁。甲状腺乳头状癌术后，放射性碘清甲治疗2周后逐渐出现以下症状：面白，气短懒言，语声低微，头昏，神疲体倦，肢体无力，自汗，声音低怯，时寒时热，平素易于感冒，心悸，口干咽燥，干咳，目干畏光。

**诊断**：甲状腺癌术后气阴两虚证。

**治法**：益气养阴，活血化瘀，软坚散结。

**处方**：党参12 g，黄芪28 g，白术22 g，茯苓18 g，防风12 g，五味子18 g，浮小麦12 g，麦冬28 g，北沙参22 g，石斛18 g，天花粉22 g，桑葚18 g，玄参22 g，知母18 g，鳖甲12 g，

龟板18 g,穿山甲11 g,三棱14 g,莪术11 g,乳香18 g,没药12 g,蜣螂虫18 g,全蝎7 g,贝母18 g。

患者服用本中药1个疗程后,上述症状逐渐改善;3个疗程后,症状、体征明显改善。

# 病例5 气郁痰阻证

**病例介绍:** 吉某,女,28岁。甲状腺乳头状癌术后,放射性碘清甲治疗3天后逐渐出现以下症状:精神抑郁,易怒易哭,胁肋胀满,气短,吞咽哽咽不顺,咳吐少量黏痰,颈部手术部位疼痛不适感明显,转侧、抬头受限,苔腻,脉滑。

**诊断:** 甲状腺癌术后气郁痰阻证。

**治法:** 疏肝理气,化痰散结,利咽消肿。

**处方:** 柴胡12 g,青皮12 g,陈皮12 g,半夏12 g,茯苓18 g,川楝子18 g,延胡索25 g,川芎18 g,香附18 g,夏枯草25 g,郁金12 g,贝母12 g,山豆根18 g,蚤休18 g,路路通28 g,皂角刺28 g,肿节风18 g,凤凰衣18 g,瓜蒌皮20 g,白芥子20 g,胆南星20 g,猫爪草25 g,穿山龙20 g,白花蛇舌草25 g,山慈菇25 g,露蜂房25 g,僵蚕12 g,昆布20 g,海藻20 g,蛤壳20 g。

患者服用本中药1个疗程后,上述症状逐渐改善。继续服用本中药3个疗程后,症状明显减轻。

# 病例6 阴阳两虚证

**病例介绍:** 翟某,男,49岁。甲状腺癌术后半个月逐渐出现以下症状:面色萎黄,畏寒肢冷,神疲乏力,语声低微,懒言少动,嗜睡,腰膝酸软,遗精,阳痿,面色苍白,眩晕,耳鸣,口干,饮食减少,食后胃脘不舒,倦怠乏力,双下肢水肿,舌质淡胖,有齿痕,脉沉迟。

**诊断:** 甲状腺癌术后阴阳两虚证。

**治法:** 滋阴补阳,活血化瘀,软坚散结。

**处方:** 干姜12 g,肉桂10 g,肉苁蓉12 g,补骨脂25 g,杜仲25 g,黄芪25 g,白术25 g,山药25 g,熟地黄25 g,旱莲草25 g,女贞子25 g,黄精25 g,桑葚25 g,何首乌25 g,穿山甲12 g,蜣螂虫12 g,全蝎12 g,蜈蚣12 g,贝母12 g,泽兰12 g,泽泻12 g,车前子12 g。

患者服用本中药 2 个疗程后，上述症状逐渐改善。继续服用本中药 2 个疗程后，症状明显减轻。再服用本中药 2 个疗程后，症状、体征基本消失。

# 病例 7　气滞血瘀证

**病例介绍**：罗某，男，38 岁。甲状腺乳头状癌行甲状腺全切 + 颈淋巴结清扫术 + 放射性碘清甲治疗。现主症：治疗后 1 个月间逐渐出现颈部麻木、疼痛，颈部活动时牵扯疼痛，口干，咽干如有物阻塞，吞咽不顺，胸胁胀痛，心情抑郁，压力很大，喜叹气，食少纳差，苔薄腻，脉弦。

**诊断**：甲状腺癌术后气滞血瘀证。

**治法**：疏肝理气，活血化瘀，软坚散结。

**处方**：柴胡 15 g，青皮 20 g，川芎 25 g，香附 25 g，夏枯草 30 g，郁金 25 g，贝母 20 g，猫爪草 30 g，穿山龙 25 g，白花蛇舌草 30 g，山慈菇 30 g，露蜂房 30 g，三棱 20 g，莪术 20 g，鬼箭羽 30 g，紫参 30 g，漏芦 25 g，瓦楞子 25 g，蜣螂虫 30 g，全蝎 15 g，蜈蚣 4 条，地龙 15 g，僵蚕 15 g，穿山甲 15 g，鳖甲 20 g。

患者服用本中药 2 个疗程后，上述症状逐渐改善。继续服用本中药 2 个疗程后，症状、体征基本消失。

# 病例 8　瘀毒阻滞证

**病例介绍**：李某，男，32 岁。平素脾气急躁，喜欢辛辣食物，大便干结，有痔疮。诊断为"甲状腺乳头状癌"，行右侧甲状腺次全切手术治疗。现主症：出院 3 天后出现手术部位红肿，疼痛明显，拒按，压痛明显，口渴，大便干结带血，小便黄。舌红苔黄燥，脉数。

**诊断**：甲状腺癌术后瘀毒阻滞证。

**治法**：清热解毒，凉血活血。

**处方**：连翘 20 g，蒲公英 30 g，菊花 20 g，天葵子 20 g，七叶一枝花 30 g，黄药子 10 g，野荞麦 20 g，白花蛇舌草 30 g，半枝莲 20 g，山慈菇 30 g，山豆根 20 g，蚤休 20 g，玄参 30 g，牡丹皮 30 g，赤芍 30 g，地鳖虫 20 g，猫爪草 30 g，鬼箭羽 20 g，泽漆 20 g。

患者服用本中药 2 个疗程后，上述症状逐渐减轻；5 个疗程后，症状、体征基本消失。

# 第二十一章　甲状腺癌术后并发症病例

## 病例 1　术后焦虑

病例介绍：孙某，男，52 岁。甲状腺乳头状癌术后，放射性碘清甲治疗 1 个月后逐渐出现以下症状：急躁易怒，担心，恐惧，胁肋疼痛，烦热，容易出汗，心悸，手指颤抖，口干，口苦，目赤，耳鸣，咽喉干燥、红肿、刺痛，多食易饥，阴囊潮湿，手术瘢痕部位红肿疼痛，皮下有硬结，有压痛，颈部活动受限，活动时牵扯疼痛，失眠，舌质暗红，苔黄，脉细数。

诊断：甲状腺癌术后焦虑（经 SAS 测定为重度焦虑状态）。

治法：清肝泻火，活血化瘀。

处方：柴胡 20 g，黄芩 20 g，陈皮 20 g，半夏 20 g，竹茹 20 g，枳实 15 g，龙胆 20 g，栀子 20 g，决明子 30 g，菊花 30 g，白芍 30 g，生地黄 30 g，夜交藤 30 g，磁石 20 g，珍珠母 30 g，藕节 20 g，水蛭 9 g，蜈蚣 3 g，皂角刺 25 g，花椒 6 g，甘草 12 g，夏枯草 20 g，海藻 20 g，茯苓 20 g，白术 20 g。

患者服用本中药 2 个疗程后，上述症状逐渐改善；4 个疗程后，不适症状基本消失，SAS 测定结果正常。

## 病例 2　术后抑郁

病例介绍：郭某，男，38 岁。甲状腺乳头状癌行甲状腺全切 + 颈淋巴结清扫术 + 放射性碘清甲治疗。现主症：治疗后 1 个月间逐渐出现以下症状：情绪低落，喜叹气，压力大，易怒易哭，颈部麻木、疼痛，颈部活动时牵扯疼痛，口干，咽干如有物阻塞，吞咽不顺，胸胁胀痛，食少纳差，舌紫，苔薄腻，脉弦。

诊断：甲状腺癌术后抑郁（经 SDS 量表测定为重度抑郁状态）。

治法：疏肝理气，化痰开郁，祛瘀通络。

处方：柴胡 15 g，白芍 15 g，郁金 15 g，薄荷 15 g，枳实 15 g，当归 15 g，生地黄 25 g，黄芩 25 g，黄连 25 g，荷叶 20 g，青皮 20 g，陈皮 20 g，半夏 20 g，莱菔子 20 g，青葙子 25 g，枸杞子 25 g，菊花 25 g，川牛膝 25 g，桃仁 25 g，苍术 20 g，白术 20 g，薏苡仁 30 g，海藻 20 g，穿山甲 6 g，甘草 9 g。

患者服用本中药 2 个疗程后，上述症状逐渐改善，SDS 量表测定为轻度抑郁状态；继续服用本中药 2 个疗程后，症状、体征基本消失，SDS 量表测定正常。

# 病例 3　术后胃肠道不适

病例介绍：杨某，女，37 岁。甲状腺乳头状癌术后半个月逐渐出现以下症状：脘闷嗳气，不思饮食，食少纳差，痞满，嘈杂吞酸，腹泻，情绪低落，胁肋胀满，咽喉黏腻不爽，咳吐少量黏痰，颈部手术部位僵硬，转侧、抬头受限，颈部活动时牵扯疼痛，舌红，舌白腻，脉濡。

诊断：甲状腺癌术后胃肠道不适。

治法：健脾祛湿，行气化痞，软坚散结。

处方：半夏 12 g，陈皮 12 g，枳实 10 g，厚朴 10 g，竹茹 10 g，茯苓 12 g，白术 12 g，山药 15 g，薏苡仁 20 g，大黄 5 g，黄连 5 g，砂仁 3 g，鸡内金 20 g，山楂 20 g，神曲 20 g，麦芽 20 g，黄芪 10 g，当归 10 g，白芍 10 g，郁金 12 g，香附 12 g，柴胡 12 g，牡丹皮 12 g，栀子 12 g，夏枯草 15 g，干姜 10 g，甘草 10 g。

患者服用本中药 1 个疗程后，上述症状逐渐减轻；3 个疗程后，症状、体征明显改善。

# 病例 4　术后月经过少

病例介绍：陈某，女，36 岁。甲状腺乳头状癌术后，放射性碘清甲治疗 10 天后突然出现以下症状：月经点滴即净、色淡无块、无痛经、质稀薄，心悸怔忡，视力下降，小腹冷痛，情绪差，腰膝酸软，夜尿增多，颈部手术部位时有疼痛，颈部活动时稍有牵扯疼痛，舌淡红，脉沉迟。

诊断：甲状腺癌术后月经过少。

治法：健脾益气，养血调经。

**处方**：人参10 g，山药15 g，黄芪10 g，茯苓10 g，白术10 g，阿胶10 g，川芎10 g，当归10 g，白芍10 g，熟地黄10 g，杜仲10 g，枸杞子10 g，女贞子25 g，石斛15 g，麦冬25 g，墨旱莲25 g，桑葚25 g，益母草25 g，牛膝10 g，砂仁5 g，柴胡5 g。

患者服用本中药1个疗程后，上述症状减轻；继续服至2个疗程后，月经量增多、色加深、质变稠，小腹冷痛、腰膝酸软、夜尿多明显改善；继续服至4个疗程后，上述症状基本消失。

# 病例5 术后肺转移

**病例介绍**：郭某，男，26岁。甲状腺癌术后1个月查胸部CT示双肺多发结节，考虑"双肺多发转移瘤"。$^{131}$I治疗后半年，查$^{131}$I–WBS提示无异常浓缩灶。现主症：咽喉干燥、红肿、干嗽，少痰，胸闷不适，急躁易怒，胁肋胀痛，口干口苦，喜冷饮，失眠多梦，颈部手术部位瘢痕红肿，有压痛，转侧、抬头受限，小便黄，大便干结，舌质红，苔黄，脉弦数。

**诊断**：甲状腺癌术后肺转移。

**治法**：益气养阴，清热解毒，化痰祛瘀，软坚散结。

**处方**：北沙参30g，麦冬20g，黄芪30g，白术15g，茯苓10g，半夏10g，陈皮15g，白花蛇舌草30g，浙贝母10g，山慈菇20g，漏芦12g，仙鹤草30g，土鳖虫10g，僵蚕15g，三棱10g，莪术10g，夏枯草30g，路路通20g，王不留行15g，露蜂房20g，猫爪草20g，水牛角15g。

患者服用本中药1个疗程后上述症状逐渐减轻。继续服用本中药4个疗程后，症状、体征基本消失。

# 病例6 术后颈部不适

**病例介绍**：刘某，女，25岁。甲状腺癌术后1个月颈部活动时牵扯疼痛，有压痛，转侧、抬头受限，瘢痕红肿，皮下可触及硬结。

**诊断**：甲状腺癌术后颈部不适。

**治法**：活血化瘀，散结消肿，清热解毒。

**处方**：半夏10 g，厚朴15 g，紫苏15 g，茯苓15 g，陈皮10 g，枳壳15 g，黄芪15 g，党参10 g，白术15 g，山药20 g，龟甲10 g，鳖甲10 g，穿山甲6 g，全蝎10 g，路路通30 g，皂角刺20 g，肿节风15 g，凤凰衣20 g，瓜蒌皮25 g，三棱10 g，莪术10 g，白芍20 g，甘

草 6 g, 猫爪草 20 g, 鬼箭羽 15 g, 拳参 15 g, 穿山龙 30 g, 白花蛇舌草 20 g, 山慈菇 15 g。

患者服用本中药 1 个疗程后, 上述症状逐渐减轻。继续服用本中药 3 个疗程后, 症状明显好转, 生活质量较前有所提升。

# 病例 7　术后声音嘶哑

**病例介绍**：米某, 女, 20 岁。甲状腺癌术后 1 个月逐渐出现咽部疼痛、声音难以发出等症状。声带检查见：声带暗红, 充血。

**诊断**：甲状腺癌术后声音嘶哑。

**治法**：行气活血, 化痰开音利咽, 顺气通络, 清热解毒。

**处方**：生地黄 15 g, 玄参 15 g, 麦冬 15 g, 桔梗 11 g, 甘草 10 g, 枳壳 15 g, 木蝴蝶 15 g, 蝉蜕 11 g, 诃子 15 g, 牛蒡子 15 g, 板蓝根 25 g, 鸡内金 25 g, 川芎 15 g, 白术 15 g, 陈皮 15 g, 半夏 12 g, 贝母 15 g, 猫爪草 25 g, 穿山龙 15 g, 白花蛇舌草 20 g, 山慈菇 20 g, 三棱 15 g, 莪术 15 g, 鬼箭羽 22 g, 鳖甲 15 g, 大黄 13 g, 全蝎 11 g, 蜣螂虫 15 g。

患者服用本中药 1 个疗程后, 上述症状逐渐减轻。继续服用本中药 3 个疗程后, 症状、体征基本消失。

# 病例 8　术后失眠

**病例介绍**：贺某, 女, 35 岁。乳头状甲状腺癌术后 1 年, 放射性碘清甲治疗 3 天后逐渐出现以下症状：神疲倦怠, 气短、乏力；夜晚尚可入睡, 但睡眠轻浅, 稍有声响极易惊醒, 醒后伴有心慌症状, 且夜梦多, 早晨醒后不适、疲乏, 白天困倦；舌质淡红, 苔薄白, 脉细弱。

**诊断**：甲状腺癌术后失眠。

**治法**：疏肝理气, 健脾补血, 养心安神。

**处方**：当归 10 g, 白芍 20 g, 柴胡 10 g, 茯苓 20 g, 白术 15 g, 栀子 10 g, 龙胆 10 g, 郁金 10 g, 香附 10 g, 黄芪 10 g, 党参 20 g, 川芎 15 g, 赤芍 15 g, 牡丹皮 20 g, 夏枯草 10 g, 首乌藤 15 g, 合欢皮 10 g, 麦冬 20 g, 黄连 10 g, 肉桂 10 g, 柏子仁 20 g, 龙眼肉 20 g, 木香 10 g, 五味子 15 g, 远志 20 g, 酸枣仁 20 g, 龙骨 15 g, 牡蛎 15 g。

患者服用本中药 3 个疗程后, 上述症状逐渐改善。6 个疗程后深度可, 睡眠时间延长。继续服用本中药至 8 个疗程后, 症状、体征基本消失。

# 附录1 甲状腺乳头状癌肿瘤微环境及超声诊断新技术展望(2017版)

　　近年来,甲状腺癌的发病率逐年上升,2005—2009年中国甲状腺癌发病率增加了49.5%,2014年美国甲状腺癌新发病例6.3万,较2009年增长了近一倍。其中甲状腺乳头状癌(papillary thyroid carcinoma,PTC)占80%~90%,PTC如能早期诊断并及时手术治疗,5年生存率高达90%,但晚期5%~20%可出现局部复发或远处转移。因此,如何早期发现、早期诊断甲状腺乳头状癌,防止其复发和转移是当前的一大任务。近年来的研究显示,肿瘤微环境构成了肿瘤细胞赖以生长的支架和屏障,促进血管生成和转移,干预免疫反应,对肿瘤的发生发展及转移复发起着重要作用。肿瘤微环境主要由肿瘤细胞本身、细胞外基质(extracellular matrix,ECM)及各种细胞因子等构成。

　　近年来,超声新技术不断涌现,对甲状腺癌的超声诊断提供了更多信息,本文就甲状腺癌肿瘤微环境以及超声新技术的研究进展做一综述。

## 一、甲状腺乳头状癌肿瘤微环境

　　1. 细胞外基质　是存在于细胞与细胞之间的结缔组织,主要由三类成分组成:①结构蛋白,如胶原、弹性蛋白,它们赋予细胞外基质一定的强度和韧性;②黏着蛋白,又称纤维连接蛋白,它们可以促使细胞同基质结合;③蛋白聚糖,它们能够形成水性的胶状物,在这种胶状物中包含有许多其他的基质成分。ECM不仅仅包裹细胞,还是细胞完成若干生理功能必需依赖的物质。

　　(1)胶原蛋白:胶原纤维广泛分布于人体各个脏器中,其主要含有胶原蛋白,它构成细胞的主要支架,从而维持细胞与组织的生物形态。其中Ⅳ型胶原蛋白是细胞基膜的主要成分,最近的研究显示,Ⅳ型胶原蛋白与肿瘤的侵袭和转移密切相关。当上皮细胞发生癌变时,胶原蛋白合成和降解的平衡遭到破坏,合成增多的胶原蛋白沉积在细胞外基质中,支持癌组织的生长。癌细胞也可以分泌各种蛋白酶类降解胶原蛋白,使细胞支架产生局部缺损,癌细胞通过缺损处到达其他组织继续生长、浸润和转移。研究表明,Ⅳ型胶原在甲状腺癌中呈低表达,甲状腺癌组织中的Ⅳ型胶原酶的表达明显高于甲状腺良性肿瘤和正常甲状腺组织,而甲状腺良性肿瘤及正常甲状腺组织基膜Ⅳ型胶原呈高表达。由此推断甲状腺癌的转移可能是通过Ⅳ型胶原酶破坏Ⅳ型胶原从而介导癌细胞的转移,因此,Ⅳ型胶原和Ⅳ型胶原酶的活动可以反映甲状腺肿瘤细胞的增生以及预测肿瘤细胞的侵袭与转移能力。也有学者发现，恶性结节胶原蛋白的含量明显高于良性结节($0.371 \pm 0.125$ 对 $0.208 \pm 0.057$)，并且有淋巴结转移的甲状腺乳头状癌中胶原蛋白的含量明显高于无淋巴结转移组($0.421 \pm 0.091$ 对 $0.353 \pm 0.118$)，推测胶原蛋白含量是甲状腺乳头状癌淋巴结转移的危险因素。最近的研究发现，由成纤维细胞介导的胶原蛋白参与细胞外基质的重塑并促进甲状腺癌的发展，在未来有望成为新的治疗靶点和生物学标志物。

基膜完整性的破坏被认为是恶性肿瘤侵袭的一个标志，ECM 和基膜的降解主要受基质金属蛋白酶(matrix metalloproteinase, MMP)的控制。MMP 作为一组锌离子依赖性内肽酶，能够对 ECM 的多种组分进行水解，使肿瘤细胞突破基膜和 ECM 构成的组织化学屏障，从而为肿瘤的侵袭与转移提供必要的条件。MMP 在细胞外基质的合成和降解中起到非常关键的作用。研究显示，MMP - 2 和 ECM1 基因在恶性组的表达显著高于良性组，ECM1 表达评分诊断性能均优于 FNAB，认为 ECM1 基因和 MMP - 2 蛋白用于可疑甲状腺恶性结节的术前标记，可减少不必要的手术。资料显示，甲状腺乳头状癌组织中 MMP - 9 蛋白水平显著高于甲状腺良性肿瘤和甲状腺正常组织，并且其表达强度随着肿瘤浸润范围扩大而增加，与淋巴结转移密切相关。推测肿瘤可能通过 MMP 对胶原蛋白的分解，引起 ECM 的缺损，导致肿瘤细胞通过缺损进行转移。Kalhori 等的研究显示，MMP - 2 和 MMP - 9 参与了由 S1P 诱发的滤泡型甲状腺癌细胞的侵袭过程。

(2)纤维粘连蛋白(fibronectin, FN)：是 ECM 的一种，是由二聚体组成的糖蛋白，在细胞生长增生分化转移及肿瘤浸润中起中介作用。在正常甲状腺组织中，FN 可通过整合素激活两条细胞信号传导通路：Ras/Raf 促分裂原活化蛋白激酶(MeK)通路和钙调节蛋白依赖性激酶 - Ⅱ(CaMK Ⅱ)，对维持正常甲状腺组织增生有重要意义，当发生甲状腺肿瘤时，这两条细胞传导通路随着发生改变。在甲状腺癌中，高表达的 FN 可以增强肿瘤细胞之间的黏附，防止肿瘤细胞脱离细胞基质进行转移；FN 低表达时，肿瘤细胞对 ECM 的黏附能力减弱，因此对外的侵袭能力增强，从而介导肿瘤通过 ECM 进行转移。Sponziello 等的研究发现 FN1mRNA 在甲状腺癌中的表达显著高于非肿瘤组织($117.29 \pm 149.19$ 对 $1.00 \pm 0.49$)，有 BRAF$^{V600E}$ 突变的 FN1 表达亦显著高于无突变者($148.33 \pm 171.12$ 对 $73.79 \pm 101.68$)，同时和肿瘤的侵袭及淋巴结转移相关，如沉默 FN1 在甲状腺癌 TPC - 1 和 BCPAP 细胞中的表达，则甲状腺癌细胞的增生、黏附、转移和侵袭能力也显著下降。

(3)整合素：整合素家族蛋白是由 α 和 β 两条肽链经非共价键连接而成的异二聚体，它们表达于不同细胞表面，可与甲状腺癌表面的受体结合，激活下游信号通路，促进甲状腺癌细胞的增生、黏附、侵袭和转移，另外肿瘤组织血管内皮上的整合素与相应配体结合，可以诱导血管生成，促进癌细胞的生长和转移。不同病理类型的甲状腺癌表达的整合素存在差异：甲状腺滤泡状癌主要表达的整合素为 $\alpha_2$、$\alpha_3$、$\alpha_5$、$\beta_1$ 与 $\beta_3$；PTC 表达整合素 $\alpha_5$ 与 $\beta_1$；甲状腺未分化癌主要表达 $\alpha_2$、$\alpha_3$、$\alpha_5$、$\alpha_6$ 与 $\beta_1$。整合素在 FN 刺激下，激活 FAK - Ras - Raf 通路，进而活化 ERK、MAPK 或 CaMK Ⅱ，激活磷脂酰肌醇 3 激酶(PI3K) - Akt - mTOR 通路，促进细胞的增生和转移。研究显示，沉默甲状腺乳头状癌 TSP - 1 或 BRAF$^{V600E}$ 基因，可以使 TSP - 1 和它结合的整合素 $\alpha_3\beta_1$、$\alpha_6\beta_1$ 表达降低，降低了 ERK1/2 的磷酸化水平，抑制未分化甲状腺癌细胞的增生、黏附、侵袭和转移。

2. 血管生成　肿瘤血管是肿瘤生长和转移的病理基础，一方面肿瘤通过肿瘤血管从宿主获得营养和氧气；另一方面，又通过肿瘤血管向宿主输送转移细胞，并在机体的其他部位继续生长和诱导血管生成，导致肿瘤的转移。肿瘤新生血管的生成是恶性肿瘤的重要特征，血管内皮细胞生长因子（vascular endothelial growth factor，VEGF）和血小板衍生生长因子（platelet – derived growth factor，PDGF）都是重要的血管生成因子，与肿瘤的发生发展密切相关。

（1）VEGF：是目前已知的与肿瘤血管生成关系最为密切的因子，对肿瘤新生血管的增生、迁移和血管构建的调控作用最强，特异性最高，能通过旁分泌功能刺激血管内皮细胞的增生和迁移，促进肿瘤新生血管的生成。研究表明，VEGF 在甲状腺癌中呈高水平表达，VEGF 在分化型甲状腺癌中的表达显著高于甲状腺良性病变和正常甲状腺组织，并且 VEGF 在甲状腺乳头状癌中的表达显著高于滤泡状癌，对甲状腺良、恶性结节的鉴别有重要的诊断价值，且 VEGF 表达水平越高，恶性程度也越高。Karaca 等发现，VEGF、VEGFR1 的表达与 IGF1 及其受体的表达有关，VEGFR1 表达增高可能是甲状腺癌手术时淋巴结转移的重要指标，血清 VEGF 水平升高可以反映甲状腺癌的复发和转移。靶向 BRAF、VEGFR1、VEGFR2、VEGFR3 和 PDGFRβ 的索拉非尼是一种口服的多激酶抑制剂，可以影响分化型甲状腺癌的细胞增生和血管生成，被 FDA 批准用于治疗晚期难治型分化型甲状腺癌并取得显著疗效。

（2）PDGF：是从人的血小板中分离出来的促血管生成因子，与肿瘤的发生发展有密切关系。肿瘤细胞释放的 PDGF 能诱导血管内皮细胞、平滑肌细胞和肿瘤细胞的增生和迁移，并抑制其凋亡，对肿瘤血管发生起着直接的作用。PDGF 与酪氨酸激酶受体（PDGFR）结合后能够导致受体的自磷酸化作用从而使其激活，受体激活后能通过自分泌和旁分泌的作用刺激癌症细胞、癌症间质细胞以及血管的生长。研究显示，PDGF 以及受体 PDGFR – α、PDGFRβ。PDGFRα、β 在正常甲状腺组织中未见明显表达，PDGFRα 与甲状腺乳头状癌淋巴结转移密切相关，激活 PDGFRα 致使 MAPK/ERK 和 PI3K/Akt 信号通路的下游中断，导致肿瘤侵袭能力增加，因此 PDGFRα 是确定甲状腺癌转移风险的强有力的生物学标记之一。Kim 等分析了甲状腺乳头状癌中 PDGFR – α 和 PDGFR – β 的单核苷酸多态性（SNPs）表达，结果发现，PDGFR – α 的 SNPs 高表达与甲状腺乳头状癌的风险性密切相关。PDGF 不仅可以影响肿瘤新生血管的形成，还参与了肿瘤的纤维化过程，研究显示，PDGF 可以通过激活肝星状细胞而成为肌成纤维样细胞，从而诱导肝脏的纤维化形成。

**二、甲状腺乳头状癌超声新进展**

1. 超声弹性成像　是通过对组织施加一个内部或外部的动态/静态/准静态的激励，组织产生一个响应（如位移、应变、速度的分布等发生改变），利用超声成像方法，结合数字信号处理技术，估计出组织内部的相应情况，间接或直接反映组织内部的弹性硬度，从而判断组织的良恶性。目前，该项技术广泛应用于甲状腺、乳腺、前列腺、肝等多个脏器。超声弹性成像技术主要通过定性及定量的方法对肿瘤进行评估。超声弹性评分法主要通过色阶变化来评估组织硬度，应变率比值法是通过测量结节周边组织与结节间弹性应变率比半定量的评估结节的硬度，研究显示，两者均能有效地鉴别甲状腺结节的良恶性。但以上两种方法只能对结节进行定性或半定量的评估，缺乏客观标准，主观性相对较强。实时剪切波弹性成像(shear wave elastrography，SWE)及声脉冲辐射力成像(acoustic radiation force impulse imaging，ARFI)通过发射声脉冲对组织产生剪切波，通过转化得到杨氏模量值或剪切波的速度，可以定量分析组织的弹性特征，一项 meta 分析显示，SWE 技术诊断甲状腺恶性结节具有很高的鉴别诊断价值，其敏感性、特异性分别为84.3%、88.4%，可以作为一种常规的超声检查方法应用于临床。同样，ARFI 技术可以对甲状腺结节进行定性定量分析，对甲状腺恶性结节具有较高的鉴别诊断价值，研究发现，当 VTQ > 2.555m/s 时判断甲状腺恶性结节的敏感性、特异性可达86.36%、93.42%。

影响肿瘤硬度的因素包括：肿瘤的组织来源、肿瘤间质成分与细胞成分的比例、肿瘤的继发性变化。ECM 是肿瘤间质的主要成分，胶原蛋白是 ECM 最丰富的成分，其含量增多可致 ECM 沉积，故分析胶原蛋白的含量可以了解肿瘤组织的间质情况，从而可推断组织的硬度。相关研究显示，恶性肿瘤中胶原纤维含量明显高于周边正常组织，肿块硬度随胶原纤维含量增加而增加。PTC 的病理特点为富含纤维束及砂粒体结构，组织硬度较高，而甲状腺良性结节则主要以滤泡和胶质等成分为主，组织硬度较低，鉴于以上组织学特点，理论上超声弹性成像技术能通过弹性硬度推断甲状腺乳头状癌中的胶原纤维含量。Li 等的研究显示，甲状腺乳头状癌中胶原蛋白的含量与超声弹性应变率比呈正相关($r = 0.839$)，随着弹性硬度的增高，胶原蛋白的含量亦随之增高，并且有淋巴结转移组的胶原蛋白含量高于无淋巴结转移组。

2. 超声造影　肿瘤的发生、发展及转移需要血管提供氧及所需的营养物质，当实体肿瘤直径 >1 ~ 2 mm 后，其生长和转移均依赖于血管生成，新生的微血管在肿瘤的生长中发挥重要作用。以往常常通过彩色多普勒超声观察肿瘤的血管情况，但其实观察到的血管是小血管，而非微血管。超声造影技术的出现为观察肿瘤的新生微血管提供了可能，主要对肿瘤血供进行定性或定量的评估。定性评估主要包括造影剂的显影速度、显影强度、分布情况以及血管走形等，可以快速直观地评估血流的血供情况。通过绘制时间 – 强度曲线可以对肿瘤血供进行定性评价，避免操作者主观因素的影响。目前，超声造影广泛应用于肝、肾、前列腺、淋巴结及甲状腺等脏器，并证实超声造影提高了恶性肿瘤的检出率，可以有效鉴别肿瘤的良恶性。Sun 等的 meta 分析结果显示，超声造影对甲状腺良恶性的鉴别具有很高的准确性，可以显著提高甲状腺结节诊断的准确性。微血管密度(microvascular intensity，MVD)是最常用的量化肿瘤血管生成的指标，可反映肿瘤血管结构及新生血管的形成情况。研究显示，甲状腺癌大部分呈低增强乏血供模式，其MVD 值远远低于良性结节，甲状腺结节超声造影的峰值强度与 MVD 呈正相关，因此超声造影可以反映甲状腺乳头状癌的新生血管情况。

3. 靶向超声造影　是通过在微泡表面装配具有靶向作用的配体，使其可选择性地识别、聚集于靶细胞或组织，从而实现靶向显影。肿瘤新生血管成像和抑制肿瘤新生血管的生成已成为肿瘤诊治研究的主流，VEGF 及其受体(VEGFR2)是目前研究较多的靶标分子，通过在微泡表面连接 VEGFR2 抗体，可以评价肿瘤的新生血管生成情况。Bzyl

等发现，连接 VEGFR2 的微泡可以特异性地结合乳腺癌肿瘤内皮细胞上的受体，真实反映 VEGFR2 在乳腺癌肿瘤内聚集情况，甚至可以描述肿瘤内新生血管的细微差异。张莹等对结肠癌皮下移植瘤分别进行靶向 VEGFR2 脂质微泡与裸脂质微泡超声造影检查，发现靶向 VEGFR2 的脂质微泡开始消退时间、完全廓清时间与裸脂质微泡比较均有延迟，靶向 VEGFR2 的微泡与肿瘤内新生血管内皮靶点特异性结合，导致靶向 VEGFR2 的微泡更多地在肿瘤内黏附和聚集，能持续增强显像，可作为评价肿瘤新生血管及监测抗血管治疗疗效的重要分子成像方法。

随着超声新技术的不断发展，超声诊断已进入多模态诊断，在常规超声的基础上，结合超声弹性成像、超声造影、靶向造影等多种方法，从肿瘤的新生血管及基质部分的生长、侵袭、硬度等方面为诊断提供更多的信息，提高超声诊断的准确性，实现早期诊断、早期治疗。

# 附录2　甲状腺结节和分化型甲状腺癌
# 诊治指南(2013版)

## 一、前言

甲状腺结节和甲状腺癌是内分泌系统的多发病和常见病。触诊获得的甲状腺结节患病率为3%~7%,高分辨率B超检查获得的甲状腺结节的患病率为20%~76%。甲状腺结节中甲状腺癌的患病率为5%~15%。近年来,我国甲状腺癌的发病率呈现增高的趋势,非必要的甲状腺结节的手术率也显著升高。甲状腺癌的术式、放射性碘治疗、TSH抑制疗法和甲状腺癌复发的监测等方面均缺乏共识和规范。

甲状腺结节和甲状腺癌的诊断和治疗涉及内分泌学、头颈外科学、普通外科学、核医学等多个临床学科,是一个典型的跨学科疾病。为了规范我国甲状腺结节和甲状腺癌的诊断和治疗,提高临床治愈率,2011年4月中华医学会内分泌学分会、中华医学会外科学分会、中国抗癌协会头颈肿瘤专业委员会、中华医学会核医学分会决定联合编撰我国首部《甲状腺结节和分化型甲状腺癌诊治指南》。编撰工作历时1年,4个学会共56位专家参加了编写和审阅工作。编写委员会本着"立足国情、循证为本、求新求实、趋同存异"的原则,认真总结了我国甲状腺结节和分化型甲状腺癌诊断治疗的实践经验,充分汲取国际多个指南和国内各个学科现有指南的精华,编撰了这部目前4个学科均能够接受和认可的指南。

本指南包括甲状腺结节和分化型甲状腺癌2个章节,采取问题条款和推荐条款并进的模式,共计54项问题条款,72项推荐条款。推荐条款标示推荐强度。内容包括甲状腺结节的良恶性鉴别、细针穿刺抽吸活检(FNAB)结果判定、甲状腺结节手术治疗的适应证;分化型甲状腺癌(DTC)甲状腺手术术式的选择和受累淋巴结的处理、TNM分期和复发风险评估、$^{131}$I清甲治疗的适应证和具体方法、DTC转移的$^{131}$I清灶疗法、DTC的TSH抑制疗法、DTC复发的血清Tg浓度的监测等。

编写委员会以2009年美国甲状腺学会(ATA)的《甲状腺结节和分化型甲状腺癌诊治指南》为蓝本,参考了2010年欧洲肿瘤内科学会(ESMO)《甲状腺癌诊治和随访指南》和2010年美国临床内分泌医师协会(RACE)/意大利临床内分泌医师协会(AME)/欧洲甲状腺学会(ETA)《甲状腺结节诊治指南》等权威文献,采用这些指南提供的丰富的循证医学证据,使得本指南能够反映本领域的最新进展和普遍共识。根据甲状腺结节和分化型甲状腺癌基础和临床领域的进展情况,我们将适时修订本指南。

附录 2 表 1 推荐分级

| 强度分级 | 推荐强度含义 |
|---|---|
| A | 强力推荐。循证证据肯定,能够改善健康的结局,利大于弊 |
| B | 推荐循证证据良好,能够改善健康的结局,利大于弊 |
| C | 推荐。基于专家意见 |
| D | 反对推荐。基于专家意见 |
| E | 反对推荐。循证证据良好,不能改善健康结局或对于健康结局弊大于利 |
| F | 强力反对推荐。循证医学肯定,不能改善健康结局或对于健康结局弊大于利 |
| I | 不推荐或者不作为常规推荐。推荐或反对推荐的循证证据不足、缺乏或结果矛盾,利弊无法评判 |

附录 2 表 2 推荐条款

| 序号 | 推荐内容 | 推荐级别 |
|---|---|---|
| 一、甲状腺结节 | | |
| 1 – 1 | 甲状腺结节的评估要点是良恶性鉴别 | A |
| 1 – 2 | 所有甲状腺结节患者均应检测血清促甲状腺激素(TSH)水平 | A |
| 1 – 3 | 不建议用血清甲状腺球蛋白(Tg)来评估甲状腺结节的良恶性 | F |
| 1 – 4 | 不建议也不反对在甲状腺结节的良恶性评估中使用血清降钙素(Ct)检测 | I |
| 1 – 5 | 所有甲状腺结节患者均应行颈部超声检查 | A |
| 1 – 6 | 超声检查可协助鉴别甲状腺结节的良恶性,鉴别能力与超声医师的临床经验有关 | C |
| 1 – 7 | 直径 >1 cm 且伴有血清 TSH 降低的甲状腺结节,应行甲状腺$^{131}$I 或$^{99m}$Tc 核素显像,判断结节是否有自主摄取功能 | A |
| 1 – 8 | 不建议将 CT、MRI 和$^{18}$F – FDG PET 作为评估甲状腺结节的常规检查 | E |
| 1 – 9 | 术前评估甲状腺结节良恶性时,细针穿刺抽吸活检(FNAB)是敏感度和特异度最高的方法 | A |
| 1 – 10 | 超声引导下 FNAB 可以提高取材成功率和诊断准确率 | |
| 1 – 11 | 经 FNAB 仍不能确定良恶性的甲状腺结节,可对穿刺标本进行甲状腺癌分子标记物(如 BRAE 突变、Ra,突变、RET/PTC 重排等)检测 | |
| 1 – 12 | 多数甲状腺良性结节的随访间隔为6 ~ 12个月;暂未接受治疗的可疑恶性或恶性结节,可以缩短随访间隔 | C |
| 1 – 13 | 体积增大超过50%的甲状腺结节,是 FNAB 的适应证 | B |
| 1 – 14 | 符合手术适应证的良性甲状腺结节患者可选择手术治疗 | B |
| 1 – 15 | 手术治疗良性甲状腺结节后如发生甲状腺功能减退(甲减),应及时给予左甲状腺素(L – T₄)替代治疗 | A |

| 序号 | 推荐内容 | 推荐级别 |
|---|---|---|
| 1 – 16 | 良性甲状腺结节术后,不建议用 TSH 抑制治疗来预防结节再发 | E |
| 1 – 17 | 不建议常规使用非手术方法治疗良性甲状腺结节,包括 TSH 抑制治疗、$^{131}$I 治疗、超声引导下经皮无水乙醇注射(PEI)、经皮激光消融术(PLA)和射频消融(RFA) | |
| 1 – 18 | $^{131}$I 主要用于治疗具有自主摄取功能并伴有甲状腺功能亢进症(甲亢)的良性甲状腺结节,妊娠和哺乳期禁忌 $^{131}$I 治疗 | A |
| 1 – 19 | 如 $^{131}$I 治疗4~6个月后甲亢仍未缓解、结节无缩小,应结合患者的临床表现、相关实验室检查结果和甲状腺核素显像复查情况,考虑再次给予 $^{131}$I 治疗或采取其他治疗方法 | B |
| 1 – 20 | $^{131}$I 治疗良性甲状腺结节后如发生甲减,应及时给予 L – T$_4$ 替代治疗 | A |
| 1 – 21 | 对儿童甲状腺结节患者的评估和治疗,与成年患者基本一致 | A |
| 1 – 22 | 儿童甲状腺结节中的"热结节"也要进一步评估 | B |
| 1 – 23 | 甲状腺结节患儿如有 MTC 或 MEN2型的家族史,建议进行 RET 基因突变检测 | A |
| 二、分化型甲状腺癌(DTC) | | |
| 2 – 1 | DTC 手术中,选择性应用全/近全甲状腺切除术或甲状腺腺叶 + 峡部切除术 | C |
| 2 – 2 | DTC 术中在有效保留甲状旁腺和喉返神经情况下,行病灶同侧中央区淋巴结清扫术 | B |
| 2 – 3 | 对临床颈部非中央区淋巴结转移(cNlb)的 DTC 患者,行侧颈区淋巴结清扫术 | B |
| 2 – 4 | 对部分临床颈部中央区淋巴结转移(cNla)的 DTC 患者,行择区性颈淋巴结清扫术 | C |
| 2 – 5 | 对所有 DTC 患者均应进行术后 AJCC TNM 分期和复发危险度低、中、高危分层,以助于预测患者预后、指导个体化的术后治疗和随访方案、交流患者医疗信息 | A |
| 2 – 6 | 按照良性甲状腺疾病手术、但术后病理诊断为 DTC 者,应根据肿瘤的 TNM 分期和复发危险度分层,再次手术的风险、随访的便利性、患者的意愿和依从性等因素,进行综合分析,确定是否再次手术 | C |
| 2 – 7 | DTC 手术后,选择性应用 $^{131}$I 清甲治疗 | A |
| 2 – 8 | 妊娠期、哺乳期、计划短期(6个月)内妊娠者和无法依从辐射防护指导者,禁忌进行 $^{131}$I 清甲治疗 | F |
| 2 – 9 | $^{131}$I 清甲治疗前评估发现有再次手术指征者,应先行手术治疗;仅在患者有再次手术的禁忌证或拒绝再次手术时,可考虑直接进行清甲治疗 | A |
| 2 – 10 | 清甲治疗前,停用 L – T$_4$ 至少2~3周或使用重组人 TSH(rhTSH),使血清 TSH 升高至 >30 mIU/L | A |
| 2 – 11 | 不建议也不反对进行清甲治疗前的诊断性全身核素显像(Dx – WBS) | I |

续表

| 序号 | 推荐内容 | 推荐级别 |
|---|---|---|
| 2－12 | $^{131}$I清甲治疗前低碘饮食（<50 μg/d）至少1~2周，避免应用含碘造影剂和药物（如胺碘酮等） | B |
| 2－13 | $^{131}$I清甲治疗前对患者进行辐射安全防护指导 | B |
| 2－14 | 非高危DTC患者清甲治疗的$^{131}$I剂量为1.11~3.7 GBq（30~100 mCi） | B |
| 2－15 | 中、高危DTC患者兼顾清灶目的时，清甲治疗的$^{131}$I剂量为3.7~7.4 GBq（100~200 mCi）$^{131}$I | C |
| 2－16 | $^{131}$I清甲治疗后出现的短期不良反应多可自行缓解，无须特殊处置 | B |
| 2－17 | $^{131}$I清甲治疗后2~10天应进行治疗后WBS（Rx－WBS）检查 | B |
| 2－18 | DTC患者$^{131}$I清甲治疗后24~72小时开始（或继续）L－T$_4$治疗 | B |
| 2－19 | 对无法手术切除的摄碘性DTC转移灶，可选择性应用$^{131}$I清灶治疗 | B |
| 2－20 | 首次$^{131}$I清灶治疗应在$^{131}$I清甲后至少3个月后进行。重复清灶之疗宜间隔4~8个月 | C |
| 2－21 | 单次$^{131}$I清灶治疗的经验剂量为3.7~7.4 GBq（100~200 mCi） | C |
| 2－22 | 尚无$^{131}$I治疗剂量（包括单次剂量和累积剂量）的明确上限，但随$^{131}$I治疗次数增多和$^{131}$I累积剂量加大，辐射不良反应的风险增高 | C |
| 2－23 | 女性DTC患者在$^{131}$I治疗后6~12个月避免妊娠 | C |
| 2－24 | DTC患者术后应及时给予TSH抑制治疗 | B |
| 2－25 | DTC术后TSH抑制治疗首选L－T$_4$口服制剂 | A |
| 2－26 | 基于DTC患者的肿瘤复发危险度和TSH抑制治疗的不良反应风险，设立DTC患者术后TSH抑制治疗的个体化目标 | C |
| 2－27 | TSH抑制治疗的L－T$_4$剂量需根据TSH抑制目标调整，存在个体差异 | A |
| 2－28 | L－T$_4$的起始剂量因患者年龄和伴发疾病情况而异。L－T$_4$应当清晨空腹顿服 | B |
| 2－29 | L－T$_4$剂量调整期间，每4周左右测定血清TSH | A |
| 2－30 | 对需要将TSH抑制到低于TSH正常参考范围下限的DTC患者，评估治疗前基础骨矿化状态并定期监测 | C |
| 2－31 | 绝经后女性DTC者在TSH抑制治疗期间应接受骨质疏松症（OP）初级预防；达到OP诊断标准者，启动正规抗OP治疗 | B |
| 2－32 | 对需要将TSH抑制到低于TSH正常参考范围下限的DTC患者，评估治疗前基础骨矿化状态并定期监测 | C |
| 2－33 | TSH抑制治疗期间，可选择性应用β受体阻滞药预防心血管系统不良反应 | C |
| 2－34 | 不建议在DTC治疗中常规使用外照射治疗或化学治疗 | F |
| 2－35 | 在常规治疗无效且处于进展状态的晚期DTC患者中，可以考虑使用新型靶向药物治疗 | C |

| 序号 | 推荐内容 | 推荐级别 |
|---|---|---|
| 2－36 | 对 DTC 患者应当进行长期随访 | A |
| 2－37 | 对已清除全部甲状腺的 DTC 患者,随访血清 Tg 变化是判别患者是否存在肿瘤残留或复发的重要手段 | A |
| 2－38 | 随访血清 Tg 应采用同种检测试剂,每次测定血清 Tg 时均应同时检测 TgAb | A |
| 2－39 | 随访期间可根据 DTC 患者的复发危险度,选择性应用血清基础 Tg(TSH 抑制状态下)1 ng/mL;TSH 刺激后(TSH >30 mIU/L)的 Tg 2 ng/mL | C |
| 2－40 | 对已清除全部甲状腺的 DTC 患者,提示其无病生存的 Tg 切点值可设定为:基础 Tg(TSH 抑制状态下)1 ng/mL;TSH 刺激后(TSH >30 mIU/L)的 Tg 2 ng/mL | C |
| 2－41 | 未完全切除甲状腺的 DTC 患者,术后每6个月检测血清 Tg(同时检测 TgAb)。对 Tg 有持续升高趋势者,应考虑甲状腺组织或肿瘤生长,需结合颈部超声等其他检查进一步评估 | C |
| 2－42 | DTC 随访期间应定期(间隔3~12个月)进行颈部超声检查 | B |
| 2－43 | 对可疑淋巴结可行穿刺活检和(或)穿刺针冲洗液的 Tg 检测 | B |
| 2－44 | 对已清除全部甲状腺的 DTC 患者,可在随访中根据复发危险度,选择性应用 Dx－WBS | C |
| 2－45 | 不建议在 DTC 随访中常规使用[18]F－FDG－PET、CT 和 MRI 检查 | E |
| 2－46 | DTC 的长期随访内容中,应纳入 [131]I 治疗的长期安全性、TSH 抑制治疗效果和某些伴发疾病(如心脏疾病、其他恶性肿瘤等)的病情变化 | C |
| 2－47 | 针对 DTC 复发或转移病灶,可选择的治疗方案依次为:手术切除(可能通过手术治愈者)、[131]I 治疗(病灶可以摄碘者)、外放射治疗,TSH 抑制治疗情况下观察(肿瘤无进展或进展较慢,并且无症状、无重要区域如中枢神经系统等受累者)、化学治疗和新型靶向药物治疗(疾病迅速进展的难治性 DTC 患者) | B |
| 2－48 | 甲状腺已完全清除的 DTC 患者,如在随访中血清 Tg 水平持续增高( >10 ng/mL),但影像学检查未发现病灶,可经验性给予3.7~7.4 GBq(100~200 mCi)[131]I 治疗;如治疗后 Rx－WBS 发现 DTC 病灶或血清 Tg 水平减低,可重复[131]I 治疗,否则应停止[131]I 治疗,以 TSH 抑制治疗为主 | C |
| 2－49 | 应根据随访过程中获得的新数据,建立 DTC 的动态危险度评估模式,并积极探索评估时需纳入的参数、评估间隔时间和后续的处理方案 | C |

**二、甲状腺结节**

1. 问题1　甲状腺结节的定义。

甲状腺结节是指甲状腺细胞在局部异常生长所引起的散在病变。虽能触及,但在超声检查中未能证实的"结节",不能诊断为甲状腺结节。体检未能触及,而在影像学检查偶然发现的结节称作"甲状腺意外结节"。

2. 问题 2　甲状腺结节的患病率。

甲状腺结节较常见。一般人群中通过触诊的检出率为 3%～7%，借助高分辨率超声的检出率可高达 20%～76%。

3. 问题 3　甲状腺结节的评估要点。

5%～15% 的甲状腺结节为恶性，即甲状腺癌。良恶性甲状腺结节的临床处理不同，对患者生存质量（quality of life，QOL）的影响和涉及的医疗花费也有显著性差异。因此，甲状腺结节评估的要点是良恶性鉴别。

推荐 1-1：甲状腺结节的评估要点是良恶性鉴别（推荐级别 A）。

4. 问题 4　甲状腺结节的临床表现。

大多数甲状腺结节患者没有临床症状。合并甲状腺功能异常时，可出现相应的临床表现。部分患者由于结节压迫周围组织，出现声音嘶哑、压气感、呼吸/吞咽困难等压迫症状。

下述病史和体格检查结果是甲状腺癌的危险因素：①童年期头颈部放射线照射史或放射性尘埃接触史；②全身放射治疗史；③有分化型甲状腺癌（differentiated thyroid cancer，DTC）、甲状腺髓样癌（medullary thyroid cancer，MTC）或多发性内分泌腺瘤病 2 型（MEN2 型）、家族性多发性息肉病、某些甲状腺癌综合征（如 Cowden 综合征、Carney 综合征、Werner 综合征和 Gardner 综合征等）的既往史或家族史；④男性；⑤结节生长迅速；⑥伴持续性声音嘶哑、发音困难，并可排除声带病变（炎症、息肉等）；⑦伴吞咽困难或呼吸困难；⑧结节形状不规则、与周围组织粘连固定；⑨伴颈部淋巴结病理性肿大。

5. 问题 5　甲状腺结节的实验室检查。

所有甲状腺结节患者均应检测血清促甲状腺激素（TSH）水平。研究显示，甲状腺结节患者如伴有 TSH 水平低于正常值，其结节为恶性的比例低于伴有 TSH 水平正常或升高者。

甲状腺球蛋白（Tg）是甲状腺产生的特异性蛋白，由甲状腺滤泡上皮细胞分泌。多种甲状腺疾病均可引起血清 Tg 水平升高，包括 DTC、甲状腺肿、甲状腺组织炎症或损伤、甲状腺功能亢进症（甲亢）等，因此血清 Tg 不能鉴别甲状腺结节的良恶性。

降钙素（Ct）由甲状腺滤泡旁细胞（C 细胞）分泌。血清 Ct > 100 pg/mL 提示甲状腺髓样癌（MTC）。但是，MTC 的发病率低，血清 Ct 升高但不足 100 ng/mL 时，诊断 MTC 的特异性较低，因此不建议也不反对应用血清 Ct 指标筛查 MTC。

推荐 1-2：所有甲状腺结节患者均应检测血清 TSH 水平（推荐级别 A）。

推荐 1-3：不建议用血清 Tg 来评估甲状腺结节的良恶性（推荐级别 F）。

推荐 1-4：不建议也不反对在甲状腺结节的良恶性评估中使用血清 Ct 检测（推荐级别 I）。

6. 问题 6　超声检查在甲状腺结节评估中的作用。

高分辨率超声检查是评估甲状腺结节的首选方法。对触诊怀疑，或是在 X 线、计算机断层扫描（CT）、磁共振成像（MRI）或 2-氟-2-脱氧-D-葡萄糖（$^{18}$F-FDG）正电子发射断层成像（PET）检查中提示的"甲状腺结节"，均应行颈部超声检查。颈部超声可证实"甲状腺结节"是否真正存在，确定甲状腺结节的大小、数量、位置、质地（实性或囊性)、形状、边界、包膜、钙化、血供及与周围组织的关系等情况,同时评估颈部区域有无淋巴结和淋巴结的大小、形态和结构特点。

某些超声征象有助于甲状腺结节的良恶性鉴别。下述两种超声改变的甲状腺结节几乎全部为良性。①纯囊性结节;②由多个小囊泡占据50%以上结节体积、呈海绵状改变的结节,99.7%为良性。而以下超声征象提示甲状腺癌的可能性大:①实性低回声结节;②结节内血供丰富(TSH正常情况下);③结节形态和边缘不规则、晕圈阙如;④微小钙化、针尖样弥散分布或簇状分布的钙化;⑤同时伴有颈部淋巴结超声影像异常,如淋巴结呈圆形、边界不规则或模糊、内部回声不均、内部出现钙化、皮髓质分界不清、淋巴门消失或囊性病变等。通过超声检查鉴别甲状腺结节良恶性的能力与超声医师的临床经验相关。

近年来,弹性超声和甲状腺超声造影技术在评估甲状腺结节中的应用日益增多,其临床价值有待进一步研究。

推荐1-5:所有甲状腺结节患者均应行颈部超声检查(推荐级别A)。

推荐1-6:超声检查可协助鉴别甲状腺结节的良恶性,鉴别能力与超声医师的临床经验相关(推荐级别C)。

7. 问题7 甲状腺核素显像在甲状腺结节评估中的作用。

受显像仪分辨率所限,甲状腺核素显像适用于评估直径>1 cm的甲状腺结节。在单个(或多个)结节伴有血清TSH降低时,甲状腺$^{131}$I或$^{99m}$Tc核素显像可判断某个(或某些)结节是否有自主摄取功能("热结节")。"热结节"绝大部分为良性,一般不需细针穿刺抽吸活检(Fine-needle aspiration biopsy,FNAB)。

推荐1-7:直径>1 cm且伴有血清TSH降低的甲状腺结节,应行甲状腺$^{131}$I或$^{99m}$Tc核素显像,判断结节是否有自主摄取功能(推荐级别A)。

8. 问题8 其他影像学手段在甲状腺结节评估中的作用。

在评估甲状腺结节良恶性方面,CT和MRI检查不优于超声。拟行手术治疗的甲状腺结节,术前可行颈部CT或MRI检查,显示结节与周围解剖结构的关系,寻找可疑淋巴结,协助制订手术方案。为了不影响术后可能进行的$^{131}$I显像检查和$^{131}$I治疗,CT检查中应尽量避免使用含碘造影剂。

$^{18}$F-FDG PET显像能够反映甲状腺结节摄取和代谢葡萄糖的状态。并非所有的甲状腺恶性结节都能在$^{18}$F-FDG PET中表现为阳性,而某些良性结节也会摄取$^{18}$F-FDG,因此单纯依靠$^{18}$F-FDG PET显像不能准确鉴别甲状腺结节的良恶性。

推荐1-8:不建议将CT、MRI和$^{18}$F-FDG PET作为评估甲状腺结节的常规检查(推荐级别E)。

9. 问题9 细针穿刺抽吸活检(FNAB)在甲状腺结节评估中的作用。

术前通过FNAB诊断甲状腺癌的敏感度为83%(65%~98%),特异度为92%(72%~100%),阳性预测率为75%(50%~96%),假阴性率为5%(1%~11%),假阳性率为5%(0~7%)。FNAB不能区分甲状腺滤泡状癌和滤泡细胞腺瘤。术前FNAB检查有助于减少不必要的甲状腺结节手术,并帮助确定恰当的手术方案。

凡直径>1 cm的甲状腺结节,均可考虑FNAB检查。但在下述情况下,FNAB不作为常规：①经甲状腺核素显像证实为有自主摄取功能的"热结节"；②超声提示为纯囊性的结节；③根据超声影像已高度怀疑为恶性的结节。

直径<1 cm 的甲状腺结节，不推荐常规行 FNAB。但如存在下述情况，可考虑超声引导下 FNAB：①超声提示结节有恶性征象；②伴颈部淋巴结超声影像异常；③童年期有颈部放射线照射史或辐射污染接触史；④有甲状腺癌或甲状腺癌综合征的病史或家族史；⑤F－FDG PET 显像阳性；⑥伴血清 Ct 水平异常升高。

与触诊下 FNAB 相比，超声引导下 FNAB 的取材成功率和诊断准确率更高。为提高 FNAB 的准确性，可采取下列方法：在同一结节的多个部位重复穿刺取材；在超声提示可疑征象的部位取材；在囊实性结节的实性部位取材，同时进行囊液细胞学检查。此外，经验丰富的操作者和细胞病理诊断医师也是保证 FNAB 成功率和诊断准确性的重要环节。

根据国际相关标准和国内相关报道，本指南建议在判定 FNAB 结果方面采用以下分类（附录 2 表 3）。

附录 2 表 3　FNAB 结果判定

| FNAB 结果 | 结节为恶性的可能性 | 可能的病变类型 |
|---|---|---|
| 取材无法诊断或不满意 | 1%～4% | 细胞成分太少或仅为炎性成分 |
| 良性 | 0～3% | 胶质结节、桥本甲状腺炎、亚急性甲状腺炎或囊性病变等 |
| 不确定 | 5%～30% | 细胞增生较活跃或滤泡性病变 |
| 可疑恶性 | 60%～75% | 可疑乳头状癌、髓样癌、转移癌或淋巴瘤 |
| 恶性 | 97%～99% | 乳头状癌、髓样癌、转移癌或淋巴瘤 |

推荐 1－9：术前评估甲状腺结节良恶性时，FNAB 是敏感度和特异度最高的方法（推荐级别 A）。

推荐 1－10：超声引导下 FNAB 可以提高取材成功率和诊断准确率（推荐级别 B）。

10. 问题 10　协助评估甲状腺结节良恶性的其他方法。

前瞻性研究证实：经 FNAB 仍不能确定良恶性的甲状腺结节，对穿刺标本进行某些甲状腺癌的分子标记物检测，例如 BRAF 突变、Ras 突变、RET/PTC 重排等，能够提高确诊率。检测术前穿刺标本的 BRAF 突变状况，还有助于甲状腺乳头状癌（papillary thyroid cancer, PTC）的诊断和临床预后预测，便于制订个体化的诊治方案。

推荐 1－11：经 FNAB 仍不能确定良恶性的甲状腺结节，可对穿刺标本进行甲状腺癌分子标记物（如 BRAF 突变、Ras 突变、RET/PTC 重排等）检测（推荐级别 C）。

11. 问题 11　甲状腺结节的随访。

对甲状腺结节的最佳随访频度缺乏有力证据。对多数甲状腺良性结节，可每隔 6～12 个月进行随访。对暂未接受治疗的可疑恶性或恶性结节，随访间隔可缩短。每次随访必须进行病史采集和体格检查，并复查颈部超声。部分患者（初次评估中发现甲状腺功能异常者，接受手术、TSH 抑制治疗或 $^{131}$I 治疗者）还需随访甲状腺功能。

如随访中发现结节明显生长，要特别注意是否伴有提示结节恶变的症状、体征（如声音嘶哑、呼吸/吞咽困难、结节固定、颈部淋巴结肿大等)和超声征象。"明显生长"指结节体积增大 50% 以上,或至少有 2 条径线增加超过 20% ,并且超过 2 mm,这时有 FNAB 的适应证;对囊实性结节来说,根据实性部分的生长情况决定是否进行 FNAB。

推荐 1 – 12:多数甲状腺良性结节的随访间隔为 6 ~ 12 个月;暂未接受治疗的可疑恶性或恶性结节,可以缩短随访间隔(推荐级别 C)。

推荐 1 – 13:体积增大超过 50% 的甲状腺结节,是 FNAB 的适应证(推荐级别 B)。

12. 问题 12 良性甲状腺结节的治疗方法。

多数良性甲状腺结节仅需定期随访,无须特殊治疗。少数情况下,可选择手术治疗、TSH 抑制治疗、放射性碘( RAI)即 $^{131}$I 治疗,或者其他治疗手段。

13. 问题 13 良性甲状腺结节的手术治疗。

下述情况下,可考虑手术治疗甲状腺结节:①出现与结节明显相关的局部压迫症状;②合并甲状腺功能亢进,内科治疗无效者;③肿物位于胸骨后或纵隔内;④结节进行性生长,临床考虑有恶变倾向或合并甲状腺癌高危因素。因外观或思想顾虑过重影响正常生活而强烈要求手术者,可作为手术的相对适应证。

良性甲状腺结节的手术原则为:在彻底切除甲状腺结节的同时,尽量保留正常甲状腺组织。建议慎重使用全/近全甲状腺切除术式。后者的适应证为:结节弥散性分布于双侧甲状腺,导致术中难以保留较多正常甲状腺组织。术中应注意保护甲状旁腺和喉返神经。

内镜甲状腺手术因其良好的术后外观效果,可作为良性甲状腺结节的手术手段之一。手术径路包括胸骨切迹上径路、锁骨下径路、前胸壁径路、腋窝径路和其他径路。建议选择手术径路时,应尽量减少创伤,并且避免非 I 类切口入路。

手术治疗后,应观察手术并发症(如出血、感染、喉返神经损伤、甲状旁腺损伤等)的发生情况。如果术者有丰富的甲状腺手术经验(年甲状腺手术量超过 100 例),并发症的发生率会明显降低。由于切除了部分或全部甲状腺组织,患者术后有可能发生不同程度的甲状腺功能减退(甲减),伴有高滴度甲状腺过氧化物酶抗体(TPOAb)和(或)甲状腺球蛋白抗体(TgAb)者更易发生甲减。接受甲状腺全切术者,术后即应开始左甲状腺素(L – T$_4$)替代治疗,此后定期监测甲状腺功能,保持 TSH 水平在正常范围;保留部分甲状腺者,术后也应定期监测甲状腺功能(首次检测时间为术后 1 个月),如监测中发现甲减,要及时给予 L – T$_4$ 替代治疗。良性甲状腺结节术后,不建议采用 TSH 抑制治疗来预防结节再发。

推荐 1 – 14:符合手术适应证的良性甲状腺结节患者可选择手术治疗(推荐级别 B)。

推荐 1 – 15:手术治疗良性甲状腺结节后如发生甲减,应及时给予 L – T$_4$;替代治疗(推荐级别 A)。

推荐 1 – 16:良性甲状腺结节术后,不建议用 TSH 抑制治疗来预防结节再发(推荐级别 E)。

14. 问题 14 良性甲状腺结节的非手术治疗。

TSH 抑制治疗的原理是:应用 L – T$_4$ 将血清 TSH 水平抑制到正常低限甚至低限以下,以求通过抑制 TSH 对甲状腺细胞的促生长作用,达到缩小甲状腺结节的目的。疗效方面:在碘缺乏地区,TSH 抑制治疗可能有助于缩小结节、预防新结节出现、缩小结节性甲状腺肿的体积;在非缺碘地区,TSH 抑制治疗虽也可能缩小结节,但其长期疗效不确切,停药后可能出现结节再生长;TSH 部分抑制方案(TSH 控制于正常范围下限,即 $0.4 \sim 0.6$ mIU/L)与 TSH 完全抑制方案(TSH 控制于 $<0.1$ mIU/L)相比,减小结节体积的效能相似。不良反应方面:长期抑制 TSH 可导致亚临床甲亢(TSH 降低,$FT_3$ 和 $FT_4$ 正常),引发不适症状和一些不良反应(如心率增快、心房颤动、左心室增大、心肌收缩性增加、舒张功能受损等),造成绝经后妇女的骨密度(BMD)降低。权衡利弊,不建议常规使用 TSH 抑制疗法治疗良性甲状腺结节;可在小结节性甲状腺肿的年轻患者中考虑采用;如要使用,目标为 TSH 部分抑制。

$^{131}$I 主要用于治疗有自主摄取功能并伴有甲亢的良性甲状腺结节。对虽有自主摄取功能但不伴甲亢的结节,$^{131}$I 可作为治疗选择之一。出现压迫症状或位于胸骨后的甲状腺结节,不推荐 $^{131}$I 治疗。处于妊娠期或哺乳期是 $^{131}$I 治疗的绝对禁忌证。疗效方面:$^{131}$I 治疗后 $2 \sim 3$ 个月,有自主功能的结节可逐渐缩小,甲状腺体积平均减少 40%;伴有甲亢者在结节缩小的同时,甲亢症状、体征和相关并发症可逐渐改善,甲状腺功能指标可逐渐恢复正常。如 $^{131}$I 治疗 $4 \sim 6$ 个月后甲亢仍未缓解、结节无缩小,应结合患者的临床表现、相关实验室检查和甲状腺核素显像复查结果,考虑再次给予 $^{131}$I 治疗或采取其他治疗方法。$^{131}$I 治疗后,约 10% 的患者于 5 年内发生甲减,随时间延长甲减发生率逐渐增加。因此,建议治疗后每年至少检测一次甲状腺功能,如监测中发现甲减,要及时给予 $L - T_4$ 替代治疗。

其他治疗良性甲状腺结节的非手术方法包括:超声引导下经皮无水乙醇注射(percutaneous ethanol injection, PEI)、经皮激光消融术(percutaneous laser ablation, PLA)和射频消融(radiofrequency ablation, RFA)等。其中,PEI 对甲状腺良性囊肿和含有大量液体的甲状腺结节有效,不适用于单发实质性结节或多结节性甲状腺肿。采用这些方法治疗前,必须先排除恶性结节的可能性。

推荐 1 – 17:不建议常规使用非手术方法治疗良性甲状腺结节,包括 TSH 抑制治疗、$^{131}$I 治疗、PEI、PLA 和 RFA(推荐级别 E)。

推荐 1 – 18:$^{131}$I 主要用于治疗具有自主摄取功能并伴有甲亢的良性甲状腺结节。妊娠和哺乳期禁忌 $^{131}$I 治疗(推荐级别 A)。

推荐 1 – 19:如 $^{131}$I 治疗 $4 \sim 6$ 个月后甲亢仍未缓解、结节无缩小,应结合患者的临床表现、相关实验室检查结果和甲状腺核素显像复查情况,考虑再次给予 $^{131}$I 治疗或采取其他治疗方法(推荐级别 B)。

推荐 1 – 20:$^{131}$I 治疗良性甲状腺结节后如发生甲减,应及时给予 $^{131}$I 替代治疗(推荐级别 A)。

15. 问题15 儿童甲状腺结节的处理。

儿童甲状腺结节的患病率低于成人。美国儿童(触诊诊断)甲状腺结节的患病率约为 2%,年发病率约 7‰。国内报道儿童(超声诊断)甲状腺结节的患病率为 7.04%,多发结节占 66.7%,男女比为 $1:1.4$。

儿童的甲状腺恶性结节多为 DTC,另有约 5% 为 MTC。10 岁以上的患儿中,女性甲状腺癌的发病率高于男性。

对儿童甲状腺结节的评估,包括病史采集、体格检查、实验室指标检测、影像学检查和 FNAB,均与成年患者基本相同。FNAB 诊断儿童甲状腺癌的敏感性为 86% ~

100%，特异性为65%～90%。对儿童甲状腺结节的治疗，也与成年患者基本相同。手术是儿童甲状腺恶性/可疑恶性结节的主要治疗手段。

对儿童甲状腺结节的诊治处理，在下述几个方面与成年患者有所不同：①慎行颈部CT检查，因为大剂量的放射线暴露可能增加儿童甲状腺结节的恶变概率。②儿童甲状腺结节中，恶性结节的比例高于成人，可高达20%左右，经甲状腺核素显像证实的"热结节"也存在恶性风险。因此，对儿童的"热结节"要进一步评估。③儿童的恶性结节通常为多病灶，且伴有淋巴结转移、甚至远处转移的概率更高。因此，较大比例的DTC患儿治疗上宜选择全或近全甲状腺切除术、术后进行 $^{131}$I 治疗。④甲状腺结节患儿如有MTC或MEN2型的家族史，建议进行RET基因突变检测。突变阳性者，MTC发病率显著增高。此类患者应行预防性全甲状腺切除，切除的年龄视MTC发病风险的高低(根据RET基因突变位点评估)而定。⑤儿童恶性甲状腺结节即便伴有转移，仍有较好的预后。DTC的长期生存率超过90%；MTC的5年和15年生存率均超过85%，但30年生存率较低(约15%)。儿童甲状腺癌的复发率为10%～35%。

推荐1-21：对儿童甲状腺结节患者的评估和治疗，与成年患者基本一致(推荐级别A)。

推荐1-22：儿童甲状腺结节中的"热结节"也要进一步评估(推荐级别B)。

推荐1-23：甲状腺结节患儿如有MTC或MEN2型的家族史，建议进行RET基因突变检测(推荐级别A)。

16. 问题16　妊娠妇女甲状腺结节的处理，参见《妊娠与产后甲状腺疾病诊治指南》。

17. 问题17　甲状腺结节的临床评估和处理流程，见附录2图1。

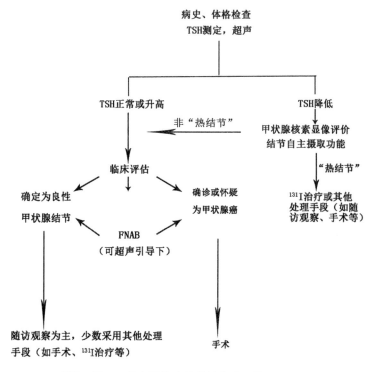

附录2图1　成人甲状腺结节的临床评估和处理流程

### 三、分化型甲状腺癌(DTC)

1. 问题1　DTC概述。

超过90%的甲状腺癌为DTC。DTC起源于甲状腺滤泡上皮细胞,主要包括PTC和甲状腺滤泡状癌(follicular thyroid carcinoma, FTC),少数为Hürthle细胞或嗜酸性细胞肿瘤。大部分DTC进展缓慢,近似良性病程,10年生存率很高,但某些组织学亚型(PTC的高细胞型、柱状细胞型、弥散硬化型、实体亚型和FTC的广泛浸润型等)的DTC容易发生甲状腺外侵犯、血管侵袭和远处转移,复发率高、预后相对较差。低分化型甲状腺癌(poorly differentiated thyroid cancer, PDTC)也属于DTC范畴。此类肿瘤相对少见,有岛状、梁状或实性结构,但不具备典型PTC的细胞核特点,且至少有下列三个形态学特征之一:核扭曲、核分裂象≥3个/10HPFs高倍镜视野、坏死。该类型肿瘤的临床生物学特点为高侵袭性、易转移、预后差,是目前DTC治疗的难点之一。

DTC的治疗方法主要包括:手术治疗、术后$^{131}$I治疗和TSH抑制治疗。其中,手术治疗最为重要,直接影响本病的后续治疗和随访,并与预后密切相关。DTC治疗的总体发展趋势是个体化的综合治疗。

2. 问题2　DTC手术的甲状腺切除术式的确定。

确定DTC手术的甲状腺切除范围时,需考虑以下因素:①肿瘤大小;②有无侵犯周围组织;③有无淋巴结和远处转移;④单灶或多灶;⑤童年期有无放射线接触史;⑥有无甲状腺癌或甲状腺癌综合征家族史;⑦性别、病理亚型等其他危险因素。应根据临床TNM(cTNM)分期、肿瘤死亡/复发的危险度、各种术式的利弊和患者意愿,细化外科处理原则,不可一概而论。

DTC的甲状腺切除术式主要包括全/近全甲状腺切除术和甲状腺腺叶+峡部切除术。全甲状腺切除术即切除所有甲状腺组织,无肉眼可见的甲状腺组织残存;近全甲状腺切除术即切除几乎所有肉眼可见的甲状腺组织(保留<1 g的非肿瘤性甲状腺组织,如喉返神经入喉处或甲状旁腺处的非肿瘤性甲状腺组织)。

全/近全甲状腺切除术可为DTC患者带来的益处如下:①一次性治疗多灶性病变;②利于术后监控肿瘤的复发和转移;③利于术后$^{131}$I治疗;④减少肿瘤复发和再次手术的概率(特别是对中、高危DTC患者),从而避免再次手术导致的严重并发症发生率增加;⑤准确评估患者的术后分期和危险度分层。另一方面,全/近全甲状腺切除术后,将不可避免地发生永久性甲减。并且,这种术式对外科医生专业技能的要求较高,术后甲状旁腺功能受损和(或)喉返神经损伤的概率增大。

建议DTC的全/近全甲状腺切除术适应证包括:①童年期有头颈部放射线照射史或放射性尘埃接触史;②原发灶最大直径>4 cm;③多癌灶,尤其是双侧癌灶;④不良的病理亚型,如PTC的高细胞型、柱状细胞型、弥散硬化型、实体亚型,FTC的广泛浸润型,低分化型甲状腺癌;⑤已有远处转移,需行术后$^{131}$I治疗;⑥伴有双侧颈部淋巴结转移;⑦伴有腺外侵犯(如气管、食管、颈动脉或纵隔侵犯等)。全/近全甲状腺切除术的相对适应证是:肿瘤最大直径1~4 cm,伴有甲状腺癌高危因素或合并对侧甲状腺结节。

与全/近全甲状腺切除术相比,甲状腺腺叶+峡部切除术更有利于保护甲状旁腺功能、减少对侧喉返神经损伤,也利于保留部分甲状腺功能;但这种术式可能遗漏对侧甲状腺内的微小病灶,不利于术后通过血清 Tg 和 $^{131}$I 全身显像监控病情,如果术后经评估还需要 $^{131}$I 治疗,则要进行再次手术切除残留的甲状腺。

因此,建议甲状腺腺叶 + 峡部切除术的适应证为:局限于一侧腺叶内的单发 DTC,并且肿瘤原发灶(1 cm、复发危险度低、无童年期头颈部放射线接触史、无颈部淋巴结转移和远处转移、对侧腺叶内无结节。)甲状腺腺叶 + 峡部切除术的相对适应证为:局限于一侧腺叶内的单发 DTC,并且肿瘤原发灶≤4 cm,复发危险度低、对侧腺叶内无结节;微小浸润型 FTC。

推荐 2 - 1:DTC 手术中,选择性应用全/近全甲状腺切除术或甲状腺腺叶 + 峡部切除术(推荐级别 C)。

3. 问题 3 DTC 手术中如何处理颈部中央区(Ⅵ区)淋巴结。

颈部淋巴结转移是 DTC 患者(尤其是年龄 >45 岁者)复发率增高和生存率降低的危险因素。20% ~90% 的 DTC 患者在确诊时即存在颈部淋巴结转移,多发生于颈部中央区。28% ~33% 的颈部淋巴结转移在术前影像学和术中检查时未被发现,而是在预防性中央区淋巴结清扫后得到诊断,并因此改变了 DTC 的分期和术后处理方案。因此,建议 DTC 术中在有效保留甲状旁腺和喉返神经情况下,行病灶同侧中央区淋巴结清扫术。

中央区淋巴结清扫术的范围上界至甲状软骨,下界达胸腺,外侧界为颈动脉鞘内侧缘,包括气管前、气管旁、喉前淋巴结等。

推荐 2 - 2:DTC 术中在有效保留甲状旁腺和喉返神经情况下,行病灶同侧中央区淋巴结清扫术(推荐级别 B)。

4. 问题 4 DTC 手术中如何处理颈部非中央区淋巴结。

DTC 患者的颈部淋巴结转移也可累及侧颈部淋巴结(Ⅱ ~ Ⅴ区)和Ⅶ区(前纵隔),罕见情况下还可出现于Ⅰ区。手术切除这些转移的淋巴结可降低肿瘤的复发率和死亡率;按分区切除优于仅切除受累淋巴结。

建议对临床颈部非中央区淋巴结转移($cN_{1b}$)的 DTC 患者,行侧颈区淋巴结清扫术。建议根据Ⅵ区转移淋巴结的数量和比例、DTC 原发灶的位置、大小、病理分型和术中对非Ⅵ区淋巴结的探查情况等,进行综合评估,对部分临床颈部中央区淋巴结转移($cN_{1a}$)患者行择区性颈部淋巴结清扫术。

侧颈区淋巴结清扫术的范围上至二腹肌,下至锁骨上,内侧界为颈动脉鞘内侧缘,外界至斜方肌前缘,包括Ⅱ ~ Ⅴ区的淋巴结和软组织。

推荐 2 - 3:对 $cN_{1b}$ 的 DTC 患者,行侧颈区淋巴结清扫术(推荐级别 B)。

推荐 2 - 4:对部分 $cN_{1a}$ 的 DTC 患者,行择区性颈淋巴结清扫术(推荐级别 C)。

5. 问题 5 DTC 手术的并发症。

DTC 手术的并发症包括出血、切口感染、呼吸道梗阻、甲状旁腺损伤(一过性或永久性低钙血症)、喉返神经损伤、喉上神经损伤和麻醉相关的并发症等。

国外数据显示,全甲状腺切除术后,喉返神经损伤率为 4.3%,双侧喉返神经损伤率为 0.6%(其中半数患者行气管切开),有症状的低钙血症发生率为 14.0%(永久性低钙血症为 2.2%),术后出血发生率为 8.0%,切口感染率为 0.4%。手术并发症的发生率与术者经验有关。

为尽量避免发生手术并发症,建议术前做好充分的手术风险评估(如呼吸功能如何、是否存在呼吸道感染、声带是否正常、气管是否受压、是否伴发其他基础疾病等)术中做到切口良好暴露,注意甲状旁腺和喉返神经保护。对气管受压软化者应将软化气管被膜悬吊于胸锁乳突肌或颈前肌群上,严重者应及时行气管切开;如不小心将甲状旁腺切除。确认后将切除甲状旁腺组织切成薄片或颗粒,种植于术区范围内的胸锁乳突肌或带状肌内。

6. 问题6　DTC的术后分期和复发危险度分层。

DTC的术后分期和复发危险度分层有助于:①预测患者的预后;②指导个体化的术后治疗方案,包括 $^{131}$I 碘治疗和TSH抑制治疗等,以减少复发率和死亡率;③指导个体化的随访方案;④交流患者医疗信息。

目前最常使用的肿瘤术后分期系统为美国癌症联合委员会(AJCC)的 TNM 分期,这是病理学参数(pTNM)和年龄的分期系统,适用于包括DTC在内的所有类型肿瘤(附录2表4、附录2表5)。

但是,AJCC TNM 分期系统预测的仅是死亡危险度而非复发危险度。对于DTC这种长期生存率较高的恶性肿瘤,更应对患者进行复发危险度分层:目前尚无公认的"最佳"分层系统,本指南建议采用下述的3级分层(附录2表6)。

**附录2表4　AJCC第七版(2010)甲状腺癌的 TNM 分类**

| T | 原发灶 |
|---|---|
| $T_x$ | 不能评价原发肿瘤 |
| $T_0$ | 无原发肿瘤的证据 |
| $T_1$ | 局限于甲状腺内的肿瘤,最大直径≤2 cm |
| $T_{1a}$ | 肿瘤局限于甲状腺内,最大直径≤1 cm |
| $T_{1b}$ | 肿瘤局限于甲状腺内,1 cm＜最大直径≤4 cm |
| $T_2$ | 肿瘤局限于甲状腺内,2 cm＜最大直径≤4 cm |
| $T_3$ | 肿瘤局限于甲状腺内,最大直径＞4 cm;或有任何大小的肿瘤伴有最低程度的腺外浸润(如侵犯胸骨甲状肌或甲状腺周围软组织) |
| $T_{4a}$ | 较晚期的疾病 任何大小的肿瘤浸润超出甲状腺包膜至皮下软组织、喉、气管、食道或喉返神经 |
| $T_{4b}$ | 很晚期的疾病 肿瘤侵犯椎前筋膜,或包绕颈动脉或纵隔血管 |
| N | 区域淋巴结转移(包括颈正中部淋巴结、颈侧淋巴结、上纵隔淋巴结) |
| $N_x$ | 不能评价区域淋巴结 |
| $N_0$ | 无区域淋巴结转移 |
| $N_1$ | 区域淋巴结转移 |
| $N_{1a}$ | 转移至Ⅵ区淋巴结[包括气管前、气管旁、喉前(Delphian)淋巴结] |
| $N_{1b}$ | 转移至单侧、双侧或对侧颈部(Ⅰ、Ⅱ、Ⅲ、Ⅳ、Ⅴ区)、咽后或上纵隔淋巴结 |
| M | 远处转移 |
| $M_0$ | 无远处转移 |
| $M_1$ | 有远处转移 |

注:所有的分类可再分为 s(单个病灶)、m(多发病灶,以最大的病灶确定分期)

附录 2 表 5　AJCC 第 7 版(2010 年) DTC 的 TNM 分期

| 项目 | T 分期 | N 分期 | M 分期 |
|---|---|---|---|
| 年龄 <45 岁 | | | |
| Ⅰ 期 | 任何 T | 任何 N | $M_0$ |
| Ⅱ 期 | 任何 T | 任何 N | $M_1$ |
| 年龄 ≥45 岁 | | | |
| Ⅰ 期 | $T_1$ | $N_0$ | $M_0$ |
| Ⅱ 期 | $T_2$ | $N_0$ | $M_0$ |
| Ⅲ 期 | $T_3$ | $N_0$ | $M_0$ |
| | $T_1$ | $N_{1a}$ | $M_0$ |
| | $T_2$ | $N_{1a}$ | $M_0$ |
| | $T_3$ | $N_{1a}$ | $M_0$ |
| Ⅳa 期 | $T_{4a}$ | $N_0$ | $M_0$ |
| | $T_{4a}$ | $N_{1a}$ | $M_0$ |
| | $T_1$ | $N_{1b}$ | $M_0$ |
| | $T_2$ | $N_{1b}$ | $M_0$ |
| | $T_3$ | $N_{1b}$ | $M_0$ |
| | $T_{4a}$ | $N_{1b}$ | $M_0$ |
| Ⅳb 期 | $T_{4b}$ | 任何 N | $M_0$ |
| Ⅳc 期 | 任何 T | 任何 N | $M_1$ |

附录 2 表 6　分化型甲状腺癌( DTC) 的复发危险度分层

| 复发危险度组别 | 符合条件 |
|---|---|
| 低危组 | 符合以下全部条件者：①无局部或远处转移；②所有肉眼可见的肿瘤均被彻底清除；③肿瘤没有侵犯周围组织；④肿瘤不是侵袭性的组织学亚型，并且没有血管侵犯；⑤如果该患者清甲后行全身碘显像，甲状腺床以外没有发现碘摄取 |
| 中危组 | 符合以下任一条件者：①初次手术后病理检查可在镜下发现肿瘤有甲状腺周围软组织侵犯；②有颈淋巴结转移或清甲后行全身 [131]I 显像发现有异常放射性摄取；③肿瘤为侵袭型的组织学类型，或有血管侵犯 |
| 高危组 | 符合以下任一条件者：①肉眼下可见肿瘤侵犯周围组织或器官；②肿瘤未能完整切除，术中有残留；③伴有远处转移；④全甲状腺切除后，血清 Tg 水平仍较高；⑤有甲状腺癌家族史 |

　　但是应当注意到，上述 DTC 的分期和危险度分层方案的制订，还没有充分结合病理学所详细描述的预后因素(如癌细胞频发性核有丝分裂、肿瘤坏死区域等)，也没有考虑

原发病灶的分子特征及其去分化状态。因此，还应该进一步完善，形成更加合理的分期和复发危险度分层系统，并对患者进行动态评估。

推荐 2 - 5：对所有 DTC 患者均应进行术后 AJCC TNM 分期和复发危险度低、中、高危分层，以助于预测患者预后、指导个体化的术后治疗和随访方案、交流患者医疗信息（推荐级别 A）。

7. 问题 7　按照良性甲状腺疾病手术、但术后病理诊断为 DTC 者，是否进行再次手术？

根据已有的临床资料评估 DTC 的 TNM 分期和复发危险度分层，确定手术应切除的甲状腺和颈部淋巴结范围。然后结合再次手术的风险、随访的便利性、患者的意愿和依从性等因素，在与患者充分沟通的基础上，决定后续处理方案：①需要进行再次手术者，建议在患者自身条件允许的情况下及早或待术区水肿消退后（3 个月后）施行。鉴于再次手术的严重手术并发症风险较首次手术增高，因此再次手术时应特别注意保护甲状旁腺和喉返神经。②复发危险度低的患者，若首次手术已行患侧腺叶切除，可予以随访。③复发危险度低的患者，首次手术方式为患侧腺叶部分切除（仅保留少量非肿瘤腺体组织），如随访方便、患者依从性好，也可暂不手术，在 TSH 抑制治疗下密切随访，一旦发现异常，再次外科处理。

推荐 2 - 6：按照良性甲状腺疾病手术、但术后病理诊断为 DTC 者，应根据肿瘤的 TNM 分期和复发危险度分层、再次手术的风险、随访的便利性、患者的意愿和依从性等因素，进行综合分析，确定是否再次手术（推荐级别 C）。

8. 问题 8　DTC 术后 $^{131}$I 治疗的含义。

$^{131}$I 是 DTC 术后治疗的重要手段之一。$^{131}$I 治疗包含两个层次：一是采用 $^{131}$I 清除 DTC 术后残留的甲状腺组织（ $^{131}$I ablation for thyroid remnant），简称 $^{131}$I 清甲；二是采用 $^{131}$I 清除手术不能切除的 DTC 转移灶，简称 $^{131}$I 清灶。

9. 问题 9　$^{131}$I 清甲治疗的适应证。

DTC 术后 $^{131}$I 清甲的意义包括：①利于通过血清 Tg 和 $^{131}$I 全身显像（CBS）监测疾病进展；② $^{131}$I 清灶治疗的基础；③清甲后的 CBS 单光子发射计算机断层成像（SPECT）/CT 融合显像等有助于对 DTC 进行再分期；④可能治疗潜在的 DTC 病灶。

目前对术后 $^{131}$I 清甲治疗的适应证尚存争议，主要问题集中于低危患者是否从中获益。结合 ATA 的推荐，国内的实际情况和临床经验，建议对 DTC 术后患者进行实时评估，根据 TNM 分期，选择性实施 $^{131}$I 清甲治疗（附录 2 表 7）。总体来说，除所有癌灶均 < 1 cm 且无腺外浸润、无淋巴结和远处转移的 DTC 外，均可考虑 $^{131}$I 清甲治疗。妊娠期、哺乳期、计划短期（6 个月）内妊娠者和无法依从辐射防护指导者，禁忌进行 $^{131}$I 清甲治疗。

**附录 2 表 7　根据 TNM 分期对 DTC 患者是否 $^{131}$I 清甲治疗的推荐**

| | TNM 分期 | 对 $^{131}$I 清甲治疗的推荐强度 | 临床解读 |
|---|---|---|---|
| $T_1$ | 癌灶 ≤ 1 cm，局限于甲状腺内 | E | 不建议 $^{131}$I 清甲治疗 |
| | 癌灶 1 ~ 2 cm，局限于甲状腺内 | I | 不建议也不反对清甲治疗 |

|  | TNM 分期 | 对 $^{131}$I 清甲治疗的推荐强度 | 临床解读 |
|---|---|---|---|
| $T_2$ | 癌灶 > 2 ~ 4 cm,局限于甲状腺内 | C | 可行 $^{131}$I 清甲治疗 |
| $T_3$ | 癌灶 > 4 cm | | |
| | 年龄 < 45 岁 | B | 应行 $^{131}$I 清甲治疗 |
| | 年龄 ≥ 45 岁 | B | 应行 $^{131}$I 清甲治疗 |
| | 癌灶有显微镜下甲状腺外浸润(不考虑癌灶的大小和年龄) | I | 不建议也不反对 $^{131}$I 清甲治疗 |
| $T_4$ | 癌灶有肉眼可见的甲状腺外浸润(不考虑癌灶大小和年龄) | B | 应行 $^{131}$I 清甲治疗 |
| $N_x$, $N_0$ | 无淋巴结转移 | I | 不建议也不反对 $^{131}$I 清甲治疗 |
| $N_1$ | 有淋巴结转移 | | |
| | 年龄 < 45 岁 | C | 可行 $^{131}$I 清甲治疗 |
| | 年龄 ≤ 45 岁 | C | 可行 $^{131}$I 清甲治疗 |
| $M_1$ | 有远处转移 | A | 应行 $^{131}$I 清甲治疗 |

推荐 2 - 7:DTC 手术后,选择性应用 $^{131}$I 清甲治疗(推荐级别 A)。

推荐 2 - 8:妊娠期、哺乳期、计划短期(6 个月)内妊娠者和无法依从辐射防护指导者,禁忌进行 $^{131}$I 清甲治疗(推荐级别 F)。

10. 问题 10　$^{131}$I 清甲治疗前准备。

如患者有清甲治疗的适应证,但在治疗前的评估中发现残留甲状腺组织过多,应建议患者先接受再次尽量切除残余甲状腺组织的治疗,否则清甲的效果较难保证。清甲治疗虽有可能清除残余甲状腺腺叶,但不推荐以此替代手术。如在清甲治疗前的评估中发现可采用手术方法切除的 DTC 转移灶,也应先行再次手术。仅在患者有再次手术的禁忌证或拒绝再次手术时,可考虑直接进行清甲治疗。一般状态差、伴随有其他严重疾病或其他高危恶性肿瘤者,优先纠正一般状态、治疗伴随疾病,之后再考虑清甲治疗。

正常甲状腺滤泡上皮细胞和 DTC 细胞的胞膜上表达钠碘协同转运体(sodium iodide symporter, NIS),在 TSH 刺激下可充分摄取 $^{131}$I。因此,清甲治疗前需要升高血清 TSH 水平。血清 TSH > 30 mIU/L 后可显著增加 DTC 肿瘤组织对 $^{131}$I 的摄取。升高 TSH 水平可通过两种方式实现。①升高内源性 TSH 水平:全/近全甲状腺切除术后 4 ~ 6 周内暂不服用 L - T$_4$,或(已开始 TSH 抑制治疗者)停用 L - T$_4$ 至少 2 ~ 3 周,使血清 TSH 水平升至 30 mIU/L 以上。②使用重组人 TSH(rhTSH):在清甲治疗前,每日肌内注射 rhTSH 0.9 mg,连续 2 日,同时无须停用 L - T$_4$。rhTSH 尤其适用于老年 DTC 患者、不能耐受甲减者和停用 L - T$_4$ 后 TSH 升高无法达标者。目前,欧洲、美洲、亚洲多国及中国的香港和台湾地区等均已批准 rhTSH 用于辅助清甲治疗,但此药尚未在大陆地区注册上市。

清甲治疗前可进行诊断性全身核素显像(Dx - WBS),其作用包括:①协助了解是否存在摄碘性转移灶；②协助计算 $^{131}$I 治疗剂量；③预估体内碘负荷对清甲治疗的影响。然而，也有观点认为，无须在清甲治疗前进行 Dx – WBS，因为 Dx – WBS 所用的低剂量 $^{131}$I 几乎全部被残留甲状腺组织摄取，不能有效显示摄碘性转移灶，并且可能造成"顿抑"现象。"顿抑"是指诊断用途的低剂量 $^{131}$I 使正常甲状腺组织和摄碘性转移灶减低了对随后用于治疗的高剂量 $^{131}$I 的摄取。减少"顿抑"现象的方法包括：使用低剂量 $^{131}$I（< 5 mCi），且在诊断用药后 72 小时内实施清甲治疗；以 $^{123}$I 替代 $^{131}$I 作为 Dx – WBS 的诊断用药，但 $^{123}$I 来源困难且价格昂贵。

$^{131}$I 的疗效有赖于进入残留甲状腺组织和 DTC 病灶内的 $^{131}$I 剂量。人体内的稳定碘离子与 $^{131}$I 竞争进入甲状腺组织和 DTC 病灶，所以 $^{131}$I 清甲治疗前要求患者低碘饮食（<50 μg/d）至少 1~2 周。治疗等待期内须避免应用含碘造影剂和药物（如胺碘酮等）。如清甲治疗前曾使用含碘造影剂或摄入含大剂量碘的食物或药物，治疗宜暂缓。有条件可监测尿碘含量。

实施清甲治疗前，育龄妇女需进行妊娠测试。此外，还应向患者介绍治疗目的、实施过程、治疗后可能出现的不良反应等，并进行辐射安全防护指导。

推荐 2 – 9：$^{131}$I 清甲治疗前评估发现有再次手术指征者，应先行手术治疗；仅在患者有再次手术的禁忌证或拒绝再次手术时，可考虑直接进行清甲治疗（推荐级别 A）。

推荐 2 – 10：清甲治疗前，停用 L – T$_4$ 至少 2~3 周或使用重组人 TSH（rhTSH），使血清 TSH 升高至 30 mIU/L（推荐级别 A）。

推荐 2 – 11：不建议也不反对进行清甲治疗前的 Dx – WBS（推荐级别 I）。

推荐 2 – 12：$^{131}$I 清甲治疗前低碘饮食（<50 μg/d）至少 1~2 周，避免应用含碘造影剂和药物（如胺碘酮等）。（推荐级别 B）

推荐 2 – 13：$^{131}$I 清甲治疗前对患者进行辐射安全防护指导（推荐级别 B）。

11. 问题 11　　$^{131}$I 清甲治疗的 $^{131}$I 剂量。

目前，首次清甲治疗多采用固定剂量，即 3.7 GBq（100 mCi）的 $^{131}$I。在部分患者中（尤其是低、中危患者），较低剂量（如 30~75 mCi）也能有效完成清甲治疗，但单次治疗成功率可能偏低。残留甲状腺组织多、合并肾功能异常者，首次清甲治疗剂量要酌减。儿童 DTC 患者需根据体重或体表面积来调整清甲治疗剂量。

下述情况可直接应用 3.7~7.4 GBq（100~200 mCi）$^{131}$I：残留较多手术不能切除的 DTC 病灶；伴发颈部淋巴结或远处转移，但无法手术或患者拒绝手术；不明原因的血清 Tg 水平明显升高。此时，清甲治疗同时兼顾清灶目的。

推荐 2 – 14：非高危 DTC 患者清甲治疗的 $^{131}$I 剂量为 1.11~3.7 GBq（30~100 mCi）（推荐级别 B）。

推荐 2 – 15：中、高危 DTC 患者兼顾清灶目的时，清甲治疗的 $^{131}$I 剂量为 3.7~7.4 GBq（100~200 mCi）$^{131}$I（推荐级别 C）。

12. 问题 12　　$^{131}$I 清甲治疗的短期不良反应。

治疗剂量的 $^{131}$I 对 DTC 病灶、残留甲状腺组织、邻近组织和其他可摄碘的正常组织器官形成直接辐射损伤，导致不同程度的放射性炎症反应。清甲治疗后短期（1~15 天）内常见的不良反应包括乏力、颈部肿胀和咽部不适、口干甚至唾液腺肿痛、味觉改变、鼻泪管阻塞、上腹部不适甚至恶心、泌尿系损伤等。上述症状多出现于清甲治疗 1 ~ 5 天,常自行缓解,无须特殊处置。有研究显示,在 $^{131}$I 治疗期采用服用酸性糖果、嚼无糖口香糖、按摩唾液腺或补液等措施,可减轻唾液腺的辐射损伤。但近期一项前瞻性、随机、双盲、对照研究报道:使用 $^{131}$I 后不同时间含服维生素 C 未明显改变唾液腺的辐射吸收剂量。大量饮水、多排尿和服用缓泻剂等措施可有助于减轻腹腔和盆腔的辐射损伤,但需注意引发电解质紊乱的可能性。合并其他慢性疾病和(或)高龄 DTC 患者,持续甲减加上清甲 $^{131}$I 的损伤,基础疾病病情可能在短期内加重,需密切观察、及时处理。另外,清甲治疗后短期内患者可能出现一些心理方面的改变,如无聊感、焦虑、失眠、恐惧等,这并非 $^{131}$I 的直接损伤,而是源于治疗实施过程的一些因素(如辐射防护隔离、甲减逐渐加重和其他疾病影响等)。

推荐 2 - 16: $^{131}$I 清甲治疗后出现的短期不良反应多可自行缓解,无须特殊处置(推荐级别 B)。

13. 问题 13　　$^{131}$I 清甲治疗后 WBS(Rx - WBS)的意义。

一般在 $^{131}$I 清甲治疗后 2 ~ 10 天之间进行 Rx - WBS。因为清甲所用的 $^{131}$I 剂量远高于 Dx - WBS 中应用的 $^{131}$I 剂量,所以在 Dx - WBS 时未见 DTC 转移病灶的患者中,10% ~26% 可通过 Rx - WBS 发现 DTC 转移病灶,10% 会因为发现新病灶而改变清甲治疗前的肿瘤分期,9% ~15% 会根据 Rx - WBS 结果调整后续的治疗方案。因此,Rx - WBS 是对 DTC 进行再分期和确定后续 $^{131}$I 治疗适应证的基础。采用 $^{131}$I SPECT 并组合 CT 检查可能进一步提高 Rx - WBS 诊断的准确性。

推荐 2 - 17: $^{131}$I 清甲治疗后 2 ~ 10 天之间应进行 Rx - WBS 检查(推荐级别 B)。

14. 问题 14　　$^{131}$I 清甲治疗后的甲状腺激素治疗。

通常清甲治疗后 24 ~ 72 小时开始(或继续)口服甲状腺激素,常规用药为 L - T$_4$。清甲前残留较多甲状腺组织者,因清甲所用的 $^{131}$I 破坏甲状腺组织使甲状腺激素不同程度释放入血,故 L - T$_4$ 治疗的起始时间可适当推迟,补充 L - T$_4$ 的剂量也宜逐步增加。

推荐 2 - 18: DTC 患者 $^{131}$I 清甲治疗后 24 ~ 72 小时开始(或继续)L - T$_4$ 治疗(推荐级别 B)。

15. 问题 15　　再次 $^{131}$I 清甲治疗的指征。

部分患者单次清甲治疗不能将残留甲状腺完全清除。多见于清甲治疗前残留甲状腺组织较多,或残留甲状腺组织和 DTC 病灶摄取 $^{131}$I 不充分(多因体内存在较大量的稳定碘),或清甲所用 $^{131}$I 剂量不足,或对 $^{131}$I 辐射敏感性低等。清甲治疗 4 ~ 6 个月以后,可进行清甲是否完全的评估。如 TSH 刺激后的 Dx - WBS 图像中无甲状腺组织显影,甲状腺吸 $^{131}$I 率 <1% ,提示 $^{131}$I 清甲完全。血清 Tg 检测和甲状腺超声检查也可协助判别清甲是否完全。

首次清甲后仍有残留甲状腺组织者,为达到完全清甲的治疗目标,可进行再次清甲治疗。再次清甲的 $^{131}$I 剂量确定原则与首次治疗相同。但也有研究者认为,若此类患者首次清甲后 Rx - WBS 未见甲状腺外异常 $^{131}$I 摄取,动态监测血清 Tg 持续 <1 ng/mL,并且颈部超声无明显异常,则无须进行再次清甲。

16. 问题 16　　$^{131}$I 清灶治疗的适应证。

$^{131}$I 清灶治疗适用于无法手术切除，但具备摄碘功能的 DTC 转移灶（包括局部淋巴结转移和远处转移）。治疗目的为清除病灶或部分缓解病情。清灶治疗的疗效与转移灶摄取 $^{131}$I 的程度和 $^{131}$I 在病灶中的滞留时间直接相关，还受到患者年龄、转移灶的大小和部位，以及病灶对 $^{131}$I 的辐射敏感性等因素的影响。年轻患者获得治愈的可能性较大，软组织和肺部的微小转移灶易被清除；已形成实质性肿块的转移灶或合并骨质破坏的骨转移，即使病灶明显摄取 $^{131}$I，清灶治疗的效果也往往欠佳。高龄、伴随其他严重疾病或无法耐受治疗前甲减者，不宜采用 $^{131}$I 清灶治疗。位于关键部位的转移灶（如颅内或脊髓旁、气道内、性腺旁转移等），如果无法手术，即使病灶显著摄取 $^{131}$I，也不适合 $^{131}$I 清灶治疗，而应采用其他方法处理。

推荐 2-19：对无法手术切除的摄碘性 DTC 转移灶，可选择性应用 $^{131}$I 清灶治疗（推荐级别 B）。

17. 问题 17　$^{131}$I 清灶治疗的实施和随访。

首次 $^{131}$I 清灶治疗应在 $^{131}$I 清甲至少 3 个月后进行。对单次清灶治疗的 $^{131}$I 剂量尚有争议。经验剂量为 3.7～7.4 GBq（100～200 mCi）。治疗量还有另外两种确定方法：根据血液和全身的辐射耐受上限计算剂量，根据肿瘤病灶所需的辐射量计算剂量。无前瞻性研究说明上述三种方法中，何种为最佳，围清灶治疗期的处理基本与清甲治疗相同。$^{131}$I 清灶治疗后 2～10 天进行 Rx-WBS，预估治疗效果和后续清灶治疗的必要性。

清灶治疗 6 个月后，可进行疗效评估。如治疗有效（血清 Tg 持续下降，影像学检查显示转移灶缩小、减少），可重复清灶治疗，两次清灶治疗间宜相隔 4～8 个月。若清灶治疗后血清 Tg 仍持续升高，或影像学检查显示转移灶增大、增多，或 $^{18}$F-FDG PET 发现新增的高代谢病灶，则提示治疗无明显效果，应考虑终止 $^{131}$I 治疗。

推荐 2-20：首次 $^{131}$I 清灶治疗应在 $^{131}$I 清甲后至少 3 个月后进行。重复清灶治疗宜间隔 4～8 个月（推荐级别 C）。

推荐 2-21：单次 $^{131}$I 清灶治疗的经验剂量为 3.7～7.4 GBq（100～200 mCi）（推荐级别 C）。

18. 问题 18　重复 $^{131}$I 治疗的最大剂量和安全性。

$^{131}$I 治疗属于相对安全的治疗方法。迄今为止，尚无法通过前瞻性临床研究确定 $^{131}$I 治疗剂量的上限（包括单次剂量和累积剂量）。但回顾性统计分析提示，随着 $^{131}$I 治疗次数增多和 $^{131}$I 累积剂量的加大，辐射不良反应的风险也会增高。较常见的不良反应包括慢性唾液腺损伤、龋齿、鼻泪管阻塞或胃肠道反应等。$^{131}$I 治疗罕见引起骨髓抑制、肾功能异常，可通过治疗前后监测血常规和肾功能及时发现。$^{131}$I 治疗与继发性肿瘤的关系无一致结论。没有足够证据表明 $^{131}$I 治疗影响生殖系统，但建议女性在 $^{131}$I 治疗后 6～12 个月避免妊娠。

推荐 2-22：尚无 $^{131}$I 治疗剂量（包括单次剂量和累积剂量）的明确上限，但随 $^{131}$I 治疗次数的增多和 $^{131}$I 累积剂量的加大，辐射不良反应的风险增高（推荐级别 C）。

推荐 2-23：女性 DTC 患者在 $^{131}$I 治疗后 6～12 个月避免妊娠（推荐级别 C）。

19. 问题 19　手术后行 $^{131}$I 治疗的 DTC 患者，如何评估肿瘤是否临床治愈。

手术后行 $^{131}$I 治疗的 DTC 患者，如满足下列标准可被认定为"肿瘤临床治愈"：①没有肿瘤存在的临床证据;②没有肿瘤存在的影像学证据;③清甲治疗后的 Rx – WBS 没有发现甲状腺床和床外组织摄取 $^{131}I$;④TSH 抑制状态下和 TSH 刺激后,在无 TgAb 干扰时,检测不到血清 Tg < 1 ng/mL(一般为 Tg < 1 ng/mL)。

20. 问题 20 DTC 术后 TSH 抑制治疗的作用和不良反应。

DTC 术后 TSH 抑制治疗是指手术后应用甲状腺激素将 TSH 抑制在正常低限或低限以下,甚至检测不到的程度,一方面补充 DTC 患者所缺乏的甲状腺激素;另一方面抑制 DTC 细胞生长。TSH 抑制治疗用药首选 L – $T_4$ 口服制剂。于甲状腺片中甲状腺激素的剂量和 $T_3/T_4$ 的比例不稳定,可能带来 TSH 波动,因此不建议在长期抑制治疗中作为首选。

TSH 抑制水平与 DTC 的复发、转移和癌症相关死亡的关系密切,特别对高危 DTC 者,这种关联性更加明确:TSH > 2 mIU/L 时癌症相关死亡和复发增加。高危 DTC 患者术后 TSH 抑制至 < 0.1 mIU/L 时,肿瘤复发、转移显著降低。低危 DTC 患者术后 TSH 抑制于 0.1 ~ 0.5 mIU/L 即可使总体预后显著改善,而将 TSH 进一步抑制至 < 0.1 mIU/L 时,并无额外收益。某些低分化 DTC 的生长、增生并非依赖于 TSH 的作用,对此类患者,即便将 TSH 抑制到较低的水平,仍难以减缓病情进展。

长期使用超生理剂量甲状腺激素,会造成亚临床甲亢。特别是 TSH 需长期维持在较低水平(< 0.1 mIU/L)时,可能影响 DTC 患者的 QOL,加重心脏负荷和心肌缺血(老年者尤甚),引发或加重心律失常(特别是心房颤动),引起静息心动过速、心肌重量增加、平均动脉压增大、舒张和(或)收缩功能失调等,甚至导致患者心血管病相关事件住院和死亡风险增高。减少甲状腺素剂量后则上述诸多受损情况可逆转。TSH 长期抑制带来的另一个不良反应是增加绝经后妇女骨质疏松症(OP)的发生率,并可能导致其骨折风险增加。

推荐 2 – 24:DTC 患者术后应及时给予 TSH 抑制治疗(推荐级别 D)。

推荐 2 – 25:DTC 术后 TSH 抑制治疗首选 L – $T_4$ 口服制剂(推荐级别 A)。

21. 问题 21 TSH 抑制治疗的目标。

TSH 抑制治疗最佳目标值应满足:既能降低 DTC 的复发、转移率和相关死亡率,又能减少外源性亚临床甲亢导致的不良反应,提高 QOL。迄今为止,对这一最佳目标值尚无一致意见。

近年来,TSH 抑制治疗的理念发生了转变,提倡兼顾 DTC 患者的肿瘤复发危险度和 TSH 抑制治疗的不良反应风险,制订个体化治疗目标,摒弃单一标准。本指南借鉴这一理念,根据双风险评估结果,建议在 DTC 患者的初治期(术后 1 年内)和随访期中,设立相应 TSH 抑制治疗目标(附录 2 表 8、附录 2 表 9)。

推荐 2 – 26:基于 DTC 患者的肿瘤复发危险度和 TSH 抑制治疗的不良反应风险,设立 DTC 患者术后 TSH 抑制治疗的个体化目标(推荐级别 C)。

**附录 2 表 8　TSH 抑制治疗的不良反应风险分层**

| TSH 抑制治疗的不良反应风险分层 | 适应人群 |
| --- | --- |
| 低危 | 符合下述所有情况：①中青年；②无症状者；③无心血管疾病；④无心律失常；⑤无肾上腺素能受体激动的症状或体征；⑥无心血管疾病危险因素；⑦无合并疾病；⑧绝经前妇女；⑨骨密度正常；⑩无 OP 的危险因素 |
| 中危 | 符合下述任一情况：①中年；②高血压；③有肾上腺素能受体激动的症状或体征；④吸烟；⑤存在心血管疾病危险因素或糖尿病；⑥围绝经期妇女；⑦骨量减少；⑧存在 OP 的危险因素 |
| 高危 | 符合下述任一情况：①临床心脏病；②老年；③绝经后妇女；④伴发其他严重疾病 |

**附录 2 表 9　基于双风险评估的 DTC 患者术后 TSH 抑制治疗目标**

| TSH 抑制治疗的不良反应风险 | DTC 的复发危险度 | | | |
| --- | --- | --- | --- | --- |
| | 随访期 | | 初治期（术后 1 年） | |
| | 高中危 | 低危 | 高中危 | 低危 |
| 高中危* | <0.1 | 0.5#~1.0 | 0.1~0.5# | 1.0~2.0 (5~10 年)*** |
| 低危** | <0.1 | 0.1~0.5# | <0.1 | 0.5#~2.0 (5~10 年)*** |

　　注*：TSH 抑制治疗的不良反应风险为高中危层次者，应个体化抑制 TSH 至接近达标的最大可耐受程度，予以动态评估，同时预防和治疗心血管和骨骼系统相应病变；**：对 DTC 的复发危险度为高危层次、同时 TSH 抑制治疗不良反应危险度为低危层次的 DTC 患者，应定期评价心血管和骨骼系统情况；***：5~10 年后如无病生存，可仅进行甲状腺激素替代治疗；

22. 问题 22　TSH 抑制治疗的 L-T4 剂量和调整。

对患者个体而言，抑制治疗的 L-T4 剂量为达到其 TSH 抑制目标所需的剂量。对已清除全部甲状腺的 DTC 患者，抑制治疗的 L-T4 剂量通常高于单纯替代剂量，平均为 1.5~2.5 g/(kg·d)；老年（尤其年龄在 80 岁以上）患者中，达到 TSH 抑制的 L-T4 剂量较年轻人低 20%~30%，原因在于老年人甲状腺激素外周降解率的降低大于口服吸收率的下降。

L-T4 的起始剂量因患者年龄和伴发疾病情况而异。以甲状腺已完全清除者为例：年轻患者直接启用目标剂量；年龄 50 岁以上的患者，如无心脏病及其倾向，初始剂量为 50 μg/d；如患者有冠心病或其他高危因素，初始剂量为 12.5~25 μg/d，甚至更少，增量更缓，调整间期更长，并严密监测心脏状况。L-T4 最终剂量的确定有赖于血清 TSH 的监测。L-T4 剂量调整阶段，每 4 周左右测定 TSH，达标后 1 年内每 2~3 个月、2 年内每 3~6 个月、5 年内每 6~12 个月复查甲状腺功能，以确定 TSH 维持于目标范围。

早餐前空腹顿服 L-T4 最利于维持稳定的 TSH 水平。如有漏服，应服用双倍剂量，直至补足全部漏服剂量。部分患者需要根据冬夏季节 TSH 水平的变化调整 L－T$_4$ 用量 (冬增夏减)。应在间隔足够时间后服用某些特殊药物或食物:与维生素、滋补品间隔 1 小时;与含铁、钙食物或药物间隔 2 小时;与奶、豆类食品间隔 4 小时;与考来烯胺或降脂树脂间隔 12 小时。每次调整 L－T$_4$ 剂量后 4 周左右(年长者较久),TSH 可渐达稳态。妊娠期间切不可盲目停药(参见《妊娠与产后甲状腺疾病诊治指南》)。

推荐 2－27:TSH 抑制治疗的 L－T$_4$;剂量需根据 TSH 抑制目标调整,存在个体差异 (推荐级别 A)。

推荐 2－28:L－T$_4$ 的起始剂量因患者年龄和伴发疾病情况而异。L－T$_4$ 应当清晨空腹顿服(推荐级别 B)。

推荐 2－29:L－T$_4$ 剂量调整期间,每 4 周左右测定血清 TSH(推荐级别 A)。

23. 问题 23　TSH 抑制治疗期间 OP 的防治。

对需要将 TSH 抑制到低于 TSH 正常参考范围下限的 DTC 患者(特别是绝经后妇女),评估治疗前基础骨矿化状态并定期监测:根据医疗条件酌情选用血清钙/磷、24 小时尿钙/磷、骨转换生化标志物和 BMD 测定。

由于长期亚临床甲亢是绝经后女性 OP 的危险因素,因此绝经后 DTC 患者在 TSH 抑制治疗期间,应接受 OP 初级预防:确保钙摄入 1000 mg/d,补充维生素 D 400～800U(10～20 μg)/d。对未使用雌激素或双膦酸盐治疗的绝经后妇女、TSH 抑制治疗前或治疗期间达到 OP 诊断标准者,维生素 D 应增至 800～1200U(20～30 μg)/d,并酌情联合其他干预治疗药物(如双膦酸盐类、降钙素类、雌激素类、甲状旁腺激素、选择性雌激素受体调节剂类等)。

推荐 2－30:对需要将 TSH 抑制到低于 TSH 正常参考范围下限的 DTC 患者,评估治疗前基础骨矿化状态并定期监测(推荐级别 C)。

推荐 2－31:绝经后女性 DTC 者在 TSH 抑制治疗期间应接受 OP 初级预防;达到 OP 诊断标准者,启动正规抗 OP 治疗(推荐级别 B)。

24. 问题 24　TSH 抑制治疗期间心血管系统不良反应的防治对需要将 TSH 抑制到低于 TSH 正常参考范围下限的 DTC 患者,评估治疗前基础心脏情况;定期监测心电图,必要时进行动态心电图和超声心动图检查;定期进行血压、血糖和血脂水平监测,必要时可测定颈动脉内膜中层厚度以协助评估动脉粥样硬化的危险性。使用肾上腺素受体阻滞药(β 受体阻滞药)3～4 个月后,外源性亚临床甲亢带来的心脏舒张功能和运动耐力受损可以得到显著改善,并能控制心血管事件(尤其是心房颤动)的相关死亡率。因此,TSH 抑制治疗期间,对附录 2 表 10 中列出的 DTC 患者,如无 β 受体阻滞药禁忌证,应考虑给予该类药物预防心血管系统不良反应。TSH 抑制前或治疗期间发生心房颤动者,应给予规范化治疗。有心脏基础疾病或心血管事件高危因素者,应针对性地给予地高辛、血管紧张素转换酶抑制剂或其他心血管药物治疗,并适当放宽 TSH 抑制治疗的目标。

附录 2 表 10　DTC 患者 TSH 抑制治疗期间 β 受体阻滞药的治疗指征

| 项目 | TSH < 0.1 mIU/L | TSH 0.1 ~ 0.5* mIU/L |
|---|---|---|
| 年龄 ≥65 岁 | 治疗 | 考虑治疗 |
| 年龄 <65 岁,有心脏病 | 治疗 | 治疗 |
| 年龄 <65 岁,有心血管疾病危险因素 | 治疗 | 考虑治疗 |
| 年龄 <65 岁,有甲亢症状 | 治疗 | 治疗 |

注:*0.5 mIU/L 因各实验室的 TSH 正常参考范围下限不同而异

推荐 2 – 32：对需要将 TSH 抑制到低于 TSH 正常参考范围下限的 DTC 患者,评估治疗前基础心脏情况并定期监测(推荐级别 C)。

推荐 2 – 33：TSH 抑制治疗期间,可选择性应用 β 受体阻滞药预防心血管系统不良反应(推荐级别 C)。

25. 问题 25　DTC 的辅助性外照射治疗或化学治疗。

侵袭性 DTC 经过手术和 $^{131}$I 治疗后,外照射治疗降低复发率的作用尚不明确,不建议常规使用。下述情况下,可考虑外照射治疗：①以局部姑息治疗为目的；②有肉眼可见的残留肿瘤,无法手术或 $^{131}$I 治疗；③疼痛性骨转移；④位于关键部位、无法手术或 $^{131}$I 治疗(如脊椎转移、中枢神经系统转移、某些纵隔或隆突下淋巴结转移、骨盆转移等)。

DTC 对化学治疗药物不敏感。化学治疗仅作为姑息治疗或其他手段无效后的尝试治疗。多柔比星(阿霉素)是唯一经美国 FDA 批准用于转移性甲状腺癌的药物,其对肺转移的疗效优于骨转移或淋巴结转移。

推荐 2 – 34：不建议在 DTC 治疗中常规使用外照射治疗或化学治疗(推荐级别 F)。

26. 问题 26　DTC 的靶向药物治疗。

肿瘤的靶向治疗药物包括细胞生长因子及其受体抑制剂、多靶点激酶抑制剂、抗血管内皮生长因子药物、表皮生长因子受体抑制剂、DNA 甲基化抑制剂、环氧化酶 – 2 抑制剂、NF – κB 路径靶向药物和细胞周期调控药物等多种类药物。随着对甲状腺癌分子机制研究的不断深入,越来越多的靶向药物开展了针对甲状腺癌的临床试验。酪氨酸激酶抑制剂(tyrosine kinase inhibitors, TKIs)是目前在甲状腺癌中研究最多的靶向治疗药物。对 $^{131}$I 难治性 DTC,包括索拉非尼、舒尼替尼、凡得替尼、阿昔替尼、莫替沙尼和吉非替尼等在内的多个 TKIs 已开展了临床试验,证实 TKIs 在一定程度上可以缓解疾病进展。但是,至今尚无一例患者完全治愈,部分缓解率最高也不到 50%,而且这种缓解率难以长期维持；有相当一部分患者因为并不少见的不良反应或者肿瘤进展而终止用药。因此,目前仅在常规治疗无效且处于进展状态的晚期 DTC 患者中,可以考虑使用此类药物。

推荐 2 – 35：在常规治疗无效且处于进展状态的晚期 DTC 患者中,可以考虑使用新型靶向药物治疗(推荐级别 C)。

27. 问题 27　为何需要对 DTC 患者进行长期随访。

尽管大多数 DTC 患者预后良好、死亡率较低,但是约 30% 的 DTC 患者会出现复发或转移，其中 2/3 发生于手术后的 10 年内，有术后复发并有远处转移者预后较差。对 DTC 患者进行长期随访的目的在于：①对临床治愈者进行监控，以便早期发现复发肿瘤和转移；②对 DTC 复发或带瘤生存者，动态观察病情的进展和治疗效果，调整治疗方案；③监控 TSH 抑制治疗的效果；④对 DTC 患者的某些伴发疾病(如心脏疾病、其他恶性肿瘤等)病情进行动态观察。

推荐 2 – 36：对 DTC 患者应当进行长期随访(推荐级别 A)。

28. 问题 28　对已清除全部甲状腺的 DTC 患者，血清 Tg 在长期随访中的应用。

对已清除全部甲状腺(手术和 $^{131}I$ 清甲后)的 DTC 患者而言，体内应当不再有 Tg 的来源；如果在血清中检测到 Tg，往往提示 DTC 病灶残留或复发。基于这个原理，对已清除全部甲状腺的 DTC 患者，应定期检测血清 Tg 水平。这是判别患者是否存在肿瘤残留或复发的重要手段。

DTC 随访中的血清 Tg 测定包括基础 Tg 测定(TSH 抑制状态下)和 TSH 刺激后(TSH >30 mIU/L)的 Tg 测定。TSH 是正常甲状腺细胞或 DTC 细胞产生和释放 Tg 的最重要的刺激因子。TSH 抑制状态下，肿瘤细胞分泌 Tg 的能力也会受到抑制。为更准确地反映病情，可通过停用 L – T$_4$ 或应用 rhTSH 的方法，使血清 TSH 水平升高至 >30 mIU/L，之后再行 Tg 检测，即 TSH 刺激后的 Tg 测定。停用 L – T$_4$ 和使用 rhTSH 后测得的 Tg 水平具有高度的一致性。

TgAb 存在时，会降低血清 Tg 的化学发光免疫分析方法检测值，影响通过 Tg 监测病情的准确性。如果 DTC 细胞的分化程度低，不能合成和分泌 Tg 或产生的 Tg 有缺陷，则也无法用 Tg 进行随访。Tg 检测结果应采用 CRM – 457 国际标准进行校准。不同种 Tg 检测试剂的测定结果可能存在较大差异，随访中应使用同一种 Tg 检测试剂。

对血清 Tg 的长期随访宜从 $^{131}I$ 清甲治疗后 6 个月开始，此时应检测基础 Tg(TSH 抑制状态下)或 TSH 刺激后(TSH >30 mIU/L)的 Tg。$^{131}I$ 治疗后 12 个月，宜测定 TSH 刺激后的 Tg。随后，每 6～12 个月复查基础 Tg。如无肿瘤残留或复发迹象，低危 DTC 患者在随访过程中复查 TSH 刺激后的 Tg 的时机和必要性不确定，而复发危险度中、高危者可在清甲治疗后 3 年内复查 TSH 刺激后的 Tg。

推荐 2 – 37：对已清除全部甲状腺的 DTC 患者，随访血清 Tg 变化是判别患者是否存在肿瘤残留或复发的重要手段(推荐级别 A)。

推荐 2 – 38：随访血清 Tg 应采用同种检测试剂，每次测定血清 Tg 时均应同时检测 TgAb(推荐级别 A)。

推荐 2 – 39：随访期间可根据 DTC 患者的复发危险度，选择性应用血清基础 Tg(TSH 抑制状态下)或 TSH 刺激后(TSH >30 mIU/L)的 Tg 检测(推荐级别 C)。

29. 问题 29　对已清除全部甲状腺的 DTC 患者，提示无病生存的 Tg 切点值。

普遍认为，DTC 患者经手术和 $^{131}I$ 清甲治疗后，TSH 抑制状态下提示无病生存的 Tg 切点值为 1 ng/mL。但是，对预测 DTC 肿瘤残留或复发的 TSH 刺激后血清 Tg 切点值尚存在较大争议。已有的证据表明，TSH 刺激后(TSH >30 mIU/L)的 Tg >2 ng/mL 可能是提示癌细胞存在的高度敏感指标，其阳性预测值几乎为 100%，阴性预测值也较高。如果把 TSH 刺激后的 Tg 切点值降低到 1 ng/mL 时，阳性预测值约为 85%；降低到 0.5 ng/mL

时，阳性预测值进一步降低，但阴性预测值可高达98%。

推荐2-40：对已清除全部甲状腺的DTC患者，提示其无病生存的Tg切点值可设定为：基础Tg(TSH抑制状态下)1 ng/mL；TSH刺激后(TSH >30 mIU/L)的Tg 2 ng/mL(推荐级别C)。

30. 问题30　未完全切除甲状腺的DTC患者，能否用血清Tg进行随访。

未完全切除甲状腺的DTC患者，残留的正常甲状腺组织仍是血清Tg的来源之一，区分正常甲状腺和甲状腺癌组织的Tg切点值不详。因此，以血清Tg测定为随访手段，发现DTC残留或复发的敏感性和特异性均不高。尽管如此，仍然建议术后定期(每6个月)测定血清Tg，同时检测TgAb。对术后血清Tg水平呈持续升高趋势者，应考虑甲状腺组织或肿瘤生长，需结合颈部超声等其他检查进一步评估。对此类患者无须进行TSH刺激后的Tg测定。

推荐2-41：未完全切除甲状腺的DTC患者，术后每6个月检测血清Tg(同时检测TgAb)。对Tg有持续升高趋势者，应考虑甲状腺组织或肿瘤生长，需结合颈部超声等其他检查进一步评估(推荐级别C)。

31. 问题31　DTC随访中颈部超声的应用。

随访期间进行超声检查的目的是：评估甲状腺床和颈部中央区、侧颈部的淋巴结状态。超声对早期发现DTC患者的颈部转移具有高度的敏感性，是随访中的重要内容，建议DTC随访期间，颈部超声检查的频率为：手术或$^{131}$I治疗后第1年内每3~6个月1次；此后，无病生存者每6~12个月1次；如发现可疑病灶，检查间隔应酌情缩短。

对超声发现的可疑颈部淋巴结，可进行穿刺活检。研究显示：在对可疑淋巴结进行穿刺后，测定穿刺针冲洗液的Tg水平，可提高发现DTC转移的敏感度。

推荐2-42：DTC随访期间应定期(间隔3~12个月)进行颈部超声检查(推荐级别B)。

推荐2-43：对可疑淋巴结可行穿刺活检和(或)穿刺针冲洗液的Tg检测(推荐级别B)。

32. 问题32　Dx-WBS在DTC随访中的应用。

DTC患者在手术和$^{131}$I清甲治疗后，可根据复发危险度，在随访中选择性应用Dx-WBS。低危复发风险度的DTC患者如Rx-WBS未提示甲状腺床以外的$^{131}$I摄取，并且随访中颈部超声无异常、基础血清Tg水平(TSH抑制状态下)不高，无须进行Dx-WBS。对中、高危复发危险度的DTC患者，长期随访中应用Dx-WBS对发现肿瘤病灶可能有价值，但最佳的检查间隔不确定。如果患者在随访中发现Tg水平逐渐升高，或者疑有DTC复发，可行Dx-WBS检查，但有研究显示其诊断效率有限。检查时最好采用低剂量(不超过5 mCi)$^{131}$I，以免对可能施行的后续$^{131}$I治疗造成"顿抑"。对$^{131}$I治疗反应欠佳者，提示病灶摄取$^{131}$I的能力受损和(或)对$^{131}$I的辐射治疗作用不敏感，因此长期随访中使用Dx-WBS的价值有限。

推荐2-44：对已清除全部甲状腺的DTC患者，可在随访中根据复发危险度，选择性应用Dx-WBS(推荐级别C)。

33. 问题33　$^{18}$F-FDG PET, CT和MRI在DTC长期随访中的应用。

恶性病灶在$^{18}$F-FDG PET中可呈阳性显像。PET图像可以与CT图像融合，即$^{18}$F-FDG PET/CT显像，更好地显示组织结构与代谢之间的关系。目前不推荐在DTC随访中常规使用[18]F – FDG PET 显像，但在下述情况下可考虑使用：①血清 Tg 水平增高( > 10 ng/mL)而[131]I – WBS 阴性时，协助寻找和定位病灶；②对病灶不摄碘者，评估和监测病情；③对侵袭性或转移性 DTC 者，评估和监测病情。由于炎性淋巴结、切口肉芽肿、肌肉活动度增加等因素可能导致[18]F – FDG PET 假阳性结果，因此，对[18]FDG – PET 阳性显像部位，宜通过细胞学、组织学等其他检查手段进一步确认是否为 DTC 病灶。

CT 和 MRI 也不是 DTC 随访中的常规检查项目。当疑有 DTC 复发或转移时，可考虑施行。如可能进行后续[131]I 治疗，检查时应避免使用含碘造影剂。

推荐 2 – 45：不建议在 DTC 随访中常规使用[18]F – FDG PET, CT 或 MRI 检查(推荐级别 E)。

34. 问题 34　DTC 的长期随访中包括的其他内容。

[131]I 治疗的长期安全性：包括对继发性肿瘤、生殖系统的影响。但应避免过度筛查和检查。

TSH 抑制治疗的效果：包括 TSH 抑制治疗是否达标、治疗的不良反应等。

DTC 患者的伴发疾病：由于某些伴发疾病(如心脏疾病、其他恶性肿瘤等)的临床紧要性可能高于 DTC 本身，所以长期随访中也要对上述伴发疾病的病情进行动态观察。

推荐 2 – 46：DTC 的长期随访内容中，应纳入[131]I 治疗的长期安全性、TSH 抑制治疗效果和某些伴发疾病(如心脏疾病、其他恶性肿瘤等)的病情变化(推荐级别 C)。

35. 问题 35　发现 DTC 复发或转移后的处理。

随访期间发现的复发或转移，可能是原先治疗后仍然残留的 DTC 病灶，也可能是曾治愈的 DTC 再次出现了病情的进展。局部复发或转移可发生于甲状腺残留组织、颈部软组织和淋巴结，远处转移可发生于肺、骨、脑和骨髓等。针对复发或转移病灶，可选择的治疗方案依次为：手术切除(可能通过手术治愈者)、[131]I 治疗(病灶可以摄碘者)、外放射治疗、TSH 抑制治疗情况下观察(肿瘤无进展或进展较慢，并且无症状、无重要区域如中枢神经系统等受累者)、化学治疗和新型靶向药物治疗(疾病迅速进展的难治性 DTC 患者)。特殊情况下，新型靶向药物治疗可在外放射治疗之前。最终采取的治疗方案必须考虑患者的一般状态、合并疾病和既往对治疗的反应。

部分甲状腺已完全清除的 DTC 患者，在随访中血清 Tg 水平持续增高( > 10 ng/mL)，但影像学检查未发现病灶。对于这类患者，可经验性给予 3.7 ~ 7.4 GBq(100 ~ 200 mCi)[131]I 治疗；如治疗后 Rx – WBS 发现 DTC 病灶或血清 Tg 水平减低，可重复[131]I 治疗，否则应停止[131]I 治疗，以 TSH 抑制治疗为主。

出现远处转移的 DTC 患者，其总体生存率降低，但个体的预后依赖于原发灶的组织学特征、转移灶的数目、大小和分布(如脑部、骨髓、肺)、诊断转移时的年龄、转移灶对[18]F – FDG 和[131]I 的亲和力，以及对治疗的反应等多重因素。即使无法提高生存率，某些疗法仍可能明显缓解症状或延缓病情进展。

推荐 2 – 47：针对 DTC 复发或转移病灶，可选择的治疗方案依次为：手术切除(可能通过手术治愈者)、[131]I 治疗(病灶可以摄碘者)、外放射治疗、TSH 抑制治疗情况下观察(肿瘤无进展或进展较慢，并且无症状、无重要区域如中枢神经系统等受累者)、化学治疗和新型靶向药物治疗(疾病迅速进展的难治性 DTC 患者)(推荐级别 B)。

推荐 2 - 48：甲状腺已完全清除的 DTC 患者，如在随访中血清 Tg 水平持续增高( >
10 ng/mL)，但影像学检查未发现病灶，可经验性给予 3.7 ~ 7.4 GBq(100 ~ 200 mCi) $^{131}$I
治疗；如治疗后 Rx - WBS 发现 DTC 病灶或血清 Tg 水平减低，可重复 $^{131}$I 治疗，否则应
停止 $^{131}$I 治疗，以 TSH 抑制治疗为主(推荐级别 C)。

36. 问题 36 DTC 的动态危险度评估。

以往对 DTC 死亡和复发危险度的评估，多为初始治疗结束时的单时点静态评估。近
年来，美国学者将患者对治疗的反应划分为"很好""可接受"和"不完全"三类，并提出
根据患者对治疗的反应，进行"连续危险度评估"，以决定后续的随访和治疗方案。本指
南也推荐建立动态危险度评估模式，根据随访过程获得的新数据，适时调整 DTC 的分期
和复发危险度分层，修订后续的随访和治疗方案。鉴于目前尚无如何进行 DTC 动态危险
度评估的共识，也缺乏对这种评估模式利弊的长期研究，未来需积极探讨动态危险度评
估应纳入的参数、评估间隔时间和后续的处理方案。

推荐 2 - 49：应根据随访过程中获得的新数据，建立 DTC 的动态危险度评估模式，
并积极探索评估时需纳入的参数、评估间隔时间和后续的处理方案(推荐级别 C)。

37. 问题 37 DTC 的临床处理流程，见附录 2 图 2。

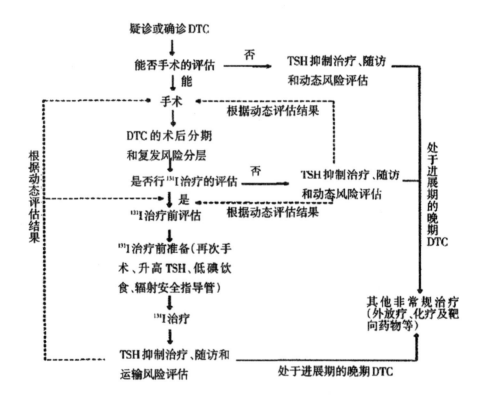

附录 2 图 2 DTC 的临床处理流程

# 附录3 甲状腺良性结节、微小癌及颈部转移性淋巴结热消融治疗专家共识及操作指南（2018 版）

近年来，甲状腺良性结节、甲状腺微小癌的发病率呈逐年上升趋势，借助影像技术引导的热消融（射频、微波、激光）治疗具有损伤小、恢复较快、重复性较好、多数不影响美观且更好地保留了甲状腺功能、提高生活质量等特点，近年来在部分甲状腺良性结节、部分低危甲状腺微小乳头状癌及颈部转移性淋巴结非外科手术治疗中已有所开展，且日受关注。自 2016 年"甲状腺良性结节、微小癌及颈部转移性淋巴结热消融治疗浙江省专家共识（2015 版）"发布后，在国内甲状腺消融界产生了广泛的影响。随着时间的推移和实践深入，为体现医学界对甲状腺热消融新的认识及尽可能规范上述疾病的微创热消融临床治疗，在严格遵循医学伦理和诊治原则前提下开展探索性研究，积累循证医学证据，以上述浙江版为基础经多学科反复讨论，拟定本全国性专家共识。

**一、专家共识**

（一）术前评估

甲状腺结节热消融治疗是一种体内原位灭活肿瘤以达到局部根治（热切除）的技术手段，因此其手术前的肿瘤学评估应作为治疗的前置条件。所有患者术前均需穿刺活检获得满意的病理结果，推荐采用细针穿刺抽吸活检（FNA）行细胞学检查，细胞病理学报告推荐采用 Bethesda 报告系统；也可应用粗针穿刺活检（CNB）行组织病理检查。良性结节是指 FNA Bethesda Ⅱ类，对于符合消融条件的恶性结节也需 FNA 明确诊断，便于术前患者知情并做出选择。

（二）适应证与禁忌证

1. 甲状腺良性结节

（1）适应证：需同时满足以下 1～3 条并满足第 4 条之一者。

1）超声提示良性，细针穿刺活检细胞学病理 FNA – Bethesda 报告系统报告为Ⅱ类，或术前组织学活检病理证实为良性结节。

2）患者无儿童期放射治疗史。

3）患者充分知情情况下要求微创介入治疗，或拒绝外科手术及临床观察。

4)同时需满足以下条件之一：①自主功能性结节引起甲亢症状的；②患者存在与结节明显相关的自觉症状（如异物感、颈部不适或疼痛等）或影响美观，要求治疗的；③手术后残余复发结节，或结节体积明显增大。

（2）禁忌证：符合下列任意一条即排除：①巨大胸骨后甲状腺肿或大部分甲状腺结节位于胸骨后方（对无法耐受手术及麻醉者，可考虑分次消融或姑息性治疗）；②对侧声带功能障碍；③严重凝血功能障碍；④重要脏器功能不全。

2. 甲状腺微小乳头状癌　没有足够的循证医学证据证明热消融对原发性甲状腺微小乳头状癌治疗的有效性，故不推荐将热消融治疗作为甲状腺微小癌治疗的常规手段。对符合以下条件的患者，在严格遵循医学伦理，尤其是患者充分知情的情况下，不反对开展前瞻性的临床探索性研究（研究性项目需通过伦理审查），但开展该项目的医生需具备副主任医师及以上职称，且从事甲状腺消融治疗工作2年以上。

（1）适应证：需同时满足以下8条：①非病理学高危亚型；②建议选择肿瘤直径≤5 mm（对肿瘤四周均未紧贴包膜者可放宽至直径≤1 cm），且结节距离内侧后包膜＞2 mm；③无甲状腺被膜受侵且无周围组织侵犯；④癌灶不位于峡部；⑤无甲状腺癌家族史；⑥无青少年或童年时期颈部放射暴露史；⑦无淋巴结或远处转移证据；⑧患者经医护人员充分告知后，仍拒绝外科手术，也拒绝密切随访的。

（2）禁忌证：符合下列任意一条即排除：①颈部或远处发现转移；②癌灶短期内进行性增大（6个月内增大超过3 mm）；③病理学高危亚型（高细胞亚型、柱状细胞亚型、弥散硬化型、实体/岛状型、嗜酸细胞亚型）；④对侧声带功能障碍；⑤严重凝血功能障碍；⑥重要脏器功能不全。

3. 颈部转移性淋巴结

（1）适应证：颈部转移性淋巴结需同时满足以下条件：①根治性治疗后，颈部淋巴结再次复发转移的；②影像学提示转移性，FNA证实转移性淋巴结；③经评估，患者存在手术困难且自身条件不能耐受外科手术或患者主观意愿拒绝外科手术治疗的；④转移性淋巴结碘[131]治疗无效或患者主观意愿拒绝碘[131]治疗的；⑤转移性淋巴结能够与大血管、重要神经分离且有足够安全的操作空间。

（2）禁忌证：符合下列任意一条即排除：①病灶位于Ⅵ区的转移性淋巴结，其病灶对侧声带功能不正常；②严重凝血功能障碍；③重要脏器功能不全。

**二、操作指南**

1. 术前准备　①患者进行相应体格检查，询问病史，有心脑血管疾病及糖尿病者，术前应积极治疗基础疾病，调整身体状态；②术前检查血常规、血型、尿常规、大便常规、凝血功能、传染病、肿瘤标志物、甲状腺功能8项、PTH、降钙素、生化全套、胸部X线片、心电图、肺功能、喉镜、颈部增强CT或MRI、超声造影（推荐超声造影检查，不做强制要求）等；③充分告知患者或其法定代理人患者疾病情况、治疗目的、治疗风险、当前治疗现状和替代治疗方法，并术前签署知情同意书；④患者术前、术后均禁食4小时以上，手术通常采用局部麻醉，根据患者的实际病情及实际疼痛耐受情况也可选择（或调整为）局部神经阻滞、静脉全身麻醉、针刺复合麻醉等，以便患者更好配合；⑤建立静脉通路，方便静脉给药。

2. 操作方法　①术前对病灶行多角度、多切面超声检查,明确病灶的位置及与周围组织的解剖关系。根据病灶大小、位置制订治疗方案和热消融模式、程序;②取仰卧位、颈部过伸后屈,常规消毒、铺巾,超声引导下用麻醉药局部麻醉皮肤穿刺点至甲状腺前缘外周包膜;③根据病灶的位置,相应地在超声引导下以 2% 利多卡因或其稀释液在甲状腺前包膜与颈前肌群间隙进行局部浸润麻醉及隔离,随后以生理盐水或灭菌注射用水 10 ~ 40 mL(或加入 0.5 mg 肾上腺素混合液)在甲状腺外包膜与颈动脉间隙、甲状腺后包膜与食管间隙、甲状腺与甲状旁腺间隙及甲状腺后包膜与喉返神经穿行区域、转移性淋巴结与周围组织间隙分离,形成安全隔离区域(可根据具体肿瘤的位置酌情掌握),以保护颈动脉、食管、甲状旁腺及喉返神经等相邻脏器及组织免受损伤;④选取安全、较近的路径(穿刺路径应以峡部进针为主要路径,也可根据实际需要采取侧颈部进针的穿刺路径),在影像(推荐超声)引导下避开颈部血管、气管、神经等重要结构;⑤消融良性大体积病灶推荐使用"移动消融技术",将病灶分为多个小的消融单元,通过移动热源,逐个对单元进行热消融处理,需确保病灶于三维上能实现整体热消融。对于小体积病灶或恶性病灶则可使用"固定消融技术",将热源固定于病灶中持续将其热消融,并酌情考虑多点消融,恶性者需扩大消融以达到局部根治;⑥热消融(射频、微波、激光)功率输出一般需要由小至大逐步调节,具体功率输出范围及启停时间需根据具体热消融选择形式、病灶大小、病灶周围毗邻、设备厂家推荐值等情况酌情控制;⑦当实时超声显示病灶完全被热消融产生的强回声所覆盖,停止热消融;有条件的可在消融后再次行增强影像学(推荐超声造影)检查评估热消融情况,以判断是否消融完全;⑧热消融操作者资质:参照《肿瘤消融治疗技术管理规范(2017 版)》。

3. 疗效评价　①可在消融前、消融中、消融后分别进行病灶的影像学检查,推荐以超声影像学检查(超声造影更佳)作为消融术后即刻和消融术后随访疗效的主要评价指标;②热消融治疗后 3 个月、6 个月、12 个月随访行影像学检查观察治疗病灶坏死情况和病灶大小,计算体积及结节缩小率。治疗病灶缩小率:[(治疗前体积 – 随访时体积)/治疗前体积]×100%;③记录症状改善情况、相关并发症及其治疗、恢复情况。甲状腺肿瘤及其颈部转移性淋巴结热消融患者随访时需检测甲功指标及相应标志物等;④有条件的医疗单位可考虑术后(一般在术后 1 ~ 3 个月以后的复查过程中)通过穿刺病理检查判断疗效的确切性。

4. 注意事项　①如患者在热消融过程中不能忍受疼痛或有明显不适,应减小消融功率或暂停消融;或改变麻醉方式,必要时分次消融;②术中需监护并密切观察患者的心率、血压、血氧饱和度等生命体征;③因肿瘤较大或其他因素,部分患者可能存在消融不完全,可能需要多次或分次消融,部分患者甚至需要中转开放性手术;由于肿瘤的特殊性,消融后仍存在肿瘤复发增大的可能,术后需定期复查随访;④术前与患者及其家属或其法定代理人做好充分沟通,规范告知,使其充分知情,并术前签署知情同意书。

# 附录4  $^{131}$I 治疗分化型甲状腺癌指南（2014 版）

## 一、前言

$^{131}$I 是治疗分化型甲状腺癌（DTC）的重要手段，随着 DTC 发病率的逐渐增高，近年来对 $^{131}$I 治疗该疾病的理念不断更新，而国内各地开展此项工作的规模和水平却参差不齐，由此中华医学会核医学分会组织编写了《$^{131}$I 治疗分化型甲状腺癌指南》（2014 版，简称《指南》），旨在使 $^{131}$I 治疗 DTC 更加规范、科学，以最大程度保护患者利益，保证医疗质量和安全。本《指南》根据循证医学证据和专家意见提出了推荐意见，推荐级别见附录4 表1。

**附录4 表1  $^{131}$I 治疗分化型甲状腺癌的推荐级别**

| 强度分级 | 推荐强度涵义 |
| --- | --- |
| A | 强力推荐。循证证据肯定,能够改善健康的结局,利大于弊 |
| B | 推荐。循证证据良好,能够改善健康的结局,利大于弊 |
| C | 推荐。基于专家意见 |
| D | 反对推荐。基于专家意见 |
| E | 反对推荐。循证证据良好,不能改善健康结局或对于健康结局弊大于利 |
| F | 强力反对推荐。循证医学肯定,不能改善健康结局或对于健康结局弊大于利 |
| I | 不推荐或者不作为常规推荐。推荐或反对推荐的循证证据不足、缺乏或结果矛盾,利弊无法评判 |

## 二、DTC 的定义及国内外发病率

1. 问题1：DTC 的定义。

DTC 起源于甲状腺滤泡上皮细胞，主要包括甲状腺乳头状癌（PTC）和甲状腺滤泡状癌（FTC）。大部分 DTC 进展缓慢，近似良性病程，10 年生存率高，但某些组织学亚型，如 PTC 的高细胞型、柱状细胞型、弥散硬化型、实体亚型和 FTC 的广泛浸润型等易发生甲状腺腺外侵犯、血管侵袭和远处转移，复发率高，预后相对较差。

2. 问题2：甲状腺癌发病率。

甲状腺癌是最常见的内分泌系统恶性肿瘤，占全身恶性肿瘤的 1.1%。甲状腺癌发病率已列恶性肿瘤前 10 位。其中在女性恶性肿瘤中位于第 8 位。地理位置、年龄和性别的不同,甲状腺癌发病率也不同,男女发病比例约为 1:3。甲状腺癌死亡率低,约占所有肿瘤死亡的 0.2% ,表明大多数甲状腺癌预后较好。近年来,甲状腺癌发病率明显上升,但死亡率却在下降。甲状腺癌 5 年相对生存率达 95% 以上,这与甲状腺癌的早期诊断和治疗水平的不断提高有关。

### 三、DTC 的诊断和治疗方法

DTC 是一种可治愈性恶性肿瘤,其诊断和治疗需要医学超声学、病理学、外科学、核医学、内分泌学、肿瘤学、放射学等多学科的联合协同。

1. 问题 1:甲状腺结节及其评估

甲状腺结节是指影像学检查发现的、与周围正常甲状腺组织呈不同表现的独立病变,可单发或多发。体格检查未能触及而在影像学检查偶然发现的结节称作"甲状腺意外结节"或"甲状腺偶发瘤或意外瘤"。甲状腺结节很常见,一般人群中通过触诊的检出率为 3% ~7% ,依据分辨率不同超声检出率可高达 20% ~76% 。其中,5% ~15% 的甲状腺结节为恶性病变,即甲状腺癌,DTC 占甲状腺癌的 90% 。

良恶性甲状腺结节的临床处理不同,对患者生存质量(QOL)的影响和涉及的医疗费用也有明显差异。因此,甲状腺结节的良恶性鉴别是临床评估的要点。

甲状腺癌家族史,颈部受照射史,年龄 <15 岁,男性,结节生长迅速,在除外声带病变(如炎性反应或息肉等)后的持续性声音嘶哑、发音困难,结节形状不规则,与周围组织粘连固定等临床特征常提示结节可能为恶性。

甲状腺结节恶性的风险随血清促甲状腺激素(TSH)的升高而增高,因此应重视评价 TSH 高于正常水平的甲状腺结节。由于多种甲状腺疾病,包括 DTC、甲状腺肿、甲状腺组织炎性反应或损伤、甲状腺功能亢进症(简称甲亢)等,均可引起血清甲状腺球蛋白(Tg)水平升高,因此血清 Tg 不能鉴别甲状腺结节的良恶性。降钙素(Ct)由甲状腺滤泡旁细胞分泌。血清 Ct >100 ng/L 提示甲状腺髓样癌(MTC)。

推荐 1:甲状腺结节的评估要点是良恶性鉴别(推荐级别:A)。

推荐 2:重视评价有甲状腺癌家族史、颈部受照射史、年龄、性别等与恶性特征相关的甲状腺结节(推荐级别:A)。

推荐 3:应常规检测甲状腺结节患者的血清 TSH 水平(推荐级别:A)。

推荐 4:不建议用血清 Tg 来评估甲状腺结节的良恶性(推荐级别:E)。

推荐 5:检测血清 Ct 用于除外 MTC(推荐级别:I)。

2. 问题 2:超声检查在甲状腺结节评估中的作用

高分辨率超声检查是评估甲状腺结节的首选方法,但其诊断能力与超声医师的临床经验相关。

对具有恶性相关特征、触诊怀疑或在 X 线、CT、MRI、甲状腺 SPECT 显像、$^{18}$F-2-氟-2-脱氧-D-葡萄糖(FDG)PET 显像中提示的"甲状腺结节"均应行颈部超声检查。

颈部超声检查可证实"甲状腺结节"的存在,确定其大小、数量、位置、质地(实性或囊性)、形状、边界、包膜、钙化、血供和其与周围组织的关系等,同时可评估颈部区域有无淋巴结以及淋巴结的大小、形态和结构特点。以下超声征象有助于甲状腺结节的良恶性鉴别，并提示甲状腺癌的可能性大：实性低回声结节；结节内血供丰富(TSH 正常情况下)；结节形态和边缘不规则、晕圈阙如；微小钙化、针尖样弥散分布或簇状分布的钙化灶；伴有颈部淋巴结超声影像异常(如淋巴结呈圆形、边界不规则或模糊、内部回声不均、内部出现钙化、皮髓质分界不清、淋巴门消失或囊性变等)。如伴有多项征象，提示结节恶性的特异性高。

近年来，弹性超声和甲状腺超声造影技术在评估甲状腺结节中的应用日益增多，其临床价值有待进一步研究。

推荐 6：超声检查可协助鉴别甲状腺结节的良恶性，鉴别能力与超声医师的临床经验相关(推荐级别：C)。

3. 问题 3：其他影像学在甲状腺结节评估中的作用

受显像仪(SPECT)分辨率的限制，甲状腺核素显像适用于评估直径 >1 cm 的甲状腺结节。在单个(或多个)结节伴有血清 TSH 降低时，甲状腺 $^{131}$I 或 $^{99m}$Tc 核素显像可判断结节是否有自主摄取功能("热结节")。"热结节"绝大部分为甲状腺功能自主性腺瘤等良性病变，一般不需细针穿刺抽吸活组织检查(FNAB)。

在评估甲状腺结节良恶性方面，超声优于 CT 和 MRI。对于拟行手术治疗的甲状腺结节，术前行颈部 CT 或 MRI 检查有助于显示结节与周围解剖结构的关系，寻找可疑淋巴结，协助制订手术方案，但应尽量避免使用含碘造影剂。CT 和 MRI 对判断患者是否存在肺、骨、脑转移病灶有重要作用。

$^{18}$F – FDG PET 显像能够反映甲状腺结节的葡萄糖代谢状态，高 $^{18}$F – FDG 摄取的甲状腺结节中有 33% 为恶性，但某些良性结节也会摄取 $^{18}$F – FDG，因此 $^{18}$F – FDG PET 显像不能准确鉴别甲状腺结节的良恶性，但其对失分化的转移病灶检出率较高。

推荐 7：直径 >1 cm 且伴有血清 TSH 降低的甲状腺结节，应行甲状腺 $^{131}$I 或 $^{99m}$Tc 核素显像，以判断结节是否有自主摄取功能(推荐级别：A)。

推荐 8：不建议将 CT、MRI 和 $^{18}$F – FDG PET 检查作为评估甲状腺结节良恶性的常规方法(推荐级别：E)。

4. 问题 4：FNAB 在 DTC 甲状腺结节评估中的作用

术前通过 FNAB 诊断甲状腺癌的灵敏度为 83%(65% ~98%)，特异性为 92%(72% ~100%)，阳性预测值为 75%(50% ~96%)，假阴性率为 5%(1% ~11%)，假阳性率为 5%(0 ~7%)。

对凡直径 >1 cm 的甲状腺结节，均可考虑 FNAB；直径 <1 cm 的甲状腺结节，不推荐常规行 FNAB，但如存在前述提示结节恶性征象，可考虑超声引导下 FNAB。

对经甲状腺核素显像证实为有自主摄取功能的"热结节"以及超声提示为纯囊性的结节，因极少合并恶性病变，不推荐 FNABE。滤泡性病变无法通过 FNAB 评价包膜侵犯或血管浸润，不推荐 FNAB。超声影像已高度怀疑为恶性的结节，无进一步行 FNAB 必要，可直接考虑手术。

对经 FNAB 仍不能确定良恶性的甲状腺结节，取穿刺标本进行某些甲状腺癌的分子标志物检测，如检测基因 V – raf 鼠肉瘤滤过性病毒致癌基因同源体 B1(BRAF)突变有助于提高确诊率。检测手术前穿刺标本的 BRAF 突变状况，还有助于 PTC 的诊断和临床预后预测,便于制订个体化的诊治方案。

推荐9:术前评估甲状腺结节良恶性时,FNAB是灵敏度和特异性最高的方法(推荐级别:A)。

推荐10:超声引导下FNAB可以提高取材成功率和诊断准确性(推荐级别:B)。

推荐11:经FNAB仍不能确定良恶性的甲状腺结节,可对穿刺标本进行甲状腺癌分子标志物检测(推荐级别:C)。

5. 问题5:DTC的术式及淋巴结处理原则

DTC的甲状腺切除术式主要包括全或近全甲状腺切除术和甲状腺腺叶+峡部切除术。全甲状腺切除术即切除所有甲状腺组织,无肉眼可见的甲状腺组织残存;近全甲状腺切除术即切除几乎所有肉眼可见的甲状腺组织(保留<1 g的非肿瘤性甲状腺组织,如喉返神经入喉处或甲状旁腺处的非肿瘤性甲状腺组织)。

全或近全甲状腺切除术有利于一次性切除多灶性病变;有利于术后监控肿瘤的复发和转移;有利于术后$^{131}$I治疗;有利于减少肿瘤复发和再次手术的概率,减少手术后严重并发症发生的概率;有利于准确评估患者的术后分期和危险度分层。

与全或近全甲状腺切除术相比,甲状腺腺叶+峡部切除术利于保护甲状旁腺功能,可减少对侧喉返神经损伤,但这种术式可能遗漏对侧甲状腺内的微小病灶,不利于术后通过血清Tg和$^{131}$I全身显像监控病情,如果术后经评估需要$^{131}$I治疗,则要进行再次手术切除残留的甲状腺。

颈部淋巴结转移是DTC患者(尤其是>45岁者)复发率增高和生存率降低的危险因素。20%~90%的DTC患者在确诊时已存在颈部淋巴结转移,多发生于颈部中央区;28%~33%的颈部淋巴结转移在术前影像学和术中检查时未被发现,而是在预防性中央区淋巴结清扫后获得诊断,并因此改变了DTC的分期和术后处理方案。

6. 问题6:术后病理与术前评估不一致时的再次手术问题

按良性甲状腺疾病手术,但术后病理诊断为DTC者,根据已有的临床资料评估DTC的基于肿瘤、淋巴结及远处转移的分期(TNM)和复发危险度分层,结合再次手术的风险、随访的便利性、患者的意愿和依从性等因素,在与患者充分沟通的基础上,决定后续处理方案。需要进行再次手术者,建议在患者自身条件允许的情况下及早或待术区水肿消退后施行。鉴于再次手术发生严重术后并发症风险较首次手术增高,因此再次手术时应特别注意保护甲状旁腺和喉返神经。

推荐12:术后病理与术前评估不一致时,应根据肿瘤的TNM分期和复发危险度分层、再次手术的风险、随访的便利性、患者的意愿和依从性等因素,进行综合分析,确定是否再次手术(推荐级别:C)。

7. 问题7:DTC术后分期的意义

DTC的术后分期和复发危险度分层有助于预测患者的预后;指导术后制订个体化治疗方案,包括$^{131}$I治疗和TSH抑制治疗等以减少复发率和死亡率;指导制订个体化的随访方案;便于医师间针对同一患者的会诊交流,以及对同类患者不同临床治疗策略疗效的比较。

为准确评估DTC患者的预后,已有多个DTC的危险分层系统,如TNM,基于远处转移、年龄、肿瘤是否完全切除、甲状腺腺外侵犯及肿瘤大小的评分(MACIS)等。目前最常使用的 DTC 术后分层系统是美国癌症联合委员会(AJCC)的 TNM 分期(附录 4 表 2),此系统是基于病理学特征和年龄的分层系统。分层系统主要侧重预测 DTC 的死亡相关风险。但这些分层系统均未将近年来逐渐引人关注的与 DTC 复发、死亡率密切相关的分子特征(如 $BRAF^{V600E}$ 突变等)纳入评估范围。多中心回顾性研究显示 $BRAF^{V600E}$ 突变组患者复发及死亡率明显高于未突变组,提示 $BRAF^{V600E}$ 突变等分子特征与 DTC 的死亡风险相关。

8. 问题 8:DTC 复发危险度分层

DTC 长期生存率很高,术后风险分层的意义更侧重于预测复发而不是死亡风险。$^{131}$I 治疗前高刺激性 Tg 水平对术后 $^{131}$I 治疗前 PTC 的远处转移具有重要的预测价值,刺激性 Tg 的界值点为 52.75 μg/L 时,对应的灵敏度和特异性分别为 78.9% 和 91.7%。BRAF 突变与淋巴结转移、分期、局部进展、肿瘤大小、多灶性等与复发相关的临床病理特征有关。本《指南》推荐采用下述的 3 级分层(附录 4 表 3)。在完善更加合理的分期和复发危险度分层系统的基础上,认识对患者进行动态评估的重要性,以及时避免过度治疗及治疗不足问题。

附录 4 表 2　分化型甲状腺癌的 TNM 分期

| 基础指标 | 定义 | 分期 | 不同年龄的分期标准 | |
| --- | --- | --- | --- | --- |
| | | | <45 岁 | ≥45 岁 |
| $T_1$ | 肿瘤直径 2 cm 或更小 | I 期 | 任何 T,任何 N,$M_0$ | $T_1,N_0,M_0$ |
| $T_{1a}$ | 肿瘤局限于甲状腺内,最大直径≤1 cm | II 期 | 任何 T,任何 N,$M_1$ | $T_2,N_0,M_0$ |
| $T_{1b}$ | 肿瘤局限于甲状腺内,最大直径>1 cm 但≤2 cm | III 期 | 无 | $T_3,N_0,M_0$ |
| $T_2$ | 单个肿瘤直径>2 cm,≤4 cm | | | |
| $T_3$ | 单个肿瘤直径>4 cm 且局限于甲状腺内,或最低限度的腺外浸润 | | | $T_2,N_{1a},M_0$ |
| $T_{4a}$ | 任何大小的肿瘤越过甲状腺包膜侵及皮下软组织、喉部、气管、食管或喉返神经 | | | $T_3,N_{1a},M_0$ |
| $T_{4b}$ | 肿瘤侵及椎前筋膜、颈动脉鞘或纵隔腔 | IV 期 A | 无 | $T_{4a},N_0,M_0$ |
| $T_x$ | 原发肿瘤大小未知,但是没有腺外浸润 | | | $T_{4a},N_{1a},M_0$ |
| $N_0$ | 没有转移灶 | | | $T_1,N_{1b},M_0$ |
| $N_{1a}$ | 转移至VI区淋巴结(气管前气管旁,喉前/Deiph 淋巴结) | | | $T_2,N_{1b},M_0$ |

| 基础指标 | 定义 | 分期 | 不同年龄的分期标准 | |
|---|---|---|---|---|
| | | | <45 岁 | ≥45 岁 |
| $N_{1b}$ | 转移灶到达单侧,双侧,对侧颈部或有上纵隔转移 | | | $T_3,N_{1b},M_0$ |
| $N_x$ | 术中未评估淋巴结 | | | $T_{4a},N_{1b},M_0$ |
| $M_0$ | 没有远处转移 | Ⅳ期 B | 无 | $T_{4b}$,任何 $N,M_0$ |
| $M_1$ | 有远处转移 | Ⅳ期 C | 无 | 任何 T,任何 $N,M_1$ |
| $M_x$ | 远处转移无法评估 | | | |

附录 4 表 3　分化型甲状腺癌的复发危险度分层

| 复发危险度分层 | 符合条件 |
|---|---|
| 低危 | 符合以下全部条件者<br>—无局部或远处转移<br>—所有肉眼所见的肿瘤均被彻底清除<br>—肿瘤没有侵犯周围组织<br>—肿瘤不是侵袭型的组织学亚型,并且没有血管侵犯<br>—如果该患者清除术后残留甲状腺组织(简称清甲)后全身 $^{131}$I 显像,甲状腺床以外没有发现碘摄取 |
| 中危 | 符合以下任一条件者<br>—初次手术病理检查可在镜下发现肿瘤有甲状腺周围软组织侵犯<br>—有颈部淋巴结转移或清甲后行全身 $^{131}$I 显像发现有异常放射性摄取<br>—肿瘤为侵袭型的组织学类型,或有血管侵犯<br>—伴有 $BRAF^{V600E}$ 基因突变 |
| 高危 | 符合以下任一条件者<br>—肉眼下可见肿瘤侵犯周围组织或器官<br>—肿瘤未能完全切除,术中有残留<br>—伴有远处转移<br>—全甲状腺切除后,血清 Tg 水平仍较高 |

推荐 13:DTC 患者均应进行术后 AJCC TNM 分期和复发危险度低、中、高危分层,以助于预测患者预后,指导个体化的术后治疗和随访方案(推荐级别:A)。

**四、DTC $^{131}$I 治疗概述**

问题:$^{131}$I 治疗 DTC 的临床价值

$^{131}$I 已成为 DTC 术后治疗的主要手段之一。$^{131}$I 治疗 DTC 一是采用 $^{131}$I 清除术后残留的甲状腺组织,简称清甲;二是采用 $^{131}$I 清除手术不能切除的 DTC 转移灶,简称清灶。

DTC 术后 $^{131}$I 清甲的意义:①利于术后随访监测。$^{131}$I 可清除手术残留或无法切除

（如出于保护甲状旁腺、喉返神经等）的正常甲状腺组织，以利于对 DTC 患者进行血清 Tg 监测，并提高 $^{131}$I 全身显像（WBS）诊断摄碘性 DTC 转移灶的灵敏度；②清甲是清灶治疗的基础，有利于术后 $^{131}$I 清灶治疗。残余的正常甲状腺组织对 $^{131}$I 摄取要高于 DTC 病灶，清甲的完成有助于 DTC 转移灶更有效地摄碘；③有利于 DTC 术后的再分期。清甲后的 $^{131}$I WBS 及 SPECT/CT 融合显像可发现部分摄 $^{131}$I 的颈部淋巴结转移甚至远处转移灶，并因此能改变 DTC 的分期和风险分层，指导后续的 $^{131}$I 清灶治疗及制订随访计划；④辅助治疗潜在的 DTC 病灶。DTC 常具有双侧、微小多灶性、局部潜伏及发展期长、复发率高的特点。清甲治疗对术后可能残存的癌细胞有清除作用，包括隐匿于术后残留甲状腺组织中的微小癌病灶、已侵袭到甲状腺以外的隐匿转移灶，或因病情不允许或手术无法切除的潜在 DTC 病灶等。

DTC 术后经 $^{131}$I 治疗可以取得很好的疗效，能改善预后，包括延缓复发时间、降低复发率和减少远处转移等。与手术 + TSH 抑制治疗模式相比，手术 + $^{131}$I 清甲 + TSH 抑制治疗模式使 DTC 的复发率和病死率明显降低。$^{131}$I 治疗后 DTC 患者的 10 年总体生存率为 92.38%，其中，颈淋巴结转移组 10 年生存率为 98.09%，肺转移组 87.50%，骨转移组 80.41%，因此 $^{131}$I 治疗可明显提高患者无复发生存率、无进展生存率和无疾病生存率。部分低危 DTC 患者并不能从清甲治疗中获益。

$^{131}$I 治疗有其局限性，DTC 患者的发病年龄、病灶对 $^{131}$I 的摄取和存留时间、辐射敏感性以及患者对 $^{131}$I 多次治疗的不良反应等因素会影响治疗效果。$^{131}$I 对部分高危 DTC 的治疗作用有限，原因为远处 DTC 转移或处于进展期的 DTC 细胞多数已发展为失分化状态，摄取和滞留 $^{131}$I 的能力差。在治疗过程中，约有 1/3 的复发及转移性病灶发生失分化，DTC 细胞钠/碘协同转运体（NIS），Tg 以及促甲状腺激素受体（TSHR）基因的表达下降，摄碘功能会下降，甚至丧失。

### 五、$^{131}$I 清甲治疗

1. 问题 1：$^{131}$I 清甲治疗的适应证与禁忌证

对于术后患者应根据病理结果，综合评估是否有周围组织侵犯、淋巴结转移、远处转移以及患者的意愿等，根据评估结果确定是否进行清甲治疗。对存在癌组织周围组织明显侵犯（术中可见）、淋巴结转移或远处转移（如肺、骨、脑等器官）者需行 $^{131}$I 清甲治疗。肿瘤较小（≤1 cm），没有周围组织的明显侵犯、淋巴结转移及其他侵袭性特征者可不推荐行 $^{131}$I 清甲治疗，但如果甲状腺组织已经全切，为了方便随诊，可以行 $^{131}$I 清甲治疗，这些患者残留甲状腺组织被清除后，在随访中可以通过检测 Tg 及 $^{131}$I WBS 了解 DTC 的复发和转移，简化随诊检查内容。

$^{131}$I 治疗的禁忌证：①妊娠期和哺乳期妇女；②计划 6 个月内妊娠者。

推荐 14：DTC 手术后，选择性应用 $^{131}$I 清甲治疗（推荐级别：A）。

推荐 15：妊娠期、哺乳期、计划短期（6 个月）内妊娠者禁忌 $^{131}$I 清甲治疗（推荐级别：F）。

2. 问题 2：$^{131}$I 清甲治疗前评估及准备

$^{131}$I 清甲治疗前评估包括测定甲状腺激素、TSH、Tg、甲状腺球蛋白抗体（TgAb）、血常规、肝肾功能，颈部超声、心电图、胸部 CT 或胸部 X 线检查等。

有清甲治疗适应证，但在治疗前评估中发现残留甲状腺组织过多，应建议先再次手术，尽量切除残留甲状腺组织，否则清甲效果较差，可能需要多次清甲治疗才能完全清除残留甲状腺组织。清甲治疗虽然可以清除残留甲状腺，但不推荐以此替代手术。如在清甲治疗前的评估中发现可采用手术方法切除的 DTC 转移灶，也应先行再次手术。在患者有再次手术的禁忌证或拒绝再次手术时，或外科医师评估后认为不适合再次手术者，可考虑直接进行清甲治疗。对残留较多甲状腺组织的患者清甲治疗时要注意预防颈前水肿、放射性甲状腺炎，可给予糖皮质激素，或采用较低剂量分次清甲的方法。一般状态差、伴随有其他严重疾病或其他高危恶性肿瘤者，先纠正一般状态、治疗伴随疾病，之后再考虑清甲治疗。

正常甲状腺滤泡上皮细胞和 DTC 细胞的胞膜上表达 NIS，在 TSH 刺激下可使其摄取 $^{131}$I。因此，清甲治疗前需要升高血清，TSH 水平。当血清 TSH > 30 mIU/L 可明显增加 DTC 肿瘤组织对 $^{131}$I 的摄取。2 种方法可升高 TSH 水平：升高内源性、TSH 水平和给予外源性 TSH。

升高内源性 TSH 的方法是：术后不服甲状腺素药物，约术后 4 周行 $^{131}$I 清甲治疗，或术后服用甲状腺素药物，择期停药行 $^{131}$I 清甲治疗。术后补充甲状腺激素再停药与不补充甲状腺激素（术后 3 ~ 4 周）接受 $^{131}$I 治疗，对患者伤口恢复、$^{131}$I 疗效和不良反应发生无明显区别。给予外源性 TSH 方法：给予重组人促甲状腺激素（rhTSH）提高患者血清 TSH 水平，该方法可以避免停用甲状腺素后出现甲状腺功能减退（简称甲减）所带来的不适。

$^{131}$I 的疗效有赖于进入残留甲状腺组织和 DTC 病灶内的 $^{131}$I 剂量。由于人体内稳定碘离子与 $^{131}$I 竞争进入甲状腺组织和 DTC 病灶，因此患者在治疗前需低碘饮食（< 50 μg/d）至少 1 ~ 2 周，特别注意避免增强 CT 检查。增强 CT 常用的造影剂如碘海醇注射液（欧乃派克）和碘普罗胺（优维显），其活性成分为三碘苯甲酸的衍生物，其含碘量 150 mg/mL，如一次注射造影剂 100 mL，摄入的碘比每日要求基本摄碘量高 30 万倍，这样会明显降低病灶对放射性碘的摄取。如已行增强 CT 检查，建议 1 ~ 2 个月后再行 $^{131}$I 治疗。有条件的单位可监测尿碘含量。

清甲治疗前可进行诊断性全身 $^{131}$I 显像（Dx - WBS），其作用为：①协助了解是否存在摄碘性转移灶；②协助计算 $^{131}$I 治疗剂量；③预估体内碘负荷对清甲治疗的影响。然而，有观点认为无须在清甲治疗前进行 Dx - WBS。因为 Dx - WBS 所用的低剂量 $^{131}$I 几乎全部被残留甲状腺组织摄取，不能有效显示摄碘性转移灶，并且可能造成"顿抑"现象。"顿抑"是指诊断用的低剂量 $^{131}$I 使正常甲状腺组织和摄碘性转移灶减低了对随后用于治疗的高剂量 $^{131}$I 的摄取。避免"顿抑"现象的方法包括：Dx - WBS 使用低剂量 $^{131}$I（< 185 MBq），且在诊断性显像后 72 小时内实施清甲治疗；以 $^{131}$I 替代 $^{131}$I 行 Dx - WBS，但 $^{131}$I 来源困难且价格较贵。$^{99m}TcO_4^-$ 二甲状腺显像可以用于评估术后残留甲状腺组织的多少。部分 DTC 肺转移的病灶体积较小，胸部 X 线片可能造成漏诊，推荐行胸部 CT 检查。

实施清甲治疗前，育龄妇女推荐进行妊娠测试。此外，还应向患者介绍治疗目的、实施过程、治疗后可能出现的不良反应等，并进行辐射安全防护指导。

推荐 16：$^{131}$I 清甲治疗前评估发现有再次手术指征者，应先行手术治疗；在患者有再次手术的禁忌证或拒绝再次手术时，可考虑直接进行清甲治疗（推荐级别：C）。

推荐 17：清甲治疗前，停用左旋甲状腺素（L - $T_4$）至少 2 周或使用 rhTSH，使血清 TSH 升高至 >30 mIU/L（推荐级别：A）。

推荐 18：$^{131}$I 清甲治疗前应低碘饮食（<50 μg/d），避免应用含碘造影剂和药物（如胺碘酮等）（推荐级别：B）。

推荐 19：不推荐或反对清甲治疗前 $^{131}$I - WBS（推荐级别：I）。

推荐 20：$^{131}$I 清甲治疗前对患者进行辐射安全防护指导（推荐级别：B）。

3. 问题 3：$^{131}$I 清甲治疗剂量

清甲剂量一般给予 $^{131}$I 1.11 ~ 3.7 GBq。多中心临床研究提示，对于非高危甲状腺全切 DTC 患者用 1.11 GBq 与 3.7 GBq $^{131}$I 进行清甲治疗，两者疗效无明显差异。如颈部残留手术未切除的 DTC 组织、伴发颈部淋巴结或远处转移，但无法手术或患者拒绝手术的、全甲状腺切除术后不明原因血清 Tg 尤其是刺激性 Tg 水平升高者，清甲治疗同时应兼顾清灶治疗，$^{131}$I 剂量为 3.7 ~ 7.4 GBq。对于青少年、育龄妇女、高龄患者和肾脏功能轻中度受损的患者可酌情减少 $^{131}$I 剂量。

推荐 21：非高危 DTC 患者清甲治疗的 $^{131}$I 剂量为 1.11 ~ 3.7 GBq（推荐级别：B）。

推荐 22：在兼顾清灶目的时，DTC 清甲治疗的 $^{131}$I 剂量为 3.7 ~ 7.4 GBq $^{131}$I（推荐级别：C）。

4. 问题 4：清甲治疗的短期不良反应及其处置

治疗剂量的 $^{131}$I 会导致不同程度的放射性炎性反应，尤其是残留甲状腺组织较多时更为明显。为减轻局部症状，可口服泼尼松，15 ~ 30 mg/d，持续约 1 周。清甲治疗后短期（1 ~ 15 天）内常见的不良反应包括：乏力、颈部肿胀和咽部不适、口干甚至唾液腺肿痛、味觉改变、鼻泪管阻塞、上腹部不适甚至恶心、泌尿道损伤等。有研究显示在 $^{131}$I 治疗期间服用酸性糖果或维生素 C 片、嚼无糖口香糖、按摩唾液腺或补液等，可减轻唾液腺的辐射损伤。一般在口服 $^{131}$I 24 小时内开始含服酸性糖果或维生素 C，连续 3 天。但也有研究报道，使用 $^{131}$I 后不同时间含服维生素 C 未明显改变唾液腺的辐射吸收剂量。大量饮水、多排尿和服用缓泻剂等有助于减轻腹腔和盆腔的辐射损伤，但需注意可能引发的电解质紊乱。合并其他慢性疾病和（或）高龄 DTC 患者，持续甲减加上清甲后 $^{131}$I 的损伤，其基础疾病病情可能在短期内加重，需密切观察并及时处理。另外，清甲治疗后短期内患者可能出现一些心理方面的改变，如无聊感、焦虑、失眠、恐惧等，这并非 $^{131}$I 的直接损伤，主要源于治疗实施过程中的一些因素（如辐射防护隔离、甲减逐渐加重和其他疾病影响等）。上述症状常能自行缓解，也可做相应对症处理。

5. 问题 5：$^{131}$I 清甲治疗后全身显像（Rx - WBS）的意义

一般在 $^{131}$I 清甲治疗后 2 ~ 10 天进行 Rx - WBS。因清甲所用的 $^{131}$I 剂量远高于 Dx - WBS 的剂量，所以在 Dx - WBS 未见 DTC 转移病灶的患者中，10% ~ 26% 可通过 Rx - WBS 发现 DTC 转移病灶。10% 会因发现新病灶而改变清甲治疗前的肿瘤分期。9% ~ 15% 的患者会根据 Rx - WBS 结果调整后续的治疗方案。因此，Rx - WBS 是对 DTC 进行再分期和确定后续 $^{131}$I 治疗适应证的基础。采用 $^{131}$I SPECT/CT 检查可以进一步提高 Rx - WBS 诊断的准确性。

推荐23：$^{131}$I 清甲治疗后 2 ~ 10 天应进行 Rx － WBS 检查(推荐级别：B)。

6. 问题6：$^{131}$I 清甲治疗后的甲状腺素治疗

通常清甲治疗后 24 ~ 72 小时开始(或继续)口服甲状腺素，常规用药为 L － T$_4$。而清甲前残留较多甲状腺组织者，其清甲的 $^{131}$I 能破坏甲状腺组织，使甲状腺激素释放入血，故 L － T$_4$ 治疗的起始时间可适当推迟，年长或伴有基础疾病者补充 L － T$_4$ 的剂量宜逐步增加。

推荐24：治疗前停用甲状腺素的 DTC 患者 $^{131}$I 清甲治疗后 24 ~ 72 小时开始进行甲状腺素治疗(推荐级别：B)。

7. 问题7：清甲治疗的短期随诊及疗效评价

清甲治疗 1 ~ 3 个月应常规随诊，进行甲状腺激素、TSH、Tg、TgAb 水平监测，及时了解 Tg 变化，调整甲状腺素剂量，将 TSH 控制至相应的抑制水平。必要时加做颈部超声监测可疑转移淋巴结经 $^{131}$I 治疗后的变化。$^{131}$I 治疗 6 个月左右，可进行清甲是否成功的评估。随访前应停用 T$_4$ 3 ~ 4 周或者三碘甲状腺原氨酸(T$_3$)2 周。

清甲成功的判断标准为：$^{131}$I 显像甲状腺床无放射性浓聚或停用 T$_4$ 后刺激性 Tg < 1 μg/L；DTC 完全缓解的标准：甲状腺手术后行放射性碘清除残余甲状腺组织的患者满足如下标准，被认为肿瘤完全缓解：①没有肿瘤存在的临床证据；②没有肿瘤存在的影像学证据；③清甲治疗后 $^{131}$I WBS 没有发现甲状腺床和床外组织 $^{131}$I 摄取；④在无 TgAb 干扰时，甲状腺激素抑制治疗情况下测不到血清 Tg，TSH 刺激情况下 Tg < 1 μg/L。

如清甲成功且未发现转移则每年随访 1 次，若发生转移，应尽早安排治疗。

8. 问题8：重复 $^{131}$I 清甲的指征和方法

首次清甲后仍有残留甲状腺组织者，为达到完全清甲的治疗目标，可进行再次清甲治疗。再次清甲的 $^{131}$I 剂量确定原则与首次治疗相同。有研究认为：若此类患者首次清甲后 Rx － WBS 未见甲状腺外异常 $^{131}$I 摄取，动态监测血清 Tg 持续 < 2 μg/L，并且颈部超声无明显异常，则无须进行再次清甲治疗。

部分患者单次清甲治疗不能完全清除残留甲状腺，多见于清甲治疗前残留甲状腺组织较多，或残留甲状腺组织和 DTC 病灶摄取 $^{131}$I 不充分(因体内存在较大量的稳定碘)，或清甲所用 $^{131}$I 剂量不足，或对 $^{131}$I 辐射敏感性低等。

### 六、$^{131}$I 清除 DTC 转移性病灶(清灶)

1. 问题1：$^{131}$I 清灶治疗的作用

随访中发现的转移灶可能是初次清甲治疗后残留的病灶，也可能是新发病灶。局部复发或转移可发生于甲状腺床、颈部软组织和淋巴结，远处转移可发生于肺、骨、脑等。

由于 DTC 转移性病灶(包括局部淋巴结转移和远处转移)具有摄取 $^{131}$I 的能力，$^{131}$I 发出的 β 射线杀伤或摧毁 DTC 病灶，使患者的病情得到缓解或清除病灶。清灶治疗的疗效与转移灶摄取 $^{131}$I 的程度和 $^{131}$I 在病灶中的滞留时间直接相关，还受到患者年龄、转移的大小和部位，以及病灶对 $^{131}$I 的辐射敏感性等因素的影响。年轻患者获得治愈的可能性较大，软组织和肺部的体积小的病灶易被清除；已形成较大体积、实质性肿块的转移灶或合并骨质破坏的骨转移灶,即使病灶明显摄取 $^{131}$I,也应优先考虑手术,术后再根据病情辅以 $^{131}$I 治疗。手术后复发、手术未能完全切除的病灶和侵犯气道病灶手术后仍残留者均建议行 $^{131}$I 治疗。

推荐 25:对摄碘性 DTC 转移或复发病灶,可选择性应用 $^{131}$I 清灶治疗(推荐级别:B)。

2. 问题 2:清灶治疗前准备

患者准备同清甲治疗,在治疗前建议对患者的病情进行评估,制订相应后续治疗方案。

3. 问题 3:淋巴结转移病灶的治疗

颈部淋巴结是 DTC 最常见的转移部位,尤其是 DTC 患者,既可以发生肿瘤同侧淋巴结转移,也可发生双侧淋巴结转移。锁骨上区、纵隔区也是淋巴结转移的好发部位。$^{131}$I 是治疗 DTC 淋巴结转移的有效方法之一,其前提是病灶摄取 $^{131}$I。经过治疗后多数患者病情得到缓解,转移的淋巴结病灶部分或大部分消失,甚至全部消失。单一的淋巴结转移病灶宜采用手术切除,经多次 $^{131}$I 治疗后残留的单个淋巴结病灶也可手术切除。给予 $^{131}$I 剂量一般为 3.7~5.55 GBq。

推荐 26:颈部淋巴结转移者,给予 $^{131}$I 3.7~5.55 GBq(推荐级别:B)。

4. 问题 4:肺转移病灶的治疗

DTC 肺转移有多种表现:①单发结节;②多发小结节(直径≤1 cm);③多发大结节;④双肺弥散性转移等。多发小结节 $^{131}$I 治疗效果较好,大多数患者经过多次治疗后转移病灶消失,达到临床治愈。多发大结节转移病灶治疗效果不如多发小结节,但大多数患者治疗后结节体积缩小,部分消失,临床病情得到明显缓解。因此,肺转移患者只要病灶能摄取 $^{131}$I,就是治疗的指征。双肺弥散性转移者,经过多次治疗后,由于肺组织受到弥散性照射,可能导致肺纤维化,应注意减少 $^{131}$I 给予剂量。一般来说,决定肺转移治疗疗效的影响因素为:①转移病灶的大小;②摄碘能力;③转移病灶的稳定性。

肺转移 $^{131}$I 治疗剂量为 5.55~7.4 GBq。大剂量 $^{131}$I 治疗后的罕见并发症是放射性肺炎和肺纤维化。

DTC 肺转移患者 $^{131}$I 治疗后应注意观察其疗效,推荐胸部 CT 作为主要方法之一。应综合各种因素做出疗效评估,根据评估结果制订治疗方案。

推荐 27:$^{131}$I 是治疗 DTC 肺转移的有效方法,$^{131}$I 治疗 DTC 肺转移的常用剂量为 5.55~7.4 GBq(推荐级别:A)。

5. 问题 5:骨转移病灶的治疗

$^{131}$I 对骨转移病灶治疗的疗效不如肺转移病灶,但大部分患者经过治疗后病情稳定,部分患者的转移病灶数量可减少或消失。虽然 $^{131}$I 很难将骨转移灶治愈,但可以缓解症状,提高生活质量,延长生存期,故对摄碘的骨转移灶应考虑进行 $^{131}$I 治疗。孤立的有症状的转移灶应考虑完全性外科手术切除,特别是病情进展缓慢的患者。不能手术切除的疼痛病灶可以单独或联合采用如下治疗方法:$^{131}$I、外照射、血管内栓塞、射频切除、二膦酸盐药物治疗、椎体成形术等。骨转移灶伴急性肿胀可能导致严重疼痛、骨折或神经系统并发症,可采用外照射并同时使用糖皮质激素,以缓解潜在的 TSH 刺激和(或)外照射所引起的症状。对于骨痛患者可以给予 $^{89}$Sr 等放射性药物治疗。无症状、不摄碘、对邻

近关键组织结构无威胁的稳定期骨转移灶,目前无充分证据支持进行 $^{131}$I 治疗。

推荐 28:孤立的有症状的骨转移灶宜考虑外科手术切除(推荐级别:B)。

推荐 29:虽然 $^{131}$I 很难治愈骨转移灶,但可以改善患者生存质量,故对摄碘的骨转移病灶宜进行 $^{131}$I 治疗(推荐级别:B)。

6. 问题 6:神经系统转移病灶的治疗

脑转移多见于进展期老年患者,预后很差。外科手术切除和外照射是主要治疗手段。不管中枢神经系统转移灶是否摄碘,都应当首先考虑外科手术。不适合外科手术的中枢神经系统转移灶应考虑精确外放疗,多灶性转移可考虑全脑和全脊髓放疗。$^{131}$I 是治疗脑转移的方法之一,但 $^{131}$I 治疗后可引起肿瘤周围组织的水肿,特别是脑内多发转移或肿瘤体积较大时,脑水肿症状明显,严重者可出现脑疝,威胁患者生命。因此,在给予 $^{131}$I 治疗时应同时给予糖皮质激素,并密切观察脑水肿病情的变化,给予相应的治疗。

推荐 30:不管中枢神经系统转移灶是否摄碘,都应当首先考虑外科手术治疗(推荐级别:B)。

推荐 31:脑转移患者在给予 $^{131}$I 治疗时应同时给予糖皮质激素,减少或预防脑水肿的发生(推荐级别:C)。

$^{131}$I 是治疗 DTC 转移病灶的有效方法。但部分患者病情复杂或进展较快,联合多学科、多种治疗方法能够提高治疗效果,缓解病情,延长患者的生存期。建议结合患者病情考虑 $^{131}$I 联合手术、外放疗、其他放射性治疗药物等综合治疗。对经过多次 $^{131}$I 治疗后,患者病情相对稳定,但疗效不显著的患者要注意放射性剂量的累加对患者造成的潜在风险。对病情稳定、疗效进展缓慢的患者,宜适时评估病情,制订相应的治疗方案,带瘤生存也是可选择的方案。

推荐 32:DTC 患者给予综合治疗是提高疗效的有效方法(推荐级别:C)。

7. 问题 7:清灶治疗的疗效评价和随访

首次 $^{131}$I 清灶治疗应在 $^{131}$I 清甲至少 3 个月后进行。对单次清灶治疗的 $^{131}$I 剂量尚有争议。常用剂量为 3.7~7.4 GBq,最多不宜超过 9.25 GBq。重复治疗 $^{131}$I 剂量的确定与首次治疗相同;重复治疗的次数和累积 $^{131}$I 总量没有严格限制,主要根据病情需要和患者身体情况而定,重复治疗间隔为 6~12 个月。如肺部微小转移灶患者在首次 $^{131}$I 治疗后,如果病灶持续摄入 $^{131}$I 并治疗有效,则一般应每 6~12 个月重复 1 次,因为这些患者有很高的完全缓解率。

清灶治疗 6 个月后,可进行疗效评估。如治疗有效(血清 Tg 持续下降,影像学检查显示转移灶缩小、减少),可重复清灶治疗。若清灶治疗后血清 Tg 仍持续升高,或影像学检查显示转移灶增大、增多,或 $^{18}$F – FDG PET 发现新增的高代谢病灶,应重新评估患者病情后决定是否继续 $^{131}$I 治疗。

DTC 患者经手术治疗和 $^{131}$I 完全去除甲状腺后,在接受甲状腺激素治疗情况下,血清 Tg 浓度低于 1 μg/L 为完全缓解,仍需要长期随诊。随访中重点观察 Tg 水平。如抑制性 Tg > 5 μg/L(即服用甲状腺素抑制 TSH 治疗时),应行 $^{131}$I 全身显像以寻找可能存在的复发或转移灶。如果发现转移病灶应进行 $^{131}$I 清灶治疗。如果没有发现病灶,且抑制性 Tg < 10 μg/L 时密切随访。对随访中血清 Tg 水平持续增高( > 10 μg/L),但影像学检查未发现病灶的患者，可经验性给予 3.7~7.4 GBq $^{131}$I 治疗；如治疗后 $^{131}$I Bx－WBS 发现病灶或血清 Tg 水平减低，可重复行 $^{131}$I 治疗，直至病灶缓解或无反应，此后以 TSH 抑制治疗为主。此种经验性治疗尚存争议，Pacini 等的研究显示未经 $^{131}$I 经验性治疗患者中 89.3% Tg 呈自然下降趋势，但此研究未进行复发风险分层。近期我国针对中低危复发分层人群研究显示：$^{131}$I 治疗后 6 个月刺激性 Tg 阳性 DTC 患者中 81.2% 血清 Tg 水平随时间呈下降趋势。

推荐 33：在随访中血清 Tg 水平持续增高，但影像学检查未发现病灶者可经验性给予 3.7~7.4 GBq $^{131}$I 治疗。治疗后 Bx－WBS 发现 DTC 病灶或血清 Tg 水平减低，可重复 $^{131}$I 治疗，否则应停止 $^{131}$I 治疗，以 TSH 抑制治疗为主（推荐级别：C）。

推荐 34：首次 $^{131}$I 清灶治疗应在 $^{131}$I 清甲后至少 3 个月后进行。重复清灶治疗宜间隔 6~12 个月（推荐级别：C）。

**七、TSH 抑制治疗**

1. 问题 1：TSH 抑制治疗的作用

TSH 水平是甲状腺癌复发及病死率的独立预测因素，两者间呈正相关的关系。TSH 抑制治疗是指手术后或清甲治疗后应用甲状腺激素将 TSH 抑制在正常低限或低限以下、甚至检测不到的程度，一方面补充 DTC 患者所缺乏的甲状腺激素；另一方面抑制 DTC 细胞生长。此治疗方法可明显降低甲状腺癌复发和死亡的危险性、提高患者的生存率、改善患者的生存质量。TSH 抑制治疗不是单纯的甲状腺激素替代治疗，是一种新的治疗理念。一般均于 $^{131}$I 治疗后 24~48 小时后开始补充甲状腺素。

TSH 抑制治疗用药首选 L－T$_4$ 口服制剂。干甲状腺片中甲状腺激素的剂量和 T$_3$/T$_4$ 比例不稳定，可能带来 TSH 波动，因此不建议在长期抑制治疗中作为首选。

推荐 35：DTC 患者 $^{131}$I 治疗后均应行 TSH 抑制治疗（推荐级别：A）。

2. 问题 2：TSH 抑制治疗的目标

研究表明：TSH 抑制治疗可使 DTC 术后复发率显著降低，患者的生存时间显著延长。TSH 抑制水平与 DTC 的复发、转移和相关死亡的关系密切，尤其对高危 DTC 患者。TSH >2 mIU/L 时癌症相关死亡和复发增加。高危 DTC 患者 TSH 抑制 <0.1 mIU/L 时，肿瘤复发、转移及病死率均显著降低。低危 DTC 患者 TSH 应抑制在 0.1~0.5 mIU/L，TSH 抑制 <0.1 mIU/L 时，无额外收益。而某些分化低的 DTC 的生长、增生并非依赖于 TSH，对此类患者，即使将 TSH 抑制到很低水平，仍难减缓病情进展。

目前临床上主要根据患者的危险度分层来决定 TSH 抑制的水平，中、高危 DTC 患者 TSH 抑制至 <0.1 mIU/L，低危 DTC 患者 TSH 抑制在 0.1~0.5 mIU/L。

推荐 36：$^{131}$I 治疗后根据患者危险度分层及时给予相应的 TSH 抑制治疗，中、高危 DTC 患者 TSH 抑制至 <0.1 mIU/L，低危 DTC 患者 TSH 抑制在 0.1~0.5 mIU/L（推荐级别：B）。

3. 问题 3：TSH 抑制治疗时 L－T$_4$ 剂量调整

对患者个体而言，抑制治疗的 L－T$_4$ 剂量就是达到，TSH 抑制目标。对已清除全部甲状腺的 DTC 患者，抑制治疗的 L－T$_4$ 剂量通常高于单纯替代剂量，平均为 1.5~2.5

μg/(kg·d)；老年患者中，达到 TSH 抑制的 L-T₄ 剂量较年轻人低 20% ~30% ，因老年人甲状腺激素外周降解率降低。

L-T₄ 的起始剂量视患者年龄和伴发疾病情况而异。L-T₄ 最终剂量的确定有赖于血清 TSH 的监测。L-T₄ 剂量调整阶段，约每 4 周测 1 次 TSH，达标后应定期复查甲状腺功能，以保证 TSH 维持于目标范围。早餐前空腹顿服 L-T₄ 最利于维持稳定的 TSH 水平。部分患者需要根据冬夏季节 TSH 水平的变化调整 L-T₄ 用量(冬增夏减)。应在间隔足够时间后服用某些特殊药物或食物：与维生素、滋补品间隔 1 小时；与含铁、钙食物或药物间隔 2 小时；与奶、豆类食品间隔 4 小时；与降脂药物间隔 12 小时。

推荐 37：L-T₄ 的起始剂且视患者年龄和伴发疾病情况而异(推荐级别：B)。

推荐 38：L-T₄ 应当清晨空腹顿服。在剂量调整期间，约每 4 周测定 1 次血清 TSH (推荐级别：B)。

4. 问题 4：妊娠期 TSH 抑制治疗时 L-T₄ 剂量和调整

妊娠期甲状腺癌的处理参见《妊娠与产后甲状腺疾病诊治指南》。如妊娠期已确诊患有 DTC，且手术需延期至产后时，应考虑给予甲状腺激素抑制治疗，L-T₄ 治疗的目标应保持 TSH 在 0.1 ~1.5 mIU/L。

对已接受 ¹³¹I 治疗的妊娠期患者，如甲状腺癌未能完全控制，应维持甲状腺激素抑制作用，保持 TSH <0.1 mIU/L；如甲状腺癌已得到控制的高危患者，TSH 水平应控制在 0.1 ~0.5 mIU/L；如甲状腺癌已得到控制的低危患者，TSH 应保持在正常低值范围(0.3 ~1.5 mIU/L)。

妊娠期内不可盲目停服 L-T₄，应根据孕周的增加适当增加 L-T₄ 剂量，保持与病情相应的抑制水平，防止出现甲减。一旦确诊妊娠应尽快检测甲状腺功能，每 4 周检测 1 次，以调整剂量。TSH 测定建议在同一实验室进行，以保证结果的准确性和可比性。

推荐 39：妊娠期内应根据孕周的增加适当增加 L-T₄ 剂量，定期检测甲状腺激素和 TSH 水平，以调整 L-T₄ 的剂量(推荐级别：B)。

推荐 40：对已接受 ¹³¹I 治疗的 DTC 妊娠期患者，应保持与病情相应的 TSH 抑制水平(推荐级别：B)。

5. 问题 5：TSH 抑制治疗的不良反应

长期使用超生理剂量甲状腺激素，可造成亚临床甲亢。特别是 TSH 需长期维持在很低水平( <0.1 mIU/L)时，会加重心脏负荷，引发或加重心肌缺血和心律失常，特别是心房颤动；影响患者体内钙代谢，可能加大绝经后妇女骨质疏松症(OP)的发生率，并可能导致骨折风险增加。在进行甲状腺激素抑制治疗时，应注意上述并发症的预防与治疗，改善患者的生活质量。

近年来，TSH 抑制治疗的理念发生了转变，提倡兼顾 DTC 患者肿瘤复发危险度和 TSH 抑制治疗不良反应风险，制订个体化治疗目标，摒弃单一标准。根据双风险评估，在 DTC 患者初治期和随访期中，设立相应 TSH 抑制治疗目标(附录 4 表 4)。

**附录4表4　基于双风险评估的DTC患者，TSH抑制治疗目标(mIU/L)**

| 治疗不良反应风险 | DTC的复发危险度 | | | |
|---|---|---|---|---|
| | 初诊期高、中危 | 初诊期低危 | 随访期高、中危 | 随访期低危 |
| 高、中危 | <0.1 | 0.5~1.0 | 0.1~0.5ᵃ | 1.0~2.0<br>(5~10年) |
| 低危 | <0.1 | 0.1~0.5ᵃ | <0.1 | 0.58~2.0<br>(5~10年) |

注：ᵃ：0.5 mIU/L视各实验室TSH正常参考范围下限不同而定

根据患者的综合因素将TSH抑制治疗的不良反应风险分为3个等级：低危、中危和高危。符合下述所有条件者为低危：①中青年；②无不适症状；③无心血管疾病；④无心律失常；⑤无肾上腺素能受体激动的症状或体征；⑥无心血管疾病危险因素；⑦无合并疾病；⑧绝经前妇女；⑨骨密度正常；⑩无OP的危险因素。符合下述条件之一者为中危：①中年；②高血压；③有肾上腺素能受体激动的症状或体征；④吸烟；⑤存在心血管疾病危险因素或糖尿病；⑥围绝经期妇女；⑦骨量减少；⑧存在OP的危险因素。符合下述条件之一者为高危：①临床心脏病；②老年；③绝经后妇女；④伴发其他严重疾病。

对于清甲成功，复发危险度分层较低的患者，在给予TSH抑制治疗时，考虑到亚临床甲亢状态对患者心血管系统和骨骼系统等的影响，抑制治疗的时限不宜超过5~10年。5~10年后逐步减低TSH抑制治疗的程度，如无病生存，可仅进行甲状腺激素替代治疗。

推荐41：抑制治疗时应注意预防和治疗相应并发症(推荐级别：B)。

推荐42：基于DTC患者肿瘤复发危险度和TSH抑制治疗不良反应风险，设立DTC患者TSH抑制治疗的个体化目标(推荐级别：C)。

6. 问题6：TSH抑制治疗期间OP的防治

对需要将TSH抑制到低于TSH正常参考范围下限的DTC患者(特别是绝经后妇女)，应评估治疗前基础骨矿化状态并定期监测。根据医疗条件酌情选用血清钙或磷，24小时尿钙、磷，骨转换生化标志物和骨密度测定。对临床上有低钙血症的患者，应根据血钙浓度、甲状旁腺激素(PTH)水平等适当补充钙剂及活性维生素D。

由于长期亚临床甲亢是绝经后女性OP的危险因素，因此绝经后DTC患者在TSH抑制治疗期间，建议接受OP初级预防：确保钙摄入1000 mg/d，补充维生素D 400~800U(10~20 μg)/d。对未使用雌激素或双膦酸盐治疗的绝经后妇女，TSH抑制治疗前或治疗期间达到OP诊断标准者，维生素D可增至800~1200 U(20~30 μg)/d，并酌情联合其他治疗药物(如双膦酸盐类、Ct类、雌激素类、PTH、选择性雌激素受体调节剂类等)。

推荐43：对需要将TSH抑制至低于TSH正常参考范围下限的DTC患者，应评估治疗前基础骨矿化状态并定期监测(推荐级别：C)。

推荐44：绝经后女性DTC者在TSH抑制治疗期间建议行OP初级预防；达到OP诊断标准者，启动正规抗OP治疗(推荐级别：C)。

7. 问题7：TSH抑制治疗期间心血管系统不良反应的防治

在TSH抑制期间宜评估治疗前基础心脏情况。定期监测心电图，选择性进行相关检查。使用肾上腺素受体阻滞药(β 受体阻滞药)3~4 个月后,外源性亚临床甲亢带来的心脏舒张功能和运动耐力受损可以得到明显改善,并能控制心血管事件(尤其是心房颤动)的相关死亡率。因此,如无 β 受体阻滞药禁忌证,DTC 患者 TSH 抑制治疗期间,TSH < 0.1 mIU/L 情况下,患者年龄≥65 岁,或 <65 岁,但有心脏病、有心血管疾病危险因素和甲亢症状者,宜给予 β 受体阻滞药治疗;TSH 在 0.1~0.5 mIU/L,在上述相同情况下也宜考虑 β 受体阻滞药治疗,以预防心血管系统不良反应。TSH 抑制前或治疗期间发生心房颤动者,应给予规范化治疗。有心脏基础疾病或心血管事件高危因素者,应针对性地给予地高辛、血管紧张素转换酶抑制剂或其他心血管药物,并适当放宽 TSH 抑制治疗的目标。

推荐45:对需要将 TSH 抑制到低于 TSH 正常参考范围下限的 DTC 患者,应评估治疗前基础心脏情况并定期监测(推荐级别:C)。

推荐46:TSH 抑制治疗期间,可选择性应用 β 受体阻滞药,预防心血管系统不良反应(推荐级别:C)。

### 八、青少年 DTC 的 $^{131}$I 治疗

问题:$^{131}$I 清甲治疗的剂量

尽管儿童及青少年 DTC 患者的病死率较成年人低,但在疾病诊断时淋巴结转移率及远处转移率均较高,因此患儿甲状腺癌的手术方式及颈部淋巴结清扫的适应证与成年人无异。儿童及青少年 DTC 患者需根据体质量或体表面积来调整清甲治疗的 $^{131}$I 剂量,不可盲目减少剂量,以免影响清甲效果。

值得注意的是,临床上常依据肿瘤 TNM 分期作为清甲治疗剂量的重要依据,但因患儿甲状腺体积及甲状腺癌原发灶的大小与成年人之间存在差异,仅根据成人的 TNM 分期标准中甲状腺癌原发灶大小来决定手术及清甲治疗剂量,会低估肿瘤扩散及复发的危险性。

患儿清甲治疗前准备工作与成年患者相同,清甲治疗剂量为 1.11~3.7 GBq,如伴有淋巴结转移或远处转移,清甲治疗剂量为 3.7~5.55 GBq,$^{131}$I 剂量可根据患儿体质量适当调整(24~74 MBq/kg,平均 52 MBq/kg)。清甲治疗后的 L-T$_4$ 抑制治疗标准以及随访项目与成年患者相同。

推荐47:儿童及青少年 DTC 患者 $^{131}$I 治疗的基本原则与成年人相同,$^{131}$I 治疗剂量应根据患儿体质量及体表面积适度调整(推荐级别:C)。

推荐48:在对患儿甲状腺癌原发灶进行分期时,应考虑患儿甲状腺体积与成人间的差异(推荐级别:C)。

推荐49:患儿甲状腺激素抑制治疗及随访与成年患者一致(推荐级别:C)。

### 九、$^{131}$I 治疗安全性与防护

1. 问题1:$^{131}$I 治疗安全性与防护

$^{131}$I 治疗安全性涉及:①大剂量 $^{131}$I 治疗对 DTC 患者的正常组织器官有不同程度的直接电离辐射损伤,在 $^{131}$I 治疗期需根据病情状况对患者进行密切观察和相应处置;②接受大剂量 $^{131}$I 治疗的患者对周围人群形成照射,患者排泄物中的 $^{131}$I 对环境形成放射性

污染,因此需要对患者进行适当的辐射隔离。另外,$^{131}$I 治疗前患者需撤用甲状腺制剂 2～4 周使 TSH 上升,形成医源性甲减(人为甲减),短期甲减可加重患者较严重的伴随疾病。

$^{131}$I 治疗对 DTC 患者的直接辐射损伤程度主要取决于两个方面:一是单次 $^{131}$I 治疗剂量及多次 $^{131}$I 治疗的累积剂量,以及每次治疗 $^{131}$I 在患者体内的分布及滞留时间;二是患者的年龄及对辐射的敏感性。目前尚缺乏充分的评价大剂量 $^{131}$I 对 DTC 患者随机或非随机辐射损伤效应危险度的前瞻性研究。本《指南》主要依据临床经验、回顾性研究资料及相关的法规法律文件。

$^{131}$I 治疗对 DTC 患者的直接辐射损伤包括:①短期损伤。常见有:颈部肿胀和咽部不适,上腹部不适,甚至恶心和呕吐,全身乏力,口干甚至唾液腺肿胀,外周血象一过性下降。少见有:身体麻木,急性腹痛,呼吸困难,尿痛和血尿,严重肺转移者可出现咳痰增多、痰中带血甚至咯血,骨转移者可出现患处疼痛加剧等;② $^{131}$I 治疗的中长期损伤。常见有:慢性唾液腺损伤,慢性胃肠炎,性功能和生殖能力下降。少见有:继发或并发其他恶性肿瘤的概率升高,肺纤维化,骨髓抑制等。

目前临床尚无法准确预测 DTC 患者对 $^{131}$I 治疗的早期反应。通常年幼和年轻患者对辐射敏感,随年龄增加,患者辐射敏感性下降。多次 $^{131}$I 治疗尤其 DTC 转移灶摄取 $^{131}$I 少、而滞留在消化道或尿路的 $^{131}$I 较多者(治疗后 $^{131}$I WBS 确定),出现严重不良反应可能性大。另外,$^{131}$I 治疗期患者处于甲减状态,合并有慢性病的高龄患者 $^{131}$I 治疗期的不良反应可能较年轻者显著。对这类患者 $^{131}$I 治疗需审慎,观察需密切,处理需及时。

为保证或提高 $^{131}$I 治疗的安全性,建议:在进行治疗风险评估后及实施 $^{131}$I 治疗前,指导患者如何对 $^{131}$I 治疗隔离期可能出现的并发症进行自我监测和简易处理,并建议在患者床边预留可自我管理的药品及简易设施(如供氧设施、专用呕吐物处理袋、吸痰设备或气管套管更换及清洗设施等)。对隔离期无生活自理能力者宜单独辐射隔离,建议在具备完善的医疗应急设施和辐射防护条件下实施 $^{131}$I 治疗。如合并其他严重疾病,$^{131}$I 治疗在短期内有加重合并疾病的风险,合并其他慢性病如高血压、糖尿病等,在确定口服药可控情形下,指导患者在辐射隔离期进行相应治疗。另外,需注意在甲减期和 $^{131}$I 治疗隔离期,患者受感染的概率可能增加。

推荐 50:大剂量 $^{131}$I 治疗 1～3 天,部分 DTC 患者可出现明显的辐射损伤反应,需进行密切观察。对反应严重者应采取相应处理,保证 $^{131}$I 治疗的安全性(推荐级别:C)。

推荐 51:大剂量 $^{131}$I 治疗前,需对患者伴随疾病状况进行评估,并在大剂量 $^{131}$I 治疗的辐射隔离期加强相应的观察和对症处理(推荐级别:C)。

2. 问题 2:$^{131}$I 治疗对唾液腺、造血和生殖系统的影响

$^{131}$I 治疗对唾液腺损伤的程度存在个体差异。由于 $^{131}$I 通过血液被唾液腺(唾液腺体细胞膜上含 NIS 受体)大量摄取,唾液腺损伤多见于 $^{131}$I 治疗数天乃至持续数月,常见的主诉为口干,味觉减弱,有些患者可伴有牙龈肿痛等。少数患者出现单侧或双侧腮腺或颌下腺肿痛。轻度的唾液腺损伤通常不需处理,多数患者逐步自行恢复。影响患者味觉的另一个因素是甲减,此症状在恢复服用甲状腺制剂 1 周内可逐步缓解。

$^{131}$I 治疗对患者唾液腺损伤大多呈一过性,永久性损伤罕见。多次 $^{131}$I 治疗后,部分患者可出现唾液腺肿痛,持续的口干和味觉减退。有患者采用中药治疗后缓解。偶见唾

液腺分泌管不可逆性阻塞并形成腮腺瘤或颌下腺瘤,需手术处理。

少数患者在 $^{131}$I 治疗后可发生一过性骨髓抑制,抑制最常见于 $^{131}$I 治疗后 4~6 周,以后逐渐恢复。残留甲状腺组织过多、转移灶(尤其肺转移)摄取 $^{131}$I 显著且持续时间长是导致患者外周血象下降的主要因素。偶见患者外周血白细胞降低持续 1 年以上。$^{131}$I 多次治疗后,少数患者可出现不同程度的骨髓抑制。

卵巢和睾丸组织对辐射敏感性高,不过这些细胞不直接摄取血液中的 $^{131}$I,只是受到血液、尿道(尤其膀胱)和滞留在结肠区的 $^{131}$I 照射。偶见妇科附件有 DTC 转移灶或卵巢囊肿变异显著摄取 $^{131}$I,对同侧卵巢形成较大剂量照射。总之,$^{131}$I 治疗对性腺产生短期和远期的影响尚无定论。临床观察显示,$^{131}$I 治疗前后患者的性功能下降,但为多因素引起,包括手术和麻醉创伤的延续,"癌病"引发患者焦虑、恐惧及对生活质量预期发生改变,持续的人为甲减及辐射隔离期的性活动限制等。临床观察显示,单次 $^{131}$I 治疗后,多数患者的性功能在治疗后数周可得到恢复。尚无前瞻性大样本研究分析多次 $^{131}$I 治疗对患者性腺的短期和长期影响。

部分成年女性患者在 $^{131}$I 治疗后有月经周期紊乱表现,机制不完全明确。在 $^{131}$I 治疗后 1~2 个月可自行恢复,完全闭经或需激素调节恢复节律者少见。

关于 DTC 患者术后及 $^{131}$I 治疗后何时可安全生育或受孕,目前观点不一。$^{131}$I 治疗后短期内,外周血染色体断片数、微核和微丝数明显增加,但无研究提示 $^{131}$I 治疗后血液中存在持续的染色体异常。有生育能力的低危 DTC 患者,在 $^{131}$I 治疗后至少 4~8 个月且达治愈标准者,宜正常生育或受孕。临床观察尚未发现 $^{131}$I 治疗后患者生育的子代存在发育障碍、畸变或恶性肿瘤发生率明显升高。尚没有足够的随访资料分析 $^{131}$I 治疗后对后代生长发育和恶性肿瘤患病率及生存率的影响。

推荐52:大剂量 $^{131}$I 治疗对唾液腺、造血和生殖系统的影响呈个体差异性,多数为一过性,可自行恢复(推荐级别:C)。

推荐53:女性 DTC 患者在 $^{131}$I 治疗后 6~12 个月避免妊娠。男性 6 个月内避孕(推荐级别:B)。

3. 问题3:$^{131}$I 治疗与继发肿瘤的关系

$^{131}$I 治疗后患者继发其他恶性肿瘤的发生率或恶性肿瘤被发现率比正常人群略高,但在总体上处于极低水平。继发性肿瘤多为白血病和膀胱癌。白血病发生率与 $^{131}$I 累积剂量和 $^{131}$I 治疗间隔期有关,累积剂量控制在 29.6 GBq 内且控制治疗间隔期,白血病的发生率可降至正常人群水平。其他肿瘤如乳腺癌、黑色素瘤、肾透明细胞癌、肺癌等罕见。

$^{131}$I 治疗是否诱发其他恶性肿瘤尚存争议,不确定性因素包括:①除膀胱外,易出现大量 $^{131}$I 生理性分布的区域如口腔腺体、胃肠、肝脾等继发性恶性肿瘤发生率未显著升高;②DTC 患者是否存在肿瘤易感基因,导致多种恶性肿瘤好发;③DTC 患者生存期长,随访监测的频率高于正常人群,易早期发现其他恶性肿瘤;④ $^{131}$I 治疗无效者,部分患者会选择外照射治疗和其他治疗,可致患者整体免疫功能减低,其他类型恶性肿瘤发生率和生长概率会有所提高。另外,少数患者的 DTC 是在其他恶性肿瘤诊治过程中被发现。$^{131}$I 治疗是否导致伴随恶性肿瘤复发或加速病程,无法确定。

4. 问题 4：$^{131}$I 治疗防护原则

根据相关法规，$^{131}$I 单次治疗剂量超过 400 MBq，应为患者建立辐射隔离区。辐射隔离的时间至少不低于 48 小时。为保证患者以及医疗工作人员的辐射安全，$^{131}$I 治疗场所设计要符合相关法规的要求。住院隔离区的设计和监控基本要求为：隔离区患者间宜有适当的距离防护。为方便应急处理，应设计紧急隔离病室，方便在屏蔽防护下对患者的紧急情况进行处理。

专用病房区的专用放射性下水管和污物处理装置需符合相关法规要求。

推荐 54：建立符合辐射安全和医疗安全的 $^{131}$I 治疗隔离区，确保或者和周围环境的辐射安全（推荐级别：B）。

**十、随访期间其他影像检查的应用**

1. 问题 1：rhTSH 与 $^{131}$I 全身显像

$^{131}$I – WBS 是 DTC 患者随访中常规应用的影像学检查方法，也是决定患者进一步治疗方案的最主要方法之一。该检查前常需停用甲状腺激素 2~4 周，使患者血清 TSH 水平升高至 30 mIU/L 以上，以达到较好的病灶检出率。

基因重组技术人工合成的 rhTSH 与垂体分泌的内源性 TSH 具有相似的理化性质及生物学效应。使用 rhTSH 可使体内血清 TSH 在短期内迅速升高，连续 2 天肌内注射（0.9 mg/d），第 2 天注射 24 小时后血清 TSH 达到高峰，该状态可维持约 4 天。在血清 TSH 水平高峰状态下行 $^{131}$I WBS 可极大提高病灶的检出率。美国食品与药品监督管理局（FDA）和欧洲药品评价局（European Medicines Evaluation Agency，EMEA）分别在 1998 年和 2001 年批准了 rhTSH 在 DTC 患者随访中的应用。中国香港及中国台湾有部分医院已在使用，中国大陆有望在近年内批准引进该药品。

2. 问题 2：应用 CT、MBI 等检查的时间

当疑有 DTC 复发或转移时，CT 和 MBI 能够提供病灶的解剖学图像，以帮助诊断，但由于病变组织与周边组织界限不清，可做增强 CT 进行鉴别。若患者后续拟行 $^{131}$I 治疗，还应避免近期使用含碘的增强 CT 造影剂。

3. 问题 3：PET/CT 的应用价值

PET/CT 最常用的肿瘤显像剂为 $^{18}$F – FDG，目前已有研究表明，$^{18}$F – FDG 显像对 DTC 复发或转移灶的诊断效率差异较大，这主要与各个研究的患者纳入标准、TSH 水平、TNM 分期和病理类型等因素差异较大有关。另外，有研究表明 $^{18}$F – FDG PET/CT 显像、颈部超声检查、CT 检查在 DTC 随访中诊断效率相差不大，故目前不推荐在 DTC 随访中常规使用 $^{18}$F – FDG PET 显像。但在下述情况下可考虑使用：①血清 Tg 水平增高（＞10 μg/L）而 $^{131}$I WBS 阴性时，协助寻找和定位病灶；②对病灶不摄碘者，评估和监测病情；③针对侵袭性或转移性 DTC 者，评估和监测病情。

推荐 55：不建议在 DTC 随访中常规使用 MBI 及 $^{18}$F – FDG PET 检查（推荐级别：E）。

**十一、DTC 的失分化**

1. 问题 1：失分化的定义、临床表现及治疗

DTC 失分化是指在病程进展中 DTC 细胞的形态和功能均发生退行性改变，表现为

TSH 受体表达障碍和浓聚碘能力丧失，使 $^{131}$I 治疗无法进行。失分化的过程也是 DTC 恶性程度增高的表现。

DTC 细胞失分化可能与以下因素有关：①经 $^{131}$I 或其他放射治疗后，未被杀死的 DTC 细胞其代谢过程都可能因辐射作用的影响发生改变，尤其是 Tg 的合成和碘代谢易受影响，从而失去摄碘能力；②在 $^{131}$I 治疗前就可能存在具有不同摄碘能力的肿瘤细胞克隆，$^{131}$I 治疗选择性地杀死摄碘能力较强的肿瘤细胞，而摄碘能力差的转移灶 DTC 细胞的形态和功能均发生明显的改变(变异)，细胞摄取 $^{131}$I 的功能明显减低，从而进一步失分化；③失分化转移灶的发生率随着年龄的增加也出现逐渐增加趋势，反映了肿瘤随病程的生长恶性程度由低变高。

对于失分化甲状腺癌的治疗，部分学者尝试应用外放疗及化疗药物进行治疗，但疗效欠佳。有研究表明肿瘤靶向治疗药物可能是一个突破点。肿瘤的靶向治疗药物包括小分子靶向药物及单克隆抗体类药物，可选择性应用于失分化型甲状腺癌的治疗。小分子靶向药物包括细胞生长因子及其受体抑制剂、多靶点激酶抑制剂等信号传导路径靶向药物和细胞周期调控药物。酪氨酸激酶抑制剂(TKIs)是目前在甲状腺癌中研究最多的靶向治疗药物，此类药物远期的不良反应和大样本的观察还需更长时间的研究。

DTC 一经发现应尽早规范化治疗，争取在失分化前达到临床治愈。

2. 问题2：维 A 酸的辅助治疗意义

维 A 酸是维生素 A 的生物活性代谢物，对多种肿瘤有抑制细胞增生和诱导细胞分化的作用。临床研究表明维 A 酸治疗失分化 DTC 患者的有效率为 30%～40%。常见的不良反应有皮肤、黏膜轻度或中度干燥，少部分患者发生皮肤脱屑、转氨酶升高、白细胞升高、血脂升高等。减少或暂停维 A 酸治疗可获得缓解。目前常用剂量为 1～1.5 mg/(kg·d)，疗程为 1.5～3 个月。维 A 酸对部分失分化病灶有诱导分化作用，可选择应用于 $^{131}$I 治疗失分化甲状腺癌的治疗中。

**十二、DTC 的放疗与化疗**

1. 问题1：DTC 的辅助性外照射治疗

DTC 对外放射治疗不敏感，侵袭性 DTC 经过手术和 $^{131}$I 治疗后，外照射治疗降低复发率的作用尚不明确，不建议常规使用。当有肉眼可见、无法手术的局部残留或复发肿瘤，或位于关键部位无法手术(如脊椎转移、中枢神经系统转移、某些纵隔或隆突下淋巴结转移、骨盆转移等)的远处转移尤其是疼痛性骨转移，在肿瘤不摄取 $^{131}$I 或 $^{131}$I 治疗效果差出现碘难治性状态时，在 TSH 抑制治疗的同时，可考虑外照射治疗或影像引导下放疗，主要以局部姑息治疗为目的。

推荐56：当有肉眼可见、无法手术的局部残留或复发肿瘤，且肿瘤不摄取 $^{131}$I 或 $^{131}$I 治疗效果差时，在 TSH 抑制治疗的同时，可考虑外照射治疗或影像引导下放疗(推荐级别：C)。

2. 问题2：DTC 的化学治疗

化学治疗仅作为姑息治疗或其他手段无效后的尝试治疗。多柔比星(阿霉素)是唯一经美国 FDA 批准用于转移性甲状腺癌的药物，其对肺转移的疗效优于骨转移或淋巴结转移，但因疗效差正在被靶向治疗药物所取代。

3. 问题3：失分化 DTC 的靶向药物治疗

远处转移性失分化 DTC 的 10 年生存率在 10% 以下。失分化 DTC 对传统的放化疗反应差，目前尚无有效治疗方法。参与调控细胞生长、增生、分化和凋亡的有丝分裂原活化蛋白激酶（MAPK）/细胞外信号调节激酶（ERK）和磷脂酰肌醇 3－激酶（PI3K）/蛋白激酶 B[PKB(Akt)]2 条信号通路的激活与 DTC 发生及转移密切相关，目前针对失分化 DTC 靶向治疗药物主要以这 2 条信号转导通路中的分子如受体酪氨酸激酶（RET），丝/苏氨酸特异性激酶，血管内皮生长因子受体（VEGFR），PI3K，哺乳动物雷帕霉素靶蛋白（mTOR）等作为靶点，开展了包括索拉非尼、舒尼替尼、凡得替尼、阿昔替尼等多项Ⅱ～Ⅲ期临床试验，初步结果证实上述药物可以在一定程度上缓解疾病进展。至今尚无 1 例患者达到完全治愈，部分缓解率不到 50%，而且这种缓解率难以长期维持，有相当一部分患者因为出现不良反应或者肿瘤进展而终止用药。近期完成的一项纳入 417 例"索拉非尼作用于碘难治性局部进展及远处转移性甲状腺癌的全球多中心随机对照研究"(Ⅲ期试验)结果显示，索拉非尼在这一人群中的疾病控制率达 54.1%，其中 73% 的患者病灶出现了不同程度的缩小；与对照组比较，无进展生存期延长。索拉非尼在碘难治性甲状腺癌的应用适应证已获得 FDA 批准，有望成为第一个用于治疗甲状腺癌的靶向药物。目前仅对常规治疗无效且处于进展状态的晚期碘难治性 DTC 患者可以考虑使用这类药物，同时建议核医学、肿瘤学、内科学等多学科协作，及时处置药物不良反应并监测病情变化。

推荐57：在常规治疗无效的进展期碘难治性 DTC，可以考虑使用靶向药物如索拉非尼的治疗(推荐级别：B)。

# 附录5 超声引导下甲状腺结节细针穿刺活检专家共识及操作指南(2018版)

甲状腺结节在人群中的检出率为20%~76%,其中恶性肿瘤仅占7%~15%,临床工作的重点是如何将甲状腺癌从高发的甲状腺结节中甄别出来。细针穿刺活检(fine needle aspiration biopsy,FNAB)是传统的微创诊断技术,可在术前鉴别甲状腺结节的性质,为甲状腺疾病的个体化精准治疗提供依据,是甲状腺诊治决策的关键。FNAB在国内开展较晚,相关理念及操作方法差异较大,为普及、规范该项技术,推动FNAB技术顺畅发展,进一步提高甲状腺疾病诊治水平,经国内相关专家讨论,特制订本共识及操作指南。

**一、专家共识**

1. 原理及分类 FNAB利用细针(22~25G)对甲状腺结节进行穿刺,从中获取细胞成分,通过细胞学诊断来实现对目标病灶性质的判断。

FNAB可分为细针抽吸活检和无负压细针活检。目前情况下,两种方法均推荐超声引导下穿刺(ultrasound-guided fine needle aspiration biopsy,US-FNAB),使穿刺目标更为准确,提高取材成功率,同时有利于穿刺过程中对重要组织结构的保护和穿刺后判断有无血肿。传统的细针穿刺为细针抽吸活检,在穿刺过程中用注射器维持一定负压以期获取更多成分。改良的细针穿刺方法采用特制的穿刺针在无负压的情况操作,更加简便。文献研究证实两者在获取细胞成分上差异无统计学意义,且后者标本中血液成分更少,更有利于细胞学诊断。临床上可根据条件、实际情况酌情选择此两种方法或联合使用。

2. 临床应用 FNAB是术前评估甲状腺结节敏感度、特异度最高的方法,被美国甲状腺协会(American thyroid association,ATA)、美国临床内分泌医师学会(American association of clinical endocrinologists,AACE)、欧洲甲状腺学会(European thyroid association,ETA)、美国国家综合癌症网络(National comprehensive cancer network,NCCN)和中华医学会等国内外机构所制订指南推荐,具有丰富的循证医学证据,原则上临床决策宜以活检结果为基础。结果判读推荐采用甲状腺细胞病理学Bethesda报告系统,系统中推荐的临床处理建议可供参考(附录5表1),术中可行快速病理(冰冻病理)学检查进一步确认。有条件的单位可开展穿刺洗脱液检查或基因检测辅助FNAB诊断。

3. 甲状腺结节 US – FNAB 适应证

（1）直径 >1 cm 的甲状腺结节，超声检查有恶性征象者应考虑行穿刺活检。

（2）直径 ≤1 cm 的甲状腺结节，不推荐常规行穿刺活检。但如果存在下述情况之一者，可考虑 US – FNAB：①超声检查提示结节有恶性征象；②伴颈部淋巴结超声影像异常；③童年期有颈部放射线照射史或辐射污染接触史；④有甲状腺癌家族史或甲状腺癌综合征病史；⑤$^{18}$F – FDG PET 显像阳性；⑥伴血清降钙素水平异常升高。

4. 甲状腺结节 US – FNAB 排除指征

（1）经甲状腺核素显像证实为有自主摄取功能的"热结节"。

（2）超声检查提示为纯囊性的结节。

附录 5 表 1　甲状腺细胞病理学 Bethesda 报告系统恶性风险程度和推荐的临床处理

| 诊断分类 | 恶性风险 | 通常处理[1] |
|---|---|---|
| 标本无法诊断或不满意 | – | 重复穿刺[2] |
| 良性 | 0 ~ 3% | 临床随访 |
| 意义不明确的非典型性病变或意义不明确的滤泡性病变 | 5% ~ 15%[3] | 重复穿刺[2] |
| 滤泡性肿瘤或可疑滤泡性肿瘤 | 15% ~ 30% | 手术治疗[4] |
| 可疑恶性肿瘤 | 60% ~ 75% | 手术治疗[4] |
| 恶性肿瘤 | 97% ~ 99% | 手术治疗[4] |

注：1）除细针穿刺诊断之外，实际处理可能还取决于其他因素（例如临床体征和超声检查）；2）重复穿刺一般在3个月后进行，当有明显的临床体征或超声征象时可适当缩短穿刺间隔时间；必要时可行粗针穿刺；3）根据反复穿刺诊断为"细胞非典型性"患者的相应组织病理学数据而推测得到；4）手术方式根据患者个体情况决定。如诊断为"可疑转移性肿瘤"或提示转移性而非甲状腺原发的"恶性肿瘤"，可能无须手术

5. 甲状腺结节 US – FNAB 禁忌证　①具有出血倾向，出凝血时间显著延长，凝血酶原活动度明显减低；②穿刺针途径可能损伤邻近重要器官；③长期服用抗凝药；④频繁咳嗽、吞咽等难以配合者；⑤拒绝有创检查者；⑥穿刺部位感染，须处理后方可穿刺；⑦女性行经期为相对禁忌证。

**二、穿刺操作指南**

（一）穿刺前评估

1. 超声检查　穿刺前应行高分辨率超声检查评估和定位结节。颈部超声可确定甲状腺结节的部位、数目、大小、形态、纵横比、边界、边缘、声晕、内部结构、回声水平、回声均匀性、钙化、血供、后方回声和与周围组织的关系等情况，同时评估颈部区域有无异常淋巴结和淋巴结的大小、形态、结构特点。以下超声征象提示甲状腺癌的可能性大（恶性风险 70% ~ 90%）：

（1）实性低回声或囊实性结节中的实性成分为低回声的结节。

（2）同时具有以下 1 项或多项超声特征：①边缘不规则（浸润性、小分叶或毛刺）；②微钙化；③纵横比 >1；④边缘钙化中断，低回声突出钙化外；⑤甲状腺被膜受侵；⑥同时伴有颈部淋巴结超声影像异常，如内部出现微钙化、囊性改变、强回声团、周边血

流等。

　　确定待穿刺结节后,需详细标记该结节位置、大小等信息。彩色多普勒超声检查能显示结节本身血供及周边的血管分布、帮助分析穿刺的出血风险、设计安全的穿刺路径等。

　　2. 甲状腺功能检测　穿刺前可行甲状腺功能检查评估患者有无甲状腺功能亢进。甲状腺功能亢进患者一般选择在甲状腺功能亢进控制后再行穿刺检查,以减少出血风险。

　　(二)穿刺前准备

　　FNAB 操作前同一般的有创检查前准备工作:询问患者病史、评估全身状态;患者需家属陪同;交代穿刺操作风险和注意事项,签署知情同意书,尤其向患者及家属告知穿刺活检技术的一些固有缺陷,如穿刺活检属诊断性技术不具有治疗作用、穿刺标本存在取材不足或无法诊断可能、穿刺结果假阳性和假阴性率及原因、重复穿刺的可能性等,获得患者的理解。

　　(三)操作流程

　　操作流程如下:①核对患者信息,核对结节信息;②患者仰卧位,颈部垫高过伸位;③颈部常规消毒,铺无菌洞巾;④超声探头无菌处理;⑤超声定位结节,设计穿刺路径;⑥穿刺点进针(必要时局部麻醉后进针);⑦超声下引导穿刺针进入甲状腺结节,在结节内重复提插穿刺针数次完成取材;⑧标本立即涂片、固定;观察标本是否满足细胞学诊断要求;⑨根据需要重复穿刺步骤,通常每个结节穿刺 2 ~ 3 次;⑩穿刺完毕,贴敷料,在观察区留置观察 20 ~ 30 分钟,穿刺点适度压迫止血 20 ~ 30 分钟,向患者交代穿刺后注意事项。

　　(四)操作要点

　　1. 患者体位　常规穿刺体位同甲状腺手术体位,在不引起患者不适情况下,颈部尽量后伸,充分暴露。颈部 V 区淋巴结穿刺时可采取侧卧位。

　　2. 穿刺路径的设计　穿刺操作可在局部麻醉下进行。穿刺路径建议遵循兼顾最短穿刺路径且能够安全有效穿刺的原则。穿刺针宜在探头声束平面内进针,清楚显示针道和针尖。当某一穿刺路径取材时血液成分较多时,宜选择另一穿刺路径。

　　3. 穿刺技巧　超声引导下确认针尖位置后再继续进针,确保穿刺安全;超声监测下对病变多角度、多位点穿刺,以保证样本的代表性;快速穿刺,保证操作时针尖对病变最大距离的切割;每个结节根据实际情况决定穿刺针提插次数;对于囊实性病变,应重点对实性部分取材,若收集到囊液成分也须全部送检;减少出血,最大程度降低血液成分对细胞学诊断的影响,当血液成分较多时可换用更细的穿刺针。

　　4. 标本处理　取材后及时进行现场涂片、固定,注意均匀薄层涂片 2 张以上具备细胞学现场评价者可快速染色后阅片评价是否有足够诊断价值的细胞,从而明确有无增加穿刺次数的必要性。不具备细胞学现场评价者建议穿刺次数至少 3 次。

　　5. 穿刺并发症及处理

　　(1)出血:细针穿刺出血发生率较低,出血多发生在腺体表面,极少在腺内或囊内;

穿刺时伤及皮下血管极少数可引起皮肤瘀斑。出血原因可能为反复穿刺针道渗血或误穿血管，穿刺进针时应注意避开血管。血肿形成时超声检查可显示低回声区或液性暗区。通常局部压迫可阻止出血进一步发展。出血控制后，酌情加压包扎、冰敷防止再次出血。

（2）疼痛：部分患者有轻微痛感或放射痛，多可耐受，穿刺后多逐渐消失。患者持续疼痛可口服止疼药对症处理。

6. 穿刺后注意事项　完成穿刺后须向患者详细交代注意事项：局部压迫预防出血；观察 30 分钟后，超声检查确认局部有无出血；避免进食增加出血风险的饮食、药物；禁止颈部剧烈活动；当出现颈部肿胀、疼痛加剧、呼吸困难时应及时就医。

# 附录6 分化型甲状腺癌术后 $^{131}$I 治疗临床路径专家共识(2017版)

**一、分化型甲状腺癌(differentiated thyroid carcinoma，DTC)术后 $^{131}$I 治疗临床路径标准住院流程**

(一)适用对象

第一诊断(指出院诊断)为肿瘤术后核素治疗[国际疾病分类(international classification of diseases，ICD)－10：Z51.806]，第二诊断为甲状腺恶性肿瘤(ICD－10：C73.X00)，已行甲状腺全切或近全切除术，且符合以下条件之一者：①DTC 初始术后伴有甲状腺周围组织侵犯、淋巴结转移或远处转移；②肿瘤未能完全切除，术中见肿瘤残留；③肿瘤为侵袭型的组织学类型，或伴有血管侵犯；④残留甲状腺组织已被完全去除的 DTC 患者，如 $^{131}$I 显像未发现转移灶，但甲状腺球蛋白(thyroglobulin，Tg)水平异常升高；或 Tg 抗体(Tg antibody，TgAb)持续异常升高；⑤DTC 术后出现无法手术切除的局部复发(或转移)灶或远处转移灶，且病灶具备摄 $^{131}$I 功能；⑥低危 DTC，为便于长期随访及监测肿瘤复发，且患者有意愿者；⑦甲状腺大部切除术后，患者不愿或不宜再次手术。

(二)诊断依据

参照《甲状腺结节和分化型甲状腺癌诊治指南》《 $^{131}$I 治疗分化型甲状腺癌指南(2014版)》《临床诊疗指南：核医学分册》《临床技术操作规范：核医学分册》《甲状腺结节和分化型甲状腺癌诊治指南(ATA，2015版)》制订。

1. 术后病理学诊断为 DTC，主要包括甲状腺乳头状癌(papillary thyroid carcinoma，PTC)和甲状腺滤泡状癌(follicular thyroid carcinoma，FTC)。

2. 甲状腺癌术后复发或转移，并经细胞学或 $^{131}$I 显像证实。

3. 血清 Tg 水平异常增高，或 TgAb 持续异常升高。

4. 甲状腺癌为侵袭型的组织学类型，或伴有血管侵犯。

(三)选择治疗方案的依据

参照《甲状腺结节和分化型甲状腺癌诊治指南》《 $^{131}$I 治疗分化型甲状腺癌指南(2014版)》《临床诊疗指南：核医学分册》《临床技术操作规范：核医学分册》《甲状腺结节和分化型甲状腺癌诊治指南(ATA，2015版)》制订，且患者的全身状况较好，无 $^{131}$I 治疗禁忌证，并签署知情同意书。

1. $^{131}$I 治疗适应证

（1）DTC $^{131}$I 清除甲状腺残留组织（简称清甲）治疗：①DTC 初始术后伴有甲状腺周围组织侵犯、淋巴结转移或远处转移；②肿瘤为侵袭型的组织学类型，或伴有血管侵犯；③肿瘤未能完全切除；④低危 DTC，为便于长期随访及监测肿瘤复发，并结合患者意愿；⑤甲状腺大部切除术后，患者不愿或不宜再次手术。

（2）DTC $^{131}$I 清除转移和复发病灶（清灶）治疗：DTC 术后出现无法手术切除的局部复发（转移）灶或远处转移灶，且病灶具备摄 $^{131}$I 功能。

（3）"经验性" $^{131}$I 治疗：残留甲状腺组织已被完全去除的 DTC 患者，如 $^{131}$I 显像未发现转移灶，但 Tg 水平异常升高，或 TgAb 持续异常升高。

2. $^{131}$I 治疗禁忌证

（1）妊娠期和哺乳期患者。

（2）甲状腺术后创口未愈合者。

（3）4 个月内不能有效避孕者。

（四）临床路径标准住院日为≤7 天。

（五）进入路径标准

1. 第一诊断（指出院诊断）必须为肿瘤术后核素治疗（ICD－10：Z51.806），且符合 DTC $^{131}$I 治疗适应证，无 $^{131}$I 治疗禁忌证。

2. 第二诊断符合甲状腺恶性肿瘤（ICD－10：C73.X00），且已行全甲状腺或近全甲状腺切除术后的 DTC 患者。

3. 如患者同时具有其他疾病诊断，但在住院期间不需要特殊处理也不影响第一诊断的临床路径流程实施时，可以进入路径。

（六）入院前准备

1. 低碘饮食 2～4 周。

2. 停服左甲状腺素钠片 2～4 周。

3. 患者、监护人或被授权人签署知情同意书。

4. 已完成甲状腺癌患者术后病情再评估。

5. 合并疾病已合理处置。

（七）住院期间检查项目

1. 必需的检查项目

（1）血常规、尿常规、便常规。

（2）甲状旁腺激素、肝肾功能、电解质、空腹血糖血脂。

（3）血清甲状腺激素及抗体［促甲状腺激素（thyroid stimulating hormone，TSH）、游离甲状腺素（free thyroxine，$FT_4$）、游离三碘甲状腺原氨酸（free triiodothyronine，$FT_3$）、Tg、TgAb］。

（4）育龄妇女的血清人绒毛膜促性腺激素（human chorionic gonadotropin，HCG）。

（5）心电图、胸部 X 线片（不做胸部 CT 者）。

(6)甲状腺及颈部淋巴结超声。

(7) $^{131}$I 治疗后的 $^{131}$I 全身显像及(或)颈部 SPECT(SPECT/CT)断层显像,必要时加做其他可疑病症部位的 SPECT(SPECT/CT)断层显像。

(8)伴有骨转移的患者行全身骨显像、骨碱性磷酸酶测定,伴有肺转移的患者行胸部 CT。

2. 选择性的检查项目

(1) $^{131}$I 治疗前甲状腺摄 $^{131}$I 率、尿碘。

(2) $^{131}$I 治疗前诊断性显像[诊断性全身显像(diagnostic whole body scan, Dx – WBS)]。

(3)胸部 CT 平扫、颈部 CT 或 MRI、全身 PET/CT。

(4)骨密度测定。

(5)甲状腺显像、唾液腺显像或超声、$^{99m}$Tc – 甲氧基异丁基异腈(methoxyisobutyli-sonitrile, MIBI)亲肿瘤显像。

(6)肺转移患者肺功能测定。

(7)血清降钙素、维生素 D、Ⅰ 型前胶原氨基端肽(procollagen type Ⅰ amino – terminal propeptide, PⅠNP)、β 胶原降解产物、骨钙素、癌胚抗原(carcinoembryonic antigen, CEA)、糖类抗原(carbohydrate antigen, CA)125、CA19 – 9、CA15 – 3、CA50、CA242、CA72 –4、甲状腺过氧化物酶抗体。

(8)性激素。

(9)出院时患者体内残留 $^{131}$I 量测量。

(10)初次 $^{131}$I 治疗患者行全身骨显像、骨碱性磷酸酶测定。

(11)已知转移部位的影像学检查,如头颅 CT、腹部 CT 等。

3. 酌情行并发症或合并其他疾病的相关检查。

(八)治疗方案

1. 治疗用药

(1)碘( $^{131}$I)化钠口服溶液或胶囊,为主要用药。

(2)甲状腺激素,通常用左甲状腺素钠片。

(3)激素类药:泼尼松、地塞米松等。

(4)升白细胞、保肝、护胃、利尿剂、保护唾液腺、止吐、钙剂、缓泻剂及其他对症支持治疗。

2. $^{131}$I 剂量的选择 根据《 $^{131}$I 治疗分化型甲状腺癌指南(2014 版)》的推荐,结合患者个体化病情确定 $^{131}$I 治疗剂量,如清甲治疗剂量为 1.11 ~3.70 GBq、清灶治疗剂量为 3.70 ~7.40 GBq;或基于病灶吸收剂量计算法确定的剂量。

3. $^{131}$I 治疗后24 ~72 小时开始左甲状腺素钠片治疗。当残留甲状腺或肿瘤负荷较多时,可适当后延。

(九)出院标准

1. 患者体内 $^{131}$I 滞留活度≤400 MBq(距离患者体表 1 m 处的参考剂量率≤23.3 μSv/h)。

2. 无严重不良反应。

3. 并发症不需要住院处理者。

（十）变异及原因分析

1. 有影响 $^{131}$I 治疗的合并症，需要进行相关的诊断和治疗，导致住院时间延长、住院费用增加。

2. 住院期间出现了患方意愿改变和依从性不佳等因素影响，改变了治疗计划。

3. 服用 $^{131}$I 后出现了明显的不良反应，导致住院时间延长、住院费用增加。

4. 伴有其他系统合并症，需要特殊诊断治疗措施，导致住院时间延长、住院费用增加。

5. $^{131}$I 治疗后全身显像阴性而 Tg 阳性患者的病灶进一步探查，以确定后续治疗方案，可能涉及 $^{18}$F - 脱氧葡萄糖(fluorodeoxyglucose，FDG)PET 显像等导致费用增加。

6. 因广泛转移等因素致体内 $^{131}$I 残留活度 >400 MBq，需延长住院时间。

## 二、DTC $^{131}$I 治疗临床路径

相关路径详见附录 6 表 1。

### 附录 6 表 1　分化型甲状腺癌(DTC) $^{131}$I 治疗临床路径表单

适用对象：第一诊断为肿瘤术后核素治疗(ICD - 10：Z51.806)，第二诊断为甲状腺恶性肿瘤
(ICD - 10：C73.X00)，已行甲状腺全切或近全切除术、且有 $^{131}$I 治疗适应证者。

患者姓名：_____ 性别：_____ 年龄：_____ 门诊号：_____ 住院号：_____

住院日期：____年___月___日　出院日期：____年___月___日　标准住院日：≤7天

| 住院日数 | 住院第1至第3天 | 住院第4至第7天 |
|---|---|---|
| 日期 | | |
| 临床评估 | □病史询问和体格检查<br>□评估临床症状<br>□开始常规检查和特殊检查<br>□评估门诊检查和当日完成的检查<br>□护理级别：Ⅱ级<br>□首程及入院记录(电子病历)<br>□上级医师查房记录，疑难病例讨论<br>□制订治疗方案<br>□向患者及家属告知病情并签署《知情同意书》<br>□上级医师查房，最后核定 $^{131}$I 治疗剂量<br>□空腹在监控下进行 $^{131}$I 治疗 | □在监控下查房及处理<br>□评估临床症状及对症治疗<br>□开始促甲状腺激素（TSH）抑制治疗，当残留甲状腺或肿瘤负荷较多时可适当后延<br>□病情讲解<br>□出院指导 |
| 处置 | □对症治疗<br>□口服 $^{131}$I | □观察<br>□ $^{131}$I 显像并观察<br>□开具出院证<br>□患者出院 |

续表

| 住院日数 | 住院第1至第3天 | 住院第4至第7天 |
|---|---|---|
| 检查 | □三大常规<br>□血生化全套<br>□血清甲状腺指标全套<br>□心电图<br>□颈部超声检查<br>□其他选择性检查 | □所有患者行 $^{131}$I 全身显像和颈部 SPECT(SPECT/CT)断层显像，必要时加做其他部位可疑病症的 SPECT(SPECT/CT)断层显像<br>□评估是否达到出院标准 |
| 会诊 | □合并其他慢性疾病 | |
| 药剂 | □预防放射性治疗不良反应的药物<br>□钙剂与维生素 D 药物<br>□针对其他慢性疾病的基础用药 | □预防放射性治疗不良反应的药物<br>□针对其他慢性疾病的基础用药<br>□口服左甲状腺素钠片（优甲乐）或其他甲状腺素制剂（残留甲状腺或肿瘤负荷较多者除外）<br>□出院带药 |
| 营养 | □低碘饮食 | □低碘饮食 |
| 排泄 | □顺畅/□未解/□腹泻 | □顺畅/□未解/□腹泻 |
| 护理和卫教 | □入院卫生教育及护理评估<br>□介绍本病房的环境<br>□指导预防性用药方法<br>□护理指导 $^{131}$I 治疗注意事项、辐射防护宣教和应急处理方法<br>□监控下指导 $^{131}$I 治疗后注意事项和应急处理方法<br>□监控下进行护理指导 | □监控下指导 $^{131}$I 治疗后注意事项和应急处理方法<br>□监控下进行护理指导<br>□预约复诊时间<br>□出院后辐射安全指导和其他宣教 |
| 变异 | □无 □有,原因：<br>1.<br>2. | □无 □有,原因：<br>1.<br>2. |
| 费用 | | |
| 护士签名 | | |
| 医生签名 | | |

# 附录7 复发转移性分化型甲状腺癌诊治共识(2015版)

## 一、前言

甲状腺癌在世界范围内发病率逐年上升,根据2014年美国监测、流行病学及预后项目(surveillance, epidem iology, and end results program, SEER)数据,其发病率为12.90/10万,肿瘤相关死亡率为0.50/10万,5年总生存率为97.80%,其中病灶局限于甲状腺内的患者5年生存率达99.90%,而伴有远处转移的患者则降至54.70%。在我国,甲状腺癌发病率增高趋势与国际上一致,根据2013年《中国最新癌症谱》的数据,甲状腺癌的发病率为6.56/10万,居女性恶性肿瘤发病率的第10位。而根据2013年《中国肿瘤登记年报》的数据,甲状腺癌发病率居女性恶性肿瘤的第8位。但因数据收集渠道及统计来源不同,目前尚无法掌握准确的全国性数据,这提示有关中国甲状腺癌的全国性流行病学调查亟待开展。

甲状腺乳头状癌(papillary thyroid cancer, PTC)、甲状腺滤泡状癌(follicular thyroid cancer, FTC)占甲状腺癌的90%以上,由于他们在一定程度上保留了甲状腺滤泡上皮细胞的功能,如钠碘转运体(sodium iodide symporter, NIS)的表达及摄碘的能力、分泌甲状腺球蛋白(thyroglobulin, Tg)的能力、依赖于促甲状腺激素(thyroid – stimulating hormone, TSH)生长的方式等,因此,被称为分化型甲状腺癌(differentiated thyroid cancer, DTC)。DTC尤其是PTC的发病率升高是致使近年来甲状腺癌发病率升高的主要因素。虽然DTC发病率逐年升高,但其死亡率始终无明显变化,主要原因为DTC复发,因此,在DTC的风险评估中对复发风险的评估就显得更为重要。2009年美国甲状腺学会(ATA)指南中提出DTC的复发风险分层,该分层主要纳入了病灶大小、病理亚型、包膜及血管侵犯程度、淋巴结转移、远处转移、碘$^{131}$($^{131}$I)治疗后全身显像($^{131}$I post – treatment whole body scan, Rx – WBS)等权重因素。Tuttle等根据上述风险分层采用Tg及影像学如超声、核医学等评估进行随访(中位随访时间7年),结果显示低、中、高危DTC患者的复发率分别为3.00%、18.00%和66.00%。应指出,在ATA复发风险分层的权重因素之外,患者的一般特征(如年龄、性别)、初始手术、$^{131}$I治疗、TSH抑制治疗、肿瘤病理特征及分子特征,如BRAF、TERT基因突变等多种因素均影响着DTC的复发和转移。

DTC患者远处转移率为1%~23%,即使出现远处转移,这类患者长期疾病特异性生存率(disease specific survival，DSS)仍可达 23.00% ~ 37.50%。由于生长缓慢等因素，DTC 复发或术后残存肿瘤的概念仍很难界定与区分，本共识中涉及的复发或残存肿瘤是指经过手术切除、$^{131}$I 清甲和(或)TSH 抑制等治疗后，在随诊过程中所发现新的病灶或残存肿瘤，复发或残存肿瘤可以出现在甲状腺床，也可以通过淋巴道、血行和种植等途径出现在甲状腺床以外的部位，如颈部区域淋巴结转移、远处转移等。

出现复发及转移后，如何评估、诊断及治疗仍面临一些困难，患者的预后也受到复发及转移病灶的部位、大小、数目以及包括手术在内的干预治疗手段、转移灶摄碘特征及分子特征等多种因素影响。其中，远处转移灶不摄碘特征是患者不良预后的独立预测因素(HR = 10.44)。这类病灶不摄碘的碘难治性甲状腺癌(radioiodine refractory differentiated thyroid cancer，RAIR – DTC)患者，常常手术也无法切除或切除难题；由于其治疗手段匮乏，病情进展快、预后差，是目前临床诊治工作中面临的最大困难。通常，在无外源性碘负荷干扰的情况下，TSH(> 30 mIU/L)刺激状态时出现以下情况之一即可判定为RAIR – DTC：①转移灶在成功清甲后的首次 $^{131}$I 治疗中即表现不摄碘，致其无法从后续的 $^{131}$I 治疗中获益；②摄碘性转移灶逐渐出现的不摄碘现象且呈现病情进展；③部分转移灶摄碘，而部分转移灶不摄碘且可被 $^{18}$FDG – PET 或 CT 等影像学手段所显示；④摄碘转移灶在经过多次 $^{131}$I 治疗后虽然保持摄碘能力但仍出现病情进展。

有关复发、残存肿瘤及转移性(以下简称复发转移性)DTC 以及 RAIR – DTC 的界定和治疗，是目前临床研究上的热点，其最佳治疗时机、治疗手段、随访及评估策略仍存有争议。本共识将综合目前循证医学证据及专家意见，针对复发、转移性 DTC 及 RAIR – DTC 提出相应处理建议。

## 二、复发转移性 DTC 的发生机制

复发转移性 DTC 可以是分化良好的分化型甲状腺癌(well differentiated thyroid cancer，WDTC)；也可以是低分化分化型甲状腺癌(poorly differentiated thyroid cancer，PDTC)；也有的患者原发灶虽为 WDTC，而复发转移病灶的病理类型却进展为高细胞变异性的 DTC 或 PDTC。

复发及转移可由多种因素所致，肿瘤本身的病理学特征如原发肿瘤较大、包膜外侵犯、血管侵犯、淋巴结转移、BRAF$^{V600E}$基因突变等与复发及转移呈明显相关，而在治疗方式等方面，手术方式采用单侧腺叶切除而不是全甲状腺切除术、肿瘤无法完全切除、诊治时间的延迟(包括手术及 $^{131}$I 治疗)等因素亦与甲状腺癌的复发及转移密切相关。

目前证实的 DTC 复发转移的分子机制主要包括：①有丝分裂原激活蛋白激酶/细胞外信号调节蛋白激酶(mitogen – activated protein kinase/extracellular signal – regulated protein kinase，MAPK/ERK)信号通路和磷脂酰肌醇 – 3 激酶/苏氨酸丝氨酸激酶(phosphatidylinositol – 3 kinase/serine/threonine kinase，PI3K/Akt)信号通路的异常激活，对甲状腺癌的发生、增生及转移起到至关重要的作用。通过 RET/PTC 重排、RAS 基因突变、BRAF 基因突变可异常激活 MAPK/ERK 信号通路；通过 PIK3CA 基因突变或异常扩增、PIK3CB 基因扩增、Akt 激酶活性增加，PTEN 抑制基因失活、BRAE 或 RAS 基因突变等激活 PI3K/Akt 信号通路，可促使甲状腺肿瘤从低级别向高级别进展；②CTNNB1(β – catenin 基因)突变、Wnt/β – Catenin 信号通路；③BRAF 与 TGF – β 信号通路的协同作

用，BRAF 基因突变的细胞更易发生 TGF－β 诱导的上皮－间质转化（epithelial－mesenchymal transition，EMT），而后者是肿瘤侵犯及转移的必备条件，BRAF$^{V600E}$ 下调 NIS 的表达、抑制碘摄取的作用依赖于 TGF－β 信号通路；④表观遗传沉默，表观遗传修饰主要包括 DNA 甲基化、组蛋白修饰、染色体重塑等，阻碍基因启动子区转录从而导致基因沉默。NIS、TSHR、pendrin、SL5A8 和 TTF－1 等基因启动子区域甲基化使这些基因 mRNA 表达下调，导致甲状腺癌病灶失去摄碘能力。P16 基因、RASSF1A 基因、PTEN 基因、p53 基因、DNA 修复基因和肿瘤分子侵袭转移相关基因等抑癌基因甲基化，与甲状腺癌细胞增生和侵袭有关。

### 三、复发转移性 DTC 的诊断及评估

术前已被影像学检查证实为远处转移、术中有可见的肿瘤组织残留，以及清甲成功后的 DTC 患者血清 Tg 水平未达到肿瘤完全缓解（complete response，CR）标准或再次升高时，则需进行以下临床及病理学评估。评估的意义包括：①明确肿瘤复发或转移的诊断；②为制定后续治疗策略和预后评估提供参考。

1. 血清 Tg 检测　对已全部清除甲状腺的 DTC 患者，定期检测血清 Tg 水平是判断患者是否存在肿瘤复发或转移的重要手段。在无影像学提示复发、肿瘤残余及转移时，在无 TgAb 干扰下，TSH 抑制状态下和 TSH 刺激后血清 Tg < 1 ng/mL 或检测不到提示肿瘤达到 CR。若刺激性 Tg > 2 ng/mL，则提示病变持续或转移可能。对于刺激性 Tg 在 1～2 ng/mL 的患者，颈部超声在发现颈部淋巴结转移灶方面有较高灵敏度，如超声阴性，建议继续观察。如清甲成功后未达到上述标准，或 Tg 水平在随访中再次升高，则应考虑肿瘤复发转移的可能。

研究显示，尽管会受到术后残余甲状腺组织的影响，但甲状腺全切除术后 $^{131}$I 治疗前刺激性 Tg 亦具有其重要意义，如高 Tg 水平对 DTC 远处转移具有预测价值，刺激性 Tg 界值点为 52.75 ng/mL 时其预测远处转移的灵敏度和特异度分别为 70.90% 和 91.70%，这有可能在 $^{131}$I 治疗前预测那些无影像学证据的远处转移患者，避免了这部分患者的 $^{131}$I 治疗不足问题。

此外，应注意 TgAb 的存在会降低通过化学发光免疫分析方法检测血清 Tg 的测定值，从而影响通过 Tg 监测病情的准确性。

2. $^{131}$I－全身显像（$^{131}$I－WBS）　对已明确为 DTC 复发或转移的患者，$^{131}$I－WBS 是诊断 DTC 转移复发、筛选 $^{131}$I 治疗适应证、了解摄取 $^{131}$I 病灶的部位、数量及病灶 $^{131}$I 摄取情况的重要手段，同时对评价疗效及评估预后也具有重要参考价值。

3. 超声评估 DTC 复发及颈部转移　超声检查是甲状腺癌治疗后诊断和评估局部复发或颈部转移的主要方法。超声评估时间建议为术后 3 个月，应全面观察颈部各区域并详细记录检查所见，了解手术方式和淋巴清扫范围及病理结果，并与术前超声结果相对照。结合患者 Tg 水平和患者的复发风险度评估，5 年之内，每年 1～2 次超声检查，并根据新的风险评估结果，如为极低或低风险，可在 5 年之后，适当延长超声检查间隔时间。超声检查应重点对以下区域进行评估。

（1）手术区域：如局部有异常回声，需鉴别：①是否为肿瘤残留；②是否为腺叶残留；③是否为局部瘢痕形成；④是否为局部未完全吸收的止血材料等异物。如甲状腺床

出现形态不规则低回声,纵横比 >1,内部微钙化及局部无回声,局部血流信号较丰富,则为可疑复发或残留病变。如为术区的止血材料所致的均匀低至无回声,可在随访中发现其体积逐渐减小至消失。

(2)残留甲状腺:残余腺叶内或边缘处异常回声,考虑几种情况:①术后改变;②未彻底清除的病灶;③新出现病灶。检查医师可在病变局部转动超声探头,多切位扫描观察病变区。"术后改变"大多居于腺体边缘,在某个切面可显示为片状或条状异常回声影;对于残叶内病灶的定位及定性诊断,常规超声检查基本可满足临床需要。此外,应密切结合术前超声检查结果、手术方式和病理结果对比分析,以得出正确结论。

(3)颈部淋巴结:甲状腺癌术后可疑颈部淋巴结转移的超声特点包括:①皮髓质分界消失或部分消失;②内部"细沙砾样"钙化;③局部囊性变;④内部中高回声。颈部转移性淋巴结多分布在Ⅱ、Ⅲ、Ⅳ和Ⅵ区。对于颈部淋巴结清扫后术区的结节,应注意与下列几种情况鉴别:①术后瘢痕;②断端神经瘤;③炎性反应性肿大淋巴结。

当超声检查发现了异常回声区(甲状腺床可疑复发病变及颈部可疑淋巴结肿大),如颈部甲状腺超声经验丰富的医师仍难以明确诊断时,可采取超声导引下细针穿刺活检(fine - needle aspiration, FNA)或 FNA - Tg 检查,或者增强 CT 等进一步检查。

4. CT、MRI 检查 CT、增强 CT 以及 MRI 检查对诊断评估复发转移病灶、协助确定手术或外照射治疗计划时具有一定价值。其优势包括:①结果受检查医师的影响较超声小,且解剖图像较超声直观,更便于手术前准确定位;②增强 CT 诊断颈部复发灶的准确性与超声接近,其特异性优于颈部超声(94.80% vs 89.70%);③能显示超声无法探及部位的转移灶,如纵隔和咽旁淋巴结等;④可评估甲状腺残留状况,以及肿瘤侵及相邻结构如气管和食管等情况。由于增强 CT 检查可能对后续的 $^{131}$I 治疗产生影响,故对近期需要行 $^{131}$I 治疗的 DTC 患者,可考虑以 MRI 代替增强 CT 检查。

5. PET 和 PET/CT 检查 PET 和 PET/CT 检查主要用于:①血清 Tg 水平持续增高( >10 ng/mL)而 $^{131}$I - WBS 阴性时,协助寻找和定位病灶;②对侵袭性或转移性 DTC 患者,评估及监测病情。由于炎性淋巴结、切口肉芽肿及肌肉活动度增加等因素可能导致$^{18}$F - FDG PET 假阳性结果,因此,对$^{18}$F - FDG PET 阳性显像部位,宜通过细胞学和组织学等其他检查手段进一步确认是否为 DTC 病灶。

6. 病理学诊断 对临床考虑 DTC 复发或转移的患者可在治疗前应用 FNA 或手术切除标本明确诊断。诊断内容包括:①尽量明确不同类型甲状腺癌的组织学亚型;②对手术切除标本应明确受累脏器、肿瘤大小、肿瘤侵及范围、淋巴结受累情况、血管及神经侵犯情况;③明确复发转移灶病理学诊断与原发灶病理学诊断是否一致;④不能明确组织学类型的细胞学或组织标本需行免疫组织化学或分子病理指标检测协助诊断,确定起源的免疫组织化学指标包括 CK、Tg、TTF - 1、TTF - 2、PAX - 8, Syn、CgA、Calcitin 和 CEA 等,确定良恶性的免疫组织化学指标包括 CK19、galectin - 3、CD56、HBME - 1、E - cadherin、p27、cyclinD1、p53 和 Ki - 67。对于 FNA 不能明确病变性质的标本,建议做 GNA 基因突变、BRAF 基因突变、RET/PTC 基因重排、PAX8/PPARγ 基因重排、PI3KCA 基因突变、TERT 基因突变、p53 基因突变和 CTNNB1 基因突变检测辅助诊断;对于手术切除组织学类型明确的标本,建议针对 PTC 检测 Braf 基因突变、RET/PTC 基因重排、

NRAS 基因突变,针对 FTC 检测 NRAS 基因突变及 PAXB/PPARγ 基因重排,针对低分化癌检测 Braf 基因突变。RET/PTC 基因重排、NRAS 基因突变、p53 基因突变、PI3KCA 基因突变、TERT 基因突变和 CTNNB1 基因突变;⑤建议同时检测原发灶及复发或转移灶相关基因改变。

### 四、复发转移性 DTC 的多学科综合治疗

对于复发转移性 DTC 的首选治疗方案依次为手术切除、对可摄取 $^{131}$I 的病灶行 $^{131}$I 治疗、外照射治疗、L – $T_4$ 抑制治疗下的随诊观察、试验性治疗(如靶向药物、射频消融及经皮超声引导乙醇注射)等。

**(一)复发转移性 DTC 的外科处置**

1. 颈部复发或转移    是临床最常见的问题,对于先前未发现的有临床意义的持续性或复发的肿瘤及淋巴结转移,应采取广泛、彻底地切除[治疗性颈侧和(或)中央颈部淋巴结清扫术],并保留重要器官或结构的功能。如在先前手术过的部分出现复发,常因出现手术野广泛瘢痕而无法行广泛的切除,临床实际中则很可能只能行限制性或针对性的病变切除。建议寻找对甲状腺手术有丰富经验的外科医师完成手术。

2. 甲状腺床区局部复发    建议行补充全甲状腺切除术。对于局部已侵犯上呼吸道和上消化道者,如果技术条件允许,应行手术加 $^{131}$I 治疗和(或)外放疗,其转归决定于是否能完整的切除肿瘤灶并保留患者相关生理功能;当肿瘤侵入气管深层甚至管腔时,需行气管切除吻合术或喉咽食管切除术。对无法切除、有窒息或有明显咯血症状的患者应行局部姑息性手术如气管切开造瘘术或胃造瘘术,这样可为后期的放疗或姑息性手术治疗做准备。

3. 远处转移病灶    对于单发、孤立的远处转移病灶仍可以行病灶切除,特别是病灶较大时尽量手术切除。即便不能完全切除,姑息性手术对于避免重要区域如中枢神经系统受累亦有价值。

选择再次手术时,始终要在手术风险和获益即减少医源性损伤与降低肿瘤复发和死亡风险间做平衡。再次手术时永久性甲状旁腺功能低下、永久性喉返神经损伤的发生率均明显较初次手术高,分别高达 9.00% 和 17.80%。复发转移性 DTC 的外科手术,优选在甲状腺专科中心或专业组,由有丰富临床经验的甲状腺专科医师进行手术,有时需胸外科、血管外科、眼耳鼻喉科、骨肿瘤科、整形外科、ICU 的多科协作。有研究表明,少量小的淋巴结等复发病灶常常在多年的随诊中没有变化,并且未发现因此类复发导致的死亡率增加。因此,如果位于中央区、颈侧区 <1 cm 的可疑淋巴结,可随访观察,如果病灶长大或威胁、关键结构时应考虑给予手术干预。

**(二) $^{131}$I 治疗**

1. 适应证    ①DTC 局部复发、转移或远处转移病灶,无法手术切除,但具备摄 $^{131}$I 功能;②随访中血清 Tg 水平持续增高( >10 ng/mL),而影像学检查未明确发现有转移病灶,可经验性给予 $^{131}$I 治疗,如 Rx – WBS 发现 DTC 功能性转移病灶或血清 Tg 水平下降,则可重复 $^{131}$I 治疗;③DTC 转移灶范围较大、数目较多,预计单一 $^{131}$I 治疗难以达到临床治愈,或病灶虽具备摄 $^{131}$I 功能,但经多次清灶治疗(如累积治疗剂量超过 600

mCi)后未见显效,亦无进展的患者可考虑包括 [131]I 治疗在内的综合治疗措施,如辅以外照射治疗、化疗等。

[131]I 治疗疗效与转移灶摄取 [131]I 的程度和 [131]I 在病灶中的滞留时间直接相关,还受到患者年龄、转移灶大小和部位以及病灶对 [131]I 的辐射敏感性等因素的影响。但位于某些特殊部位的转移灶(如颅内、脊髓旁、气道内和性腺旁转移等),即使病灶显著摄取 [131]I,也应优先考虑手术或其他综合治疗,在综合评估安全性后可考虑行 [131]I 治疗,为防止因病灶炎性水肿导致或加重压迫症状,可考虑联合应用糖皮质激素治疗。

2. [131]I 治疗方案

(1) [131]I 治疗前临床评估:对复发转移性 DTC 患者 [131]I 治疗前应进行临床评估,权衡 [131]I 治疗给患者带来的获益与承担的辐射风险等,以权衡利弊,为患者选择最佳的个体化综合治疗方案。具体包括:①患者病史(包括合并其他基础疾病的情况)及体征;②患者的治疗史及疗效评价,应包括累积的 [131]I 治疗剂量以及治疗相关不良反应的发生情况;③辅助检查包括血常规、肝肾功能、甲状腺功能及 TSH 刺激后的 Tg 水平、其他相关的影像学检查(超声、CT、MRI 或 $^{18}$F – FDG PET 检查等)。

此外,近年来,分子特征在 [131]I 治疗前评估中的意义研究已取得了初步的结果,有研究发现,PTC 原发灶的 BRAF$^{V600E}$ 基因突变与其远处转移灶的摄 [131]I 能力下降有关,因此,对于已经存在或怀疑存在远处转移的 PTC 患者,可预先检测 BRAF$^{V600E}$ 等基因突变情况,以辅助预测患者远处转移的 [131]I 摄取、治疗疗效及预后。

(2) [131]I 治疗前准备:[131]I 清灶治疗前需要升高 TSH 水平。血清 TSH > 30 mIU/L 可显著增加 DTC 病灶对 [131]I 的摄取。升高 TSH 可通过两种方式实现:①升高内源性 TSH 水平:停用 L – T$_4$ 至少 2 ~ 3 周,使血清 TSH 水平升至 30 mIU/L 以上;②使用重组人 TSH(recombinant human thyrotropin, rhTSH):无须停用 L – T$_4$,每日肌内注射 rhTSH 0.9 mg,连续 2 天。该方法尤其适用于老年 DTC 患者、不能耐受甲状腺功能减退患者和停用 L – T$_4$ 后 TSH 升高无法达标者。

[131]I 清灶治疗前可进行 Dx – WBS,其作用为:①了解摄取 [131]I 的复发转移病灶的部位、大小、数量及 [131]I 摄取程度;②协助估算 [131]I 治疗剂量。[131]I 清灶治疗前要求患者低碘饮食(碘摄入量 <50 μg/d)至少 1 ~ 2 周,避免使用含碘造影剂和药物(如胺碘酮等)。

(3) [131]I 清灶治疗剂量:对于单次 [131]I 清灶治疗的剂量尚有争议。经验治疗剂量为 3.7 ~ 7.4 GBq(100 ~ 200 mCi)。还有另外两种方法确定治疗剂量:①根据血液和全身的辐射耐受上限计算治疗剂量。建议明确标准为:骨髓的吸收剂量低于 200cGy,及 48 小时后体内滞留量低于 120 mCi,如弥散性肺转移患者 48 小时后体内滞留低于 80 mCi;②根据肿瘤病灶的辐射吸收剂量(80 Gy)计算剂量。目前尚无前瞻性研究说明何种确定治疗剂量的方法为最佳,现临床最常用的为经验性治疗剂量确定法。

(4)围 [131]I 清灶治疗期的处理:[131]I 清灶治疗对 DTC 病灶、邻近组织和其他可摄 [131]I 的正常组织器官形成直接辐射损伤,导致不同程度的放射性炎性反应。对于 [131]I 治疗期间服用酸性药物或食物能否减轻唾液腺的辐射损伤尚有争议。服 [131]I 后如出现唾液腺肿痛的患者可给予糖皮质激素以减轻症状。如 DTC 病灶数目较多、范围较大时,在 [131]I 治疗的同时可考虑应用糖皮质激素,以减轻靶病灶的放射性炎性反应。尤其是对于 DTC 脑转移灶,给予 $^{131}$I 的同时应用糖皮质激素,并密切观察脑水肿病情的变化,给予相应的治疗。合并其他慢性疾病和(或)高龄 DTC 患者,应密切观察基础疾病的变化并及时处理。

$^{131}$I 清灶治疗后 2~10 天进行 Rx-WBS,以预估 $^{131}$I 治疗效果以及后续清灶治疗的必要性。首次 $^{131}$I 清灶治疗应在 $^{131}$I 清甲后至少 3 个月后进行。重复 $^{131}$I 清灶治疗宜间隔 4~8 个月。

3. $^{131}$I 治疗疗效评估 $^{131}$I 清灶治疗 6 个月后,可进行疗效评估。评估手段包括血清 Tg 测定、$^{131}$I-WBS 及其他影像学检查,如超声、CT、MRI 或 PET 显像等。治疗有效的征象包括:在无 TgAb 干扰的情况下,随着血清 Tg 持续下降,$^{131}$I-WBS 显示转移灶减少、浓集范围缩小或程度减淡;其他影像学检查显示转移灶减少或缩小等。需要指出的是,临床中应将上述指标与患者具体情况相结合进行综合判断。如判定为治疗有效,可重复 $^{131}$I 清灶治疗。

4. $^{131}$I 治疗终止指征 ①复发转移性 DTC 经 $^{131}$I 治疗后肿瘤达到"完全缓解";②临床或影像学证据提示为 RAIR-DTC 或碘抵抗性 DTC;③复发转移病灶接受 $^{131}$I 治疗之外的其他治疗方案可获得更大收益者;④伴有严重心血管疾病、肝肾功能障碍、其他严重并发症如出现粒细胞缺乏、严重全血细胞减少等或预期生存期不足 6 个月者;⑤妊娠期、哺乳期及计划短期内(6 个月)妊娠者不宜行 $^{131}$I 治疗。

5. $^{131}$I 治疗的安全性问题 $^{131}$I 治疗属于相对安全的治疗方法,目前尚无前瞻性研究确定 $^{131}$I 治疗剂量的上限(包括单次剂量及累积剂量)。但回顾性统计分析显示,随着 $^{131}$I 治疗次数增多和累积剂量加大,出现辐射不良反应的风险也会增高。较常见的不良反应包括唾液腺损伤、龋齿、鼻泪管堵塞或胃肠道反应等。$^{131}$I 治疗引起的骨髓抑制和肾功能异常较为罕见,可通过治疗前、后监测血常规和肾功能及时发现,并通过相应的对症治疗改善。关于 $^{131}$I 治疗与继发性恶性肿瘤的关系尚无一致结论。尽管目前尚无足够的证据表明 $^{131}$I 治疗会影响生殖系统,但建议女性在 $^{131}$I 治疗后 6~12 个月避免妊娠。

(三)TSH 抑制治疗

TSH 抑制治疗的原理为:DTC 是 TSH 依赖性肿瘤,TSH 能够刺激表达 TSH 受体的 DTC 细胞生长。手术后应用甲状腺激素将 TSH 抑制在正常低限或低限以下、甚至检测不到的程度,一方面补充 DTC 患者所缺乏的甲状腺激素,另一方面抑制 DTC 细胞生长。

TSH 抑制水平与高危 DTC 的复发、转移和癌症相关死亡关系非常密切,高危 DTC 患者术后 TSH 抑制至 <0.1 mIU/L 时,肿瘤的复发、转移概率显著降低。因此,复发转移性 DTC 患者 TSH 抑制的目标值宜设为 <0.1 mIU/L。但是,长期使用超过生理剂量的甲状腺激素,会造成亚临床甲亢。特别是当 TSH 需长期维持在 <0.1 mIU/L 时,可能会加重患者的心脏负荷和心肌缺血(老年者尤甚),引发或加重心律失常(特别是心房颤动),引起静息心动过速、心肌重量增加、平均动脉压增大、舒张和(或)收缩功能失调等,甚至导致患者因心血管病相关事件导致的住院和死亡风险增高。对于绝经后妇女,长期 TSH 抑制可能增加骨质疏松症的发生率,并可能导致其骨折风险增加。对于 TSH 抑制治疗不良反应风险较高者(如合并心脏疾病、老年、绝经后妇女、伴发其他严重疾病等),应制定个体化的 TSH 抑制治疗目标,将 TSH 抑制至接近达标的最大可耐受程度,

并予以动态评估,同时预防和治疗心血管和骨骼系统的相应病变。

　　TSH 抑制治疗用药首选 L – T$_4$ 口服制剂。干甲状腺片中甲状腺激素的剂量和 T$_3$/T$_4$ 的比例不稳定,可能带来 TSH 波动。因此,不建议在长期抑制治疗中作为首选药物。L – T$_4$ 的起始剂量因患者年龄和伴发疾病情况而异。年轻患者直接启用目标剂量;50 岁以上的患者,如无心脏病及其倾向,初始剂量 50 μg/d;如患者有冠心病或其他高危因素,初始剂量 12.5 ~ 25.0 g/d,甚至更少,增量更缓、调整间期更长,并严密监测心脏状况。L – T$_4$ 最终剂量的确定有赖于血清 TSH 的监测。L – T$_4$ 剂量调整阶段,每 4 周左右测定 TSH,达标后 1 年内每 2 ~ 3 个月、2 年内每 3 ~ 6 个月、5 年内每 6 ~ 12 个月复查甲状腺功能,以确定 TSH 维持于目标范围。

　　早餐前空腹顿服 L – T$_4$ 最利于维持稳定的 TSH 水平。如有漏服,应服用双倍剂量,直至补足全部漏服剂量。部分患者需要根据冬、夏季节 TSH 水平的变化调整 L – T$_4$ 用量(冬增夏减)。

　　需要特别指出的是:某些低分化 DTC 和未分化甲状腺癌,由于不表达 TSHR,其生长、增生并非依赖于 TSH 的作用,对此类患者,即便将 TSH 抑制到很低的水平,仍难以减缓病情进展,所以仅需给予甲状腺激素替代剂量。

　　有关复发、转移性甲状腺癌患者经再次治疗干预后的 TSH 抑制治疗,应依据对其治疗后动态评估及风险分层进行相应的调整。

　　(四)复发转移性 DTC 的外照射治疗

　　1. 适应证　①手术切缘有残留者,尤其不摄取 $^{131}$I 的患者;②术后残存病灶较大,虽然吸收 $^{131}$I,但不足以达到治疗剂量者;③无法手术切除患者;④无法手术切除的复发或转移患者。

　　2. 外照射治疗方案的制定

　　(1)靶区的制定:应根据肿瘤病理类型、病变范围、淋巴结受侵犯等情况具体而定,目前对于外照射最优的照射范围仍存在争议,主要有两方面意见:①小野照射:主要包括残存或可能残存的肿瘤区;②大野照射:包括甲状腺瘤床区和区域淋巴引流区。临床实际工作中也可根据患者综合情况进行适当调整。

　　(2)外照射技术的选择:根据患者一般情况、治疗单位的具体情况而定,但已有多项随机研究证明,头颈部肿瘤放疗时,使用调强放疗技术可以明显降低治疗的不良反应、改善生活质量。因此,如果条件允许,应该尽可能选择三维放疗技术,以期能更好地保证靶区治疗剂量、同时保护正常组织。

　　(3)外照射的剂量:应根据患者一般情况、外照射技术的选择、治疗耐受等因素综合考虑,剂量范围 50 ~ 70 Gy,以下仅做参考:①选择性治疗区或低危区:50 ~ 54 Gy;②高度可疑受累区:54 ~ 63 Gy;③切缘病理阳性区:63 ~ 66 Gy;④肉眼残存区域:66 ~ 70 Gy;⑤邻近重要组织器官限量:脊髓最高剂量≤45 Gy、喉最高剂量≤70 Gy(喉区域不应有剂量热点出现)。

　　目前对于外照射的剂量、分割尚无统一意见。可以采用大分割短疗程,也可以采用常规分割。如果放疗目的是为了控制肿瘤生长,剂量可达 45 ~ 60 Gy,每次分割剂量为

1.8～2.0 Gy/次。如果是为了减轻疼痛等症状，剂量可采用 30 Gy，分割剂量 3 Gy/次。

再程放疗需慎重选择，必须考虑首程放疗的范围、邻近重要组织器官的受量等因素。

3. 外照射的不良反应　主要包括急性期反应和晚期损伤，常见的有急性黏膜、皮肤反应、喉水肿、吞咽困难和颈部纤维化等。纵隔转移放疗可能产生放射性脊髓炎、放射性肺炎，而骨盆转移放疗产生放射性骨髓抑制、放射性肠炎等。在给予较高剂量的外照射治疗时，可通过积极的护理支持治疗、合理缩小照射范围、使用三维的外照射技术等提高对转移灶的局部控制，尽可能降低治疗不良反应的发生率。

（五）RAIR－DTC 的处置

确定为 RAIR－DTC 者，主要处置方案为手术切除、外照射治疗，部分可通过适当的干预措施提高或恢复复发转移灶摄取 $^{131}$I 能力、分子靶向治疗以及 TSH 抑制治疗下随诊观察等。

1. 提高复发转移灶摄取 $^{131}$I 能力的干预措施　严格禁碘、rhTSH 及碳酸锂的应用均有助于提高复发转移灶的摄取 $^{131}$I 能力。

碳酸锂通过阻断 TSH 对甲状腺腺苷酸环化酶的作用延缓碘从甲状腺排出，延长其停留时间。碳酸锂可一定程度提高 RAIR－DTC 术后残留甲状腺摄取 $^{131}$I 的功能，延长 $^{131}$I 在残留甲状腺的有效半衰期，增加残留甲状腺组织 $^{131}$I 吸收剂量。常用剂量为 750 mg 分 3 次口服或 1000 mg 分 4 次口服，或按体质量 10 mg/kg。一般认为碳酸锂阻止甲状腺激素释放的有效血药浓度为 0.6～1.2 mmol/L，不同个体服药后血药浓度差异较大，因此，需经常监测患者的血药浓度并据此调整碳酸锂用量。

2. 诱导分化治疗

（1）复发转移性 DTC $^{131}$I 治疗后失分化原因：目前认为引起 RAIR－DTC 细胞失分化的原因有：①经 $^{131}$I 治疗后，未被杀死的 DTC 细胞的代谢过程都可能因辐射作用的影响发生改变，特别是 Tg 的合成和碘代谢易受影响，从而失去摄碘能力；②在 $^{131}$I 治疗前就可能存在具有不同摄碘能力的肿瘤细胞克隆，$^{131}$I 治疗选择性地杀死摄碘能力强的细胞，而摄碘能力差的转移灶 DTC 细胞的形态和功能均发生明显的改变，细胞摄取 $^{131}$I 的功能明显减低，是影响 DTC 患者预后的主要原因之一；③未经甲状腺全切手术或未经 $^{131}$I 去除术后残留甲状腺组织的 DTC 患者，常会出现局部或远处转移灶肿瘤细胞失分化程度高于原发灶的现象；④随着年龄的增加，失分化转移灶的发生率也逐渐增加，65 岁以上高达 40%。

（2）维 A 酸诱导再分化：维 A 酸是维生素 A 的生物活性代谢产物，对多种肿瘤有抑制细胞增生和诱导细胞分化的作用。维 A 酸治疗可使失分化的 RAIR－DTC 细胞恢复摄 $^{131}$I 功能，其辅助 $^{131}$I 治疗的有效率为 30%～40%。常用剂量为 1.0～1.5 mg/（kg·d），疗程为 1.5～3.0 个月。不良反应有皮肤黏膜损伤、肝功能受损、血脂升高、白细胞升高以及神经系统症状等，减量或暂停治疗后大多可获得缓解。

（3）PPAR－γ 激动剂：可通过抑制细胞周期进展、促进细胞凋亡而发挥抗肿瘤作用，还可通过诱导分化、促进摄碘而增加 RAIR－DTC 对 $^{131}$I 治疗的敏感性。罗格列酮增加甲状腺癌组织摄碘能力的效应与 PPAR－γ 的表达水平相关。推荐剂量为 15 mg/次，每天 2

次,疗程 3 个月。

(4)司美替尼:为 MAPK 激酶 MEK1、MEK2 的抑制剂,可有效增加病灶对 $^{131}$I 的摄取及滞留,尤其是伴有 RAS 基因突变的患者。用量为每次 75 mg,每天 2 次,连续用 4 周。有望通过提高患者的肿瘤病灶摄碘能力后再次联合 $^{131}$I 治疗,达到缓解病情的目的,为逆转部分 DTC 患者的 $^{131}$I 治疗抵抗带来了新的希望。

3. 分子靶向药物治疗(多激酶抑制剂)  细胞膜上的酪氨酸激酶受体(tyrosine kinasereceptors,TKRs)的基因突变和异常表达及其下游激酶路径的异常激活,是甲状腺癌发生进展的重要机制。一些基因突变能够引起细胞内激酶通路的持续激活,从而影响细胞的生长、凋亡和转移等,最终参与肿瘤的发生发展。如 PTC 中的 RET/PTC 基因重排和 BRAF 基因突变,FTC 中的 RAS、PTEN 和 PPAR/PAX8 基因突变,ATC 中的 RAS 和 BRAF 基因突变,以及 MTC 中的 RET 基因突变等。阻断他们就可能直接抑制肿瘤生长和(或)通过阻断肿瘤新生血管生成而间接抑制肿瘤生长,这使他们成为新型治疗方法的潜在靶点,而酪氨酸激酶抑制剂(tyrosine kinase inhibitors,TKIs)就是针对这些靶点发挥作用的一类药物。事实上,激酶抑制剂(kinase inhibitors,KIs)这一术语更为确切,因为这类小分子药物中的大多数并非选择性作用于 TKRs,也针对 TKRs 下游通路中的多种激酶如 RAS、RAF 和 MEK 等发挥作用。

(1)适应证:手术、$^{131}$I 以及 TSH 抑制治疗无效或存在治疗禁忌的进展性复发或转移性 DTC 患者可考虑接受分子靶向药物治疗。

(2)治疗方法:应用于复发转移性 DTC 的分子靶向治疗药物涵盖多激酶抑制剂、选择性激酶抑制剂等多种药物,其中,索拉非尼是该领域内第一个完成Ⅲ期临床研究的药物。研究结果提示索拉非尼能显著改善患者的 PFS。美国 FDA 在 2013 年 11 月 22 日增加了该药物的适应证,批准其用于治疗进展期 RAIR – DTC。

在药物使用方法上,大多数临床试验采用 400 mg/次,每天口服索拉非尼 2 次。初步研究显示,应用低剂量(200 mg/次,每天 2 次)索拉非尼亦可获得疗效,且不良反应相对较轻,提高了患者的依从性并降低了医疗费用。

(3)疗效评价

1)实体瘤疗效评价标准(response evaluation criteria in solid tumors,RECIST):RECIST 1.0 对靶病灶的评价标准为:①CR:所有靶病灶消失;②部分缓解(partial response,PR):以基线值的靶病灶的最长直径和为基础,靶病灶的最长直径和至少下降 30%;③疾病进展(progressive disease,PD):以治疗以来的靶病灶最小的最长直径和为基础,靶病灶的最长直径和至少上升 20%,或者出现一个或多个新病灶;④疾病稳定(stable disease,SD):以治疗以来的最小的最长直径和为基础,靶病灶直径和没有缩小达到 PR 的标准,也没有增长达到 PD 的标准,而于两者之间时为 SD。

RECIST 1.1 在 RECIST 1.0 的基础上做了一些改进,具体如下:每个器官最大测量病灶数从 5 个减到 2 个,总测量病灶数从 10 个减到 5 个;测量淋巴结时用短轴测量而不是长轴,且病理性淋巴结的短轴 ≥10 mm 到 <15 mm 认为是不可测量病灶;溶骨性或混合性骨转移瘤若有可被 CT 或 MRI 测量的软组织病灶,并且达到了可测量标准则被认为是可测量病灶;FDG – PET/CT 也被用来检测新病灶以决定是否达到 PD 标准。

RECIST 还存在一定的局限性，主要包括：①＜1 cm 的病灶和成骨性骨病灶仍被认为是不可测量病灶；②由于内部坏死而造成空洞，但大小没有变化的病灶和由于出血或坏死而造成的在病灶大小上矛盾性增长的情况难以评估。

2）Tg：由于 RECIST 的客观缺陷，Tg 在疗效评价中的价值一直是业界关注的焦点之一。研究发现，多数患者在接受治疗后 1 个月，Tg 即可降到治疗前的一半，且该变化和影像学应答具有良好的相关性，其变化幅度显著，且发生时间早于影像学变化，可视为对 RECIST 的补充和佐证。

3）PET/CT：$^{18}$F – FDG PET/CT 在 RAIR – DTC 分子靶向治疗中的应用价值主要在于早期疗效评估。研究表明，在治疗前和治疗后 1 个月进行$^{18}$F – FDG PET/CT 检查，应用 SUV 变化可以进行早期疗效评估，可能有助于治疗方案的调整。因为研究数据十分有限，$^{18}$F – FDG PET/CT 在这一治疗方案中的作用有待进一步研究。

（4）终止治疗指征：①RAIR – DTC 患者经分子靶向治疗后 RECIST 疗效评价仍判定为 PD；②RAIR – DTC 患者经分子靶向治疗后 Tg 未见下降或反而上升；③治疗过程中因出现严重的药物不良反应而不能耐受继续治疗者。

### 五、复发转移性 DTC 的随访

1. 血清 Tg 在随访中的应用　对已明确为 DTC 复发或转移的患者，治疗后定期检测血清 Tg 水平可用于评估疗效及预后。治疗后血清 Tg 水平下降是治疗有效的重要征象。

DTC 随访中的血清 Tg 测定应包括 TSH 抑制状态下和 TSH 刺激后的 Tg 测定。由于 TSH 抑制状态下肿瘤细胞分泌 Tg 的能力可能也会受到抑制，故为更准确地反映病情，应通过停用 L – T$_4$ 或应用 rhTSH 的方法，使血清 TSH 水平升高至 ＞30 mIU/L 之后再进行 Tg 检测，即 TSH 刺激后的 Tg 测定。对 TgAb 的存在干扰了 Tg 检测的患者的随访，须同时监测 Tg 和 TgAb 水平的变化，此时，TgAb 持续存在或增高也提示可能仍有腺体或病灶残留、肿瘤复发。研究显示，经 $^{131}$I 治疗后，伴或不伴有自身免疫性甲状腺炎患者 TgAb 转阴的中位时间分别是 10.4 个月和 9.0 个月，且 $^{131}$I 治疗前的 TgAb 水平对其转阴时间有显著影响，TgAb 水平越高清除越慢。

由于不同种 Tg 检测试剂的测定结果可能存在较大差异，故随访中应采用同种检测试剂检测血清 Tg，且应同时检测 TgAb。TgAb 的存在会降低通过化学发光免疫分析方法检测血清 Tg 的测定值，从而影响通过 Tg 监测病情的准确性。此外，如果 DTC 细胞的分化程度低，不能合成和分泌 Tg 或产生的 Tg 有缺陷，则无法用 Tg 进行随访。

2. $^{131}$I – WBS 在随访中的应用　对已明确为 DTC 复发或转移的患者，经 $^{131}$I 清灶治疗后 Rx – WBS 显示病灶数目减少、浓集范围缩小或程度减淡，同时伴有患者血清 Tg 水平下降，是治疗有效的重要征象。对于复发转移性 DTC 患者长期随访中 Dx – WBS 的应用，目前认为其价值有限，不作为常规推荐。

对于随访过程中出现不明原因的血清 Tg 升高而 Dx – WBS 未发现异常摄碘性病灶即 Tg(＋)$^{131}$I(－)的患者，如果血清刺激性 Tg 水平 ＞10 ng/mL，可考虑行$^{18}$F – FDG PET 定位病灶，FDG 阳性的高糖代谢病灶通常不摄碘，患者往往无法从 $^{131}$I 治疗获益而改变其不良预后，此时应考虑 $^{131}$I 之外的其他治疗如手术、放疗或靶向治疗等；如未发现 FDG 阳性病灶，且监测 Tg 或 TgAb 水平呈持续、快速增高趋势，提示患者 Tg 自发下降的概率极低,此时应考虑给予患者经验性 $^{131}$I(100~200 mCi)治疗,以达到进一步定位病灶及治疗的作用,这种方法可帮助约 50% 的 Tg(+) $^{131}$I(-)DTC 患者定位病灶。

3. 超声检查在随访中的应用 超声是主要的疗效评估、随访监测手段,所有甲状腺癌首次治疗后或复发转移性甲状腺癌治疗后均宜进行超声检查并评估治疗效果。

评估内容包括:①外科手术切除范围是否达到术前预期目标(残余或复发病灶的切除和颈部淋巴结清扫);② $^{131}$I 治疗是否成功(残余腺体的大小,转移病灶是否存在及治疗前、后变化);③射频或酒精治疗、内分泌治疗、外照射治疗、化学治疗、靶向治疗后局部病灶变化;④局部侵犯及远处转移病灶(气管、食管、肝、肾、骨骼、皮肤、皮下等)的治疗效果评估。

评估时间目前没有严格规定,依据原发肿瘤的 AJCC TNM 分期、病灶部位、治疗方案不同,超声评估的时机和随访频率不同。因手术、放疗等会引起局部软组织肿胀,影响超声评估效果。因此,对于仅行残余腺体及复发病灶切除的患者应在术后 2~4 周评估,因此时局部软组织肿胀已消失;进行了颈侧淋巴结清扫的患者宜在术后 4 周评估;进行了外照射治疗的患者应在 4~6 周评估; $^{131}$I 治疗患者宜在治疗后 4~6 个月评估;进行酒精注射或射频消融在治疗后立即评估,并在 3~6 个月应随访。

腺体和淋巴结大小的评估最好采用体积评估法:$1/6 \times \pi \times D1 \times D2 \times D3$。比较治疗前、后体积变化。转移淋巴结或局部及远处转移病灶治疗有效时,表现为体积缩小、内部回声增多、减低、轮廓模糊、血流信号减少至消失;当淋巴结体积增大、血流信号增多,高度怀疑治疗无效或疾病进展。特别是酒精注射治疗或射频消融治疗后,彩色多普勒和超声造影可帮助明确病灶内部血流情况是否已经减少。如减少或消失则治疗有效。清甲成功则腺体减小至消失或血流信号较之前明显减少或消失。

4. $^{18}$F – FDG PET、CT、MRI 随访中的应用 目前不推荐在 DTC 随访中常规使用 $^{18}$F – FDG PET,但在下述情况下可考虑使用:①血清 Tg 水平增高(>10 ng/mL)而 $^{131}$I – WBS 阴性时,协助寻找和定位病灶;②对 RAIR – DTC,评估及监测病情;③对侵袭性或转移性 DTC 者,评估及监测病情。

当怀疑 DTC 复发或转移时,可考虑施行 CT 或 MRI 加以确诊。如进行后续的 $^{131}$I 治疗,则检查时尽量避免使用含碘造影剂;如因检查需要使用了含碘造影剂,则可间隔 1~2 个月后再考虑行 $^{131}$I 治疗。对复发转移性 DTC 行 $^{131}$I 清灶治疗后的患者,定期复查 CT 或 MRI 可辅助评估疗效,检查时间间隔为 6~12 个月。

# 附录8 甲状腺微小乳头状癌诊断与治疗中国专家共识(2016版)

## 一、前言

近年,甲状腺乳头状癌(papillary thyroid carcinoma,PTC)发病趋势呈全球化激增,其中甲状腺微小乳头状癌(papillary thyroid microcarcinoma,PTMC)所占比重逐渐上升,其诊治热点与争议日益凸显。为进一步提高我国 PTMC 的诊治水平,为 PTMC 提供更加合理及规范的诊治方案,中国抗癌协会甲状腺癌专业委员会(chinese association of thyroid oncology,CATO)的专家就目前 PTMC 的诊治现状联合制定了 2016 版中国《甲状腺微小乳头状癌诊断与治疗专家共识》,内容涵盖外科、病理、影像、内分泌、核医学等专业领域,结合近年来 PTMC 领域的最新临床研究成果和国内的实际情况,达成以下共识。本专家共识共有 23 条推荐条款,鉴于目前国内外可供参考的资料尤其是前瞻性资料有限,疏漏在所难免,也希望专业人士多提宝贵意见,以便今后定期修订(推荐等级见附录8表1,推荐条款见附录8表2)。

附录8表1 推荐分级

| 强度等级 | 推荐强度 | 推荐强度涵义 |
| --- | --- | --- |
| A | 强力推荐 | 循证证据肯定,能够改善预后,利大于弊 |
| B | 推荐 | 循证证据良好,能够改善预后,利大于弊 |
| C | 推荐 | 基于专家意见 |
| D | 反对推荐 | 基于专家意见 |
| E | 反对推荐 | 循证证据良好,不能改善预后或对于预后弊大于利 |
| F | 强力反对推荐 | 循证证据肯定,不能改善预后或对于预后弊大于利 |
| I | 不推荐或者不作为常规推荐 | 推荐或反对的循证证据不足、缺乏或结果矛盾,利弊无法评估 |

附录8表2 推荐条款

| 序号 | 推荐内容 | 推荐级别 |
| --- | --- | --- |
| 1 | PTMC 患病率上升明显,占据甲状腺癌诊治的重要权重 | A |
| 2 | PTMC 首选的影像学诊断方法推荐采用高分辨率超声影像检查 | A |
| 3 | 为进一步确诊 PTMC,可推荐采取超声引导下 FNAB | B |

续表

| 序号 | 推荐内容 | 推荐级别 |
|---|---|---|
| 4 | 超声造影技术及超声弹性成像可以作为超声诊断 PTMC 的补充手段但不建议常规应用 | D |
| 5 | 强化 CT 对于评估转移灶较大且或怀疑有周围组织侵犯的 PTMC 患者有一定价值 | B |
| 6 | MRI 和 PET – CT 不推荐作为诊断 PTMC 的常规检查 | E |
| 7 | 直径≥5 mm 的 PTMC 可行 FNAB,并建议应用 Bethesda 诊断系统进行分类 | B |
| 8 | 辅助分子标志物检测可使 PTMC 术前诊断的准确率得到进一步的提高 | C |
| 9 | 在评估患者可疑颈部淋巴结时,FNA 穿刺针洗脱液 Tg 检测可作为辅助诊断方法但不常规推荐 | I |
| 10 | 建议 PTMC 病理诊断时进行亚型分类 | C |
| 11 | 对于具有高危因素的 PTMC 患者,建议外科手术治疗 | B |
| 12 | 对于低危的 PTMC 患者,严格选择指征并充分结合患者意愿,可采取密切观察的处理 | C |
| 13 | 临床观察的 PTMC 应有严格的观察时限与记录,复查首选高分辨率超声影像检查 | B |
| 14 | PTMC 术式应根据病灶临床特性及危险评估合理选用甲状腺腺叶 + 峡叶切除或全/近全甲状腺切除术 | A |
| 15 | PTMC 手术时应重视喉返神经、甲状旁腺及喉上神经的保护 | A |
| 16 | cN$^+$ 的 PTMC 患者应常规行相应区域的淋巴结清扫 | A |
| 17 | 对于 cN$_0$ 的 PTMC 患者,建议在有技术保障的条件下行预防性中央区淋巴结清扫 | B |
| 18 | PTMC 患者不建议行预防性颈侧区淋巴结清扫 | E |
| 19 | 不建议将 $^{131}$I 清甲作为 PTMC 术后的常规处理手段 | E |
| 20 | PTMC 术后 $^{131}$I 治疗应根据病情选择性应用 | B |
| 21 | PTMC $^{131}$I 治疗的剂量及相关注意事项与 DTC 基本一致 | A |
| 22 | PTMC 术后仍需要 TSH 抑制治疗,应根据 PTMC 患者的肿瘤复发危险度和 TSH 抑制治疗的不良反应风险实施个体化治疗 | A |
| 23 | PTMC 患者无论手术与否均应进行长期随访 | A |

## 二、PTMC 的流行病学

世界卫生组织(WHO)定义甲状腺微小乳头状癌(PTMC)指肿瘤最大直径 < 10 mm 的甲状腺乳头状癌。近年来的 SEER 数据库显示:甲状腺癌的患病率显著增加,其中以 PTMC 的增长为主且速度最快,但是其死亡率并无明显增加。2014 年世界卫生组织公布的全球癌症报道指出,甲状腺癌新发病例中 >50% 为 PTMC,使得 PTMC 在国内外许多临床中心占据甲状腺癌治疗的重要权重。

专家推荐:

(1)PTMC 患病率上升明显,占据甲状腺癌诊治的重要权重;推荐等级:A

### 三、PTMC 的影像诊断

PTMC 影像学定性诊断的首选方法推荐采用高分辨率超声影像检查,而计算机断层扫描(CT)、磁共振成像(MRI)及正电子发射断层扫描(PET – CT)对于 PTMC 的定性效果均不及超声,因此不建议将 CT、MRI 和 PET – CT 作为诊断 PTMC 的常规检查。高分辨率超声影像检查建议应用二维成像并对多灶性 PTMC 进行分别定义,描述每个结节的位置和数量,进行"定位"与"定量"诊断,同时对颈部淋巴结情况进行评估。对于转移灶较大且或怀疑有周围组织侵犯的 PTMC,强化 CT 可以作为评估手段。

目前在国内许多医院已应用甲状腺影像报告和数据系统分级。超声科医师应在 PTMC 的 TI – RADS 分级方面统一认识(附录 8 表 3 为改良 TI – RADS 分级系统),同时为进一步明确诊断,可采取超声引导下细针穿刺活检,必要时辅助分子标志物检测,可使 PTMC 术前诊断的准确率得到进一步的提高。超声造影及超声弹性成像对于高分辨率超声影像检查诊断困难的病例,可作为补充手段,但不建议常规使用。

**附录 8 表 3　甲状腺影像报告和数据系统分级(TI – RADS)**

| 分级 | 解释 |
| --- | --- |
| 0级 | 影像学评估不完全,需要进一步评估 |
| 1级 | 阴性发现 |
| 2级 | 良性发现 |
| 3级 | 可能良性发现(恶性可能 <5%) |
| 4级 | |
| 　4a 级 | 低度可疑恶性(恶性可能5% ~45%) |
| 　4b 级 | 中度可疑恶性(恶性可能45% ~75%) |
| 　4c 级 | 高度可疑恶性(恶性可能75% ~95%) |
| 5级 | 典型恶性征象(恶性可能≥95%) |
| 6级 | 已行活检证实的恶性肿瘤 |

专家推荐:

(2)PTMC 首选的影像学诊断方法推荐采用高分辨率超声影像检查;推荐等级:A。

(3)为进一步确诊 PTMC,可推荐采取超声引导下 FNAB;推荐等级:B。

(4)超声造影技术及超声弹性成像可以作为超声诊断 PTMC 的补充手段但不建议常规应用;推荐等级:D。

(5)强化 CT 对于评估转移灶较大且或怀疑有周围组织侵犯的 PTMC 患者有一定价值;推荐等级:B。

(6)MRI 和 PET – CT 不推荐作为诊断 PTMC 的常规检查;推荐等级:E。

#### 四、PTMC 的病理诊断

1. PTMC 的细胞学诊断 目前对于 PTMC 多大直径才建议进一步穿刺活检并无统一标准。根据国内外研究显示,直径 5 mm 以上的 PTMC 可进行 FNAB,建议在超声引导下行细针穿刺活检,无影像学引导的盲穿准确率低。FNAB 的细胞学诊断报告多采用 Bethesda 诊断系统,该系统共分为 6 类:Ⅰ:不能诊断或标本不满意;Ⅱ:良性;Ⅲ:意义不明确的细胞非典型病变或意义不明确的滤泡性病变;Ⅳ:滤泡性肿瘤或怀疑滤泡性肿瘤;Ⅴ:可疑恶性;Ⅵ:恶性。一次穿刺活检未能明确诊断的 Bethesda Ⅰ类及Ⅲ、Ⅳ类患者必要时可于 3 个月后重复穿刺活检。

2. PTMC 的分子病理诊断 辅助分子标志物的检测可使 PTMC 术前诊断准确率得到进一步的提高。推荐 FNAB 细胞学结果不确定的患者可以联合检测分子标志物(如 BRAF、RAS、TERT、RET/PTC、Pax8 – PPAR 及 Galectin – 3)。有研究已经证实了手术前 BRAF 检测对手术方案具有指导意义,并对复发、随访有一定的临床价值。在评估 PTMC 患者可疑颈部淋巴结时,可将 FNA 穿刺针洗脱液 Tg 检测(FNA – Tg)作为辅助诊断方法选择性应用。

3. PTMC 的病理诊断 和甲状腺乳头状癌一样,PTMC 亦可依据形态学表现分为诸多亚型,主要包括:滤泡亚型、实性亚型、包膜内亚型、弥散硬化亚型、高细胞亚型、柱状细胞亚型及嗜酸细胞亚型等。其中 PTMC 最常见的亚型为:包膜内亚型、滤泡亚型、柱状细胞亚型、嗜酸细胞亚型及弥散硬化亚型等。免疫组织化学染色对于 PTMC 的诊断具有一定的辅助作用,细胞角蛋白(CK)、甲状腺球蛋白(Tg)和甲状腺转录因子 – 1(TTF – 1)呈免疫阳性反应。CK19、Galectin – 3 和 HBME – 1(MC)在 PTMC 中亦有较高的表达率。

专家推荐:

(7)直径≥5 mm 的 PTMC 可行 FNAB,并建议应用 Bethesda 诊断系统进行分类;推荐等级:B。

(8)辅助分子标志物检测可使 PTMC 术前诊断的准确率得到进一步的提高;推荐等级:C。

(9)在评估患者可疑颈部淋巴结时,FNA 穿刺针洗脱液 Tg 检测可作为辅助诊断方法但不常规推荐;推荐等级:I。

(10)建议 PTMC 病理诊断时进行亚型分类;推荐等级:C。

#### 五、PTMC 的外科处理

目前,关于 PTMC 的治疗方案仍然不统一,国内外争议的焦点主要是 PTMC 手术的必要性和手术范围。有文献报道虽然 PTMC 预后良好,但并不是都倾向于不进展的亚临床状态,任何晚期 PTC 都是由 PTMC 进展而来,并非癌症一发生就是晚期。且部分 PTMC 可合并有高侵袭性组织学变型,甚至在早期就出现局部侵犯或淋巴结及远处转移。同时恰恰因为 PTMC 的总体治疗效果较好,多数患者经过外科治疗就能根治,所以更应该积极手术治疗,并注重手术的彻底性和规范性,这样可以有效降低复发率和转移率。也有文献报道部分 PTMC 处于亚临床状态,很少发展成为具有临床意义的甲状腺癌,有些甚至终生无症状，即使有些病例出现临床症状或颈部淋巴结转移，但对生存率影响不大，提出对于无转移的、无症状的 PTMC 可不给予任何治疗，只需观察。本共识专家认为 PTMC 是否需要手术治疗应该综合术前危险评估、超声二维成像特征、肿瘤的组织学特性(浸润性、多灶性、淋巴结转移倾向性)、并适当考虑患者的思想压力及长期密切随访观察的可能性等方面而决定。

对于需要外科手术的 PTMC，主要的学术争议在于原发灶和颈部淋巴结的处理范围等方面。本共识专家认为原发灶的术式应该在腺叶 + 峡叶切除和全/近全甲状腺切除术中合理地选择，继发灶(颈部淋巴结)的清除范围也应遵循个体化治疗原则，一般建议行中央区淋巴结清除，并在个体化的选择性颈淋巴结清扫术中合理选定。

1. PTMC 手术还是观察　　对于应采取积极治疗的 PTMC 患者，手术切除是首选的治疗方式。本共识专家认为肿瘤的大小并不是评判肿瘤侵袭和转移的唯一指标，临床常见 PTMC 浸出被膜或侵犯周围重要组织，也可出现中央区甚至颈侧区淋巴结转移。因此，目前对于有符合下列一条高危险因素的 PTMC 患者均建议行手术治疗(PTMC 手术治疗的适应证)：①青少年或童年时期颈部放射暴露史；②甲状腺癌家族史；③已确定或高度怀疑颈淋巴结转移甚至远处转移；④癌灶有腺外侵犯(如侵犯喉返神经、气管、食管等)；⑤病理学高危亚型(高细胞亚型、柱状细胞亚型、弥散硬化型、实体/岛状型、嗜酸细胞亚型)；⑥穿刺标本检测 BRAF 基因突变阳性；⑦癌灶短期内进行性增大(6 个月内增大超过 3 mm)。

本共识专家建议 PTMC 手术治疗的相对适应证包括：①癌灶直径在 6 mm 以上；②多灶癌，尤其双侧癌；③患者心理负担大，要求手术；④TSH 水平持续高于正常。

对于腺内型 PTMC(尤其直径≤5 mm)是否可以采用密切观察的方式，目前争论较多。在未完全了解 PTMC 的临床生物学行为之前，应结合临床分期、危险评估综合分析，并与家属及患者充分沟通后决定。建议 PTMC 密切观察的适应证包括：①病理学高危亚型；②肿瘤直径≤5 mm；③肿瘤位于甲状腺腺体内且无被膜及周围组织侵犯；④无淋巴结或远处转移；⑤无甲状腺癌家族史；⑥无青少年或童年时期颈部放射暴露史；⑦患者心理压力不大、能积极配合，满足以上全部条件的患者可建议密切观察(同时具备①~⑥属于低危 PTMC)。

初始观察周期可设为 3~6 个月，后根据病情进行调整，如病情稳定可适当延长，患者应签署知情同意书并最好有统一规范的观察记录。密切观察过程中出现下列情况应考虑手术治疗：①肿瘤大小增大超过 3 mm；②出现临床淋巴结转移；③患者改变意愿，要求手术。

专家推荐：

(11)对于具有高危因素的 PTMC 患者，建议外科手术治疗；推荐等级：B。

(12)对于低危的 PTMC 患者，严格选择指征并充分结合患者意愿，可采取密切观察的处理；推荐等级：C。

(13)临床观察的 PTMC 应有严格的观察时限与记录，复查首选高分辨率超声影像检查；推荐等级：B。

2. 原发灶的切除范围　　对于 PTMC 临床上多采用一侧腺叶 + 峡叶切除的手术方式，

不宜强调全甲状腺切除,因为大多数 PTMC 为早期病变,全甲状腺切除可能会对许多患者造成不必要的治疗过度,建议根据临床分期、危险评估及各种术式的利弊,同时一定程度上结合部分患者的意愿,细化外科处理原则,制订个体化治疗方案。

本共识专家建议 PTMC 行甲状腺腺叶 + 峡叶切除的适应证包括:①局限于一侧腺叶内的单发 PTMC;②复发危险度低;③无青少年或童年时期头颈部放射暴露史;④无甲状腺癌家族史;⑤无颈淋巴结转移和远处转移;⑥对侧腺叶内无结节。

部分 PTMC 需行全/近全甲状腺切除术,全/近全甲状腺切除术具有以下优点:①最大限度地保证原发灶切除的彻底性;②利于术后放射性碘( $^{131}$I)治疗;③利于术后检测肿瘤的复发和转移;④可以切除隐匿病灶。

本共识专家建议 PTMC 行全/近全甲状腺切除术的适应证包括:①青少年或童年时期头颈部放射暴露史;②甲状腺癌家族史;③多灶癌,尤其是双侧癌;④双颈淋巴结转移或远处转移;⑤癌灶有腺外侵犯,不能保证手术能彻底切除,术后需行 $^{131}$I 治疗。

本共识专家建议 PTMC 行全/近全甲状腺切除术的相对适应证是:①同侧颈淋巴结转移;②伴有甲状腺癌复发高危因素;③合并对侧甲状腺结节;④病理学高危亚型(高细胞亚型、柱状细胞亚型、弥散硬化型、实体/岛状型、嗜酸细胞亚型)。

专家建议外科医生应参加专业培训、规范手术方式、掌握手术技巧,在行 PTMC 手术时,应熟悉喉返神经及喉上神经的解剖和保护,重视甲状旁腺的识别和原位血管化功能保留,以减少术后并发症的发生。

专家推荐:

(14)PTMC 术式应根据病灶临床特性及危险评估合理选用甲状腺腺叶 + 峡叶切除或全/近全甲状腺切除术;推荐等级:A。

(15)PTMC 手术时应重视喉返神经、甲状旁腺及喉上神经的保护;推荐等级:A。

3. 颈部淋巴结清扫术 颈部淋巴结转移是 PTMC 患者复发率增高的危险因素,文献报道影响 PTMC 颈部淋巴结转移的因素较多,包括年龄、肿瘤直径、甲状腺被膜侵犯等。部分 PTMC 患者诊断时即存在颈部淋巴结转移,还有相当部分 $cN_0$ 患者术后发现隐匿性颈淋巴结转移,而中央区淋巴结是 PTMC 最常见的转移部位。本共识专家建议应该结合术前及术中的危险评估,在有技术保障的情况下,原发灶手术同时行预防性中央区淋巴结清扫,要求手术医师熟练掌握喉返神经以及甲状旁腺的显露及保留技巧,这是减少中央区淋巴结清扫术后并发症的关键。本共识专家同时建议在行中央区淋巴结清扫时注意左右侧的区别,右侧喉返神经深面的区域清扫不应遗漏。

颈侧区淋巴结一般不建议做预防性清扫,PTMC 颈侧区清扫的适应证为术前或术中证实有颈侧区淋巴结转移。相对适应证为:①中央区转移淋巴结有结外侵犯或转移数≥3 枚;②癌灶位于上极且有被膜侵犯者。

专家推荐:

(16)cN$^+$ 的 PTMC 患者应常规行相应区域的淋巴结清扫;推荐等级:A。

(17)对于 $cN_0$ 的 PTMC 患者,建议在有技术保障的条件下行预防性中央区淋巴结清扫;推荐等级:B。

(18)PTMC 患者不建议行预防性颈侧区淋巴结清扫;推荐等级:E。

### 六、PTMC 的放射性碘治疗

大多数 PTMC 不需要后续的 $^{131}$I 清除手术后残留的甲状腺组织（简称 $^{131}$I 清甲）。因此不建议将 $^{131}$I 清甲作为 PTMC 术后的常规处理手段。不过，根据长期的临床实践以及国内外的相关研究报道显示，有些 PTMC 可有不同程度的颈淋巴转移，个别病例甚至存在远处转移。对合并有转移（尤其远处转移）的 PTMC 患者，$^{131}$I 治疗可有助于消除手术残留的病灶或不能通过手术切除的转移灶，有助于缓解病情并减低 PTMC 复发的风险。

PTMC 术后（全/近全甲状腺切除术）$^{131}$I 治疗的适应证包括：①查明确有远处转移灶；②肿瘤未能完整切除、术中有残留；③仍存在不易解释的异常血清甲状腺球蛋白（Tg）持续升高。

针对 PTMC 合并转移的患者，如需实施 $^{131}$I 治疗，其方法学、治疗过程中的相关注意事项以及 $^{131}$I 治疗后的长期 TSH 抑制治疗及随访观察等，与 PTC 的 $^{131}$I 治疗通则基本一致。

专家推荐：

（19）不建议将 $^{131}$I 清甲作为 PTMC 术后的常规处理手段；推荐等级：E。

（20）PTMC 术后 $^{131}$I 治疗应根据病情选择性应用；推荐等级：B。

（21）PTMC $^{131}$I 治疗的剂量及相关注意事项与 DTC 基本一致。推荐等级：A。

### 七、PTMC 的术后抑制治疗和随访

1. PTMC 的 TSH 抑制治疗　总体而言，PTMC 术后 TSH 抑制治疗的原理、用药、控制目标和不良反应，均与非微小 PTC 的 TSH 抑制治疗相同，可参照 2012 版中国《甲状腺结节和分化型甲状腺癌诊治指南》。因为 PTMC 不完全等同于低危 DTC，故术后治疗也需根据复发风险度进行分层管理。根据近年的研究结果，TSH 抑制治疗的策略出现了下述变化趋势：①根据患者的双风险——肿瘤复发风险和抑制治疗不良反应风险评估结果，制订 TSH 抑制治疗目标；②对低危 PTMC 患者而言，与 TSH 轻度抑制（0.1～0.5 mIU/L）相比，激进的 TSH 抑制治疗目标（<0.1 mIU/L）无更多获益；③部分低危 PTMC 患者经过手术治疗后，如甲状腺球蛋白（Tg）水平低至检测不到且 TgAb（抗甲状腺球蛋白抗体）阴性，相关影像学检查未见明确的复发或转移病灶等情况，则其 TSH 抑制的目标值可设定为 0.5～2.0 mIU/L；④抑制治疗的 TSH 目标并非从一而终，宜通过动态评估患者对治疗的反应进行调整。

专家推荐：

（22）PTMC 术后仍需要 TSH 抑制治疗，应根据 PTMC 患者的肿瘤复发危险度和 TSH 抑制治疗的不良反应风险实施个体化治疗；推荐等级：A。

2. PTMC 的随访　对 PTMC 患者应进行长期随访。根据 PTMC 手术与否，随访的目标和内容有所不同。针对选择严密观察的 PTMC 患者，随访的目的在于确定是否发生肿瘤进展，是否需要及时转换为手术治疗。高分辨率超声影像检查是常用的监测手段，但目前就监测的频度尚无定论，初始观察周期可设为 3～6 个月，后根据病情进行调整，如病情稳定可适当延长（如 2～3 年后改为 6～12 个月复查）。

针对手术治疗后的 PTMC 患者，长期随访的目的在于：①早期发现肿瘤复发和转移，

动态观察病情的进展和治疗效果,调整治疗方案;②监控 TSH 抑制治疗的效果和不良反应,对某些伴发疾病(如心脏疾病、其他恶性肿瘤等)病情进行动态观察。

专家推荐:

(23)PTMC 患者无论手术与否均应进行长期随访;推荐等级:A。

### 八、未来与展望

1. 需要更多分子标志物用于诊断、预后评估以及治疗靶点　随着基础医学研究的不断进展,越来越多的分子标志物被应用于甲状腺癌的诊断、预后评估及治疗靶点中。美国学者已经组建 Cancer Genome Atlas Research Network 并针对甲状腺乳头状癌进行了基因分析。同时,BRAF、TERT、TP53 等基因突变的检测有助于我们进一步对甲状腺乳头状癌进行风险分层。我们希望,对于 PTMC 有更多的分子标志物在未来的研究中涌现并转化应用,从而进一步细化 PTMC 的风险分层、预后预测及治疗靶点等问题。

2. 期待更多 PTMC 患者的前瞻性多中心临床研究　国外学者对于 PTMC 患者的非手术观察性研究为 PTMC 的治疗决策提供了重要参考资料,但目前仍有较多需要回答的问题:如患者选择的不随机性、PTMC 观察的指标、随访的科学性、TSH 控制目标等。期待更多的有价值的前瞻性临床研究的出现,全国多中心的大数据临床试验可能会为研究PTMC 的生物学特性观察提供更准确、更有力的依据。

3. 对于消融技术治疗 PTMC 的评价　由于消融技术(射频、微波等)属于局部治疗,不能保证 PTMC 治疗的彻底性且不符合最小治疗单位为侧叶的原则;同时即便是临床 $cN_0$ 的 PTMC 也存在一部分隐匿性的中央区淋巴结转移,消融技术并不能解决淋巴结转移;且经消融治疗后的病灶再行手术的难度增大,属复发高危。故目前不推荐将消融技术作为治疗 PTMC 的常规手段。未来对于消融技术是否能在严格选择腺内型病例、患者充分知情、并在有资质专业人员的规范操作下治疗 PTMC 还有待更多的科学观察。

# 参 考 文 献

[1] 房林, 陈磊, 黄毅祥. 甲状腺疾病外科学[M]. 北京: 军事医学科学出版社, 2015.

[2] 梁健. 肿瘤治疗与进展[M]. 北京: 人民军医出版社, 2013.

[3] 刘志民, 贝政平, 汤如勇. 内分泌与代谢疾病诊疗标准[M]. 上海: 上海科学普及出版社, 2014.

[4] 石琰, 王广顺, 柳玉美, 等. 现代临床肿瘤诊断治疗学[M]. 天津: 天津科学技术出版社, 2008.

[5] 王莲芳, 吴立青, 张爱兰, 等. 常见肿瘤疾病的诊疗与护理[M]. 北京: 科学技术文献出版社, 2013.

[6] 刘玲, 余江毅. 甲状腺结节的中医治疗优势[N]. 辽宁中医药大学学报, 2011, 1(1): 136 - 138.

[7] 于杰, 孙忠人, 佟欣. 针刺治疗良性甲状腺结节的研究概况[M]. 中国中医药科技, 2013, 20(5): 571 - 572.

[8] 李军, 朱燕, 蔡新伦, 等. 瘿结作为甲状腺结节中医病名的理论探讨[N]. 中医药导报, 2015, 21(24): 9 - 11.

[9] 王斌, 林兰, 倪青, 等. 中医辅助西医治疗甲状腺癌优势探究[J]. 北京中医药, 2011, 30(5): 354 - 355.

[10] 邵灿灿, 吕久省, 潘研, 等. 柴胡疏肝散合二陈汤治疗甲状腺癌术后气郁痰阻证的临床观察[J]. 世界中西医结合杂志, 2018, 13(5): 683 - 686.

[11] 张玲. 甲状腺癌患者术后并发症的护理[J]. 中国肿瘤临床与康复, 2014, 21(11): 1392 - 1394.

[12] Bartolek D, Frisk A. Huge multinodular goiter with mid tracheal obstruction: indication for fiberoptic intubation[J]. Acta Clinica Croatica, 2012, 51(51): 493 - 498.

[13] Chehade JM, Lim W, Silverberg AB, et al. The incidence of Hashimoto's disease in nodular goitre: the concordance in serological and cytological findings[J]. International Journal of Clinical Practice, 2010, 64(1): 29 - 33.

[14] 邵灿灿, 吕久省, 潘研, 等. 燕树勋教授从痰气论治甲状腺癌术后经验探析[J]. 世界中西医结合杂志, 2017, 12(12): 1676 - 1679.

[15] 邵灿灿, 吕久省, 余丹丹, 等. 中医药治疗甲状腺癌术后之临床体会[J]. 中国中医基础医学杂志, 2017, 23(7): 978 - 979.

[16] 朱有志, 陈祥锦, 张惠灏, 等. 不同碘营养水平地区分化型甲状腺癌的流行病学研究[J]. 中国普通外科杂志, 2013, 2(11): 1450 - 1455.

[17] 欧阳鑫, 谢婉莹, 秦春宏. 甲状腺癌的流行病学特征及其危险因素[J]. 实用医药杂志, 2015, 32(4): 312 - 315.

[18] Bergmann A. The magnitude of the association between smoking and the risk of developing cancer in Brazil: a multicenter study[J]. BMJ Open, 2014, 4(2): e003736.

[19] Zevallos JP, Xu L, Yiu Y. The impact of socioeconomic status on the use of adjuvant radioactive iodine for papillary thyroid cancer[J]. Thyroid, 2014, 24(4): 758 - 763.

[20] Michaelson EM. Thyroid malignancies in survivors of Hodgkin lymphoma[J]. Int J Radiat Oncol Biol Phys, 2014, 88(3): 636 - 641.

［21］Aschehrook - Kilfoy B. Occupation and thyroid cancer［J］. Occup Environ Med,2014,71(5):366 - 380.

［22］赛恒，吴岩，刘长路，等.甲状腺肿瘤的流行现状及危险因素研究［J］.中国民康医学，2015，27（14）：185.

［23］李伟，王慧，徐立金，等.甲状腺癌术后中医药康复的优势［J］.光明中医，2017,32(14):2066 - 2068.

［24］韩维良.超声引导下经皮穿刺无水乙醇治疗甲状腺良性囊肿［J］.医药论坛杂志,2014,35(4):74 - 75.

［25］刘宇，赵晓珍.甲状腺癌的中医证型和用药规律分析［N］.山西中医学院学报，2015,16(5):8 - 10.

［26］龚艳萍，刘枫，邹秀和，等.甲状腺髓样癌的诊治进展［J］.中国普外基础与临床杂志，2016，23（5）：620 - 625.

［27］何霞云.甲状腺未分化癌的综合治疗［J］.中国实用外科杂志，2011，31(5)：401 - 404.

［28］李新宏，王桂梅，刘明.老年患者甲状腺癌术后护理［J］.世界最新医学信息文摘,2017,17(51):245 - 248.

［29］刘志萍，白玉昊，孙莉.良性甲状腺结节中西医研究的现状与展望［J］.中医临床研究，2018，10（3）：123 - 129.

［30］王俊雄，张文丽，李杨，等.针刺促进甲状腺次全切除术后快速康复的临床观察［J］.针灸临床杂志，2016，32(4)：24 - 26.

［31］陈如泉，左新河.甲状腺病中医学术源流与研究［M］.北京：人民卫生出版社，2016.

［32］方朝晖.中西医结合治疗甲状腺相关疾病［M］.北京：科学出版社，2016.

［33］田兴松，刘奇.实用甲状腺外科学［M］.北京：人民军医出版社，2009.

［34］陈国锐，王深明.甲状腺外科［M］.北京：人民卫生出版社，2005.

［35］王琰荔，魏丽芳，段文静，等.中医护理对甲状腺切除术围术期患者的影响［J］.河北中医，2015，37(8)：1249 - 1251.

［36］刘文志，常庆勇.普通外科学：高级医师进阶［M］.北京：中国协和医科大学出版社，2016.